武医健康养生学

上册 调理篇

主编 钟海明 邵湘宁

中医古籍出版社
Publishing House of Ancient Chinese Medical Books

图书在版编目（CIP）数据

武医健康养生学：全二册 / 钟海明，邵湘宁主编 .—北京：中医古籍出版社，2022.1

ISBN 978-7-5152-2089-5

Ⅰ . ①武… Ⅱ . ①钟… ②邵… Ⅲ . ①武术－养生（中医）－基本知识 Ⅳ . ① G852 ② R212

中国版本图书馆 CIP 数据核字（2021）第 187335 号

武医健康养生学（全二册）
钟海明　邵湘宁　主编

责任编辑　王　梅
文字编辑　于　佳
封面设计　韩博玥
出版发行　中医古籍出版社
社　　址　北京市东城区东直门内南小街 16 号（100700）
电　　话　010-64089446（总编室）010-64002949（发行部）
网　　址　www.zhongyiguji.com.cn
印　　刷　廊坊市鸿煊印刷有限公司
开　　本　710mm×1000mm　1/16
印　　张　32
字　　数　574 千字
版　　次　2022 年 1 月第 1 版　2022 年 1 月第 1 次印刷
书　　号　ISBN 978-7-5152-2089-5
定　　价　198.00 元（全二册）

《武医健康养生学》编委会

学术顾问 朱鹤亭

主　　编 钟海明　邵湘宁

上册调理篇

执行主编 钟海明

副 主 编 范辛尧　余素云　郝　钢

编　　委（排名不分先后）

宋素广　宋晓娟　张爱静　张爱霞

赵　晶　喻琳超　滕建云　余素林

陈雪芳　罗正则　尹华斌

下册治疗篇

执行主编 邵湘宁　叶　勇

副 主 编 余知影　汤　伟　邵　渝　易晓盼

王小军

编　　委（排名不分先后）

王　英　申　韬　付仟锃　余　芳

李海曼　唐乐平　谢雨龙　朱　静

李洲进　席秋阳　易李梅

武醫健康養生學

朱鶴亭書

庚子夏月

序一 PREAMBLES

中国是世界上人口众多的国家之一，改革开放带动了国民经济的快速发展。在人民健康水平不断提高的同时，中国也进入了老龄化社会。近年来，由于环境污染和生活方式的改变，我国慢性病发病也呈快速上升趋势，心脑血管病、恶性肿瘤等慢性病已成为主要死因。根据国家卫健委2015年公布的数据，慢性病导致的死亡人数已占到全国总死亡的86.6%，导致的疾病负担占总疾病负担的近70%。要想让老年人都能在无病、少病的状态下安享晚年，就需要大健康产业协同政府一起努力。

老龄化社会的传统标准是60岁以上人口占10%，65岁以上的占7%。截至2018年底，中国60岁以上的人口近2.5亿，占总人口17.9%，其中65岁以上的老人口近1.06亿，占总人口11.9%。这两个占比说明中国已进入深度老龄化社会。中国老年人中有近1.6亿的人患慢性病（多数都患两种以上慢性病），占老年人口的65%，失能、半失能老人大概有0.44亿人。

习近平总书记强调，人口老龄化是世界性问题，对人类社会产生的影响是深刻持久的。我国是世界上人口老龄化程度比较高的国家之一，老年人口数量最多，老龄化速度最快，应对人口老龄化任务最重。

面对世界性的难题及全民健康状况，国家提出了《“健康中国2030”规划纲要》，以此作为推进健康中国建设的行动纲领。要坚持以人民为中心的发展思想，以提高人民健康水平为核心，从广泛的健康影响因素入手，以普及健康生活、优化健康服务、完善健康保障、建设健康环境、发展健康产业为重点，把健康融入所有政策，全方位、全周期保障人民健康，大幅提高健康水平，显著改善健康公平。推进“健康中国”建设已经成为全面提升国民身体素质的重要国策。

李克强总理在国务院研究部署促进健康服务业发展时强调，“促进健康服务业发展，重点在增加供给，核心要确保质量，关键靠改革创新”，并提出要“提升中医药医疗保健服务能力”。

中医是中华文化中的千年瑰宝，在推动全民健康方面具有独到的优势，在提升中老年人生活质量方面具有巨大的潜力和作用。武医是传统中医的一个重要分支，在跌打损伤康复治疗和养生保健方面一直发挥着重要的作用。

《武医健康养生学》针对现代生活方式、节奏和消费习惯的变化，在传统武医的基础上，依据中医健康养生核心理念，融合汇集多种经典的中医外治法，形成了全新的健康养生体系，特别是引入了主动调理的理念和方法（精选传统武术养生功法），其中的经络调理改善健康以及小儿推拿等都是民间有效的传统保健方法。这十分符合国家在推进“健康中国”建设中，强调“要关注医养结合的发展”精神，以及提升中医药医疗保健服务能力的要求。

武医健康养生文化有助于培育全民的健康养生意识，充分调动其积极性，有效分担国家在医保、养老等方面的负担。全民老少建立正确的健康养生理念，掌握有效的自我保健方法，并养成良好的健康生活习惯，必然会有效提升全民身体素质和改善生活质量，自然也就有效减缓全民医疗和养老方面的压力。

随着武医健康养生产业的形成与发展，在推进医保改革过程中采取四条腿走路的模式，必将助推医改、促进全民健康兴邦。

是书将付梓，捧读华章，受益良多，乐为之序！

吴刚

2021 年 8 月 12 日

注：吴刚，原国家中医药管理局副局长

序二 PREAMBLES

文武之道相应相合，武医在动与静、理论与实践中相应相合。因而，在生理与医疗之间，需要从理论到应用，体现理论与治疗的关系，实践与应用的关系。明理就需明方，明方就需明治。中医文化乃辨证论治，因证制宜，所以，就形成哲学与科学之间相应的作用，在实践运用中，既要表现出哲学性、科学性、逻辑性和实际应用性，又要在中医的应用上符合逻辑与科学的关系，以便在具体应用和实践中验证效果，在实践过程中体现出应用的科学性与哲学性，以求得理论与效果的结合。因而武医在武学与医学之间相应地联系起来，在实践与应用中，充分体现了中华武学与医学相应的结合，在健康与医学、武学相应产生相互的功用，在提高身体健康的主观与客观性，实践与应用性，更好地增进健康水平均产生深远意义和效应。故，这本书将对人体健康的生理功能效应，富有实际意义。

朱鹤亭

2020 年 8 月 16 日

注：朱鹤亭，著名武术家、气功师、养生学家、中医学者。

前言 PREFACEA

武医健康养生体系的基本理念在2010年前已基本形成，并于2013年完成了《武医健康养生学》的初稿，然而一放竟然七年过去了。一方面认为对这本未来有可能成为专业教科书的文稿应该再多经历一些时间的沉淀和整理，故而这些年断断续续对书稿做一些适当的补充与调整，另一方面也希望再多一些实践的验证。同时也在进行一些技术与人才复制方面的研究，希望能为武医健康养生产业的推动做好技术和理论的储备工作。

2020年伊始，即将进入庚子年，这将又是一个甲子的开始。正准备利用春节长假对该书稿再作一系统的梳理，岂料新冠病毒疫情突起，给了大家一个十分难得的“闭关”修整的时间，这也算是坏事变“好事”吧。疫情在全世界的蔓延加深了人们对整个世界与社会生活理念的思考。我们一直在倡导和传播中华文化的核心理念—“天人合一”。在疫情的蔓延与对疫情控制过程中，出现的一系列国际关系问题和社会问题，更加说明人类社会迫切需要“天人合一”的思想理念的引导。人与人、人与社会、人与自然都迫切需要这样一种生活理念和生活方式，以及一系列相适应的方法。可见季羡林先生早在1993年就公开提出“天人合一方能拯救人类”的观点是具有非常深远意义的（详见《东方》杂志1993年创刊号）。

其实“天人合一”的理念并非那么抽象和遥不可及的，从医学和健康养生的观点来看，西方医学最初的理念与代表东方智慧的思想也是相吻合的。2400多年前，西方医学之父希波格拉底认为“疾病是一种自然现象，人体内就存在促进健康的自然本能，医师只是帮助病人恢复健康的助手而已”。他十分注意和强调人体的自愈能力，极力反对过度的治疗。只是现代医学在科学发展和商业利益的影响，往往渐行渐远，在某种程度上已偏离了初衷的理念。

这是本属于传统医学边缘，涉及预防医学、康复医学、传统中医外治学和传统武学等相关领域的一门跨学科的新兴传统学说的书。我自幼习武，受传统武术及传统文化影响和熏陶较深，特别是受恩师吴斌楼（1898—1977）先生所谓“武术讲三术，即技术（技击）、医术和艺术”的影响颇深，一生践行而受益。年轻时曾因特殊原因，几近成为废人，并依此得以康复，故一直在追寻和探讨传统武医对人体健康的影响与实践方法，曾深入接触众多的民间良师益友，感受颇深。

中华文化核心理念的传播与传承是需要载体和平台的，基于此，我似乎多了一份搭建武医健康养生学学科平台的责任和信心。我是系统工程研究的科研工作者，在四十多年的科研中对学科体系的系统性有较深的认识和感知。发现传统中医学和传统武术及散落在民间的各种中医外治调理方法之间虽然非常行之有效，并有很多的内在联系，但是仍未能形成体系，甚至存在很多的空白。有些是有理论没有方法，有的则是有方法却没有理论指导，可以说缺少一个系统的学科体系和新的核心理念进行指导。例如，小儿推拿是中国民间很好的中医外治调理方法，在过去很难登大雅之堂，但是经过系统梳理已开始被不少医院接受，有效解决了婴幼儿打针吃药难的问题。

其实，现代医学和预防医学也开始崇尚自然疗法，但是缺乏中医经络学说和藏象学说理论，以及对人体的整体认识，特别是在自我主动调理方面，更缺少相应的全面的整体调理方法。即便是康复运动中往往偏重肌肉的锻炼，而缺少人体内在各器官和各项功能的康复训练。与此同时，散落民间的各种方法，由于没有理论指导，根本上不了台面，不能进入主流体系，得不到重视和系统梳理后进行推广。

这次疫情蔓延引发的严重后果，对人们是一个警钟，不仅让人们认识到需要尊重自然，特别是普遍提高了大众对人体免疫力的认识和重视。这些都不是现代医学所能简单解决，能赋予每个人的，这也恰恰是现代医学中的一项空白。

尤其是看到疫情刚刚爆发时，以大爱之心冲在疫情第一线的白衣战士，尽管防护条件尚不完善，但是面对人满为患的局面仍然坚守着自己的岗位，这一切无不催人泪下。同时，又有多少医护人员倒下，甚至为众生付出了宝贵的生命。面对严重的疫情，极强的传染性、高度的紧张与持续的疲劳，都是对每位医护人员自身免疫力的检验和考验。除了感动和感慨，我们更需要的是思考和反省。我始终认为并倡导每一位从医人员都应该（甚至是必须）练功，因为战争的首要原则是“保存自己，消灭敌人”。从医人员日常接触的往往都是负面的不良环境和群体，所以自身不仅要有防护意识，更需要强健的体魄和充满正能量的“金刚护体”防护服，而这一切只有从日常的修炼和良好的生活习惯与理念中才能获得。

可以说此次疫情的爆发更加激发了我加快重新编整书稿的进度，以及推动武医健康养生的推广普及，更希望以此为契机，在一定程度上改变相关从业人员的认知，更重要的是改变大众的健康生活理念。

该书在编写过程中得到了共同主编本书的邵湘宁教授的指导，并在他的专业团队的大力支持下，共同组成了编委会，对全书的整体结构进行了调整，分为上册调理篇和下册治疗篇，并共同参与了本书的编写和校审工作。同时，也得到了中医古籍出版社负责人杜杰慧、郑蓉和责编王梅三位老师一如既往的大力支持，加快了该书的出版工作流程，为该书的顺利出版提供了保障，特在此一并表示诚挚的谢意。

希望此书对业界相关人员和武医健康养生爱好者们有所帮助，也希望业界各位老师给予批评指正。

钟海明

2020 年 10 月 20 日

于武医书院

目录 CONTENTS

第一章 武医健康养生概论

第一节　传统武医学的定义与范畴

武医养生是一门具有悠久历史渊源的中华传统文化技艺与学科，是在中国民间具有经久不衰和深厚民众基础的传统医学。

中华传统医学博大精深，她不仅拥有汉医为主体的中医，还包括了各个少数民族的医学，如藏医、蒙医、鲜医、苗医、维医、傣医等等，同时，还有大量流传在民间的医术如道医、佛医和武医等。传统的武医学正是传统中医学散落在民间的一个十分重要的分支，而且在历史上与中华传统医学的形成有着密不可分的渊源，也是传统医学体系中不可缺少的重要组成部分。

武医养生若归纳为一门学科，可谓是集中华传统文化之大成的一朵绚丽的奇葩，在中华文化的历史上自古就有“医武不分家”和“武医同源”的说法。中华文化中的易学、阴阳学说和五行学说正是中华传统武道和医道的核心与基础，故而才有“不知易不足以为太医”和“不知易而无以言武”之说。

著名武术家吴斌楼先生（1898—1977）就曾明确地提出：“武术讲三术，即技术、医术和艺术。”在人们的习惯意识中，武医具有神秘性，认为能点穴解穴那样快速救人的绝技才是武医，通常人们也会将源于各武术门派中用于治疗跌打损伤各类急慢性疾病及其后遗症的各种治理调养的方法视为武医。其实，将武道、医道融为一体的武医之道的特点和优势，绝不仅限于此。

流传于民间的传统武医学，虽然注重方法的有效性、很少讲究理论，但是仍可将其归纳，定义为：基于传统中医学的各种理论体系（如藏象学说、气血津液理论、经络学说以及阴阳五行学说等等），通常采用以外治为主的方法，以经络穴位作为主要调理门径，运用各种特色技法（如推拿、针法、灸法、捶疗、药敷、药洗、拔罐、刮痧等等）进行诊治，以此进行调理、维护和改善人体健康的传统医学。这是一门实用性极强的学科。武医其实也是一个古老的医学术语，虽然曾经随着传统中医在现代西医的冲击和排挤下的萧条，趋于过边缘化，但这种原本就属于民间传统医学范畴的技法和理念依然深植于民间。

随着东西方文化的交流与碰撞，当现代西方医学陷入种种困境，走入抗生素某些“死胡同”时，西方医学在治疗中也开始强调和呼吁要回归自然。其实，被称为西医鼻祖的古希腊名医希波克拉底早在2400年前就指出：“人体内就存在促进健康的自然本能，医生只是帮助病人恢复健康本能而已。”也就是说，最好的医生应该是病人的本能。

武医之道本身就是武道与医道自然形成的完美结合，这种结合不仅仅限于治疗方法和理论的结合，更是整体观念和方案实施的高度统一。随着现代社会节奏与生活理念变化与发展的需要，一门在传统武医学基础上，经过系统梳理、归纳总结，理念更加清晰、方法更加明确、平台更加开放的学科应运而生了，这就是武医健康养生学。

第二节　传统武医的渊源与特点

一、传统武医的内涵与渊源

武医源于民间口传心授，是根据传统中医理念，归纳总结出针对练武造成各类损伤以及日常疾病相对应的预防、治疗、康复等医学手段和方法的一门技艺，也是由人类原始本能禀赋反应形成的学科，是对本能规律日积月累归纳而形成的。古人将中华武术与民间中医奇妙地结合起来，历经千百年的发展，逐渐形成了自己独特的医疗风格和技法，在超越时空的应用过程中不断增进改善，又反复地实践、验证、传承，其中源于生物本能的内在客观规律，并以实践作为检验真理的标准，使之更具永恒的科学性。可以说，至今难得有哪一门学科能像武医这样经历了历史恒河的洗礼。由于许多方法历来都相传于民间，故又称之为民间传统武医。在几千年的中华民族繁衍昌盛的历史长河中，传统武医几乎集合了儒释道等传统国学的精华，将其在实践中融合而成，是人类历史发展的产物。

传统的中医药文化，启蒙于易、武，成就于儒释道，习武必知医，武医同源不分家。武医诊治法就是基于中医学所有的诊治方法，着重内病外治、内外兼治，讲究融会贯通。比如《拳经》这本本应该是全部介绍拳术的武术经典著作中，却明确将卷三设为“拳艺卫生编”、卷四设为“拳艺录药方编”，讲的都是伤科理论和方药。古代《按摩经》等文献以及现代中医推拿临床实践中，均有论述传统武功对提高推拿技师整体体质和素质及局部力度的作用，并可丰富推拿中的具体手法，认为练习传统武术功法对中医推拿学科的发展有促进作用。《灵枢·官能》中也有记载：“爪苦手毒……手毒者，可使试按龟，置龟于器下而按其上，五十日而死矣。”可见武、医渊源之深。

此外，在《国技大观》和《少林武功秘籍》等许多武术名著中，也载有“人身穴道并治法”“伤科秘传药方”。这些秘传的武术伤科著作都自成派系，独具一格。武术伤科应当说是由技击家、僧道从民间师徒相传的基础上发展起来，到了明清，武术伤科学的流派上已颇具特色。但是由于技击家出身的伤科医工往往缺乏文化和医学理论知识，都属实干家，讲究口传心授，而不擅长总结临床经验和写作，再加上技击家本身确实存在保守思想作怪的情况，所以传世的著作大部分是手抄本或小册子之类，也有一些理论在民间互相授受的过程中，因无适当的接班人年久而失传。民间武术伤科学派，有专著传世的约在明代以后，但在民间传授治伤经验，师徒相传这种形式则早于此时。

传统武医博大精深、异彩纷呈。从武功修炼、身心兼修、自身整体调理到古朴技法，皆顺应自然、阴阳相济、动静兼具、内外兼施，或技法与药物外治，或气功调养，或药膳食疗，寓治于养，治养结合。传统武医是一门经验性极强的临床医学，其中许多治病的方药及方法，以口传心授的方法流传于民间，治疗效果具有简便廉验、疗效显著的特点，是中国传统医学体系中不可缺少的组成部分。外治疗法也可被称为自然疗法，历史悠久、源远流长、治疗方式灵活多样、效果显著，在伤科治疗中占着重要地位。中医外治是中国民间医术的精华所在，也是中华传统武医的根本。然而，武医并非局限于伤科的治疗，在现代养生学和整体医学方面也可发挥出其独到的优势，有些武医绝活甚至可以填补临床医学的某些空白。

近年来，西方倡导回归自然疗法的呼声越来越高，在日、英、美等运动医学中已蓬勃兴起。西方目前重视整体医学的程度，也已比我们有过之而无不及。例如在对糖尿病的治疗方案中，以前注重降糖、注射胰岛素，现在则把药物治疗放在了最后，首先提倡的是情绪调节，其二是运动锻炼，其三是科学饮食，第四才是药物治疗。这种综合措施的整体辨治，不仅是对糖尿病，也应该成为绝大多数疾病的治疗方向。

二、传统武医的特点与特色

传统武医作为人类历史发展的产物，有很多治法，包括推拿、按摩、点穴、捶疗、气功、刮痧、放血、拨筋、艾灸、膏贴、敷药、外熨、熏蒸、药浴等等。这些外治方法各有特点，若运用得当，效果立竿见影。例如，由推拿按摩延伸出的小儿推拿就是针对婴幼儿用针用药困难的现象演变出一系列独到的调理方法，从而形成一个分支。武医所用诸法诸方诸药，均在传统医学范畴，辨病辨证造方遣药均按传统医理药理制衡，但在对经络穴位上致病性的认识，超过常规传统针灸经络的穴位作用。在穴伤方等方面，更显得遣方用药的独具匠心，甚至不可思议。在古代没有先进科学仪器设备情况下，武医对骨伤科的贡献尤为突出。

传统武医的特点可以归纳为以下几个方面。

1. 首先是以外治为主要形式和手段，在诸多调理治疗手段中多数依循经络学的原理，采取不同的技法辨证施治。

2. 由于采取的调理治疗方法不打针、不吃药，基本上无副作用，只要采用的方法得当，收效显著且直接。

3. 在“治养结合，养练结合”整体的指导下，可广泛应用于现代预防医学和康复医学领域。

武医在具有上述特点的同时，还有一些特色是其他医学（无论是现代医学还是现代中医学）所不具备的。其中，最显著的是对武医师和武医调理师自身修养和武功修炼与素质的强调。这不仅直接关系到其治疗与调理效果，同时也是影响武医调理师水平的重要条件。

三、传统武医调理之优势

武功修炼对治疗调理效果的促进作用是显而易见的，在此仅以武医调理方法之一的推拿按摩为例。

武医推拿与传统按摩之间有着本质的不同，简单来说主要有以下三点。

1. 武医推拿只掌握在少数既通晓医理，又精于武功的人手中。而传统按摩（包括中医经穴按摩、正骨按摩、运动按摩、保健按摩、小儿按摩等）仅限于传统的中医按摩师。

2. 武医推拿施术者通常以自身练就的充沛浑厚“内劲”为原动力，在患者的经络与穴位上施以点、揉、滚、推、按、抻、抖、颤、拍打等手法。治疗时，虽然手法似乎区别不大，但是患者能感到比较强烈的渗透力，往往一股强内功劲力可直达体内深层，而表皮肌肤几乎感觉不到任何疼痛。传统按摩则由于训练方法简单，优秀的按摩师顶多只能练出一些灵活娴熟的手法和持久的耐力。

3. 武医推拿师由于在长期练功中，要求沉肩坠肘，讲究松沉之力。故而，在施术时全身都自然舒松，手法也如行云流水一般连绵、沉稳，给人一种舒适和美的享受。武医推拿师所运用的劲力即是武功中“绵里裹铁”“柔中寓刚”的松沉之内劲，而且非常注重“意念”与动作的配合，使意、气、力三者在大脑意识的支配下紧密结合，形成很强的“穿透力”和渗透力。这些都是武医推拿师在长期修炼中养成的内外六合之力，自然释放出来的。

注：内六合，指脑与心合，心与意合，意与气合，气与力合，力与筋合；外六合，指背与肩合，肩与肘合，肘与手合，腰与胯合，胯与膝合，膝与脚合。

对比传统按摩除了要求施术者精力集中、呼吸均匀以外，对“意念”等等则无更多的要求。所以从表面上看武医推拿师施术显得轻松自然，似乎毫不费力，但患者却会感到一种浑厚绵长的力量作用于体内。

总之，武功推拿的“劲道”与传统按摩的“劲道”实有天壤之别。

值得一提的是，武功的修炼对于调理师来说是十分重要的，中医的核心思想是“扶正固本”，即一切的治疗手段都是为让人体回归于先天本来，否则就是背道而驰，必将带来因果。这不仅能在调理过程中提升和显示出自身调理的水平、功力和效果，也是对调理师自身身体的健康具有十分重要的保护作用。“正气存内，邪不可干”，从正心开始，唯有正心才能修身，解决一切健康危机，“神气舍心，魂魄毕具，乃成为人”。而且内求，“正心”是最简单、最显而易见的“治疗”手段。什么是正心？就是无我，以“人类命运共同体”为心，心怀天下，立足中国，与家国天下同心同德，有正心自然有正能量，当人心无我为正心，一切意识体都以正心为心，这是给自身人体细胞最强大的营养和能量，这才是极致的免疫力，是极致的“扶正固本”。因为调理师每日接触的患者身上往往有各种各样的病气、病灶，或可称之为负能量，如果调理师不能及时通过练功，排除自身体内的毒素、病气，久而久之患者的病气就很可能影响到调理师的体质。而通过练功形成的精气神、阳气（正能量），就犹如有“金刚护体”在身。“正心本体”就能重塑我们的生命系统，重回本来的健康态，自然能抵御一切“外邪”，并且使一切外邪皆归于正，这也是正本清源必经的过程。因此，练功也成为武医调理师培训过程和需要日常保持的重要必修内容。在练功的过程中，练出精气神，扶持正气，修身明德，内存正气即能“扶正固本”，自然“邪不可干”。

第三节　武医健康养生学的基本概念

随着现代社会节奏与生活理念变化与发展的需要，一门在传统武医基础上，理念更加清晰系统，方法更加明确有效，平台更加开放的学科应运而生了，这就是武医健康养生学。

人生最宝贵的是生命，生命最珍贵的是健康，健康最可贵的是养生。无可贵的养生，难得珍贵的健康；无珍贵的健康，难得可贵的生命。

——朱鹤亭

国际著名的养生学家朱鹤亭先生这一段关于养生的著名格言，不仅具有很深的人生哲理，更道出了中华传统养生学在当今时代的重要意义和社会价值，这也为武医健康养生学科的诞生奠定了基础。

随着东西方文化的交流与碰撞，当陷入种种困境时，西方医学也在开始强调和呼吁要回归自然，并开始向东方寻找使人能够得以康复和预防疾病的回归自然的方法。

一、武医健康养生学的基本理念与构成

人类文明虽然已经有七千年之久的历史，然而对于不生不灭的大千世界而言，却依然显得十分短暂而渺小。人类对大自然的认识和探索，包括对人类自身的认识，还是十分有限的。因此，在提出一个与人类生命有关的课题过程中，应该有一些基本的理念作为研究探讨学科的基础。

首先，要尊重自然，即对自然要有敬畏之心，从而去了解自然、认识自然、掌握自然，对于生命科学的探索也要如此。

其次，要顺应自然，不可有主宰自然、超越自然的理念，不要以人为的意识去拔高人类的意志，自然是生命延续的内在规律和准则。

其三，要认识到人体是小自然、小整体，人体与环境是大自然、大整体，才可在武医养生理念的指导下，调动人体内在能量，真正达到“天人合一”。

武医健康养生学把以往分散在传统中医学、运动医学、养生学、预防医学、康复医学和传统武医和武术等多个学科里的基础理论、文化理念、实用技法方法，经过科学的梳理和有机的整合，提升成为一门独立的学科。

“天人合一”是东方哲学思想的基本观点，也是武医健康养生学面对健康与养生课题中，处理各种问题的指导思想。

武医健康养生学使追求“自然和谐”和达到“天人合一”，不再是一种空洞的文化理念和口号，而是一种具有扎实理论基础和有章可循的实施技法，从而也形成了能够充分体现“知行合一”的学科特点。

二、武医健康养生调理方法的归纳与分类

武医健康养生学脱胎于传统武医和养生，其基础理论依然是传统中医学理论体系，其调理方法注重以多种形式的经络调理为主要手段。武医健康养生学在调理与健康理念上，更加突出和强调回归自然，注重充分激发和调动人体恢复健康的本能与潜力。首度在古今诸医学学科中正式引入，并明确地强调了主动调理这一概念，同时又梳理出一系列相应的调理方法和功法。

因此，在该学说中将调理人体健康的手段明确归纳划分为主动型调理法和被动型调理法两种类型。

1. 主动型经络调理法

主动型经络调理是指调理者采用具有以传统导引吐纳功能的各类养生功法（如养生桩、六字诀、行功、易筋经、太极拳和功夫瑜伽等等），以及自我循经推拿按摩和自我捶疗、拍打等调理手段，调动自身体内的潜力功能和能量，疏通经络，改善气血和呼吸及心肺系统，提升自身的免疫力，从而达到身体的康复与健康养生的作用。

2. 被动型经络调理法

被动型经络调理是指在自身进行自我调理难以实施的条件下，需要借助武医经络调理师采用循经推拿、捶疗、整脊、针法、灸法等多种以外治为主的经络调理手段，帮助被调理者进行全面的调理，从而改善被调理者的经络及气血运作状态，促使其体内潜能得以恢复，增强自我调节能力，达到康复、健康养生之目的。

以往中医的调理方法类型上都是被动的，而在武医健康养生学中，这两种类型的调理方法是相互依存并举的，是可以同时并行实施的，其效果往往比采用单一的调理方法收效更加明显。始终能坚持采用主动型经络调理法进行自我调节者，正是健康养生的最佳状态和境界。主动调理养生中的最高境界，要求自我调理者不仅能掌握方法和技法，更要有心法。心法的运用可以调动人体的意识和潜能，给身体带来的都是正能量。这也是传统武医养生的至高境界，修习者要注重人的心性意识方面的修养，俗话讲“修身先修心”，要身心兼修，内外并举，从而达到“天人合一”的境界。

第四节　武医健康养生的价值与产业前景

我国传统中医的发展一直在倡导走中西医结合的道路，虽然也存在着许多争议，但是对传统医学的继承、弘扬和开发亦有所重新重视，可见国内外医界均同时感到，人类医学既需要微观医学，更需要宏观的整体医学。

一、武医健康养生学的医学价值

武医健康养生学看上去是从健康养生进入主题的，似乎属于保健类学科，隶属于现代主流医学辅助的健康领域范畴。其实，其作用与价值远非仅限于此。

中医讲“上医治未病”，所谓的“未病”并不是没病，只是人们对“未病”这一概念的理解有所不同。现在流行的“亚健康”一词便是一种十分模糊的概念，包括世界卫生组织给出的只有人体亚健康的状态现象，而没有具体的病症和指标。很多现代医学无法早期发现某个病患的前期潜伏病症，不能就说其健康，中医学也早就有“人不病，脉病”之说，所谓亚健康其实依然属于“非健康”状态。“阴阳平衡”和“阴阳相济”是中华文化的哲学理念，也是指导中医武医健康养生学辨证施治的基本指导思想。因此，无论是“未病”，还是亚健康，均属于武医健康养生之范畴，在调养中达到治病目的，则是最高境界。

众所周知，经脉不通是所有疾病的病理基础。武医健康养生正是通过各种调理技法打通和疏通人体的十四经脉，从整体来调理、治疗、保养和康复的整体医体。武医健康养生无论采用非药物还是药物调理法，也无论其采用主动调理还是被动调理，其宗旨都是疏通经脉，调理气血的阴阳平衡。武医健康养生学明确提出并强调的“主动调理”这一概念，实际上是将多个学科融合在了一起，从而提升了医学对于人体生命的价值与影响，同时也给传统医学赋予了时代的特征和生命力，武医健康养生学也可被称为真正具有中华民族特色的“武医运动医学”（或“中华运动医学”）。武医健康养生学正在为未来医学探索出一条整体医学的健康之路。

武医健康养生可以算是传统中医学的一个分支，所有的理念、原则、方药、调理方法，无不在传统中医学理论指导下进行辨病论治。在如今人类亟迫回归自然疗法的需求中，传播弘扬武医健康养生学，有着广阔的开发空间和前景。特别是，武医健康养生学突出了人在改善人体健康养生中的主导作用，着重强调了调动人体潜能改善人体健康的重要性和实际价值。武医健康养生学正是在这一理念指导下，搭建了一个开放式人类健康养生的共享平台。

武医健康养生学的成立为传统武医促进健康养生的各类技法、功法搭建了一个开放的平台和持续发展的空间，该平台使得更多具有科学性、实效性和可复制性的民间武医调理技法，经过规范化整理得以推广和普及。武医健康养生调理技法的普及，必然有效的提高全民的健康体质，同时也将有效降低国家医疗的整体费用。武医健康养生学及其产业的形成将与国家全民健康医保体系两条腿走路，成为并行发展的重要支撑点。

二、武医健康养生的社会价值与产业前景

我国近十多年的经济快速发展，实现了物质财富的极大丰富，但是在全民健康领域看病贵、看病难和医患纠纷频发的社会矛盾却非常突出，同时就业难、

养老难等社会矛盾也愈演愈烈。

1. 武医健康养生学契合当前社会的迫切需要

从整体的健康环境来看，大量人群处于亚健康状态。据不完全统计，近视患者约有 3 亿，其中青少年就占近 2 亿，视疲劳患者约达到 1.5 亿；脱发患者近 2 亿，都市人群 80% 存在头皮亚健康现象；每年过劳死的人数达到 60 万。

种种现象表明，现代的社会节奏、不健康的生活方式、环境及食品结构造成了人们健康体质的这一现状。

与此同时，人口老龄化使国家医疗的负担越来越沉重。根据《2019—2025 年中国乡村养老行业发展潜力分析及投资方向研究报告》，截至 2018 年末，我国 60 岁以上人口约 2.5 亿人，占总人口比例为 18%，其中 65 岁及以上的人口达 1.67 亿，占总人口的 11.9%。国际上通常把 60 岁以上人口占总人口比例达到 10%，或 65 岁以上人口占总人口的比重达到 7% 作为国家或地区进入老龄化社会的标准，而我国在 2000 年就已经进入了老龄化社会。据世界卫生组织预测，到 2050 年，中国将有 35% 的人口超过 60 岁，成为世界上老龄化最严重的国家。据国家卫健委发布的《2018 年我国卫生健康事业发展统计公报》显示，我国居民人均预期寿命已经由 2017 年的 76.7 岁提高到 2018 年的 77.0 岁。这些已给国家医疗保障制度形成冲击和压力。

同时，人力资源社会保障部透露，在职工医保参保人口范围之内，2009 年大约 1/4 的退休人员就已经用了住院统筹基金部分的 60%。这样持续发展下去，随着老龄人口比重的进一步提高，可能对医保基金的支出造成严峻的挑战。

无疑，以武医健康养生改善全民健康不仅是最行之有效的手段，同时也是一个潜在的巨大市场需求。武医健康养生将有效提高生命质量和减少疾病形成与蔓延。武医健康养生学的传播，将开辟一个新兴的、具有广阔前景的武医健康养生服务产业市场。

国务院总理李克强在 2014 年国务院常务会议上，研究部署了促进健康服务业发展的工作。会议认为，“促进健康服务业发展，重点在增加供给，核心要确保质量，关键靠改革创新”“要多措并举发展健康服务业。放宽市场准入……使社会力量成为健康服务业的‘劲旅’”“要加快发展健康养老服务。加强医疗卫生支撑，建立健全医疗机构和老年护理院、康复疗养等养老机构的转诊与合作机制。发展社区、农村健康养老服务”“要培育相关支撑产业，加快医疗、药品、器械、中医药等重点产业发展。提升中医药医疗保健服务能力。壮大健康服务人才队伍，鼓励社会资本举办职业院校，规范并加快培养护士、养老护理员、康复治疗师等从业人员”。

2. 以武医养生文化为核心，开创中国式新兴健康服务产业

中国人口众多处于发展中的大国，全民医疗和社会保障不可能走西方发达国家的路，需要探讨和摸索一条适合中国的发展之路。创立武医健康养生学，倡导武医健康文化产业是在经过长期研究论证与实践探索，并结合我国国情优势而提出的，具有十分广阔的发展前景。

（1）武医健康养生文化所独具的优势。

首先，传统武医健康养生的文化理念和调理方法在民间早已深入人心。源于《武医健康养生学》的武医健康服务，传承的是文化，传递的是文明，是溶于中国人血液里的东西，其发展和普及具有广泛的群众基础。

其次，传统武医健康养生的许多调理技法虽然未能进入主流医学、医疗体系的大雅之堂，但是在民间具有悠久历史和传承基础，经过科学的筛选和梳理，必将更加规范、安全、有效。武医健康养生学经过筛选和梳理为这些民间技法提供了理论依据，以及开放的发展与应用平台。

其三，武医健康养生在当代社会中具有广大的潜在市场需求。创立《武医健康养生学》是发展武医健康服务的基础，让良莠不齐的健康养生方法得以正本清源。武医健康养生学经过长期从理论研究到实践探索，为武医健康文化产业化发展打下了扎实的基础。

（2）西方健康管理的成熟有助于武医健康养生文化的产业化发展。

西方先进的健康管理已经完成了本土化的基础工作，从本世纪初，西方健康管理技术也开始落户中国，针对个人的健康管理服务和单位团体的健康管理服务已经在商业化运营，其发展主要以国际资本的参与在快速发展，西方先进的健康管理理念和模式都将助推中国式健康服务产业的发展。

对照国务院对“促进健康服务产业发展”的精神和研究部署，无疑，武医健康养生学是最符合中央有关要求、精神与政策的，从而为该市场的形成与发展前景奠定了扎实的基础和理论依据。

武医健康养生服务产业市场需要大量武医健康养生调理师，能为更多的武医专业人士提供一个展示武医技能的发展平台，大批专业化武医调理、培训、管理人才的培养，还将有效缓解社会就业的矛盾。

全民武医健康养生意识的加强，将助推全民健康目标的实现。随着武医健康养生服务产业市场的形成，全民健康状况的改善，必将助推医疗体制改革，有效缓解医保压力。

中华武医文化是中国式健康服务产业的核心，健康维护就是通过医院治疗之外的有效手段，使个人的健康被维持保护在良好的状态。健康维护的方法和产品可以说比比皆是，然而真正实现良好的健康维护，则需要中国式的健康服务产业。

中国式健康服务产业是基于中国传统健康文化和中国国情，以及避免发达国家走过的弯路而必然出现的新兴产业！

3. 武医健康养生文化创建健康和谐社会

提出以武医文化为核心，开创中国式健康文化产业，正是化解当前诸多严重社会矛盾的一个好办法，也是实现社会主义和谐社会的有效途径。武医健康养生的推动有助于中华传统文化的传播与弘扬，从而有效提升和增强全民的综合素质。

中华武医养生文化确可谓是博大精深，源远流长，各种流派与技法理论浩如烟海。传统文化在传承和发展过程中，创立武医健康养生学理论体系，提出建立一个开放性、包容性的平台的正是中华武医健康养生文化之核心理念所在。

其意义并不局限于社会大众的健康本身，更在于创建和营造一个和谐的社会与世界环境。

开创和发展中国式武医健康文化产业属于一项战略性国策，也是一项重大的人文教育工程和产业，是能够真正实现全民健康保障的产业，政府和教育部门的高瞻远瞩必将助推医改，促进全民健康兴邦。

承载五千年中华传统文化理念的武医之道，必将促使未来世界真正形成一种以和谐文化为基础的人类文明，一种以仁爱文化为理念的人与人之间的关系，一种以包容文化为内涵的民族与民族间的交往，一种以内敛文化为准则的外交环境。只有这样，人与大自然之间才能相依共存，人与人之间才能相惜共存，民族与民族之间才能相敬共存，国与国之间才能相荣共存。

第二章 武医养生与亚健康

第一节　健康与亚健康

一、对人体健康的基本认识

健康是指一个人在身体、精神和社会等方面都处于良好的状态。传统的健康观是“无病即健康”，现代人的健康观是整体健康。世界卫生组织提出“健康不仅是躯体没有疾病，还要具备心理健康、社会适应良好和有道德”。

现代人的健康内容包括躯体健康、心理健康、心灵健康、社会健康、智力健康、道德健康、环境健康等多个方面。健康是人的基本权利，是人生最宝贵的财富，健康是生活质量的保障，健康是人类自我觉醒的重要基础，健康是生命存在的最佳状态，因此，健康有着非常深蕴的内涵。

1. 世界卫生组织（WHO）衡量是否健康的十项标准

（1）精力充沛，能从容不迫地应付日常生活和工作。

（2）处事乐观，态度积极，乐于承担任务，不挑剔。

（3）善于休息，睡眠良好。

（4）应变能力强，能适应各种环境变化。

（5）对一般感冒和传染病有一定的抵抗力。

（6）体重适当，体态均匀，身体各部位比例协调。

（7）眼睛明亮，反应敏锐，眼睑不发炎。

（8）牙齿洁白，无缺损，无疼痛感，牙龈正常，无蛀牙。

（9）头发光洁，无头屑。

（10）肌肤有光泽，有弹性，走路轻松，有活力。

中医认为，一个人健康与否关键在于脏腑和经络是否健康，而脏腑是否健康，关键看脾胃的健康状况，“脾胃为后天之本”，人出生后，一切饮食和活动的供应完全赖于脾胃的功能，所以，通常中医判断一个人的健康状况，首先看其脾胃是否健康。

2. 日常生活中一些简单判断和检测身体健康状况的方法

（1）体温

正常体温为36℃至37℃，高于此为“发热”，低于此称为“低体温”。后者常见于高龄体弱老人及长期营养不良患者，也可见于甲状腺机能减退症、休克患者。

（2）心率

成人心率每分钟 60 ～ 100 次，过速、过缓、间歇强弱不定、快慢不等均为心脏不健康的表现。老年人心率一般较慢，但只要不低于每分钟 55 次就属正常范围。

（3）呼吸

健康人呼吸平稳、规律，每分钟 15 次左右，如发现呼吸的深度、频率、节律异常，呼吸费力，有胸闷、憋气感受，则为不正常表现，应就医。老年人心肺功能减退，活动后可有心悸气短的表现，休息后很快就能恢复，不应认为是疾病的表现。

（4）血压

成年人血压不超过 140/80 mmHg。老年人随年龄的增长血压也相应上升，但收缩压超过 140 mmHg 时，不论有无症状均应进行调理。

（5）体重

长期稳定的体重是健康的指标之一。短时间内的消瘦见于糖尿病、甲亢、癌症、胃、肠、肝疾患；体重短期内增加很多可能与高血脂、糖尿病、甲状腺机能减退症等疾患有关。

（6）饮食

成年人每日主食不超过 500 克，老年人不超过 350 克。如出现多食多饮应考虑糖尿病、甲亢等病的存在。每日主食不足 250 克，食欲丧失半个月以上，应检查是否有潜在的炎症、癌症。

（7）排便

健康人每日或隔日排便一次，为黄色成形软便。老年人尤其高龄老人，少吃、少动者可 2 ～ 3 天排便一次。只要排便顺利，大便不干，就不是便秘，大便颜色、性状、次数异常可反映结肠病变。

（8）排尿

成年人每日排尿 1 ～ 2 升，每隔 2 ～ 4 小时排尿一次，夜间排尿间隔不定。正常尿为淡黄色，透明状，少许泡沫。如尿色尿量异常、排尿过频、排尿困难或疼痛均为不正常表现，应就医。

（9）睡眠

成年人每日睡眠 6 ～ 8 小时，老年人应午睡。入睡困难、夜醒不眠、白天嗜睡打盹均为睡眠障碍的表现。

（10）精神

健康人精神饱满，行为敏捷，情感合理，无晕无痛，否则应检查是否有心脑血管和神经骨关节系统疾病。

二、对人体亚健康的基本认识

世界卫生组织将机体无器质性病变，但是有一些功能改变的状态称为“第三状态”，我国泛称为“亚健康状态”，也就是介于健康与患病状态之间的非健康状态。

1. 亚健康具有几种特征性表现

（1）功能性改变，而不是器质性病变。

（2）体征改变，但现有医学技术不能发现病理改变。

（3）生命质量差，长期处于低健康水平。

（4）慢性疾病伴随的病变部位之外的非健康体征。

亚健康是否会发展为严重器质性病变具有不确定性，但是，亚健康本身就是非健康状态，存在需要解决的问题。

亚健康现在还没有明确的医学指标来诊断，因此易被人们所忽视。一般来说，如果你没有什么明显的病症，但又长时间处于以下的一种或几种状态中，如失眠、乏力、无食欲、易疲劳、心悸、抵抗力差、易激怒、经常性感冒或口腔溃疡、便秘等等，就要注意身体已经向你发出警报了。处在高度紧张工作、学习状态的人群尤应注意这些症状。

2. 容易产生亚健康的人群

（1）精神负担过重、压力大者。

（2）脑力劳动繁重者。

（3）体力劳动负担较重者。

（4）人际关系紧张、造成负担较重者。

（5）长期从事简单、机械化工作者（缺少外界的沟通和刺激）。

（6）生活无规律者。

（7）饮食不平衡、吸烟酗酒者。

亚健康是一种临界状态，处于亚健康状态的人，虽然没有明确的疾病，但会出现精神活力和适应能力的下降，如果这种状态不能得到及时的纠正，非常容易引起心身疾病，包括心理障碍、性功能下降、倦怠、注意力不集中、心情烦躁、失眠、消化功能不好、食欲不振、腹胀、心慌、胸闷、便秘、腹泻、疲惫，甚至有欲死的感觉。然而，体格检查并无器官上的问题，所以主要是功能性的问题。处于亚健康状态的人，日常除了疲劳和不适，不会有生命危险。但如果碰到高度刺激，如熬夜、发脾气等应激状态下，很容易出现猝死，也被俗称为“过劳死”。

“过劳死”是一种综合性疾病，是指在非生理状态下的劳动过程中，人的正常工作规律和生活规律遭到破坏，体内疲劳淤积并向过劳状态转移，使血压升高、动脉硬化加剧，进而出现致命的状态。

三、武医健康养生学对亚健康的基本认识

影响人体健康的因素是多种多样的，武医健康养生学对人体健康与亚健康以及疾病的基本认识中十分注重“因果”二字。世间诸事皆有因果，正所谓“种瓜得瓜，种豆得豆”。一个人的身体健康与否，抛开前世与遗传的因果因素，与后天的生活习惯、饮食习惯、动作习惯和性格心态密切相关。由于各种长期的不良习惯导致身体的阴阳失衡，逐步形成了亚健康状态甚至产生疾病。

武医健康养生调理的最基本理念就是强调亚健康与疾病形成过程中的“因果关系”，注重从“因”入手，找到亚健康患者的病因，除了通过调理改善患者的不良状态，使其建立自我改变亚健康状态的信心，还需指出其不良生活习惯、饮食习惯和动作习惯中的因果关系，建立正确的生活理念和生活方式，积极进入主动调理的环节。做到“授人以渔”，将自我健康养生调理的练功方法和生活方式传授给每个人，使其养成自我保养的良好生活习惯，即从根本上种下“健康养生之因”。

第二节　影响人体健康的因素

中医学对于人体健康问题的观点是整体性的，主张“天人相应”，即寻求人与自然之间保持平衡。认为人体各脏腑组织之间，以及人体与外界环境之间，既对立又统一，它们在不断地产生矛盾而又不断解决矛盾的过程中，维持着相对的动态平衡，从而保持着人体正常的生理活动。当这种动态平衡因某种原因而遭到破坏，又不能立即自行调节得以恢复时，就会影响到人体的健康。

影响人体健康的因素是多种多样的，既有外界的，也有内在的。传统中医主要将其归纳为六淫、七情、饮食以及劳倦等等，这些因素在一定条件下均可影响到人体的健康。

一、六淫

在正常情况下，风、寒、暑、湿、燥、火是自然界的六种气候变化，被称

为“六气”，六气的正常运行变化，有利于万物的生长变化，但如果气候反常，则六气太过或不及，在人体抵抗力低下时，就会成为致病因素，被称会“六淫”或“六邪”。

六淫病邪均由外而入，多与季节气候、居住环境有关，如春季多风病、冬季多寒病，秋季多燥病，夏季及高温作业中暑、居住潮湿易感湿邪等。

六淫可单独作用机体而致病，也可两三种邪气同时侵袭人体致病，如风寒感冒、风热感冒、湿热黄疸、风寒湿痹等，且可互相转化，如风寒不解入里化热，热邪不解耗伤津液可化燥，热极生风等。

中医除指六淫为病因外，也将六气的特征与该病症状联系起来认识而形成病症名称，即风证、寒证、湿证、火证、燥证等。这些病症与六淫有一定的因果关系，如风邪侵袭引起外感风寒，但有的并不要外感疾病而有类似风寒湿燥火的证候，如风疹块，临床表现起病急，消退快、瘙痒等，与风的“善行而数变”的特点相似，一般多认为是由风邪所致，由于脏腑阴阳气血功能失调也可产生与外感六淫所具有的某些类似的性质和证候特点，中医为区别外感六淫称之为内风、内寒、内燥、内火、内湿等，以下所讨论的以外感六淫为主，包括致病因素的特点和与病因相关的证候。

六淫的性质和致病特点

（一）风邪

1. 基本概念

自然界中具有风之轻扬开泄、善动不居特性的外邪，称为“风邪”，风邪致病引起外风病。风邪致病一年四季皆有，以春季为多见。

2. 风邪的性质及特点

（1）风性轻扬开泄，易袭阳位

风性具有轻扬、向上、向外、升散的特性。风邪侵犯机体可致机体腠理疏泄开张，表现为汗出恶风之症；从病位而言，风邪多侵犯人体的上部、肌表、腰背等阳位。

（2）风性善行而数变

善行，是以自然界的风具有走窜流行、善动不居之性，说明风邪侵犯人体具有病位游移、行无定处的特点，如风气盛所导致的“行痹”，四肢关节疼痛，游移不定。数变，是指风邪致病具有发病急、变化快的特点，如荨麻疹的皮疹，皮肤瘙痒，发无定处，此起彼伏。

（3）风性主动

风在自然界具有善动不居的特点，风邪侵犯人体可使机体出现动摇、震颤的症状，如临床上常见的因受外伤，再感受风邪，出现四肢抽搐，角弓反张等症状。

（4）风为百病之长

长，始也，首也。风为百病之长，有两个含义：一是指风为外感致病因素的先导，六淫中的其他五气多依附于风侵袭人体而发病，所以古人把风邪当作外感致病因素的总称；二是指风邪致病广泛，风邪极易侵犯人体，无处不到，引起多种疾病。

（二）寒邪

1. 基本概念

自然界中具有寒冷、凝滞特性的外邪称为“寒邪”，寒邪为病导致外寒病。寒邪多见于冬季，寒邪为病有伤寒和中寒之分。寒邪伤于肌表，阻遏卫阳，称为“伤寒”；寒邪直中于里，伤及脏腑阳气，则为“中寒”。

2. 寒邪的性质及特点

（1）寒为阴邪，易伤阳气

寒邪性质属于阴，其气清冷，寒邪侵犯人体，导致阴寒偏盛，最易损伤人体的阳气。

（2）寒性凝滞而主痛

凝，凝结；滞，阻滞。寒邪侵犯人体可使气血津液运行迟缓，凝结阻滞不通。由于血、津液“得温则行，得寒则凝”，且“不通则痛”，故寒邪侵犯人体可使机体出现各种疼痛的症状。寒邪所致疼痛的特点是，遇寒加重，得温减轻。

（3）寒性收引

收，收缩；引，牵引。寒邪侵犯人体可使机体的气机收敛，腠理闭塞，经络筋脉收缩而挛急。临床有两种表现形式：一是寒邪侵犯肌表，可致腠理闭塞，汗孔闭合，出现发热恶寒、无汗等症状、二是寒邪侵犯经络，引起筋脉收缩挛急，气血不通，见关节挛急疼痛、屈伸不利等症状。

（三）湿邪

1. 基本概念

自然界中具有水湿之重浊、黏滞、趋下特性的外邪称为“湿邪”。湿邪致病引起外湿病。外湿病多见于长夏季节，此为一年之中湿气最盛的时期。

2. 邪的性质及特点

（1）湿为阴邪，易阻滞气机，损伤阳气

湿性属于阴，湿邪侵犯机体可损伤机体的阳气；湿为有形之邪，侵犯人体，易留滞脏腑经络，阻碍气机的运行。

（2）湿性重浊

“重”，即沉重、重着之意，湿邪侵犯人体可使人体出现沉重、重着的症状。“浊”，即浑浊、秽浊不清之意。湿邪为病，其分泌物和排泄物的性质具有秽浊不清的特点。

（3）湿性黏滞

黏，黏腻；滞，停滞。湿邪致病具有黏腻停滞的特点，主要表现在两个方面：一是症状的黏滞性，如湿滞大肠，大便黏腻不爽；二是病程的缠绵性。由于湿性黏滞，停滞于某些脏腑组织，难以化解，故湿邪为病，多病程较长，反复发作，缠绵难愈。

（4）湿性趋下，易袭阴位

湿性类水，水性趋下，故湿邪为病易侵犯人体的下部。

（四）燥邪

1. 基本概念

自然界中具有干燥、收敛、清肃特性的外邪称为“燥邪”。燥邪侵犯人体，出现一系列的干燥症状，成为燥病。燥邪致病多见于秋季，有凉燥和温燥之分。初秋时节，夏季之余热与秋季之燥邪相结合形成“温燥”；秋末时节，初冬之寒气与秋季之燥邪相结合则形成“凉燥”。

2. 燥的性质及特点

（1）燥性干涩，易伤津液

干，干燥；涩，涩滞。燥为缺乏津液的表现，燥邪侵犯人体最易损伤机体的阴液，使皮肤、孔窍失于滋养而出现各种干燥、涩滞不畅的症状。

（2）燥易伤肺

肺为娇脏，喜润而恶燥，肺主气司呼吸，与外界大气直接相通。肺又开窍于鼻，外合皮毛，故燥邪伤人，最易损伤肺津，影响肺的宣发肃降，从而出现干咳少痰，或痰液胶黏难咳，或痰中带血，以及喘息胸痛等症。肺与大肠相表里，燥邪自肺影响到大肠，则可出现大便干燥不畅等症。

（五）火（热）邪

1. 基本概念

自然界中具有火之炎热特性的外邪称为“热邪”。热邪为病成为外感热病，热邪致病多在夏季。

2. 火（热）邪的性质及特点

（1）火热为阳邪，易伤津耗气

热为阳邪，热邪侵犯人体可出现高热等一系列的阳热症状。火热之邪伤人最易迫津外泄，损伤人体的阴液；津能载气，热邪在迫津外泄之时，往往导致气随津泄；且“壮火食气”，故热邪致病，还可出现体倦乏力少气等气虚的症状。

（2）火热性炎上

“火曰炎上”，火热之邪具有燔灼向上的特性，故侵犯人体多表现上部症状比较突出。

（3）火热邪易生风、动血

“生风”是指热邪侵犯人体易引起“肝风内动”，热邪引起的肝风内动，又称“热极生风”。其生风的机理有两点：一是热邪耗伤津液，使筋脉失养，而出现手足颤动；二是热盛易助阳，使肝阳升动不止，阳气升动无制则化风。“动血”是指热邪为病，易引起各种出血的病症，如吐血、便血、皮肤发斑等。其机理也有两点：一是热邪使血行加快，迫使血液妄行横溢，容易导致出血；二是热邪可灼伤血络，使血出脉外。

（4）热邪易扰心神

火热之邪侵入到营血，可扰乱心神，而出现一些神志症状，如烦躁、神昏、谵语等。

（5）火邪易致疮痈

火邪侵入人体血分，可聚于局部，腐蚀血肉而发为疮疡痈肿。

（六）暑邪

1. 基本概念

暑为夏季的火热之邪，凡在夏至以后、立秋之前，自然界中的火热外邪，称为“暑邪”。暑邪致病具有两个显著的特点：一是具有明显的季节性；二是暑邪为病只有外感，没有内生。

2. 暑邪的性质及特点

（1）暑为阳邪，其性炎热

暑邪为夏季的火热之气所化，故为阳邪，火热之气具有炎热的特性。

（2）暑性升散，最易伤津耗气

暑为阳邪，主升主散，暑邪侵犯人体可致人体的腠理开泄而汗出，损伤机体的阴液。

（3）暑多夹湿

夏季不仅气候炎热，而且是多雨的季节，使空气中的湿度增加，故暑邪为病，常兼夹湿邪侵犯人体而发病。

二、七情

七情，即喜、怒、思、忧、悲、恐、惊七种情志变化。七情与脏腑的功能活动有着密切的关系，七情分属五脏，以喜、怒、思、忧、恐为代表，称为“五志”。七情是人体对外界客观事物的不同反映，是生命活动的正常现象，不会使人发病。但在突然、强烈或长期性的情志刺激下，超过了正常的生理活动范围，而又不能适应时，使脏腑气血功能紊乱，就会导致疾病的发生，这时的七情就成为致病因素，而且是导致内伤疾病的主要因素之一，故称为内伤七情。七情作为致病因素，有别于六淫之邪从口鼻或皮毛入人体，它是直接影响有关的脏腑而为病，情志因素不仅可以直接导致多种疾病的发生，而且对所有疾病的转归起着重要作用。

七情与脏腑气血的关系：

人体的情志活动，必须以气血作为物质基础，气血来源于脏腑正常的生理活动，而脏腑所以能维持正常的生理功能，又必须依赖于气的温煦、推动和血的滋养。脏腑气血的变化，也会影响情志变化，不同的情志变化对各个脏腑有不同的影响，如《素问·阴阳应象大论》中说“心在志为喜”“肝在志为怒”“脾在志为思”“肺在志为忧”“肾在志为恐”。由此可见，气血是脏腑生理功能所必须的物质基础，而情志活动又是脏腑生理功能活动的外在表现。所以，情志活动与脏腑气血的关系非常密切。

七情的特点：

七情致病，是直接影响相应的内脏，使脏腑气机逆乱、气血失调，从而导致各种病症的发生。

1. 影响脏腑气机，七情致病，主要影响脏腑气机，使气血逆乱，导致各种病症的发生，如怒则气上、喜则气缓、悲则气消、思则气结、恐则气下、惊则气乱。

2. 直接伤及内脏。七情过激可直接影响内脏生理功能，而产生各种病理变化，不同的情志刺激可伤及不同的脏腑，产生不同病理变化。如《素问·阴阳应象大论》中所说，“怒伤肝”“喜伤心”“思伤脾”“忧伤肺”“恐伤肾”。

3. 情志波动，可致病情改变情志活动的异常，既然能直接伤及内脏，影响脏腑气机，而导致疾病的发生，那么，对已患的疾病就必然有所影响，或使病情加重，加速恶化，甚至导致死亡。

中医认为七情与人的五脏密切联系，与五脏的生理、病理变化相关联，喜与心、怒与肝、思与脾，忧悲与肺、恐惊与肾一一相对应。七情波动能影响人的阴阳气血平衡和运行。

正常情况下，人体的阴阳处于平衡状态，保证机体的各项生理功能的正常。剧烈的情志变化，可以使阴阳平衡失调，影响人的气血正常运行，导致气血功能紊乱，正如《素问·举痛论》指出的“百病生于气也。怒则气上，喜则气缓，悲则气消，恐则气下…… 惊则气乱……思则气结”。

（一）喜

喜为心志，心能表达人的喜悦之情。心能主血，喜悦时人体气血运行加速，面色红润，御寒能力、抗病能力提高，罹患心脑血管病的可能性下降；藏神愉悦时，思维敏捷，想象力丰富，创造力增强，考试时也能有超常发挥，运动员易破纪录；心其华在面，喜悦时会神采飞扬，面带笑容，喜形于色，热恋中的情侣越发娇美动人或潇洒英俊等；心开窍于舌，高兴时能口若悬河，滔滔不绝，语言流畅动听等；由于心与小肠相表里，故人在高兴时也胃口大开，久则心宽体胖等等。

喜伤心。过喜的异常情志可损伤心，常出现心慌、心悸、失眠、多梦、健忘、多汗出、胸闷、头晕、头痛、心前区疼痛，甚至神志错乱、喜笑不休、悲伤欲哭、多疑善虑、惊恐不安等症状，可导致一些精神、心血管方面的疾病发生，严重者还可危及人的生命，如大喜时造成中风或突然死亡，中医称之为“喜中”。

（二）怒

怒为肝志，肝能表达人的愤怒之情志活动。怒是个人的意志和活动遭到挫折或某些目的不能达到时，所表现的、以紧张情绪为主的一种情志活动。怒既有积极的一面，即指对个人和社会产生积极的作用，战前动员要鼓舞战士的士气，包括激起战士对敌人的仇恨和愤怒，使之在战斗时化为巨大的战斗力；怒又有消极的一面，即指对个人和社会产生消极和不良的影响。暂时而轻度的发怒，能使压抑的情绪得到发泄，从而缓解紧张的精神状态，有助于人体气机的疏泄条达，以维持体内环境的平衡。

怒伤肝。大怒、过怒易伤肝，表现为肝失疏泄、肝气郁积、肝血瘀阻、肝阳上亢等病证，出现胸胁胀痛、烦躁不安、头昏目眩、面红目赤、有的则会出现闷闷不乐、喜太息、嗳气、呃逆等症状。人体发怒时可引起唾液减少、食欲下降、胃肠痉挛、心跳加快、呼吸急促、血压上升、血中红细胞数量增加、血液黏滞度增高、交感神经兴奋，长此以往，会使人患上高血压等心脑血管疾病。对患有心脑血管病者，可导致病情加重，诱发中风、心肌梗死等，危及性命。

（三）思

思为脾志，人的思虑的情志活动主要是通过脾来表达的。思是精神高度集中的思考、谋虑的一种情志。当人在思考或焦虑时，往往会出现饮食无味，食欲下降；有的妇女可以因为工作紧张，思想高度集中导致月经量少，经期紊乱等，这与脾主统血的功能相一致。

思伤脾。思为脾志，因而过思则易伤脾。伤脾可以表现为气血不足所致的乏力，出现头昏，心慌，贫血等症状，有的还可出现嗳气，恶心，呕吐，腹胀，腹泻等消化道疾病所表现出的一系列症状。

（四）忧（悲）

忧（悲）为肺志，古代医家对忧愁的患者仔细观察分析后发现，肺是表达人的忧愁、悲伤的情志活动的主要器官。当人因忧愁而哭泣时，会痛哭流涕，这主要是因为肺开窍于鼻，肺主气，为声音之总司。忧愁悲伤哭泣过多会导致声音嘶哑、呼吸急促等。肺主皮毛，故忧愁会使人的面部皱纹增多。

忧（悲）伤肺。人在悲伤忧愁时，可使肺气抑郁，耗散气阴，出现感冒、咳嗽等症状。中医认为肺主皮毛，所以悲忧伤肺，还可表现在某些精神因素所致的皮肤病上。情绪抑郁、忧愁悲伤可以导致荨麻疹、斑秃、牛皮癣等。

（五）恐（惊）

恐（惊）为肾志，肾是人们表达惊恐之志的主要脏器。惊恐是人对外界突发刺激的应急反应。人在受到剧烈惊恐之时，会出现大小便失禁，这与肾主前后二阴、肾主二便的功能相符。肾藏精，生髓充脑，人受到惊吓后，会突然昏厥、不省人事，与肾藏精，生髓充脑有关系。惊恐在正常情况下对机体是有一定的益处的，可以引起警觉，避免机体遭到危害。

恐伤肾。惊恐过度会耗伤肾气，使得肾气下陷，二便失禁，遗精滑泄，严重的惊恐，还会导致人的死亡，这方面的例子并不鲜见。

精神状态对于人的阴阳、气血、脏腑有着十分重要的影响，同样当人的阴阳、气血、脏腑发生问题时也会影响人的精神状态，人们常说的因郁致病和因病致郁也就是这个道理。补益有利于健康长寿，在补益的过程中实施精神补养很重要，就是通过各种有效的方法把人的精神调整到最佳状态。

三、饮食

饮食是维持人体生命活动必不可少的条件，饮食的得宜，对疾病的发生、性质及转归都有重要的影响。饮食是摄取营养，维持人体生命活动所不可缺少的物资，但是饮食失宜，饮食不洁，或饮食偏嗜，则又常为导致疾病发生的原因。饮食不节，过饥过饱，或饥饱无常，营养不得补充或损害脾胃，导致脾胃升降失常，又可聚湿、生痰、化热或变生他病。饮食不洁，即进食不洁或有毒食物，可伤及气血、脏腑，扰乱气机升降，引起吐泻、腹痛、痢疾，甚或昏迷等中毒现象。饮食偏嗜，即过食肥甘，可助湿生热或生痈疡，过食生冷，损伤脾阳，而致吐泻、腹痛，过食辛辣，可使胃肠积热，而致便秘或痔疮下血。饮食物靠脾胃消化，故饮食不节主要是损伤脾胃。

（一）饮食不节

饮食应以适量为宜，饥饱失常均可发生疾病。过饥则摄食不足，气血生化之源缺乏，气血得不到足够的补充，久之则气血衰少而为病。气血不足则正气虚弱，抵抗力降低，也易继发其他病证。反之，暴食暴饮，过饱则饮食摄入过量，超过脾胃的消化、吸收和运动能力，可导致饮食物阻滞，脾胃损伤，出现脘腹胀满，嗳腐泛酸，厌食，吐泻等食伤脾胃病症。这种病症，小儿更为多见，因其脾胃较成人为弱。食滞日久，可郁而化热；伤于生冷寒凉，又可以聚湿生痰；婴幼儿食滞日久还可以酿成疳积，出现手足心热，心烦易哭，脘腹胀满，面黄肌瘦等症。经常饮食过量，不仅可导致消化不良，而且还可影响气血流通，导致筋脉阻滞，出现痢疾或痔疮。

（二）饮食不洁

进食不洁，可引发多种肠胃道疾病，出现腹痛、吐泻、痢疾等；或引起寄生虫病，如蛔虫、蛲虫、绦虫等，临床可见腹痛、嗜食异物、面黄饥瘦等症。

若蛔虫窜进胆道，还可出现上腹部剧痛、时发时止、吐蛔、四肢厥冷之蛔厥证。若进食腐败变质有毒食物，则可出现剧烈腹痛、吐泻等中毒症状，重者可出现昏迷或死亡。故《金匮要略》指出："秽饭，馁肉，臭鱼，食之皆伤人……六畜自死，皆疫死，则有毒，不可食之。"若误食毒物可导致机体中毒。

（三）饮食偏嗜

饮食要适当调节补充，不应有所偏嗜，才能使人体获得各种需要的营养。若饮食过寒过热，或饮食五味有所偏嗜，则导致阴阳失调，或某些营养缺乏而发生疾病。

（四）饮食偏寒偏热

如多食生冷寒凉，可伤损脾胃阳气，导致寒湿内生，发生腹痛泄泻等症；若偏食辛温燥热，则可使胃肠积热，出现口渴、腹满胀痛、便秘，或酿成痔疮病症。

（五）饮食五味偏食

人体的精神气血都由饮食五味所资生，五味与五脏，各有其亲和性，《素问·至真要大论》曰："夫五味入胃，各归所喜攻，酸先入肝，苦先入心，甘先入脾，辛先入肺，咸先入肾。"如果长期嗜好某种食物，就会使该脏机能偏盛，久之可损伤内脏，发生多种病变。故《素问·生气通天论》谓："味过于酸，肝气以津，脾气乃绝；味过于咸，大骨气劳，短肌，心气抑；味过于甘，心气喘满，色黑，肾气不衡；味过于苦，脾气不濡，胃气乃厚；味过于辛，筋脉沮弛，精神乃央。"又说："多食咸，则脉凝泣而变色；多食苦，则皮槁而毛拔；多食辛，则筋急而爪枯；多食酸，则肉胝而唇揭；多食甘，则骨痛而发落。"所以，饮食五味应当适宜，平时饮食不要偏嗜，病时更应注意饮食宜忌。饮食与病变相宜，能辅助治疗，促进疾病好转，反之，疾病加重。

四、劳逸

劳逸，包括过度劳累和过度安逸两个方面。正常的劳动和体力锻炼，有助于气血流通，增强体质。必要的休息，可以消除疲劳，恢复体力和脑力，不会使人致病。劳逸的不平衡，特别是比较长时间的过度劳累，包括体力劳动、脑力劳动及房劳过度，或过度安逸，完全不劳动、不运动、闲逸才能成为致病因素而使人发病。

（一）过劳　指过度劳累，包括劳力、劳神和房劳过度三个方面。

1. 劳力过度，是指较长时间的过度用力而积劳成疾。劳力过度则伤气，久之则气少力衰，神疲消瘦。如《素问・举痛论》中“劳则气耗”,《素问・宣明五气论》中“久立伤骨、久行伤筋”，即指此而言。

2. 劳神过度，是指思虑太过，劳伤心脾而言。现代社会劳动结构以及社会节奏使得真正的体力劳动大量减少，使用电脑和电子设备的工种愈加普遍。正是这些工种的形式与性质，使得人体在工作中的状态直接影响到人体的健康。因此，“劳神过度”引发的亚健康和疾病愈加普遍。例如由颈椎、腰椎长期不正，处于气血不畅的状态，引发一系列的疾病。同时，用眼、用脑过度而劳神，《素问・阴阳应象大论》提到“脾在志为思”，而心主血藏神，所以思虑劳神过度，则耗心血、伤脾气，可出现心神失养的心悸、健忘、失眠、多梦及脾不健运的纳呆、腹胀、便溏等症。

3. 房劳过度，是指性生活不节，房事过度而言。肾藏精，主封藏。肾精不宜过度耗泄，若房事过频则肾精耗伤，临床常出现腰膝酸软、眩晕耳鸣、精神萎靡，男子则遗精、早泄、甚则阳痿，女子则月经不调、痛经、闭经等。

（二）过逸　指过度安逸，不参加劳动，又不运动而言。

人体每天需要适当的活动，气血才能流畅。若长期不劳动，又不从事体力锻炼，易使人体气血不畅，脾胃功能减弱，可出现食少乏力，精神不振，肢体软弱，或发胖臃肿，动则心悸、气喘、汗出等症，或继发他病。《素问・宣明五气论》所提“久卧伤气”，即这个道理。

特别值得注意的是，现代大量工作人群处于身体四肢过度安逸和劳神过度的状态，这正是造成现代许多职业人群处于亚健康综合征的主要原因与显著特征。

五、不良动作习性的影响

除了外因的影响和日常不良生活习惯（包括作息等）和不良饮食习惯的影响以外，一个人日常的不良动作姿势习惯也是形成身体疾病的亚健康的重要因素。

人体的骨骼肌肉形成人体的基本外形架构，相当于一个衣服架子，人体的五脏六腑都是挂在这个架子上的。如果这个人体架子结构不合理、不科学、不健康，势必造成五脏六腑及人体各部分间的压迫和挤压，日久气血不通形成劳损和不适。现代社会中的很多家具（如沙发、席梦思软床等等）均非健康家具，如果不能正确使用，过于贪图舒服，最终伤害的还是自身身体。

因此，人体从站立、行走，到坐卧均应有科学健康的姿势。日常所见，绝大部分人都会出现颈椎、胸椎、腰椎、肩胯、肘膝等关节部分的劳损、紊乱、小关节错位等症状。这些都与日常工作、学习、劳动、运动和休闲时长期形成的不良动作姿势习惯密切相关，这些局部的不良习惯不仅很容易使身体局部受伤，还会直接影响身体局部的气血和不适，造成肌肉劳损和习惯性损伤，久而久之还将导致五脏六腑的内在不适和疾病形成。

第三节　武医养生与亚健康

一、武医养生的基本理念

中医养生，就是指通过各种方法保养生命、增强体质、预防疾病。中医养生重在整体性和系统性，目的是提前预防疾病，治未病。依据中医理论的著名经典著作《黄帝内经》，所谓“生”，就是生命、生存、生长之意；“养”，即保养、调养、补养之意。总之，养生就是保养生命的意思。以传统中医理论为指导，遵循阴阳五行生化收藏之变化规律，对人体进行科学调养，保持生命健康活力。精神养生是指通过怡养心神、调摄情志、调剂生活等方法，达到保养身体、减少疾病、增进健康、延年益寿的目的。

中国传统养生强调人与自然的关系，认为人需顺应自然环境、四时气候的变化，主动调整自我，保持与自然界的平衡，以避免外邪的入侵。中医的核心思想是围绕“扶正固本”展开的，可以说一切的调理手段都是为了让人体回归于先天本来的状态，否则就是背道而驰，必将带来违背的因果。人体本来就是“天”造的，具有先天的生命程序，由“精、气、神”组成了最先进的全自动化体系。

人的健康还是要靠自己。武医养生就是要通过各种调理方法，让自己的身体处于一个和谐平衡的状态。每个人的情况都不尽相同，针对不同的人，可根据环境条件的不同，采用不同的调理方法让自己符合周围环境。医生和调理师的作用就是引导患者往好的状态上走，让身体回归到和谐的状态，这样病人就能靠自己恢复了。

中医养生是中国传统文化的瑰宝，养生是以培养生机、预防疾病、争取健康长寿为目的。中医养生有食养、药养、针灸、按摩、气功等丰富多样的技术。古人认为养生之法莫如养性，养性之法莫如养精；精充可以化气，气盛可以全神；神全则阴阳平和，脏腑协调，气血畅达，从而保证身体的健康和强壮。所以精、气、神的保养是最重要的内容，为人体养生之根本。

武医健康养生学则把人身最重要的物质与功能活动概括为精、气、神，认为这是生命之根本，是维持人体整个生命活动的三大要素。早在两三千年前，《周易》《黄帝内经》《老子》里面已经有一套很完整的养生原理，武医健康养生的养生观包括天人合一、阴阳平衡、身心合一三大法宝。

武医健康养生学特别强调自我锻炼养生的调理方法，包括各类养生气功、导引、太极拳、功夫瑜伽和自我调理按摩等等。这些锻炼调理方法的关键是通过调身、调息、调心，达到身口意相合为一，使人体排除内外一切干扰，处于神形合一的最佳状态，从而对整个生命过程实行自我调控，激发和调动人体内在的潜力，祛病防老。

二、阴阳平衡观与武医养生

中医理论认为，健康的人应是平衡协调的有机体，《素问·生气通天论》有文："阴平阳秘，精神乃治。阴阳离决，精气乃绝。"这里的"平"与"秘"均指平衡，以阴阳为纲，指出平衡是"精神治"即身心健康的根本。《素问·调经论》也对平人进行定义："阴阳匀平，以充其形，九候若一，命曰平人。"正常机体在一定限度内通过自我调节，维持人体阴阳气血、升降出入的相对平衡。阴阳平衡不仅是传统中医的养生观点，也是武医养生的指导思想。当身体出现一定限度内的平衡偏失，但尚未形成显著疾病的状态即为亚健康。

三、阴阳平衡在武医养生中的运用

传统中医理论中"阴阳平衡即健康"的理念是指导武医养生运用调理手段改善亚健康状态的基本原则。无论是在自我调理养生，还是临证中，做到"谨察阴阳之所在而调之，以平为期"，且认真遵循这一原则，均能收到较好的效果。

1. 指导辨证施治

中医认为人体以阴阳为代表的脏腑，精、气、血、津液的充盈和功能协调是最佳状态，一言以蔽之，曰"阴平阳秘"。即完全健康。一旦阴阳之间这种平衡状态出现偏离（可以概括为阴虚、阳虚、气虚、痰湿等诸证），人体就会出现各种趋向病理的亚健康状态。病理体质的证型成为武医运用调理方法改善亚健康的依据。制定调治方案要从整体的平衡观出发，使之阴阳平衡，脏腑气血失调恢复到正常状态。

2. 指导食养及保健品选择

传统武医养生讲究饮食要营养全面合理，既要重视五味对人体的促进作用，又要防止五味太过而损伤五脏。《素问·藏气法时论》中所说“五谷为养，五果为助，五畜为益，五菜为充，气味合而服之，以补益精气”，当是对合理饮食的极好指导。

现代人注重养生及保健品，然而市售保健品标注功能繁多，其性能多有寒热之异，偏补者居多，偏泻者亦不乏。虽然均声明无毒副作用，但由于与服用者体质不相应，阴阳不合，补泻不当，造成中老年人群发生亚健康往往与乱用保健补品相关。因此，在选用保健品时，要全面了解其功效特点，根据个人体质的寒热虚实适当选用。

3. 指导适当运用药物调理

武医养生调理基本上不运用服用药物调理，在需要时也可以利用药物“温、热、寒、凉”之气，“升、降、沉、浮”之性，逆其病势，助推武医经络调理之功效。“寒者热之，热者寒之，虚则补之，实则泻之”，以期平衡。如症见神疲乏力、少气懒言、精神萎靡之气虚证，可补气以调虚；对于声高气急、烦躁易怒、舌红苔黄燥的郁热证，可泻实以调情志。

4. 指导主动调养

几千年的武医养生实践积累了丰富的经验，创造出多种方法，如各类传统养生功法、各家武功、情境疗法等。阴阳平衡观要求在主动调养方法选择上要根据年龄性别、体质不同，注意劳逸结合，平衡适度。例如，喜可让人情志愉悦，血脉通利，但过喜则“气缓”；适量运动可促进血行，疏通经络，改善体质，增强机能，但过劳则伤津耗气。总之要“法于阴阳，合于术数，饮食有节，起居有常，不妄作劳”。以适合个体为度，以“阴阳平和”为法。

四、武医健康养生之核心理念

传统中医养生的调治方法很多，其原则诸如说情志、戒私欲、远房室、适四时、节饮食、运动、服饵等都属亚健康的调理与治疗。传统中医养生对亚健康治疗的内容实际上比这些还要宽泛，通常在运用中将其简约归纳为吐纳、导引、食饵、按矫、针灸、全神等等。

武医健康养生之理念与方法虽然基本上是与其相一致的，但是武医健康养生也有其最为突出的特点和独到的核心理念，可概括为以下几点。

1. 以“天人合一”的武医健康养生理念，从根本上彻底改变人们错误的生活理念和生活方式，倡导树立正确的武医健康养生观，培养和建立健康科学的武医养生习惯。因为，大部分的疾病都是心态和生态造成的。当你学会了如何看待人生和宇宙，你想问题的方式改变了，心态就会发生很大的改变。有了正确的生活理念，很多精神、思想方面的病就不见了。与此同时，大部分形体方面的病都是由不良的生活方式造成的。其实，最好的医生就是自己的身体，如果身体没有好习惯，再好的医生也没办法。

人体本身就是一个具有很强自我修复功能的完美体系。例如，吃了不新鲜或不卫生的东西，就会拉肚子警告你，通常只需清食一两天即可通过自身的免疫系统得以修复。从某种角度来说，疾病不是敌人，而是朋友，是善意的提醒，提醒你的生活状态和习惯可能出了问题，身体失去了平衡，需要认真分析，查找原因，及时进行调整和改变，才能从根本上解决问题。

2. 武医健康养生倡导主动调养与被动调理紧密结合，重在主动调理，充分调动人体内在的潜力和人体的本能，时时保持身心合一的状态，才能真正还原回生命的本原。祖先留下的中医智慧是拯救人类自身最好的方法。“扶正固本”是其调理的指导思想，“正气存内，邪不可干”是调理的基本理念。主动调理的修身是从正心开始，唯有正心才能修身，解决一切健康危机，“神气舍心，魂魄毕具，乃成为人”。而且内求，“正心”是最简单、最显而易见的调理治疗手段。借助主动调理法实施传统养生之基本原则，从而达到自我阴阳的动态平衡。

在这种养生理念的指导下，将改变人们对疾病的认识，强调调动人体的自我修复功能，反对各种过度的治疗，固本扶正，必能“百邪不侵”。人体本身也是一个小的生态系统，同样需要一种“生态平衡”“阴阳平衡”。癌症、肿瘤细胞，皆是因果所致，与其“赶尽杀绝”，不如在同一生态体系内“和平共处”“相安无事”，更符合生态系统的自然平衡。

季羡林先生就曾经提出过“天人合一”方能拯救人类的思想理念，这是全人类需要达成的共识，也是全人类唯一的生存之道。唯此天下才能和平、共存、共荣、共享。

3. 武医健康养生的诸多被动调理方法突出强调以外治调理法为主，并以人体经络调理为核心调理手段。其倡导开发运用各种安全、可靠、科学、有效、经济、可复制的调理手段，充分调动人体本能，使之受益于广大民众。

第三章 武医健康养生的基础理论

中医学和武医健康养生学都是以阴阳学说、五行学说、藏象学说、经络学说和预防理论为基础理论的。其中，阴阳五行学说不仅是中医学说的基础核心，也是中国传统文化和技术的理论基础。几千年来，阴阳五行学说已成为中国人认识自然、社会以及自身的基础和准则。

第一节　脏腑的生理功能与特性

中医不仅重视脏腑的生理功能，也十分重视脏腑的病理变化，并注重脏腑之间以及脏腑与形体各组织的联系。

五脏，即心、肝、脾、肺和肾之合称，加上心包络，则称六脏。六腑，即胆、胃、小肠、大肠、膀胱和三焦之合称。

五脏的生理功能，虽然各有所司，但有其共同点，主要体现于以下两个方面：

一是五脏都与精神活动有关。如《灵枢》说："五脏者，所以藏精神血气魂魄也。"这里所说的"精神血气魂魄"，即代表着不同的精神活动，并分别归属于心、肝、脾、肺、肾五脏。

二是五脏主藏，以藏精气为主，藏而不泻。在古代，脏写作"藏"，含有储藏之意。五脏主藏，即五脏能储藏人体生命活动所必须的各种精微物质，如气、血、精、津等。具体来说，"心藏脉""肺藏气""脾藏营""肝藏血""肾藏精"等。

五脏之间的各种生理功能活动，是相互依存、相互协调平衡的。

中医学认为人体以五脏为中心，以心为主导，把身体各个部分组成一个既相互对立又相互统一且与外界环境相合统一的有机整体，同时五脏与气血的化生和运行有着密切的关系。

下面分别介绍各脏腑的主要功能（重点介绍五脏的功能）。

一、心

心位于胸中，膈膜之上，有心包裹护于外。心为神之居、血之主、脉之宗，在五行属火，配合其他脏腑功能活动，起着主宰生命的作用，故说："心者，君主之官。"

心的基本生理功能包括主血脉和主神志两个方面。心在志为喜，在液为汗，在体合脉，其华在面，在窍为舌，心与小肠相表里。

1. 心的生理功能

（1）主血脉

心主血脉包括主血和主脉两个方面。全身的血都在脉中运行，依赖心脏的推动输送到全身。脉，即血脉，是气血流行的通道，又称为“血之府”。心脏是血液循环的动力器官，它推动血液在脉管内按一定方向流动，从而运行周身，维持各脏腑组织器官的正常生理活动。中医学把心脏的正常搏动、推动血液循环的这一动力和物质，称为心气。另外，心与血脉相连，心脏所主之血，称为心血。心血除参与血液循环、营养各脏腑组织器官之外，又为神志活动提供物质能量，同时贯注到心脏本身的脉管，维持心脏的功能活动。因此，心气旺盛、心血充盈、脉道通利，心主血脉的功能才能正常，血液才能在脉管内正常运行。

（2）主神志

心主神志，即心主神明，或称心藏神。神有广义和狭义之分。广义的神是指人体生命活动的外在表现，是对生命活动的高度概括，如人的整体形象及面色、眼神、言语、反应等，无不包含在神的范围之内。而心主神志之神，是指狭义之神，包括人的精神、意识、思维活动等。《素问》说：“心藏神、肺藏魄、肝藏魂、脾藏意、肾藏志。”人体的精神、意识、思维活动，虽然与五脏都有关系，但主要还是心脏的生理功能。心是藏神之所，是神志活动的发源地。

“心主神志”与“心主血脉”的生理功能也有密切的联系，这是因为血液是神志活动的物质基础。所以，心的气血充盛，心神得养，神志活动才能正常，人则精神振奋，神志清晰，思考敏捷，反应迅速，能与外界环境协调统一。若心有病变，主神志的功能失常，可出现精神、意识、思维活动的异常。

2. 心的生理特性

（1）心为阳脏，主阳气。心居上焦，属阳脏而主阳气。《血证论》说：“心为火脏，烛照万物。”即指心的阳气相当旺盛，既能温煦人体，又能推动血液运行，营养全身，维持生命，凡脾胃之腐熟运化，肾阳之温煦蒸腾，以及全身水液代谢等，均依赖于心阳的温化作用，故古人把心脏比喻为天体的太阳。

（2）心与夏气相互通应。人与自然界是一个紧密联系的统一整体，五脏分别与自然界的四时阴阳相通应。心与夏气相互通应，是与心为阳脏而主阳气的特性相一致的。心的阳气在夏季最旺盛，反应最强。

二、肝

肝位于腹腔，膈膜之下，右胁之内。肝为魂之处，血之藏，筋之宗，在五行中属木，主动主升，故称为“将军之官”。

1. 肝的主要生理功能

肝主疏泄，又主藏血，与人的情志活动有关，并促进人体的消化和气、血、水的正常运行。

肝藏血是指肝脏具有储藏血液和调节血量的功能，人体的血液由脾胃消化吸收来的水谷精微所化生。血液生成后，一部分运行于全身，被各脏腑组织器官所利用，另一部分则流入到肝脏而储藏之，以备应急的情况下使用。

另外，藏象学说中还有肝藏魂之说。魂乃神之变，是神所派生的，它们都以血为其主要物质基础。心主血脉而藏神，肝藏血，血舍魂。肝藏血的功能正常，则魂有所舍。若肝血不足，心血亏损，则魂不守舍，可见惊骇多梦、夜寐不安、梦游、梦呓以及出现幻觉等症。

2. 肝的附属功能

肝在志为怒，在液为泪。主筋，其华在爪，开窍于目。其经脉络于胆，与胆相表里。

肝主筋，其华在爪（指和趾）。

筋，即筋膜，包括肌腱、韧带等组织结构。筋膜附于骨而聚于关节，是联结关节、肌肉，专司运动的组织。肝主筋，是指全身筋膜的弛张收缩活动与肝有关。中医学认为，人体筋膜的营养来源于肝脏，如《素问》说："食气入胃，散精于肝，淫气于筋。"因此，肝的血液充盈，筋膜得养，功能才能正常，从而使筋力强健，运动有力，关节活动灵活自如。

由于肝主筋，与运动有关，因此，又有"肝为罢极之本"的说法。"罢极"，指耐受疲劳之意。人的运动能力属筋，又称之为"筋力"。因肝藏血，主筋，所以肝为人体运动能力的发源地。

爪为"筋梢"，包括指甲和趾甲。中医学认为，爪甲是筋延续到体外的部分，故又称"爪为筋之余"。肝血的盛衰，常反映于爪甲。肝血充足，筋膜得养，则爪甲坚韧，光泽红润，富有华色。若肝血不足，爪甲失其滋养，则爪甲苍白，软薄，或枯而色夭，容易变形，脆裂。故《素问》说："肝之合筋也，其华在爪。"即可根据爪甲色泽的荣枯等变化，来推论肝的气血盛衰，而爪甲的病变，也多从肝脏辨证论治。

肝，开窍于目。

肝的经脉上联于目系，目之视力主要依赖肝血的滋养，故《素问》指出："肝受血而能视。"由于肝与目有极为密切的关系，所以肝的生理功能和病理变化常常可以从眼目中反映出来。在临床实践中，很多目疾常从肝着手治疗。肝血不足则视物昏花，或夜盲；肝阴亏耗，则双目干涩，视力减退；肝火上炎，可见目赤肿痛；肝阳上亢，可见目眩；肝风内动，可见目睛斜视和目睛上吊；肝胆湿热，可出现巩膜黄染等。

目虽为肝之窍，但其他脏腑精气之盛衰亦可从目上反映出来，故《灵枢》说：“五脏六腑之精气，皆上注于目而为之精。”所以，目与五脏六腑皆有关系。双目明亮有光，则反映脏腑精气充盛。在脏腑之中，除了肝与目有密切关系外，心和肾与目关系也很密切。例如，心火上炎可引起眼睛肿痛，肾阴虚亏可引起视力减退。

综上所述，肝能藏血，又主疏泄，而这两种功能之间，又存在相互依存、相互制约的密切关系。表现在生理方面，肝主疏泄，又主藏血。肝血充足，能制约肝之阳气，使其不致于疏泄太过。表现在病理方面，藏血与疏泄的病变常相互影响。

3. 肝的生理特性

肝的生理特性可概括为以下几个主要方面：

（1）肝为刚脏，体阴而用阳。所谓“刚”，有刚强躁急之意。古人把肝比喻为“将军”，用将军的刚强躁急、好动不静的性格来形容肝的生理特性。正由于肝为刚脏，所以肝有病变时，其气易动易亢。

另外，肝失疏泄，又可引起气滞血瘀。肝气郁久化火，耗伤肝阴、肝血，肝之阴血虚损又可引起肝阳上亢。一般而言，在病理过程中，诸脏之阳气皆易偏于虚，唯有肝之阳气易亢。

（2）肝喜条达而恶抑郁。肝属木，应自然界春生之气，宜保持柔和、舒畅、升发、条达，既不抑郁也不亢奋的充和之象，才能维持正常的疏泄功能。而暴怒或抑郁的精神状态，低沉的情绪，最易影响肝的疏泄功能。暴怒可致肝阳亢逆，出现面红目赤，头胀头痛；情绪低沉，则肝气郁结，气郁日久，又可化火生热，导致肝火、肝风等病变。

（3）肝与春气相应。人与天地相参，肝应春气。春季万物复苏，欣欣向荣，有利于肝气升发、调畅。肝的病变，在春季，得自然界少阳之气滋助，可逐渐好转。但如果自然界春季风气太盛，则可对肝产生不利的影响。

三、脾

脾位于中焦，在膈之下，脾主运化水谷精微，为人身气血生化之源，故被称为“仓廪之官”“后天之本”。

脾气主升，具有运化水谷、水湿之功能，并能统摄血液，是消化系统的主要脏腑之一。其在志为思，在液为涎，在体合肌肉、主四肢，在窍为口，其华在唇。其经脉与胃相连，形成表里关系。

1. 脾的生理功能

（1）在志为思

思，即思考、思虑，是人体精神、意识、思维活动的一种状态。正常的思考问题，对机体的生理活动并无不良影响，但思虑过度，所思不遂则伤脾。《素问》说："思则气结。"脾气结滞，则见不思饮食，脘腹胀闷，影响运化升清和化生气血的功能，而导致头目眩晕、烦闷、健忘、手足无力等。

（2）在液为涎

涎为口津，唾液中较清稀的称作涎，具有保护口腔黏膜，润泽口腔的作用，在进食时分泌较多，有助于食物的吞咽和消化。在正常情况下，涎液上行于口，但不溢于口外。若脾胃不和，则往往导致涎液分泌急剧增加，而发生口涎自出等现象，故说脾在液为涎。

（3）在窍为口，其华在唇

脾开窍于口，是指人的饮食、口味等与脾的生理功能有关。若脾气健运，则食欲旺盛、口味正常。反之，若脾有病变，则容易出现食欲的改变和口味的异常，如食欲不振、口淡乏味等。若湿困脾气，则可出现口甜、口粘的感觉。脾主肌肉，又为气血化生之源，口唇亦由肌肉所组成。因此，口唇的色泽不但是全身气血盛衰的反映，又与脾运化功能是否正常有密切的关系。脾失健运，气血旺盛，则口唇红润，有光泽。若脾虚不运，气血不足，则唇淡白不泽，或者萎黄。

（4）在体合肌肉、主四肢

《素问》说："脾主身之肌肉。"脾主肌肉是指脾能维持肌肉的正常功能。而脾之所以能维持肌肉的正常功能，是和脾主运化的功能分不开的。脾主运化水谷精微和津液，以化生气血，并将其输送布散到全身各处之肌肉中去，以供应肌肉的营养，保持肌肉活动的充足能量，使肌肉发达丰满，壮实有力。若脾的运化功能失职，肌肉失去滋养，则肌肉逐渐消瘦，甚则痿软松弛。对某些慢性病，特别是消化系统慢性病变，使身体逐渐消瘦者，大多根据"脾主肌肉"这一理论，从健脾益气入手调理，往往能改善身体虚弱状态，取得满意效果。

2. 脾的生理特性

（1）喜燥而恶湿。脾之所以喜燥恶湿，与其主运化水湿的生理功能有密切关系。脾胃在五行中属土，但按阴阳来分类，脾为阴土，胃为阳土。脾的阳气易衰，阴气易盛，脾又主运化水液，然湿邪侵犯人体，最易伤害脾阳。脾阳虚衰，不仅可引起湿浊内困，还易引起外湿侵袭。

（2）脾为气机升降之枢纽。脾位于人体中焦，心肺居其上，肝肾居其下，所以人体气机升降运动，皆以脾为枢纽。心肾相交，水火既济，心阳下降，肾阴升腾，也以脾为升降之枢。五脏之精，悉运于脾，脾旺才能清气上升布散。肝气升于左，肺气降于右；肺气通调水道，肾之气化蒸腾，无不以脾为枢纽。故脾胃互相配合，升降协调，则使气血水津布散通利，气机升降得宜，生发之机旺盛。

（3）脾与长夏相应。春夏属阳，秋冬属阴，而长夏季节居于夏秋之交，为阴之始。

四、肺

肺居胸中，在诸脏腑中，肺的解剖位置最高，故称“华盖”。华盖原指古代帝王所乘车子的伞形遮蔽物，在此引申为肺的位置最高，居于诸脏腑之首。

肺叶娇嫩，不耐寒热。易被邪侵，故又称“娇脏”。

肺在五行属金，专司呼吸，主宣发肃降，通调水道，朝百脉，主治节，协助心君调节气血运行，故称“相傅之官”。

肺的附属功能为：在志为忧（悲），在液为涕，在体合皮，其华在毛，在窍为鼻。肺的经脉与大肠相连，互为表里关系。

1. 肺的生理功能

（1）主气，司呼吸

主，即主持、管理之意。肺主气，指全身的气均由肺来主持和管理，肺主气包括主呼吸之气与主一身之气两个方面。

肺主气，即肺主呼吸之气。呼吸功能是人体重要的生理功能之一。人体一生中，都在不断地进行新陈代谢，在物质代谢过程中，一方面要消耗大量的清气，同时又不断地产生大量的浊气，清气需不断地进入体内，浊气需不断地排出体外，都要依靠肺的生理功能。肺既是主司呼吸运动的器官，又是气体交换的场所。通过肺的呼吸功能，从自然界吸入清气，又把体内的浊气排出体外，从而保证新陈代谢的顺利进行。

肺主气司呼吸功能正常，除了肺本身的生理功能正常外，还与气道的通畅与否有关。所谓“气道”，是指气体进出体内外的通道，包括气管、支气管、咽喉等。气道通畅也是维持呼吸正常的重要条件。

肺主一身之气，指肺有主持、调节全身各脏腑经络之气的作用。肺主一身之气这一功能主要体现在气的生成，特别是宗气的生成方面。宗气是由脾胃化生的水谷精气与肺从自然界吸入的清气相结合，积于胸中而成。因此，肺的呼吸功能正常与否，直接影响到宗气的生成。而宗气通过心脉布散到全身也要靠肺气的协助，所以肺通过宗气的生成与布散，起到主持一身之气的作用。

（2）主宣发与肃降

所谓“宣发”，即宣布、发散之意。肺主宣发，即肺脏具有向上、向外升宣布散的生理功能，这种功能主要体现在以下三个方面：

其一，通过肺的气化，使体内浊气不断排出体外。

其二，使气血、津液输布至全身，以发挥滋养濡润所有脏腑器官的作用。

其三，宣发卫气，调节腠理之开合，通过汗孔将代谢后的津液化为汗液排出体外。

所谓“肃降”，即清肃下降之意，清肃又包含有肃清的意思，即肃清、排出肺内毒邪与异物的作用。肺为娇脏，属清虚之器官，异物不容，毫毛必咳，肺内不能容有任何水湿痰浊和异物停留。

（3）通调水道

肺调节水液代谢的作用称为“通调水道”，主要体现在下述两个方面：

一是肺主宣发，调节汗液的排泄。肺的宣发功能正常，则汗的排泄适度，起到调节水液代谢的作用。在病理情况下，肺的宣发功能失常，就会引起水肿、小便不利等病变。

二是肺气肃降，使水道维持通畅。“水道”，指体内水液运行、排泄的道路。水道的通行畅达，流通无阻，是维持水液代谢平衡的重要条件。如果肺有病，通调水道功能减退，就可发生水液停聚而生痰、成饮，甚则水泛为肿。对此，临床上多采用宣降肺气，疏通水道以利水的方法治疗。

（4）朝百脉、主调节

全身之脉称为百脉，肺朝百脉，即全身血液都朝会于肺。肺朝百脉的生理意义在于：全身血液通过肺脉流注于肺，通过肺的呼吸功能，进行气体交换，然后再输布全身。肺主一身之气，调节全身之气机，而血液的正常运行，也赖于肺的敷布和调节，故有“血非气不运”之说。

2. 肺的生理特性

肺为华盖，通过喉和鼻与外界直接相通，因此，肺的生理功能，往往直接受到外界环境变化的影响。

五、肾

肾位于腰部，在脊柱两旁，左右各一，故《素问》说：“腰者，肾之府。”由于肾藏先天之精，为脏腑阴阳之本，生命之源，故称肾为“先天之本”。

肾的主要生理功能是藏精，主生长发育和生殖；主水液，肾主纳气。其与其他组织器官的关系是：肾主骨、生髓、通于脑，齿为骨之余。其华在发，开窍于耳及二阴，在志为恐，在液为唾。肾与膀胱通过经脉的相互络属，构成表里关系。

1. 肾的生理功能

（1）肾藏精，主人体的生长发育与生殖。

精是人体内最宝贵的物质之一，在中医学理论中，精的运用甚为广泛，归纳起来，其含义主要包括两个方面。

其一，精是构成人体的基本物质。也就是说，人体的各脏腑组织器官，均由精这种物质构成，先有精，在此基础上才有胚胎的发育，生命的产生。故《灵枢》说："人始生，先成精。"

其二，精为人体生长、发育及各种生命活动的物质基础。即人出生后，由幼年、青年到壮年、老年，都不断地消耗精微物质，"精"即是对这些精微物质、营养成分的概括。

藏精，是肾的主要生理功能，是指肾对于精气具有闭藏作用。肾所藏的精，包括"先天之精"和"后天之精"两部分。

所谓"先天之精"，即禀受于父母的生殖之精，它是构成胚胎发育的原始物质，具有生殖、繁衍后代的基本功能，并决定每个人的体质、生理、发育，在一定程度上还决定人的寿命。在出生离开母体后，这精就藏于肾，成为肾精的一部分，它是代代相传、繁殖、生育的物质基础。

所谓"后天之精"，即指脏腑之精，是饮食水谷所化生的各种精微物质。因为来源于出生后，依赖于脾胃所化生，故称之为"后天之精"。它是维持人体生命活动的营养物质，主要分布到五脏六腑、皮毛筋骨，以发挥其滋养濡润作用。通过代谢平衡后所剩余的部分，则输注到肾脏，成为肾精的一部分。

后天之精的化生，依赖于先天之精的资助，先天之精亦依赖于后天之精的补充，才不致耗尽。先天之精与后天之精是相互依存、相互补充、相互促进的，二者相辅相成，从而保证了肾精的充盛。所以肾精的盛衰，除了和先天条件有关外，还和后天营养是否充盛有密切关系。

肾藏精的生理功能十分重要，是生养身体的根本。而肾所藏之精属于物质，这种物质又可转化为功能，即肾精能化气，肾精所化之气，称为肾气。肾中精气的盛衰，决定人体的生长、发育，肾中精气不足时，往往出现生长发育方面的异常。在成年时期，如肾中精气亏损过度，则可未老先衰，表现为发脱齿摇，头晕耳鸣，记忆力减退，性功能衰弱。

（2）主水液

肾主水液，主要是指肾脏具有主持和调节人体水液代谢的生理机能。人体水液代谢的调节，虽然与肺、脾、肝、肾等多个脏腑有关，但起主导作用的是肾，肾对水液代谢的调节作用，贯穿在水液代谢过程的始终。

肾主水液功能主要是通过肾的气化作用来实现的。所谓“气化”，是指肾中阳气的蒸化作用。肾阳蒸化水液，使水能气化，又能使气聚而为水，以利于水液在体内的升降出入、布散排泄，从而使水液代谢维持正常。

（3）主纳气

肾主纳气，是指肾具有摄纳肺所吸入之清气而调节呼吸的功能，防止呼吸表浅，保证身体内外气体的正常交换。

人体的呼吸虽然由肺来主司，还必须有肾的参与才能维持正常。具体来说，由肺吸入之清气必须下达于肾，由肾来摄纳，方能保持呼吸运动的深沉和平稳，从而保证身体内外气体得以正常交换。只有肺肾协调一致，呼吸功能才会正常。肾主纳气是肾的封藏作用在呼吸运动中的具体体现。因此，肾的纳气功能正常，则呼吸均匀和调。如果肾的纳气功能减退，摄纳无权，则肺吸入之清气上逆而不能下行，即可出现呼吸表浅，动则气喘，呼多吸少，或呼吸困难等现象。

2. 肾的附属功能

肾主骨、生髓、通于脑，齿为骨梢。

中医学认为，肾藏精，精生髓，髓藏于骨腔之中，髓养骨，促其生长发育。因此，肾—精—髓—骨组成一个系统，有其内在联系。肾精充足，髓化生有源，骨质得养，则发育旺盛，骨质致密，坚固有力。反之，如肾精亏虚，骨髓化生无源，骨骼失其滋养。

肾中精气的盛衰，不仅影响到骨的生长与发育，而且也影响到髓的充盈和发育。中医学认为 " 脑为髓之海 "，因为脊髓上通于脑，聚而为脑髓。肾精充沛，髓海满盈，脑得其养，则精力充沛，思维敏捷，耳目聪明，记忆力强。反之，若肾精不足，髓海失充，在小儿，则表现为大脑发育不全，智力低下，或形成傻呆病；在成年人，多表现为记忆力减退，精神萎顿，思维缓慢，头晕，眼花，耳鸣，失眠；严重者，则可发展成为健忘症。牙齿属骨的一部分，故称“齿为骨梢”。肾精充足，则牙齿坚固、齐全。若精髓不足，则牙齿松动，甚或脱落。

3. 肾的生理特性

肾的生理特性，主要有两个方面。

（1）肾性潜藏，为固摄之本。在五脏之中，肾的位置最下，而在生理功能方面主藏蓄阴精，又主命火。肾精宜藏，最忌耗泄损伤，命火宜潜于水中，不宜升腾。所以，以潜藏蛰伏之意比喻肾的生理特性。正是由于肾的封藏固摄作用，使体内精微物质得以保留，元阴元阳得以闭藏，人的生命力才能旺盛，身体才能健康。

（2）肾与冬气相通应。在五脏之中，肾属阴中之阴，而冬季阴气最盛，故肾与冬气相通应。

六、心包

心包，是心脏外面的包膜，其上附有脉络，是通行气血的经络，合称为心包络。心包的主要生理功能有保护心脏，代心受邪的作用。

七、胆

胆，局六腑之首，又属于齐恒之府。胆与肝相连，附于肝之短叶间；肝和胆又有经脉相互络属，互为表里。

肝的主要生理功能是贮存和排泄胆汁，胆汁的化生和排泄由肝的疏泄功能控制和调节。若肝的疏泄功能正常，则胆汁排泄畅达，脾胃运化功能也健旺。反之肝失疏泄导致胆汁排泄不力，影响脾胃的运化功能，而出现胁下胀满疼痛，食欲减退，腹胀，便溏等症；若胆汁上逆，则可见口苦、呕吐黄绿苦水；胆汁外溢，则可出现黄疸。胆汁直接有助于饮食物的消化，故为六腑之一；因胆本身并无传化饮食物的生理功能，且藏精汁，与胃肠等腑有别，故又属齐恒之府。

八、胃

胃的主要生理功能是受纳与腐熟水谷，胃以降为和。

（1）主受纳腐熟水谷。胃中的水谷，经过胃的腐熟后，下传于小肠，其精微经脾运化而营养全身。但必须和脾的运化功能配合，才能使水谷化为精微，以化生气血津液，供养全身。

（2）主通降，以降为和。饮食物入胃，经胃的腐熟后，必须下行入小肠，进一步消化吸收，所以说胃主通降，以降为和。

胃的通降是降浊，降浊是受纳的前提条件。所以，胃失通降，不仅可以影响食欲，而且因浊气在上而发生脘腹胀满或疼痛，以及大便秘结等症状。若胃气不仅失于通降，进而形成胃气上逆，则可以出现嗳气酸腐、恶心、呕吐、呃逆等症。

九、小肠

小肠的主要生理功能是受盛化物和泌别清浊。

（1）主受盛和化物。小肠是接受经胃初步消化之饮食物，再小肠内必须有相当时间的停留，以利于进一步消化和吸收，将水谷化为精微。

（2）泌别清浊

经过小肠消化后的饮食物分为水谷精微和食物残渣两个部分。小肠将水谷精微吸收，把食物残渣向大肠输送；小肠在吸收水谷精微的同时，也吸收了大量的水液，故又称“小肠主液”。因此，小肠的功能失调既可引起浊气在上的腹胀、腹痛、呕吐、便秘等症，又可引起清气在下的便溏、泄泻等症。

十、大肠

大肠接受经过小肠泌别清浊后所剩下的食物残渣，吸收其中多余的水液，形成粪便，经肛门而排出体外。大肠的传导变化作用，是胃的降浊功能的延伸，同时亦与肺的肃降有关。

十一、膀胱

膀胱是贮尿和排尿的器官，其功能全赖于肾的气化功能。所谓膀胱气化，属于肾的蒸腾气化。膀胱的病变主要表现为尿频、尿急、尿痛；或小便不利，甚至尿闭；或是遗尿，甚则小便失禁。

十二、三焦

三焦是上焦、中焦、下焦的合称，为六腑之一。在形态方面，目前部分学者认为三焦是分布于胸腹腔的一个大腑，在人体脏腑中，唯它最大，故有“孤府”之称。

（1）主持诸气，总司全身的气机和气化。

三焦是气的升降出入的通道，人体的气通过三焦输布到五脏六腑，充沛于全身的。

（2）水液运行之道路。全身的水液代谢，是有肺、脾胃和肠、肾和膀胱等许多脏腑的协同作用而完成的，但必须以三焦为通道，才能正常地升降出入。

（3）上焦：横膈以上的胸部，包括心、肺两脏和头面部。

上焦：主气的升发和宣散，但它不能有升无降，而是“升已而降”，故说：“若雾露之溉”，《灵枢·营卫生会》也因此而概括为“上焦如雾”。

中焦：指膈以下，脐以上的上腹部，包括脾、胃、肝、胆。中焦的生理功能包括脾和胃的整个运化功能，故说中焦是“泌糟粕，蒸津液”，升降之枢，气血生化之源。

下焦：胃以下的部位和脏器，如小肠、大肠、肾和膀胱等均属于下焦。下焦的生理功能是排泄糟粕和尿液，后世对藏象学说有了发展，将肝肾精血、命门原气等都归属于下焦，因而扩大了下焦的生理功能特点。

自古医武不分家，《拳经》中讲：“五脏本是五层关，无病把守自遮拦。若不知运气，气存于心间，身体亦皱，四肢无力，陈习日久，必受病者。”

“五行要顺者，五行配五脏，五脏配五手五脚，故习五手五脚，即所以养五脏。然人肾水足精神旺；心气足则脑力坚、神经敏；肺脏足则气必充；肝脏足则力必猛；脾脏充盈则身体必健。故五手五脚内养五脏，能补脑力，保丹田；外强筋骨，捷手足，便耳目，奥妙无穷，习久自能知之也。”

第二节 “气血”与人体健康的关系

一、“气血”是什么

气，是古代人们对于自然现象的一种认识，认为“气”是构成物质世界的本源，宇宙间的一切事物，都是由最基本、最原始的物质气的运动变化而产生。这种认识被引入医学领域，就形成了中医学中“气”的概念。

气是构成人体的最重要的基本物质。人是自然界的产物，也就是“天地之气”的产物。人的形体构成，以“气”为最基本的物质基础，气也是维持人体生命活动的基本物质。人的生命活动，有赖于从“天地之气”中摄取的营养成分，以此营养五脏的精气，从而维持机体的生理活动，所以，气是维持人体生命活动的最基本物质。气的名称相当多，有元气、真气，这些都是指整个人体内气血和其他物质及能力，名虽各异而实为一种，另有阳气、阴气之称，这是从元气内分别为两大作用，一种能保卫体表，另一种能保持精力不使亏耗，故也叫真阳、真阴，还有宗气、中气，是指元气中有一部分属于上焦肺，另一部分属于中焦脾胃，所以亦叫肺气、胃气。概括地说均为元气。

气血的气，有些地方代表能力，有些地方代表物质，因而，又有气属无形、血为有形的说法。但因为“气”本身就是极其微小的物质，无法用肉眼观察到，只能通过人的生理活动或是病理变化而觉察到它的存在，所以《仁斋直指方》

中有这样一段话："人以气为主……阴阳之所以升降者，气也；血脉之所以流行者，气也；五脏六腑之所以升降者，亦此气也。盛则盈，衰则虚，顺则平，逆则病。"这进一步说明，气是构成人体和维持人体生命活动的物质基础。而且由于其具有活动力很强的不断运动性，对人体的生命活动具有重要的推动和温煦等作用，所以，中医学就以气的运动变化来阐述人体的生命活动。

血，红色的液态物质，是构成人体和维持人体生命活动的基本物质之一，具有很好的营养和滋润作用。血液的作用，《内经》上指出："目受血而能视，足受血而能步，掌受血而能握，指受血而能摄。"说明全身都靠血液营养，所以又说："以奉生身，莫贵于此"。血液必须在脉管中循行，才能发挥它的正常生理作用。如果因为某些原因而导致血液溢出脉外，则会失去它的正常生理作用，就是出血，又称为"离经之血"。脉，是血液运行的通道。血行脉中，所以脉又有"血府"之称。就像《脾胃论》主张说的："脉者，血之府也。"而眼部与血液也有着密切的关系，"目得血而能视"不仅因为血能带给眼营养，还因为血能载气和伴送津液上行于眼睛。

《难经·二十二难》说："气主煦之，血主濡之。"中医把两者统称为气血，认为气与血虽各有它不同的作用，但两者又相互依存，相互促进，以营养脏腑组织，维持生命活动。这也是中医在生理上的一种认识方法。《张氏医通》中有"盖气与血，两相维附。气不得血，则散而无统；血不得气，则凝而不流"。气与血的关系概括起来即"气为血之帅，血为气之母"。气能生血、行血，且能固摄血液使其不溢出脉外。血能载气，使无形之气有所依附。《黄帝内经》中的"气血失和，百病乃变化而生""气血充盈，百病不生。"是指气血是人体的后天之本，人体的五脏六腑、骨骼经络甚至于毛发皮肤，所有组织器官都必须依赖于气血的运行变化，没有气血就没有生命。

二、气血变化对人体健康的影响

气血按照一定的规律在人体内运行，保障人体的生命活动。生命力来源于气血，免疫力源于气血的旺盛与否。一个人之所以会生病是因为环境变化病毒侵袭等外界因素和免疫力低下。

血主要与食物和运动有关。而气主要与情绪有关。养血要注意饮食，养气则要注意人格修养以及世界观、价值观等。有可能一个人的生活条件不好，体育锻炼也不多，但其精力充沛，免疫力很高，这是因为气息稳定。也有可能一个人养尊处优，虽然也参与体育锻炼，但就是精神不振，甚至免疫力低下。

中医认为一个人健康的标准就是气血充足。气血的优异与否决定了人的感觉。气血旺盛的人，寒暑不侵，为了让气血更加健康，需要让周围的环境，如温度、湿度、噪声等，保持相对稳定。在遇到环境变化的时候，要能提高注意力，尽快主动地对其适应。

如果人体的气血不旺、不充足，就容易疲劳，无力，抵抗力下降，就出现了人们常说的“亚健康”状态。时间一长，各脏器由于供血不足，各种疾病都会惹上身来，例如：

心脏供血不足，就会感到心慌、气短、胸闷，当缺血情况进一步加重，血管不能充盈，就会造成闭塞，乃至心梗，最后危及生命。

大脑供血不足，轻者头晕、记忆力下降，重者出现脑缺血、脑梗塞，时间一长，脑萎缩、老年痴呆等病症也开始发生。

肾脏也是一样，供血不足，它就不能保质保量地完成排毒工作，如此，身体内的各种毒素肯定就不能及时排到体外，就容易引起尿酸、尿素过高，引发各种疾病。

这些疾病在其典型症状表现出之前，往往会先在眼睛有所体现，如视力降低等。只要食物营养丰富、搭配合理就能保证人体内血的质量和浓度；保证胃肠的消化吸收能力就能让人血量充足。所以，食疗的重要性要贯穿人的一生，也要落实在每一天的每一顿饭上。

“血为气之母，气为血之帅”。中医学对气的解释为：气是由先天之精华、水谷之精气和吸入的自然界的清气所组成。

气的主要功能是：推动、温煦、防御、固摄和气化，即具有推动血液、津液的生成与运行，推动脏腑组织的各种生理活动的作用。

气的失常包括气的生化不足或耗损过多，气的功能不足及运动失常或紊乱，分别表现为气虚、气滞、气逆、气陷、气闭或气脱。

血的失常主要表现为两方面，一是血生化不足或耗损过多，或血的濡养作用不足，即血虚；二是循环异常而形成的血瘀、血热、出血。

气与血之间具有阴阳相随，相互依存，相互为用的关系。气的虚衰或运动失常必然影响到血，而血虚则气因无所养亦衰弱，从而导致气血两虚；气虚则其推动、温煦血液的功能减弱，血的运行则受到阻碍，而若血瘀则气必然郁阻而不能畅行，故有气滞血瘀；气虚而固摄功能减弱，导致血外溢而出血，此为气不摄血；若血液不足，则气失去依附，此为气随血脱。

因此，中医在调理亚健康群体时，就十分注重“三养”，即“养气”“养血”“养脉络”，通过补气、调气、理气、行气和补血、活血祛瘀等方法，来调理、养护人体的气血。

第三节　人体之阴阳五行

一、概论

阴阳五行学说是中国古代哲学思想的结晶，是中国古代朴素的辨证唯物论思想，是对人类思维哲学的集大成者。阴阳五行学说认为物质世界是在阴阳二气作用的推动下孳生、发展和变化的；并认为木、火、土、金、水五种物质是构成世界不可缺少的最基本元素。这五种元素相互资生、相互制约，处于不断的运动变化之中。这种学说对后来古代唯物主义哲学有着深远的影响，如古代的天文学、气象学、武术、医学、化学、算学、音乐，都是在阴阳五行学说的引导下发展起来的。

古代医家借用阴阳五行学说来解释人体生理、病理的各种现象，并用以指导总结医学知识和临床经验，逐渐形成了以阴阳五行学说为基础的祖国医学理论体系。中国古代医家在长期医疗实践的基础上，将阴阳五行学说广泛地运用于医学领域，阴阳学说是以自然界运动变化的现象和规律来探讨人体的生理功能和病理的变化，从而说明人体的机能活动、组织结构及其相互关系的学说。用以说明人类生命起源，生理现象，病理变化，指导临床的诊断和防治，成为中医理论的重要组成部分，对中医学理论体系的形成和发展，起着极为深刻的影响。

人体的阴阳五行学说是武医健康养生学武医经络调理法的理论依据。其中，在主动调理法中的功法训练中的体现更是明显，如太极拳之阴阳虚实，八势的五行归类，以及六字诀调动脏腑都是按照五行相生的顺序排列的。武医健康养生学中的武医经络调理法正是人们认识和了解人体阴阳五行的最佳方法和途径。

二、阴阳

相传我国上古时期，伏羲氏创始用阴爻（－－）和阳爻（—），两个符号画八卦。以后根据记载，逐渐形成了卜筮的学术——“周易”，如殷人几乎大小事都用卜筮来决策。后经周文王的整理和注述，将其从卜筮引入“天人之际”的学术领域，由此，《周易》一书便成为中国人文文化的基础。“易”字便是上日下月的象形，《周易》学术思想的内涵是天地之间，日月系统以内，人生与事物变化的大法则。《周易》成为中国人文文化的基础和源头，故而中华医学和中华武学自然也是这一文化内涵的传承之一，自古便有“不知易，不足以为大医”之说。

以《周易》为基础的阴阳学说认为，世界是物质性的整体，自然界的任何事物都包括阴和阳相互对立的两个方面，而对立的双方又是相互统一的。阴阳的对立统一运动，是自然界一切事物发生、发展、变化及消亡的根本原因，正如《素问·阴阳应象大论》所说的“阴阳者，天地之道也，万物之纲纪，变化之父母，生杀之本始”。阴阳的矛盾对立统一运动规律是自然界一切事物运动变化固有的规律，世界本身就是阴阳二气对立统一运动的结果。

任何事物均可以阴阳的属性来划分，但必须是针对相互关联的一对事物，或是一个事物的两个方面，这种划分才有实际意义。如果被分析的两个事物互不关联，或不是统一体的两个对立方面，就不能用阴阳来区分其相对属性及其相互关系。

阴和阳，既可以表示相互对立的事物，又可用来分析一个事物内部所相互对立的两个方面。一般来说，凡是剧烈运动的、外向的、上升的、温热的、明亮的，都属于阳；相对静止的、内守的、下降的、寒冷、晦暗的，都属于阴。以天地而言，天气轻清为阳，地气重浊为阴；以水火而言，水性寒而润下属阴，火性热而炎上属阳。

阴阳学说的基本内容包括阴阳对立、阴阳互根、阴阳消长和阴阳转化四个方面。

要把阴阳概念解释清楚我们必将要懂得认识的基本方法，如果我们把感性认识层面、理性认识层面、理性具体认识层面——这些不同逻辑范畴的概念混淆在一起，如一时上为阳、下为阴；外为阳、内为阴，一时又热为阳、寒为阴，气为阳，血为阴，从表面上看仿佛都是对的，实质上在自己的意识中依然是一个模糊不清的概念，这也是传统上把阴阳五行理论引向朴素认识论误区的根本原因。

首先要明确，阴阳五行学说中的阴阳概念属于理性认识范畴的概念，是阴阳五行学说立论的基础。在这个确定的认识层面简单地说，阴阳就是一种定性的矛盾分类方法。如天为阳、地为阴，男为阳、女为阴，气为阳、血为阴等就属于对阴阳的具体定性表达（即理性具体认识范畴的哪方为阳，哪方为阴的具体表达，且在具体运用中双方的属性不能任意颠倒或混淆。否则就将带来认识的失误）。所以，理性认识范畴的阴阳概念与矛盾概念一样，自身没有具体的含义，只有利用它分析和认识具体事物时，它的意义才有可能随着我们对事物在实践中的认识而彰显出来，这也体现了阴阳五行学说应用到武医经络调理实践过程中的重要意义。

三、阴阳相济

阴阳的最初含义是很朴素的，表示阳光的向背，向日为阳，背日为阴，后来引申为气候的寒暖，方位的上下、左右、内外，运动状态的躁动和宁静等。中国古代的哲学家进而体会到自然界中的一切现象都存在着相互对立而又相互作用的关系，就用阴阳这个概念来解释自然界两种对立和相互消长的物质势力，并认为阴阳的对立和消长是事物本身所固有的，进而认为阴阳的对立和消长是宇宙的基本规律。

事物的阴阳属性，并不是绝对的，而是相对的。这种相对性，一方面表现为在一定的条件下，阴和阳之间可以发生相互转化，即阴可以转化为阳，阳也可以转化为阴。另一方面，体现于事物的无限可分性。如在武医功法的训练过程中导引气血阴升阳降，阴气自身为阴，而上升的特性为阳，阳气自身为阳，而下降的特性为阴。

阴阳可以互相转化，同时二者又是相互依存的。就是说，阴与阳的每一个侧面都以另一个侧面作为自己存在的前提。没有阴，阳就不能存在；没有阳，阴也不能存在。正如太极八势的练习过程中以松放两势为例，松为阴，放为阳，有松的蓄劲才有发的放出，两者有不同的作用但又依附于对方出现。这也是阴阳互相依存，互相为用。

阴阳学说的基本内容包括阴阳对立、阴阳互根、阴阳消长和阴阳转化四个方面。

在武医健康养生学的理论体系和调理方法中，处处体现着阴阳学说的辨证思想。阴阳学说被用以从中医角度说明人体的组织结构、生理功能及病理变化，并用于指导健康状态的判断和整体调理。

“君子黄中通理，正位居体，美在其中，而畅于四支，发于事业，美之至也。”

这个黄中，抽象的是天地之中，具体的是人的内脏肠胃等一切都好，黄是中央的颜色。“理”不是道理的理，是中国医学上的“腠理”，就是皮肤毛孔。功夫做到了，修养够了的人，内部通了，外部亦通了，每个毛孔都通了，这个时候就是所谓天人合一的境界到达身体来了，面上都有光彩。

——南怀瑾《易经杂说》

四、五行

五行是指木、火、土、金、水五种物质的运动变化。研究它第一个要注意的，是“行”，是代表运动的意思，就是“动能”，宇宙间物质最大的相互关系，就在这个动能。这个“动能”有五行，以金、木、水、火、土为代表。也和卦一样，是种传统符号，是一种功能特点，不要看得固定化了。

中国古代人民在长期的生活和生产实践中认识到木、火、土、金、水是必不可少的最基本物质，并由此引申为世间一切事物都是由木、火、土、金、水这五种基本物质之间的运动变化生成的，这五种物质之间，存在既相互资生又相互制约的关系，在不断的相生相克运动中维持动态的平衡，这就是五行学说的基本含义。

根据五行学说，“木曰曲直”，凡是具有生长、升发、条达舒畅等作用或性质的事物，均归属于木；“火曰炎上”，凡具有温热、升腾作用的事物，均归属于火；“土曰稼穑”，凡具有生化、承载、受纳作用的事物，均归属于土；“金曰从革”，凡具有清洁、肃降、收敛等作用的事物则归属于金；“水曰润下”，凡具有寒凉、滋润、向下运动的事物则归属于水。

五行学说以五行的特性对事物进行归类，将自然界的各种事物和现象的性质及作用与五行的特性相类比后，将其归属于五行之中。

五、五行的关系

五行学说认为，五行之间存在生、克、乘、侮的关系。五行的相生相克关系可以解释事物之间的相互联系，而五行的相乘相侮则可以用来表示事物之间平衡被打破后的相互影响。

武医学应用五行学说以解释人体的生理功能，说明机体生理、病理变化，用于健康调理的过程中。

1. 五行相生

“生”就是相生，含有相互资生、相互促进、相互助长的意思。“克”就是相克，含有相互克制、相互制约相互抑制的意思。五行的生克，说明事物的运动变化并不是孤立的、割裂的，而是联系的、整体相关的。在人体，主要用以反映正常的生理过程中各脏腑间的相互关系。

五行相生是指五行之间相互资生、相互促进的关系。其规律为木生火，火生土，土生金，金生水，水生木。隋朝萧吉《五行大义·论相生》解释：“木生火者，木性温暖，火伏其中，钻灼而出，故木生火；火生土者，火热故能焚木，木焚而成灰，灰即土也，故火生土；土生金者，金居石依山，津润而生，聚土成山，山必长石，故土生金；金生水者，少阴之气，润燥流津，销金亦为水，所以山石而从润，故金生水；水生木者，因水润而能生，故水生木也。”直观解释为：木材燃烧生成火，火烧了木成为灰土，土中有金属矿物，销金可以为铁水，铜水，水能灌溉树木。五行相生亦有取象比类之义，泛指事物运动变化中的相互促进关系。

具体到人体来说，中医很早就把“五脏”类比于“五行”，故木、火、土、金、水分别代表着五脏的肝、心、脾、肺、肾。如把前述的五行相生的关系改成五脏相生，则是肝生心、心生脾、脾生肺、肺生肾、肾生肝。如把它联成一个“相生线”，五脏（五行）通过“相生”把人身联成一个整体，使脏腑都具有相关的资生、助长、促进或兴奋的关系。

从现代医学角度看，人是一个整体，每一个脏器的物质基础和功能活动都有赖于其他脏器的资生、促进，如一个脏器有病，则相关的脏器就要受到影响和损害。单从相生的关系来看，如脾（土）有病，由对肺（金）的资生减弱，故有些患脾胃病消化不好的病人，也常易得肺病或其他呼吸道疾病，在调理过程中以捶打式经络调理为例，除了重点调理脾经还要重点补养肺经。类似这些现象，中医多用五行生克的理论来解释。

2. 五行相克

五行相克，指的是事物的相互克制、制约或抑制的关系，如木克土、土克水、水克火、火克金、金克木。五行在中医理论中是指构成天地万物的五种基本物质，用以说明世界万物的起源和世界是物质多样性的统一体。五行中每一“行”都有“克我”“我克”的关系。

五行相克含义：是因天地之性，众胜寡，故水胜火；精胜坚，故火胜金；刚胜柔，故金胜木；专胜散，故木胜土；实胜虚，故土胜水。

五行相克反常时，乘和侮是同时发生的。所以五行相克指导着疾病的判断，五行相克的治疗原则是“抑强扶弱”“分清主次”。比如上面讲的相侮原理中的“肝旺侮肺”，就必须抑制肝的阳气过多，同时扶持肺的肺气。

“抑木扶土”“培土治水”“佐金平木”“泻南（火）补北（水）”都是中医应用相克原理治病的治法。

以金为例，火克金，故火为“金”的“克我”，即金（我）被火所克制；金克木，故就金而言，木为“我克”，即金（我）可克制木。反映于人体，则五脏配属五行的相克关系是肝克脾、脾克肾、肾克心、心克肺、肺克肝，这在一定程度上表达了各脏器间相互制约的关系。

前面虽分别介绍了五行相生、相克，实际上，五行生克是紧密联系、不可分割的，生命活动中常是相生中有相克、相克中有相生，二者相反相承，人体通过这些生克调整，使每一脏的功能不亢不衰而达到阴阳平衡、协调统一的健康状态。

3. 五行的相乘相侮

五行之间的相乘和相侮是指五行之间的正常生克关系遭到破坏后出现的不正常的相克现象。

相乘：就是指五行之间的相克太过。相克和相乘不是一回事，相克是常态，用来说明人体的生理关系；相乘是变态，用来说明人体的病理关系。

引起相乘的原因，不外乎两个方面：一是五行中的某“一行”本身过于强盛，因而造成对其克制的“一行”克制太过，促使被克的“一行”虚弱。例如：木过于强盛，就会造成克土太过，造成土的不足，称为“木乘土”；二是五行中的某“一行”本身的虚弱，因而对它“克我”“一行”的相克就显得相对增强，而其本身就更加衰弱。例如：土本身并不过于强盛，其克制土的力量也在正常的范围内。但由于土本身的衰弱，因而形成了木克土的力量相对增强，使土更加不足，称为“土虚木乘”。

相侮：就是指五行之间的反相克，就是由原来受制约的地位，反过来去制约对方。例如，金本来是克木的，但在反常的情况下，金不但不能克木，反而被木所克，这种反向的相克叫作“木侮金”。

相乘和相侮，都是不正常的相克现象，两者之间既有区别又有联系。

相乘和相侮的主要区别是：前者是按五行的相克次序发生过强的克制，从而形成病态；后者是发生与五行相克次序相反方向的克制现象，从而形成病态。

第四节　奇恒之腑

《素问·五藏别论》曰：“脑、髓、骨、脉、胆、女子胞（子宫，卵巢）此六者，地气之所生也，皆藏于阴而象于地，故藏而不泻。名曰奇恒之府。”其共同特点是它们同是一类相对密闭的组织器官，却不与水谷直接接触，即似腑非腑；但具有类似于五脏贮藏精气的作用，即似脏非脏。奇恒之腑，除胆属六腑外，其余都没有和五脏的表里配属关系，但有的与八脉相联系。奇恒之腑在女子为六个，而在男子为五个，其实男女皆有“胞”，不应只将女子胞规定为奇恒之腑之一。为了弥补男子的奇恒之腑也有六个，明清医学家加了“精室”这一脏器。

一、脑

1. 脑的形态和功能

脑居颅内。《素问·五藏生成篇》中的“诸髓者，皆属于脑”，《灵枢·海论》中的“脑为髓之海”，指出脑是髓汇集而成，而且说明了髓与脑的关系。脑的功能，如《素问·脉要精微论》所说，“头者，精明之府”。清代的王清任的《医林改错》在前人认识的基础上，对脑的功能做了较为详细的论述，把忆、视、听、嗅、言等感官功能都归于脑。藏象学说将脑的生理和病理归于心而分属于五脏，认为心是“君主之官，神明出焉”，同时，把人体的精神意识思维活动与五脏做了联系。

脑的解剖形态，位居颅腔之中，上至颅囟，下至风府（督脉的一个穴位，位于颈椎第1椎体上部），位于人体最上部。风府以下，脊椎骨内之髓称为脊髓。脊髓经项复骨（即第6颈椎以上的椎骨）下之髓孔上通于脑，合称脑髓。脑与颅骨合，谓之头，即头为头颅与头髓之概称。脑由精髓汇集而成，不但与脊髓相通，“脑者髓之海，诸髓皆属于脑，故上至脑，下至尾骶，髓则肾主之”（《医学入门·天地人物气候相应图》），而且和全身的精微有关。头为诸阳之会，为清窍所在之处，人体清阳之气皆上出清窍。“头为一身之元首……其所主之脏，则以头之外壳包藏脑髓”（《寓意草·卷一》）。外为头骨，内为脑髓，合之为头。头居人身之高巅，人神之所居，十二经脉、三百六十五络之气血皆汇集于头，故称头为诸阳之汇。

脑主宰生命活动：“脑为元神之府”（《本草纲目》），是生命的枢机，主宰人体的生命活动。在中国传统文化中，元气、元精、元神，称之为“先天之元”。狭义之神，又有元神、识神和欲神之分。元神来自先天，称先天之神，“先天神，元神也”（《武术汇宗》），“元神，乃本来灵神，非思虑之神”（《寿世传真》）。人在出生之前，形体毕具，形具而神生。人始生先成精，精成而脑髓生。人出生之前随形具而生之神，即为元神。元神藏于脑中，为生命的主宰。“元神，即吾真心中之主宰也”（《乐育堂语录》）。元神存则有生命，元神败则人即死。得神则生，失神则死。因为脑为元神之府，元神为生命的枢机，故“脑不可伤，若针刺时，刺头，中脑户，人脑立死”（《素问·刺禁论》），“针人脑则真气泄，故立死”。

脑主精神意识：人的精神活动，包括思维意识和情志活动等，都是客观外界事物反映于脑的结果。思维意识是精神活动的高级形式，是“任物”的结果。中医学一方面强调“所以任物者谓之心”（《灵枢经·本神》），心是思维的主要器官；另一方面也认识到“灵性记忆不在心而在脑”（《医林改错》）。“脑为元神府，精髓之海，实记忆所凭也”（《类证治裁·卷之三》），这种思维意识活动是在元神功能基础上，后天获得的思虑识见活动，属识神范畴。识神，又称思虑之神，是后天之神，故曰“脑中为元神，心中为识神。元神者，藏于脑，无思无虑，自然虚灵也。识神者，发于心，有思有虑，灵而不虚也”（《医学衷中参西录·人身神明诠》），情志活动是人对外界刺激的一种反应形式，也是一种精神活动，与人的情感、情绪、欲望等心身需求有关，属欲神。

总之，脑具有精神、意识、思维功能，为精神、意识、思维活动的枢纽，“为一身之宗，百神之会”（《修真十书》）。脑主精神意识的功能正常，则精神饱满，意识清楚，思维灵敏，记忆力强，语言清晰，情志正常。否则，便出现神明功能异常。

脑主感觉运动：眼耳口鼻舌为五脏外窍，皆位于头面，与脑相通。人的视、听、嗅、言、动等，皆与脑有密切关系。“五官居于身上，为知觉之具，耳目口鼻聚于首，最显最高，便于接物。耳目口鼻之所导人，最近于脑，必以脑先受其象而觉之，而寄之，而存之也”（《医学原始》）。“两耳通脑，所听之声归脑；两目系如线长于脑，所见之物归脑；鼻通于脑，所闻香臭归于脑；小儿周岁脑渐生，舌能言一二字”。

脑为元神之府，散动觉之气于筋而达百节，为周身连接之要领，而令之运动。脑统领肢体，与肢体运动紧密相关。“脑散动觉之气，厥用在筋，第脑距身远，不及引筋以达四肢，复得颈节膂髓，连脑为一，因遍及焉”（《内镜》）。脑髓充盈，身体轻劲有力。否则，胫酸乏其功能失常，不论虚实，都会表现为听觉失聪，视物不明，嗅觉不灵，感觉异常，运动失调。

总之，脑实则神全。“脑者人身之大主，又曰元神之府”“脑气筋人五官脏腑，以司视听言动”“人身能知觉运动，及能记忆古今，应对万物者，无非脑之权也”。

2. 脑与五脏的关系

藏象学说将脑的生理病理统归于心而分属于五脏，认为心是君主之官，五脏六腑之大主，神明之所出，精神之所舍，把人的精神意识和思维活动统归于心，称之曰“心藏神”。但是又把神分为神、魂、魄、意、志五种不同的表现，分别归属于心、肝、肺、脾、肾五脏，所谓“五神脏”。神虽分属于五脏，但与心、肝、肾的关系更为密切，尤以肾为最。因为心主神志，虽然五脏皆藏神，但都是在心的统领下而发挥作用的。肝主疏泄，又主谋虑，调节精神情志。肾藏精，精生髓，髓聚于脑，故脑的生理与肾的关系尤为密切。肾精充盈，髓海得养，脑的发育健全，则精力充沛、耳聪目明、思维敏捷、动作灵巧，若肾精亏少，髓海失养，脑髓不足，可见头晕、健忘、耳鸣，甚则记忆减退、思维迟钝。脑的功能隶属于五脏，五脏功能旺盛，精髓充盈，清阳升发，窍系通畅，才能发挥其生理功能。心脑相通："心脑息息相通，其神明自湛然长醒"（《医学衷中参西录·痫痉癫狂门》）。心有血肉之心与神明之心，血肉之心即心脏。"神明之心……主宰万事万物，虚灵不昧"（《医学入门·脏腑》），实质为脑。心主神明，脑为元神之腑；心主血，上供于脑，血足则脑髓充盈：故心与脑相通。临床上脑病可从心论治，或心脑同治。脑肺相系：肺主一身之气，朝百脉，助心行血。肺之功能正常，则气充血足，髓海有余，故脑与肺有着密切关系。所以，在临床上脑病可以从肺论治。脑脾相关：脾为后天之本，气血生化之源，主升清。脾胃健旺，熏蒸腐熟五谷，化源充足，五脏安和九窍通利，则清阳出上窍而上达于脑。脾胃虚衰则九窍不通，清阳之气不能上行达脑而脑失所养。所以，从脾胃人手益气升阳是治疗脑病的主要方法之一。李东垣倡导"脾胃虚则九窍不通论"，开升发脾胃清阳之气以治脑病的先河。肝脑相维：肝主疏泄，调畅气机，又主藏血，气机调畅，气血和调，则脑清神聪。若疏泄失常，或情志失调，或清窍闭塞，或血溢于脑，即"血之与气并走于上而为大厥"；若肝失藏血，脑失所主，或神物为两，或变生他疾。脑肾相济：脑为髓海，精生髓，肾藏精，"在下为肾，在上为脑，虚则皆虚"（《医碥·卷四》），故肾精充盛则脑髓充盈，肾精亏虚则髓海不足而变生诸症。"脑为髓海……髓本精生，下通督脉，命火温养，则髓益之""精不足者，补之以味，皆上行至脑，以为生化之源"（《医述》引《医参》）。所以，补肾填精益髓为治疗脑病的重要手段。

总之，藏象学说认为，五脏是一系统整体，人的神志活动虽分属于五脏，但以心为主导。脑虽为元神之府，但脑隶属于五脏，脑的生理病理与五脏休戚相关。故脑之为病亦从脏腑论治，其关乎于肾又不独责于肾。对于精神意识思维活动异常的精神情志疾病，决不能简单地归结为心藏神的病变，而与其他四脏无关。对于脑的病变，也不能简单地仅仅责之于肾，而与其他四脏也密切相关。

二、髓与骨

髓的定义：奇恒之腑之一，包括骨髓和脊髓。髓由肾精所化生，与脑相通，有充养骨骼、补益脑髓的功用。

1. 髓的形态和功能

髓，是骨腔中一种膏样物质。髓因其在人体的分布部位不同，又有名称之异。髓有骨髓、脊髓和脑髓之分。髓藏于一般骨者为骨髓，藏于脊椎管内者为脊髓，脊髓经项后复骨（指第 6 颈椎以上的椎骨）下之骨孔，上通于脑。汇藏于脑的髓称为脑髓。故《医学衷中参西录·脑气筋辨》曰："脑为髓海……乃聚髓处，非生髓之处。究其本源，实由肾中真阴真阳之气，酝酿化合而成……缘督脉上升而贯注于脑。"脊髓和脑髓是上下升降，彼此交通的，合称为脑脊髓。故滑伯仁谓："髓自脑下注于大杼（足太阳膀胱经的经穴名，位于背部，当第 1 胸椎棘突下旁开一寸五分处——作者注），大杼渗入脊心，下贯尾骶，渗诸骨节。"（《难经本义》）

髓充养脑髓：髓以先天之精为主要物质基础，赖后天之精的不断充养，分布骨腔之中，由脊髓而上引人脑，成为脑髓。故曰脑为髓海，"诸髓者，皆属于脑"（《素问·五脏生成篇》）。脑得髓养，脑髓充盈，脑力充沛，则元神之功旺盛，耳聪目明，体健身强。故曰："内肾之命门，为生髓养脑之元气也。其精中之精气，上养脑神，精中之柔液，统养百骸；其液出脑，由项贯督人脊，旁络全体。"（《医经玉屑》）先天不足或后天失养，以致肾精不足，不能生髓充脑，可以导致髓海空虚，出现头晕耳鸣、两眼昏花、腰胫酸软、记忆减退，或小儿发育迟缓、囟门迟闭、身体矮小、智力动作迟钝等症状。

髓滋养骨骼：髓藏骨中，骨赖髓以充养。精能生髓，髓能养骨，故《类经·脏象类》曰："髓者，骨之充也。"肾精充足，骨髓生化有源，骨骼得到骨髓的滋养，则生长发育正常，才能保持其坚刚之性。所以说，"盖髓者，肾精所生，精足则髓足；髓在骨内，髓足则骨强，所以能作强而才力过人也"（《中西汇通医经精义·上卷》）。若肾精亏虚，骨髓失养，就会出现骨骼脆弱无力，或发育不良等。

髓化生血液：精血可以互生，精生髓，髓亦可化血。"肾生骨髓，髓生肝"（《素问·阴阳应象大论篇》）。"骨髓坚固，气血皆从"（《素问·生气通天论篇》）。可见，中医学已认识到骨髓是造血器官，骨髓可以生血，精髓为化血之源。因此，血虚证常可用补肾填精之法治之。

2. 髓与五脏的关系

"肾主身之骨髓"（《素问·痿论篇》），肾生髓，"肾不生则髓不能满"（《素问·逆调论篇》）。髓由肾精所化生。肾中精气的盛衰与髓的盈亏有密切的关系。脾胃为后天之本，气血生化之原，"五谷之精液和合而为膏者，内渗于骨空，补益脑髓"（《灵枢·五癃津液别》）。水谷精微化而为血。髓可生血，血亦生髓。故髓的盈亏与脾胃有关。气、血、精、髓可以互生，故髓与五脏皆相关，其中以肾为最。

髓的生成与先天之精、后天之精都有关系，其功能有养脑、充骨和化血三个方面。

骨有贮藏骨髓和支持形体的作用，如《灵枢经·经脉》中有“骨为干”的说法。

三、脉

脉为行血之管道，故《素问·脉要精微论篇》中说：“夫脉者，血之腑也。”

四、女子胞

女子胞位于小腹内，为女性的生殖器官。其主要功能为主持月经和孕育胎儿。中医认为，女子胞的生理功能主要与心、肝、脾、肾以及冲任二脉有关。这是因为其主持月经、孕育胎儿的功能无不与血、精有关。而心主血，肝藏血，脾统血，肾藏精，任主胎胞，冲为血海。在病理上，当各种因素导致上述脏器、经脉功能异常，即影响女子胞的功能，引起月经失调与不孕。

附：男子精室

精室又名男子胞，为生殖之精的产生和贮藏之处。位置在直肠之前，膀胱之后，关元和气海之间，主要包括现在解剖学所说的睾丸、附睾、前列腺和精囊腺等。精室与肾相通，为肾之外系——睾丸之所系。督脉、任脉、冲脉同起于此。精室的主要生理功能是产生生殖之精和分泌排泄精液，故精室的功能主要与肝、肾二脏及督脉、任脉、冲脉的关系密切。

第五节　脑健康与整体健康的关系

人的头部聚集有大量血管、神经、经络和穴位，故素有“诸阳之首”的称誉，可以说头部与人体的健康息息相关。清代医学家吴尚先在《理瀹骈文·续增略言》中说：“诸阳聚于头，十二经脉三百六十五络，其气血皆上于面，而走空窍。面属足阳明胃，晨起擦面，非徒为光泽也，和气血而升阳益胃也。”另外，清代汪昂《勿药元诠》也总结有养生十六宜：“发宜多梳，面宜多擦，目宜常运，耳宜常弹，舌宜抵腭，齿宜数叩，津宜数咽，浊宜常呵，背宜常暖，胸宜常护，腹宜常摩，谷道宜常撮，肢节宜常摇，足心宜常擦，皮肤宜常干沐浴，大小便宜闭口勿言。”从中我们可以看出有许多是关于头部健身方法的，可见脑健康的重要。

现代医学研究表明，头部为人体重要部位，通过头部的健康调理可以疏通经络，行气活血，调整脏腑器官功能，增强人体抗病能力，起到健脑提神，解除疲劳，防止大脑老化，延缓脑衰老，防治脑部疾患和源于脑的疾病之作用。世界卫生组织宣布人体 70% 的疾病源于脑，不只凸显了脑健康的重要，也说明“健身先养脑，养老度百岁”是科学的。

一、气血与脑健康的关系

中医学认为头为十二经络的诸阳经聚会之处，百脉所通，系一身之主宰，对控制和调节人体的生命活动起着极其重要的主导作用。五脏化生气血，气血充足头部才得以滋养，机体的物质交换效率才高，才能维系很好的平衡状态。气血充足，经脉疏通，可以促进清阳上升，百脉调和，清醒头脑，增强记忆，防治脱发、白发、斑疹、失眠、神经衰弱、高血压、面神经麻痹、感冒及神经性头痛等疾病。维护脑健康的首要条件是保证充足的气血供给，也即充足的气血供给是身体健康的重要基础。

二、脑健康与五脏的密切关系

从中医基础理论的藏象学看，五脏与大脑、心脏与脑的关系密切。心主血脉，心主神明，心藏神。心脏的正常运转保证了全身供血正常，它出现问题，结果可想而知，特别是只占人体重大约五十分之一的脑要占用全身大约五分之一的血液，更是一刻都离不开新鲜血液的供给。肺司呼吸，朝百脉。大脑需要的氧气是由肺来提供的，如果大脑缺氧，就会反应迟钝。肝藏血，大脑主血的经脉就是肝经。肾藏精，肾主髓，肾气旺盛，人的身体就好，脑子聪明，反应快。脾是气血生化之源，大脑需要的水谷精微即所需营养物质是由脾生成和运送的。

《灵枢·本神》有“肝藏血，血舍魂；脾藏营，营舍意；心藏脉，脉舍神；肺藏气，气舍魄；肾藏精，精舍志”之说，也是说五脏与神关系密切，其原因就是五脏分别藏有神的生成、成长、发挥作用所依赖的气、血、水谷精微等物质，且特别强调心脏的重要性，“心者，五脏六腑之大主也，而为精神之所舍也”。《素问·灵兰秘典论篇》又有“心者，君主之官，神明出焉”的论述。

由于脑为元神之首，因而养神的关键在于养脑。再加上大脑不仅是生命的枢机，主宰人体的生命活动，而且脑还是人体的最高司令部，统帅身体各系统和各器官的一切功能活动，控制自主神经系统的平衡与和谐，使身心处于良好状态。因此，脑的健康与否，直接影响机体一切器官的健康和身体活动。

从另一方面来说，人体生命是按生、长、壮、老、死的规律运动的，在这样的运动变化中，脑同样扮演着生命适应能力的主宰者。因此，我国科学家已正式提出倡议设立了“脑健康日”，这不仅是面对知识经济挑战的需要，而且是提高整个中华民族素质的需要。

第六节　气血、脏腑与眼健康

气血的产生与疏布跟五脏六腑的功能有密切的联系。比如脾胃为气血生化之源；肺主气，全身的气运行均由肺来主持和管理。肺朝百脉，全身血液都朝会于肺，而血液的正常运行，也赖于肺的敷布和调节；心气旺盛、心血充盈、脉道通利，心主血脉的功能才能正常，血液才能在脉管内正常运行；肝主疏泄，又主藏血，肝的调节能促进人体气血的正常运行；肾主纳气，肾具有摄纳肺所吸入之清气而调节呼吸的功能，防止呼吸表浅，保证体内外气体的正常交换。气血所起到的重要作用，要有五脏正常生理功能的推动。第一节已经详细对气血进行了阐述，本节将重点介绍五脏的生理功能与眼睛的关系，即五轮学说。

一、眼之五轮学说

眼为五官之一，主管视觉。眼虽属局部器官，但与整体，特别是与脏腑经络有密切的内在联系。眼禀先天之精所成，受后天之精所养。

《灵枢·大惑论》说：“五脏六腑之精气，皆上注于目而为之精。精之窠为眼，骨之精为瞳子，筋之精为黑眼，血之精为络，其窠气之精为白眼，肌肉之精为约束，裹撷筋骨血气之精而与脉并为系，上属于脑，后出于项中。”

这说明眼的发育构成是五脏六腑精气作用的结果，而眼视万物、察秋毫、辨形状、别颜色，都需五脏六腑精气的充养。精气是人体生命活动，包括视觉产生的物质基础。所以《审视瑶函·内外二障论》中指出：“眼乃五脏六腑之精华，上注于目而为明。”若脏腑功能失调，既不能化生精气，也不能输送精气到眼睛，致使眼睛得到精气的充养不足而影响视觉功能。所以，脏腑功能失调，目失精气所养，其生理功能势必受影响，表现各种病理现象。

“五轮学说”源于《黄帝内经》，是以中医传统理论为根据发展出的一个把体表器官“眼睛”，与脏腑相关联的一种学说。它对于我国古代医学对眼病以及眼病所反映的脏腑疾病有很大的作用。

之所以称其为“轮”，是取其形圆如车轮，能灵活运动之意。它把眼部分成了五个部分，分别对应着人体的五脏，建立彼此相关反映。人体身上的每个器官都是“父精母血”所生，眼睛在人体器官中所处的特殊地位是古代中医理论和民间传说的影响所致。脏腑功能下降，眼部就会有相应的改变，为预防治疗脏腑疾病提前发出警告，从而能更快地确定是哪个脏腑出了问题。

从生理方面讲，“五轮学说”是根据五脏的功能结合五行特性来说明“五轮”与脏腑的生理功能。正由于阴阳相互配合、调合、水火相济，所以发挥视物的功能。而从病理方面来说，“五轮”的阴阳必须保持平衡，不可太亢或不及，太亢不及都是发生眼病的根源。由于“五轮”与五脏相应，所以可以从“五轮”所出现的症状中探求是何脏发生一些病理变化。眼为五脏六腑之精气上注而成，它的生长发育完全依靠脏腑精气的不断灌输，所以它所表现的生理功能与病理变化，都直接或间接地反映出内脏的情况，奠定了眼与脏腑整体统一的观点。

那么从辨证论治的角度看，五轮学说之应用于眼科临床辨证论治，是通过眼的自觉与他觉症状及全身体征，来探求内脏的病理变化。对眼病必须明确地辨别病变所在部位、病情以及局部与整体的关系，从中探求何脏主病、它的发病机制，然后拟订治疗调理的方案。

“五轮学说”虽然提到了轮脏相应的观点，应用它进行辨证，是以全身体征为主要依据，特别在脏腑主病方面，如果与轮脏相应的观点不符合时，则可以通过五行相生相克的关系加以联系。如图 3–6–1 所示。

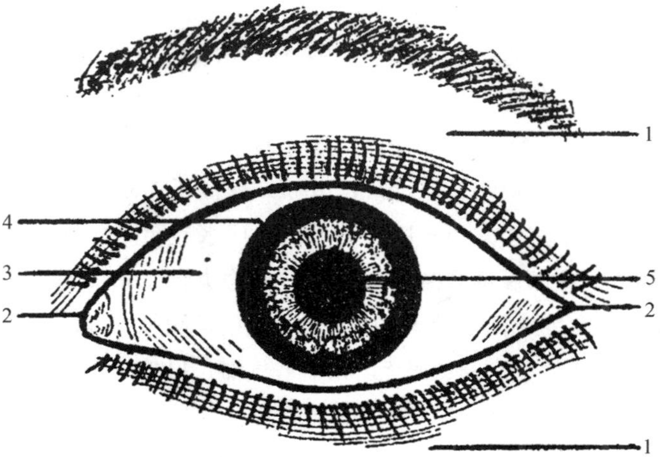

图 3–6–1　眼之五轮学说

注：1. 肉轮（胞睑）——属脾　2. 血轮（两眦）——属心　3. 气轮（白睛）——属肺　4. 风轮（黑睛）——属肝　5. 水轮（瞳神）——属肾

二、“五轮”与五脏的关系

1. 肉轮 指上下眼睑，和脾胃相连，相互对应，故称眼睑为肉轮。

脾主运化，为后天之本，气血生化之源，五脏六腑之精气均源于脾。在《证治准绳》中有这么一段：“夫五脏六腑之精气，皆禀受于脾土而上贯于目。脾者诸阴之首也，目者血气之宗也，故脾虚则五脏之精气皆失所司，不能归明于目矣。”所以，脾主运化兴旺，气血来源充足，目得所养而视万物。若脾失健运，精微化生不足，则目窍失养而致目疾。

脾主升阳，《素问·阴阳应象大论篇》谓“清阳出上窍”，是指清阳之气能升达目窍等五官，目得其温养，目窍通利，目视明清。李东垣认为“脾主清阳之气得升，目窍通利”。“清阳不升，九窍不利”，其中包括目窍不利，为目疾，如脾气下陷，则出现上胞下垂等症状。

脾主肌肉，眼睑之开合，目之转动。若脾虚肌肉无力，则眼睑开合失常。脾主统血，血随气行，血运目络，防止逸出络外。若脾气虚，统摄无能，血溢络外，会导致出血性眼病。

眼睑正常的表现是色黄丰润而有光泽，说明脾胃消化吸收与运化的功能正常。一般脾胃功能不好会表现为眼睑下垂、无力，多是中气不足；目乏，多是脾虚夹风；眼睑非炎性浮肿，多是脾虚夹湿；眼睑红肿硬，多是脾胃积热；眼睑湿烂、痒痛，多是脾胃有风、湿、热；睑结膜乳头、滤泡增生，多是脾胃湿热有瘀；睑结膜颜色变淡，多是脾虚血少。

2. 血轮 指内外眼眦，和心相连、相对应，故称之为血轮。

血脉运行在心气作用下川流不息，上输于眼睛，而眼睛得到血供养充分而光明清澈。全身的血脉都与心相连而沟通，遍布全身各组织器官的经脉以分布到眼的经络最为丰富。脉络在眼部广泛分布，保证了气血充营眼睛有足够的通道。与此同时，眼中房水来源于眼中的血液，房水透明而又富有营养，濡养玻璃体、晶状体等，从而保证眼睛产生正常的视觉功能。所以《素问·五脏生成篇》说：“诸脉者，皆属于目。”若心气虚，血液运行不足，目养失足，则眼花。《太平圣惠方》指出：“心气通，眼无其疾。心气滞，目减其光。”

心主藏神，主宰人之精神意识、思维活动。说明接受外来事物或刺激并做出相应反应是由心来完成的，包括眼接受光线刺激而产生的视觉。《灵枢经·大惑论》云：“目者，心之使也，心者，神之舍也。”人类的精神活动统于心，外露于目。正如《素问·解精微论篇》所说：“夫心者，五脏之专精也。目者，其窍也。”心主神明，为五脏六腑之大主，脏腑精气所使。若心动则五脏皆摇。目赖脏腑精气所养，视物又受心神支配，所以人体脏腑精气血的盛衰及精神活动的状态均能反应于目。若心主神明生理失调，可出现目视不明、目中无神等征象。

内外眼角的正常表现是内外眼角血管红活而有光彩，说明血脉流畅，心功能良好。心功能有问题时，常表现为内眼角充血、刺痛，多是心火上炎；内眼角红肿流脓，多是心火炽盛，兼有瘀滞（内外眼角都与心相连，但当心有问题时内眼角表现明显）。

3. 气轮　是指白睛，即白眼球（包括球结膜和巩膜），与肺相连、相对应的，故称之为气轮。

肺主一身之气，司呼吸，朝百脉，气帅血行，流畅灌注全身脏腑、器官，则目得所养。肺气调和，各脏腑气机升降出入有序，脏腑精阳之气皆输注于目，目视精明。肺气不足，血行不畅，目失所养，则昏暗不明，即出现《灵枢经·决气》所称的“气脱者，目不明”的临床症状。

肺具有疏通和调节全身水液代谢的作用，目得水液则光滑润泽。如肺功能失调，目无液润，则干涩不适。另外，《灵枢经·决气》又说：“目病虽多由肝，但常统于肺。”可见肺与眼的关系是何等重要。

白眼球的正常表现是色白而润泽，说明肺气充沛调顺，邪不易入。

当肺功能不好时表现是球结膜（白眼球）充血，多是热邪犯肺；球结膜（白眼球）水肿，多是风邪犯肺；球结膜（白眼球）肿胀而混浊，是肺热亢盛。眼分泌物深黄而干结，是肺有实热；淡黄而稀薄，肺有虚热；巩膜（白眼球）充血肿胀，多是肺热郁结或郁火上犯于肺。

4. 风轮　是指黑睛就是黑眼球（包括角膜、房水、前葡萄膜），与肝相连，相对应。故称之为风轮。

《素问·金匮真言论篇》中曾说：“东方青色，入通于肝，开窍于目，藏精于肝。”这是说深藏于体内的肝脏通向体外的窍道是眼睛。以肝与眼睛的脏窍联系为基础了解到肝所收藏的精微物质能上输到眼睛，供养眼睛，从而维持眼的视觉功能；还有肝脏若是发生病理变化，可以从眼部表现出来。《仁斋直指方》指出：“目为肝之外候也。”也就是肝脏的生理功能及病理变化通过眼睛外漏于体表，可以通过对眼的测定了解肝脏的情况。

肝主藏血，具有贮藏和调节血量的功能。肝把有丰富营养的血液供养于目，从而保证目的视物功能。故《素问·五脏生成篇》提出：“肝受血而能视。”肝有病而贮藏血液不足或失去调节血供能力，会发生眼的病理变化，出现诸如目干涩昏花、夜盲等症状。

目为肝窍，肝主疏泄，具有调畅气机功能，气能行血及津液，使之供养于目。肝疏泄正常，肝气冲调顺达，则人一身气机调畅，气血和调，经络通利，脏腑生理功能正常，且能辨色视物。《灵枢经·脉度》指出："肝气通于目，肝和则目能辨五色矣。"说明保持情绪舒畅是眼睛保健、防止眼病发生的重要措施。

黑眼球正常的表现是色青（黑）而有光泽，说明肝气和顺，肝阴充足。当肝功能下降时表现是角膜溃疡，表面白色是肝热，带黄色是肝脾湿热，此时舌根部常有黄腻苔；角膜溃疡表面较清洁，或呈灰色，是气虚或肝阴不足，后者常伴有淡红色的角膜新生血管。角膜或虹膜新生血管粗大者，多是火郁于肝，或气滞血瘀；细小者多是肝阴不足。前房积脓，是肝脾实热。瞳孔紧小，多数是肝热或肾热；睫状压痛明显，多属肝热重；角膜葡萄肿或眼球突出，多是肝火旺或肝气盛。

5. 水轮 是指瞳孔（包括晶状体、玻璃体及眼底部分），与肾相连、相对应，因为肾主水，所以称之为水轮。

肾主藏精，肾受五脏六腑之精而藏之，而赖五脏六腑之精所养。肾精充足则五脏六腑之精气旺盛，目充明亮。另肾精能生髓通于脑，目系上属于脑，肾精充沛，髓海丰满，则目光敏锐。如果肾精不足，髓海空虚，五脏六腑之精失养，则目视不明。所以，《灵枢·海论》说："髓海不足，目无所见。"

肾主水液，是指肾气具有司体内津液代谢的输布排泄及维持体内代谢平衡的作用。肾气旺盛，水能转化成津液，上荣于目。《灵枢经·五癃津液别》云："五脏六腑之津液，尽上渗于目。"这些津液输布调节靠肾气所主。肾之功能正常，津液上荣于目，则目明；若肾之功能失调，气化不利，水液潴留上泛于目，则会出现眼内、外水肿等症。

瞳孔的正常表现是色黑有神，目光炯炯，也就是人们常说的眼睛亮，说明肾阴肾阳充沛。凡外眼正常，而自觉视物模糊，眼前黑花飞舞等，皆归入瞳神疾患（即内障）的范围。包括现代医学的玻璃体病、眼底病、视神经病，多以肝肾不足为根本，但发病开始可以出现各种不同的脏腑气血失调的症状。

至于眼底组织所出现的萎缩、变性，是由于脏腑气血不足，不能营养于目的结果。

总之，眼病是整体中的局部病变。五轮学说本源于五行，以脏藏象学说为指导。因而应用该学说于临床，必须从整体观念出发，紧密结合阴阳五行藏象等学说。

第四章 人体经络系统

第一节　人体经络概述

经络学说是中国古人在实践过程中积累出来的学说，也是中医最重要的基本理论学说之一，距今已有两千多年的历史。世界上第一部医学巨著《黄帝内经》中，就已详细记载了人体的十四条经脉，并标明了它们的循行走向。北宋医家王惟一曾奉旨搜集古今临床经验，汇集诸家针灸理论著医书三卷，共载腧穴 657 个，并按经络和部位相结合的腧穴排列方法，设计成针灸铜人模型。

经络是经脉和络脉的总称。经，具有路径的意思，沟通内外，是经络系统的主干。络，具有网络的意思，是经脉的分支，比经脉细小，纵横交错，遍布全身。经络内属脏腑，外络肢节，沟通脏腑与体表，贯穿上下，将人体各个组织器官联系成一个有机的整体。经络是气血运行的通道，使气血的精微物质运行到全身，发挥其营养脏腑，抵御外邪，具有保卫机体的作用，使人体各部分的功能活动保持协调和相对平衡。

经脉分为正经和奇经两大类。正经有十二条，也就是十二经脉，是气血运行的主要通道。奇经有八条，即督、任、冲、带、阴跷、阳跷、阴维、阳维，称为“奇经八脉”，有统摄、联络和调节十二经脉的作用。

正经就像沟渠，奇经就像是湖泊；当十二经脉的脉气充盛时，其经气就会溢入奇经。名医扁鹊曾形象地将奇经比作雨水从天而降，雨水盛大，沟渠满溢，水泽水肆流，注入湖泊。因此十二正经和奇经八脉的经气是相互灌溉的。

络脉有十五支，即手足三阴三阳经各自腕踝关节分出的一络，以任、督二脉之络，再加上脾之一大络。十五支络脉也被称为“十五别络”。

经络中有经气运行，故有正经十二气，加之络脉十五气，合计二十七气。十二经脉如流注一般，周而复始地循行，将人体的气血周流全身，起到内养五脏六腑、外濡肌肤腠理的作用。

第二节　经络的构成与作用

一、经络系统的构成

人体的经络系统的构成如图 4-2-1 所示。其中，十二正经连接脏腑，络脉沟通经脉，十二经别是十二正经的别行部分，是正经别行深入体内的支脉；十二经筋散布浅表是经脉之气濡养筋肉骨节的部分，也是正经外围的连接部分；十二皮部位于人体最外层，联合腴部和腠理。奇经八脉则交织沟通十二经脉。其中，督脉沟通阳经，任脉沟通阴经，带脉沟通所有纵行的经脉，冲脉沟通经脉气血，阴维联系人体内侧，阳维联系人体外侧，阴跷联系人体内侧下肢，阳跷联系人体外侧下肢。

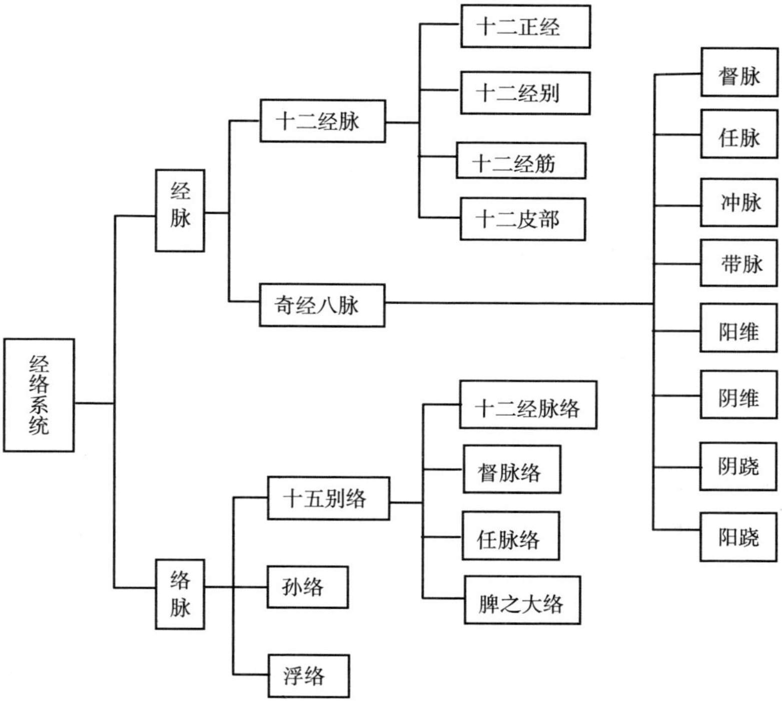

图 4-2-1　人体经络系统的构成

二、十二经脉的命名及分布特点

十二经脉是结合阴阳、脏腑、手足三个方面而命名的，阳经分为阳明、少阳、太阳；阴经分为太阴、厥阴、少阴。其中根据脏属阴，腑属阳，内侧为阴，外侧为阳的原则，将各经按照所属脏腑结合循行于四肢的部位，确定各经的名称（见表 4-2-1）。

十二经脉中“阴经”多循行于四肢内侧及胸腹，上肢内侧为手三阴经，下肢内侧为足三阴经。“阳经”多循行于四肢外侧及头面躯干，上肢外侧为手三阳经，下肢外侧为足三阳经。十二经脉在头身、四肢的分布规律是：手足三阳经为阳明在前，少阳在中，太阳在后；手足三阴经为太阴在前，厥阴在中，少阴在后。

表 4–2–1　十二经脉的命名与循行部位

定位 手足	阴经（里） （所属六脏）	阳经（表） （所属六腑）	循行部位 （阴经在内侧，阳经在外侧）	
足	太阴脾经 厥阴肝经 少阴肾经	阳明胃经 少阳胆经 太阳膀胱经	下肢	前线 中线 后线
手	太阴肺经 厥阴心包经 少阴心经	阳明大肠经 少阳三焦经 太阳小肠经	上肢	前线 中线 后线

三、十二经脉的循行方向

从该表中不仅可以看出十二经脉的分布，还可看出其在体内与脏腑的相连属及表里关系。其中，阴经属脏，主里；阳经属腑，主表。一脏配一腑，一阴配一阳，形成了脏腑阴阳表里的络属关系。互为表里的经脉在生理上的联系密切，病变时互相影响，治疗时相互为用。

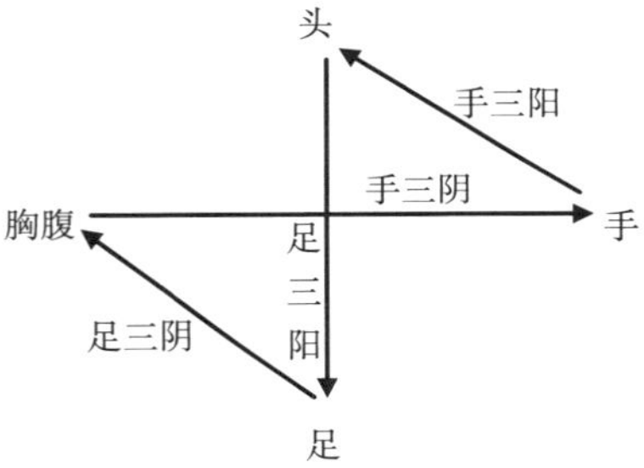

图 4–2–2　十二经脉的循行方向图

十二经脉中气血的流行传注是循环往复有方向的。手三阴从胸走手，交手三阳，手三阳从手走头，交足三阳，足三阳从头走足，交足三阴，足三阴从足走腹，至胸交手三阴（如图 4–2–2）。

四、经络的生理作用与特点

经络的生理作用是内属脏腑，外络形体，行气血，营阴阳，濡筋骨，利关节。经脉是气血运行的必要通路，贯穿人体内外、上下、左右、前后，从而将人体各部分，包括：五脏六腑、头、躯干、四肢、九窍等连成有机的统一体。经络具有相互链接，由阴入阳，由阳入阴，从里走表，从表走里，自上而下，自下而上，气血流行，即阴阳相随，内外相贯，如环无端的内在特点。

经络是外邪入侵和反应病理的途径，经络通畅，气血充盈，就会正气内存，邪不可干。反之，经气不利，机体的抗病能力就会减弱，病邪就会乘虚而入，甚至会内传脏腑。例如，足太阳膀胱经的经气不利，机体的抗病能力就会减弱，风寒之邪侵袭肌表，就会通过膀胱经反映出发烧怕冷，鼻塞，头痛等风寒感冒的症状。

经络是内脏病变反映到体表的途径，各脏腑的经络在体表都有一定的分布，同时脏腑又通过经络直接或间接地与五官九窍发生联系，所以脏腑疾病通过经络的传导，可以在体表某些部位或有关空窍反映出症状和体征，从而说明经络是内脏病变反应到形体官窍的途径。

经络可指导辨证归经：由于经脉有一定的循行部位及所属的脏腑，故可根据体表相关部位发生的病理变化，来推断疾病所在的经脉。如头痛，前额头痛多与阳明经有关；头两侧痛多与少阳经有关；头后部疼痛多与太阳经有关；头顶痛多与督脉、厥阴经有关。这即是根据头部经脉分布特点辨证归经。

第三节　经脉与脏腑的关系

经络是运行全身气血，联络脏腑肢节，沟通上下内外的通路。

十二正经对称地分布于人体的两侧，分别循行于上肢或下肢的内侧或外侧，每一条经脉分别属于一个脏或一个腑，因此十二条经络名称分别包括了手或足，阴或阳，脏或腑三个部分。

十二经脉的走向和交接有一定规律。简单的说是手之三阴，从脏走手；手之三阳，从手走头；足之三阳，从头走足；足之三阴，从足走腹。四肢三条阴经在内侧，三条阳经在外侧；太阴、阳明在前，少阴、太阳在后，厥阴、少阳在中。在头面部，阳明经在面额部，太阳经在面颊、头顶、头后部，少阳经在头侧部。

任脉起于胞中沿腹部和胸部正中线上行，至头面部。任脉又称作“阴脉之海”，督脉起于胞中沿背部正中线上行至头面部。

五脏即心、肺、脾、肝、肾。心其华在面，肺其华在皮毛，脾在体合肌肉、主四肢，肝其华在爪，肾其华在发。六腑即胆、胃、小肠、大肠、膀胱、三焦。

五脏特点是化生和储藏精气，六腑特点是受盛和传化水谷。跟据经络循行路线的阴阳相对和相互络属关系脏腑也是相为表里的。

脏腑与经络，在生理方面有着密不可分割的关系。

中医藏象学认为脏腑之间的关系是阴阳表里关系，即心与小肠、肺与大肠、脾与胃、肝与胆、肾与膀胱相表里，其机理则是脏为阴，腑为阳，相关脏腑之间是通过经络相互勾联的。明代李梴《医学入门》中关于脏腑别通的相关理论记载论述了不同于阴阳表里关系的关联方式，拓展了脏与腑之间的关系，丰富了藏象学说的内容，同时也为经络腧穴提供了新的理论依据。

《医学入门·脏腑条分》转引《五脏穿凿论》的内容，记载论述了脏腑别通的相关理论："心与胆相通（心病怔忡，宜温胆为主，胆病战栗癫狂，宜补心为主），肝与大肠相通（肝病宜疏通大肠，大肠病宜平肝经为主），脾与小肠相通（脾病宜泻小肠火，小肠病宜润脾为主），肺与膀胱相通（肺病宜清利膀胱水，后用分利清浊，三焦病宜补肾为主），肾与命门相通（津液胃虚，宜大补右肾），此合一之妙也。"

脏腑别通的理论依据的是六经开阖枢理论，其源于《周易》六爻及《黄帝内经》引申而来的六经之开阖枢变化。脏腑别通实乃气化相通，经开阖枢理论推衍而来。在黄帝内经《素问·阴阳离合论篇》及《灵枢·根结》曰："太阳为开，阳明为阖（指闭合），少阳为枢（指枢纽）；太阴为开，厥阴为阖，少阴为枢。"三阳的开阖枢分别与三阴的开阖枢为阴阳表里关系。太阳经、太阴经皆属"开"，太阳经偏重布气，太阴经则侧重运化水液；阳明经、厥阴经皆属"阖"，阳明经主受纳通降，厥阴经司阴血潜藏；少阳经、少阴经皆属"枢"，少阳经偏于枢气，少阴经偏于枢血，它们在功能上协调呼应，一方发生失常时易导致向另一方的传变，互为病理因果关系。按照手经与足经为一组对应起来，就形成了脏腑别通的关系。太阳经与太阴经互通则肺与膀胱通、脾与小肠通，阳明经与厥阴经互通则胃与心包通、肝与大肠通，少阳经与少阴经互通则心与胆通、肾与三焦通。

据清代名医徐大椿（字灵胎）所言，"敷布阳气谓之开，受持阳气谓之阖，转输阳气谓之枢；敷布元阴谓之开，受纳元阴谓之阖，转输阴气谓之枢"，将开阖枢的意义分别归纳为敷布、受纳、转输三个方面。太阳号称"六经之藩蓠"，为三阳之表，气化主上行外达，敷布阳气于外；肺主宣发敷布精微，脾为胃行其津液，传输精微，则津液的布达均为太阴所司，故太阳、太阴主开。胃与大肠气化均主内行下达，心包为神明之守护，肝藏阴血，故阳明、厥阴主阖。少阳能使阳气出于表里之间，调节内外阳气之盛衰，枢转表里之气；少阴心肾为水火之脏，心主血脉外达，肾主水主纳气，水火上下交通互济，故少阳、少阴主枢。三阳的开阖枢分别与三阴的开阖枢为阴阳表里关系。太阳、太阴皆属"开"，太阳偏重布气，太阴则侧重运化水液；阳明、厥阴皆属"阖"，阳明主受纳通降，厥阴司阴血潜藏；少阳、少阴皆属"枢"，少阳偏于枢气，少阴偏于枢血，它们在功能上协调呼应，一方发生失常时易导致向另一方的传变，互为病理因果关系。如太阳、太阴的关系不仅体现在气与水液的关系，而且肺司卫气主皮毛，太阳主表，在功能上具有协同性；在病机上可相互传变，太阳受邪会导致水液输布异常，如风水泛滥型水肿；水液输布异常亦会阻碍太阳经气的运行，如《伤寒论》28 条之“头项强痛，翕翕发热”，其原因在于气化不利、水邪内停。阳明与厥阴、少阳与少阴与此相类。在生理、病理上，三阳的开阖枢分别与三阴的开阖枢有着特殊的关联，按照手经与足经为一组对应起来，就形成了脏腑别通的关系。

按三阴三阳同气相求，以脏腑手足经络相配通，这样就椹了手太阴肺与足太阳膀胱通，足太阴脾与手太阳小肠通，余类推。

简明扼要，即阳经的开阖枢，与阴经的开阖枢，正好成对。

开：太阳——太阴

阖：阳明——厥阴

枢：少阳——少阴

第四节　经脉中的特定穴位

特定穴是指十四经穴中具有特殊作用，主治规律强的穴位。其运用范围广，在实际应用中具有重要的意义。根据其不同的分布特点、含义、和治疗作用，分为“五输穴”“原穴”“络穴”“郄穴”“俞穴”“八脉交会穴”。

一、五输穴

十二经在肘膝关节以下各有五个重要经穴，分别名为井、荥、输、经、合，合称“五腧”。有关记载首见于《灵枢·九针十二原》:“以上下所出为井、所溜为荥、所注为腧、所行为经、所入为合。”

古人把经气运行过程用自然界的水流由小到大，由浅入深的变化来形容，把五腧穴按井、荥、输、经、合的顺序，从四肢末端向肘、膝方向依次排列。

“井”穴多位于手足之端，喻作水的源头，是经气所出的部位，即“所出为井”。

“荥”穴多位于掌指或跖趾关节之前，喻作水流微，萦迂未成大流，是经气流行的部位，即“所溜为荥”。

“输”穴多位于掌指或跖趾关节之后，喻作水流由小而大，由浅注深，是经气渐盛，由此注彼的部位，即“所注为输”。

“经”穴多位于腕踝关节以上，喻作水流变大，畅通无阻，是经气正盛运行经过的部位，即“所行为经”。

“合”穴位于肘膝关节附近，喻作江河水流汇入湖海，是经气由此深入，进而会合于脏腑的部位，即“所入为合”。

五输穴是常用要穴，为古今医家所重视。临床上，井穴可用于治疗神志昏迷；荥穴可用于治疗热病；输穴可用于治疗关节痛；经穴可用于治疗喘咳；合穴可用于治疗六腑病症等，就是《难经六十八难》中“井主心下满，荥主身热，俞主体重节痛，经主喘咳寒热，合主逆气耳泄”的具体应用。

“井主心下满”，井穴主要调理肝的功能，“心下满”是指心窝部痞满，郁闷而言，肝属木主疏泄，如果肝疏泄不利就会出现目赤肿痛，两胁胀痛，烦躁易怒，口苦等症状。用井穴调理可疏肝理气。

“荥主身热”，荥穴主要是调理心的功能，“身热”是心火亢盛的主要表现之一，可见内眼角充血干痒或刺痛，心烦失眠，口舌生疮，牙龈出血，用荥穴清心安神，泻热凉血。

“输主体重节痛”，输穴主要是调理脾的功能，“体重节痛”是脾失健运，水湿阻滞所引起，会出现眼睑下垂，眼睑浮肿，眼结膜发白，腹部胀满，恶心呕吐，肢体浮肿。

“经主喘咳寒热”，经穴主要是调理肺的功能，指肺失宣降所引起的球结膜充血水肿，咽干咽痒，鼻塞不通。

“合主逆气而泄”，合穴主要调理肾的功能，可见视物模糊，眼前黑花飞舞，“逆气”是指气机上逆，因为肾主纳气，如肾不纳气就会出现喘咳；“泄”是指前后二阴的病变，如遗精，遗尿，大小便失禁等。

表 4–4–1　六阴经五输穴五行配属表

	井（木）	荥（火）	输（土）	经（金）	合（水）
肺（金）	少商	鱼际	太渊	经渠	尺泽
肾（水）	涌泉	然谷	太溪	复溜	阴谷
肝（木）	大敦	行间	太冲	中封	曲泉
心（火）	少冲	少府	神门	灵道	少海
脾（土）	隐白	大都	太白	商丘	阴陵泉
心包（相火）	中冲	劳宫	大陵	间使	曲泽

表 4-4-2 六阳经五输穴五行配属表

	井（金）	荥（水）	输（木）	经（火）	合（土）
大肠（金）	商阳	二间	三间	阳溪	曲池
膀胱（水）	至阴	通谷	束骨	昆仑	委中
胆（木）	窍阴	侠溪	足临泣	阳辅	阳陵泉
小肠（火）	少泽	前谷	后溪	阳谷	小海
胃（土）	厉兑	内庭	陷谷	解溪	足三里
三焦（相火）	关冲	液门	中渚	支沟	天井

二、原穴

十二经脉在腕、踝关节附近各有一个重要经穴，是脏腑原气经过和留止的部位，称为“原穴”，又名“十二原”。在应用方面，《灵枢·九针十二原》说：“五脏有疾，当取之十二原。”击打原穴能使三焦原气通达，从而发挥其维护正气，抗御病邪的作用，说明原穴具有调整脏腑经络各虚实证候的功能。

表 4-4-3 各经脉原穴的分布

六阴	原穴	六阳	原穴
足太阴脾经	太白	足阳明胃经	冲阳
足厥阴肝经	太冲	足少阳胆经	丘墟
足少阴肾经	太溪	足太阳膀胱经	京骨
手太阴肺经	太渊	手阳明大肠经	合谷
手厥阴心包经	大陵	手少阳三焦经	阳池
手少阴心经	神门	手太阳小肠经	腕骨

三、络穴

络脉在从经脉分出的部位各有一个腧穴，称为络穴，它具有联络表里两经的作用。十二经的络穴皆位于肘膝关节以下，加上任脉之络穴鸠尾散于腹；督脉之络穴长强位于尾骶部；脾之大络大包穴位于胸胁部，共有十五穴，故称为“十五络穴”。

表 4-4-4　各经脉络穴的分布

六阴	络穴	六阳	络穴
足太阴脾经	公孙	足阳明胃经	丰隆
足厥阴肝经	蠡沟	足少阳胆经	光明
足少阴肾经	大钟	足太阳膀胱经	飞扬
手太阴肺经	列缺	手阳明大肠经	偏历
手厥阴心包经	内关	手少阳三焦经	外关
手少阴心经	通里	手太阳小肠经	支正

四、郄穴

郄穴是各经经气所深聚的地方，大多分布在四肢肘膝以下。十二经脉各有一个郄穴，阴阳跷脉及阴阳维脉也各有一个郄穴，合而为十六郄穴。

临床上郄穴用于治疗本经循行部位及所属脏腑的急性病症。阴经郄穴多治血证，如孔最治咳血，中都治崩漏等。阴经郄穴多治急性疼痛，如颈项痛取外丘，胃脘疼痛取梁丘等。此外，当某脏腑有病变时，又可按压郄穴进行检查，可作协助诊断之用。

表 4-4-5　各经脉郄穴的分布

六阴	郄穴	六阳	郄穴
足太阴脾经	地机	足阳明胃经	梁丘
足厥阴肝经	中都	足少阳胆经	外丘
足少阴肾经	水泉	足太阳膀胱经	金门
手太阴肺经	孔最	手阳明大肠经	温溜
手厥阴心包经	郄门	手少阳三焦经	会宗
手少阴心经	阴郄	手太阳小肠经	养老

五、背俞穴

五脏六腑之气输注于腰背部的俞穴，称为背俞穴。五脏六腑之气输注于背部的俞穴，属足太阳膀胱经的经穴。背俞穴全部分布于背部足太阳经第一侧线上，即后正中线（督脉）旁开 1.5 寸处，背俞穴与相应脏腑位置的高低基本一致。

俞穴除治疗相应脏腑病外，还可治疗与该脏腑有相关联系的五官病、肢体病。背俞穴常和募穴配伍，治疗脏腑病，如肺俞、心俞、肾俞、膀胱俞等。脏腑有病时其相应背俞穴往往出现异常反应，如敏感、压痛等；而敲打这些穴位，能治疗其相应脏腑的病变。

表 4–4–6　各经脉俞穴的分布

六脏	背俞穴	六腑	背俞穴
肺	肺俞	大肠	大肠俞
肾	肾俞	膀胱	膀胱俞
肝	肝俞	胆	胆俞
心	心俞	小肠	小肠俞
脾	脾俞	胃	胃俞
心包	厥阴俞	三焦	三焦俞

六、八脉交会穴

奇经八脉与十二正经脉气相通的八个腧穴，称为八脉交会穴，均分布在肘膝以下。由于奇经与正经的经气以八穴相会通，所以此八穴既能治奇经病，又能治正经病，如公孙通冲脉，故公孙既能治足太阴脾经病，又能治冲脉病；内关通阴维脉，故内关既能治手厥阴心包经病，又能治阴维脉病。余同。

表 4–4–7　八脉交会穴的分布

十二经脉	腧穴	所通奇经八脉	会合部位
足太阴脾经	公孙	冲脉	胃、心、胸
手厥阴心包经	内关	阴维脉	
手太阴肺经	列缺	任脉	胸、肺、膈、喉咙
足少阴肾经	照海	阴跷脉	
手太阳小肠经	后溪	督脉	目内眦、项、耳、肩胛
足太阳膀胱经	申脉	阳跷	
手少阳三焦经	外关	阳维脉	目外眦、颊、颈、耳后、肩
足少阳胆经	足临泣	带脉	

第五节　头部经络与穴位

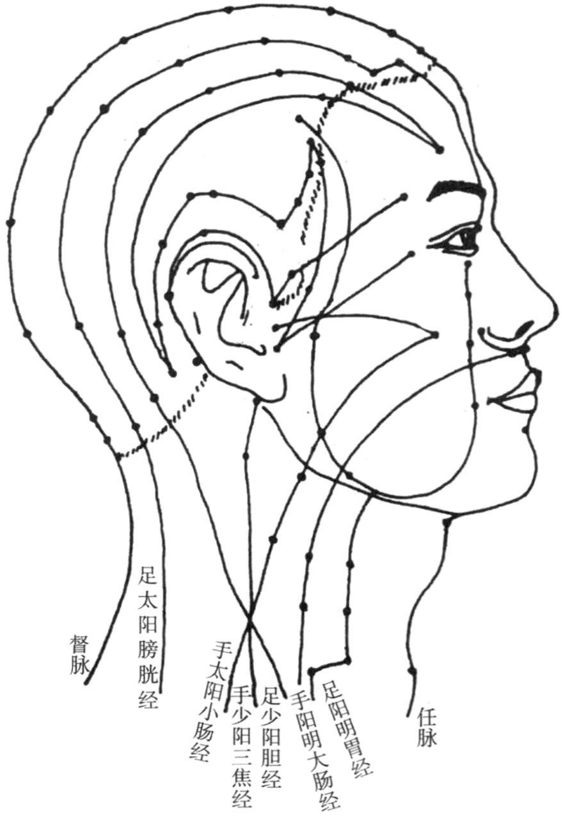

图 4–5–1　经脉上注头面部示意图

一、手阳明大肠经头部穴位

迎香、禾髎、扶突、天鼎。

二、足阳明胃经头部穴位

承泣、四白、巨髎、地仓、大迎、颊车、下关、头维、人迎、水突、气舍、缺盆。

三、手太阳小肠经头部穴位

天窗、天容、颧髎、听宫。

四、足太阳膀胱经头部穴位

睛明、攒竹、眉冲、曲差、五处、承光、通天、络却、玉枕、天柱。

五、手少阳三焦经头部穴位

丝竹空、和髎、耳门、角孙、颅息、瘛脉、翳风、天牖。

六、足少阳胆经头部穴位

瞳子髎、听会、上关、颔厌、悬颅、悬厘、曲鬓、率骨、天冲、浮白、头窍阴、完骨、本神、阳白、头临泣、目窗、正营、承灵、脑空、风池。

七、督脉头部穴位

哑门、风府、脑户、强间、后顶、百会、前顶、囟会、上星、神庭、印堂、水沟。

八、任脉头部穴位

承浆、廉泉、天突。

另外上行头部的重要经络之肝经交巅顶，入络脑。奇经八脉中的阳跷、阴跷都是入后脑的，后脑主人的运动协调性。

第五章

十四经脉的循行与作用

十二经脉是经络系统的主要内容，故又称十二正经，任督二脉是奇经八脉中的两条经脉，由于此二条经脉各有其循行部位和途径，故又常和十二经脉合称十四正经。

第一节　十二经脉的循行与作用

一、手太阴肺经

1. 经脉循行

起于中焦，下络大肠，向上沿着胃上口穿过膈肌，入属肺，从肺系横行出于胸壁外上方，出腋下，沿上肢内侧前缘下行，过肘窝入寸口上鱼际，直出拇指桡侧端少商穴。其分支从前臂列缺穴处分出，沿掌背侧走向食指桡侧端，经气于商阳穴与手阳明大肠经相接。见图 5–1–1。

2. 联系脏腑：肺、胃、大肠、肺系、喉咙。

3. 主治概要：本经腧穴主治咳、喘、咯血、咽喉痛等肺系疾患，及经脉循行部位的其他病症。

4. 穴位定位见图 5–1–2。

少商：位于手拇指末节桡侧，距指甲角 0.1 寸。

鱼际：位于手拇指本节（第 1 掌指关节）后凹陷处，约当第 1 掌骨中点桡侧，赤白肉际处。

太渊：位于腕掌侧横纹桡侧，桡动脉搏动处。

经渠：位于前臂掌面桡侧，桡骨茎突与桡动脉之间凹陷处，腕横纹上 1 寸。

尺泽：位于肘横纹中，肱二头肌腱桡侧凹陷处。

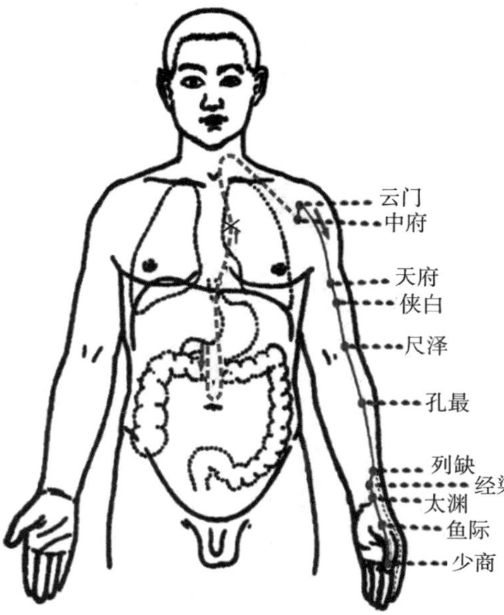

图 5–1–1　手太阴肺经循行图

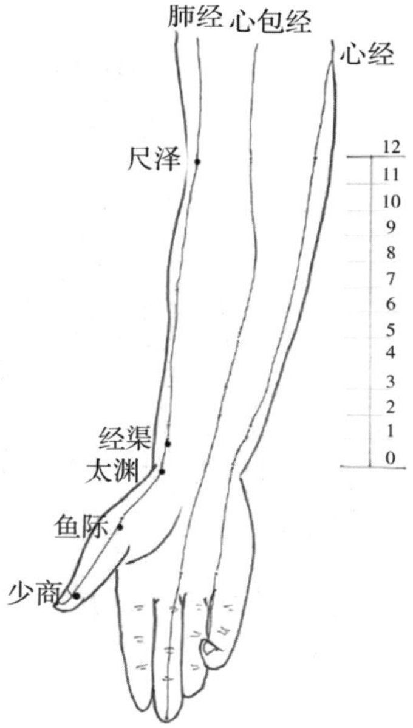

图 5–1–2　手太阴肺经五输穴示意图

二、手厥阴心包经

1. 经脉循行

起于胸中，出属心包络，向下穿过膈肌，依次络于上、中、下三焦。它的支脉从胸中分出，沿胁肋到达腋下 3 寸处（天池穴）向上至腋窝下，沿上肢内侧中线入肘，过腕部，入掌中（劳宫穴），沿中指桡侧，出中端桡侧端（中冲穴）。见图 5–1–3。

分支从掌中分出，沿无名指出其尺侧端（关冲穴），交于手少阳三焦经。

2. 主治概要：本经腧穴主治手心热，肘臂屈伸困难，腋下肿，胸胁胀闷，心痛，心烦，面红，目黄，喜笑无常等。

3. 穴位定位见图 5–1–4。

曲泽：位于肘横纹中，当肱二头肌腱的尺侧缘。

间使：位于前臂掌侧，当曲泽与大陵的连线上，腕横纹上 3 寸，掌长肌腱与桡侧腕屈肌腱之间。

大陵：位于腕掌横纹的中点处，当掌长肌腱与桡侧腕屈肌腱之间。

劳宫：位于手掌心，当第 2、3 掌骨之间偏于第 3 掌骨，握拳屈指的中指尖处。

中冲：位于手中指末节尖端中央。

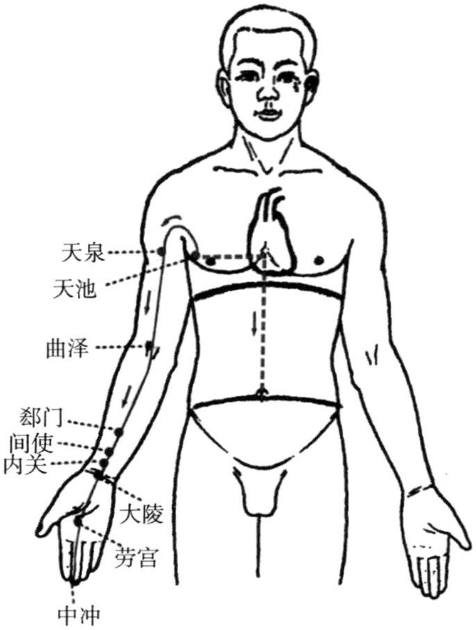

图 5–1–3　手厥阴心包经循行图

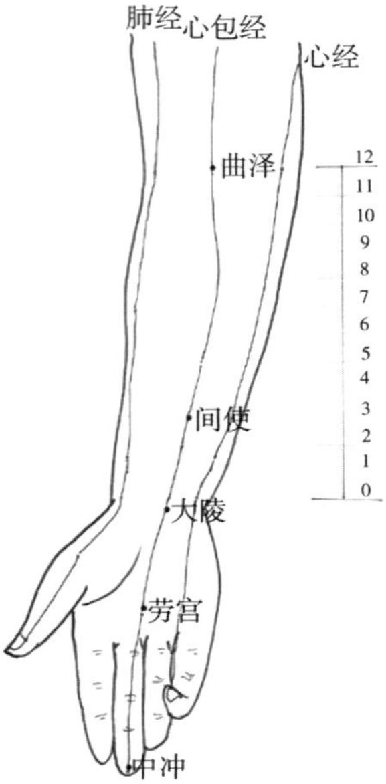

图 5–1–4　手厥阴心包经五输穴示意图

三、手少阴心经

1. 经脉循行

起于心中，出属心系，内行主干向下穿过膈肌，联络小肠；外行主干，从心系上肺，斜出腋下，沿上臂内侧后缘，过肘中，经掌后锐骨端，进入掌中，沿小指桡侧至末端，经气于少冲穴处与手太阳小肠经相接。支脉从心系向上，夹着咽喉两旁，连系于目系，即眼球内连于脑的脉络。见图 5–1–5。

2. 联系脏腑：心、心系、小肠、肺、目系、喉咙。

3. 主治概要：本经腧穴主治心、胸、神志及经脉循行部位的其他病症。

4. 穴位定位见图 5–1–6。

少海：位于屈肘，当肘横纹内侧端与肱骨内上髁连线的中点处；屈肘，在肘横纹尺侧头凹陷中取穴。

灵道：位于腕横纹上 1.5 寸，尺侧腕屈肌腱的桡侧缘。

神门：位于腕横纹尺侧端，尺侧腕屈肌腱的桡侧凹陷处；仰掌，腕豆骨的桡侧缘，即尺侧腕屈肌腱附着于腕豆骨的桡侧，掌后横纹上。

少府：位于手掌面，第 4、5 掌骨之间，握拳时当小指与无名指指端之间；在 4、5 掌指关节后方，仰掌屈指，当小指端与无名指端之间。

少冲：位于小指桡侧指甲角旁 0.1 寸；在小指桡侧，去指甲角桡侧根部，约去爪甲指 0.1 寸许取穴。

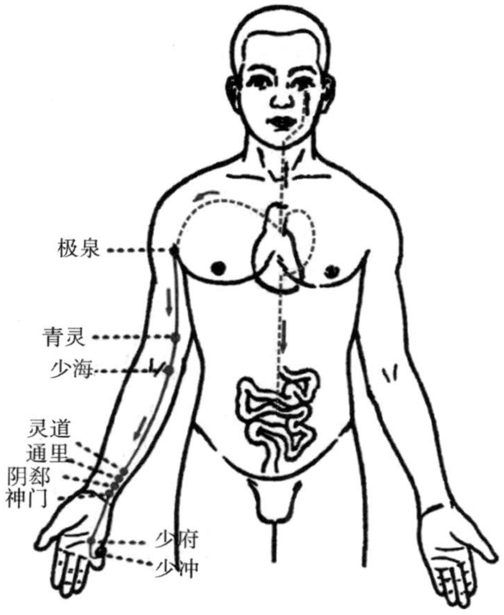

图 5-1-5　手少阴心经循行图

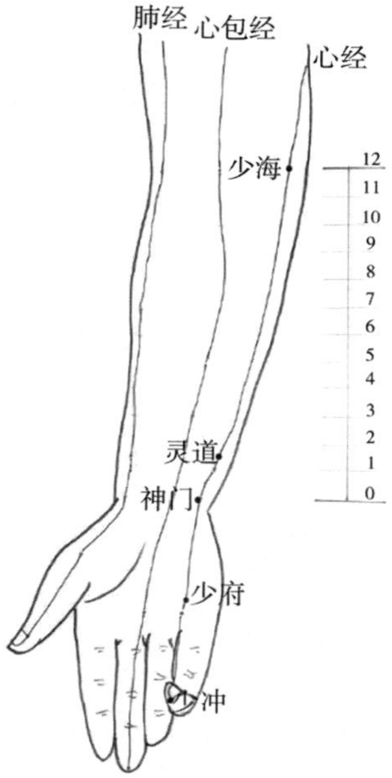

图 5-1-6　手少阴心经五输穴示意图

四、足厥阴肝经

1. 经络循行

足厥阴肝经起于足大趾爪甲后丛毛处（大敦穴），沿足背内侧向上，经过内踝前 1 寸处（中封穴），上行小腿内侧（经过足太阴脾经的三阴交），至内踝上 8 寸处交出于足太阴脾经的后面，至膝内侧（曲泉穴）沿大腿内侧中线，进入阴毛中，环绕过生殖器，至小腹，夹胃两旁，属于肝脏，联络胆腑，向上通过横膈，分布于胁肋部，沿喉咙之后，向上进入鼻咽部，连接目系（眼球连系于脑的部位），向上经前额到达巅顶与督脉交会。见图 5-1-7。

目系分支：从目系走向面颊的深层，下行环绕口唇之内；肝部分支：从肝分出，穿过横膈，向上流注于肺，与手太阴肺经相接。

2. 联系脏腑：属肝，络胆，与肺、胃、肾、脑有联系。

3. 主治概要：肝病，妇科、前阴病以及经脉循行部位的其他病症，如腰痛、胸满、呃逆、遗尿、小便不利、疝气、少腹肿等。

4. 穴位定位见图 5–1–8。

大敦：位于足大趾末节外侧，距趾甲角 0.1 寸（指寸）。

行间：位于足背，当第二、二趾间，趾蹼缘的后方赤白肉际处。

太冲：位于足背，当第一、二蹠骨（跖骨）结合部前方凹陷处。

中封：位于足背侧，商丘与解溪连线之间，胫骨前肌腱的内侧凹陷处。

曲泉：位于膝内侧，屈膝，当膝内侧横纹头上方凹陷中，股骨向上髁的后缘，半腱肌、半膜肌止端的前凹陷处。

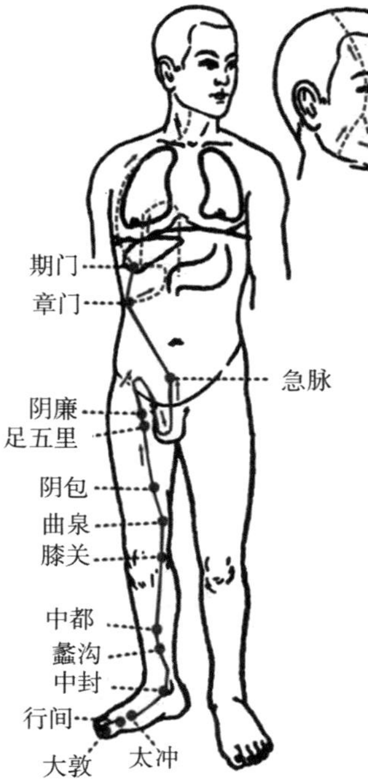

图 5–1–7　足厥阴肝经循行图

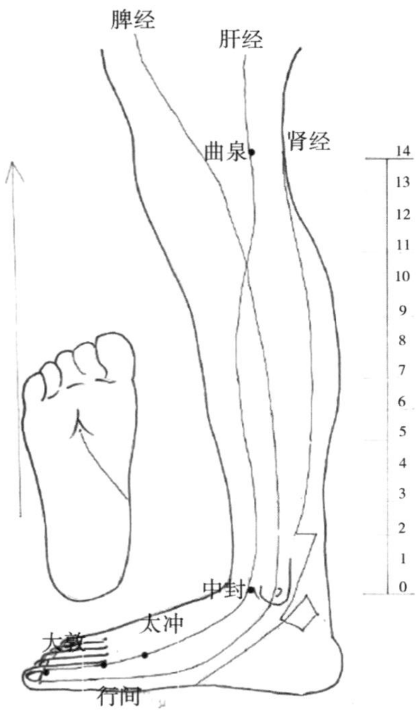

图 5–1–8　足厥阴肝经五输穴示意图

五、足太阴脾经

1. 循行部位

起于足大趾内侧端隐白穴，沿内侧赤白肉际上行，过内踝的前缘，沿小腿内侧正中线上行，在内踝上 8 寸处，交出足厥阴肝经之前，上行沿大腿内侧前缘，进入腹部，属脾，络胃。向上穿过膈肌，沿食道两旁，连舌本，散舌下。其分支从胃别出，上行通过膈肌，注入心中，经气于此与手少阴心经相接。见图 5–1–9。

2. 主要病候

脾经失调主要与运化功能失调有关。中医认为脾主运化，为后天之本，对于维持消化功能及将食物化为气血起着重要的作用。若脾经出现问题，会出现腹胀、便溏、下痢、胃脘痛、嗳气、身重无力等。此外，舌根强痛，下肢内侧肿胀等均显示脾经失调。

3. 主治概要：本经穴位主治胃病、妇科、前阴病及经脉循行部位的其他病证。

4. 穴位定位见图 5–1–10。

隐白：位于足大趾末节内侧，距趾甲角 0.1 寸（指寸）。

大都：位于足内侧，当足大趾本节（第一跖趾关节）前下方赤白肉际凹陷处。

太白：位于足内侧缘，当足大趾本节（第一跖趾关节）后下方赤白肉际凹陷处。

商丘：位于足内踝前下方凹陷中，当舟骨结节与内踝尖连线的中点处。

阴陵泉：位于小腿内侧，当胫骨内侧后下方凹陷处。

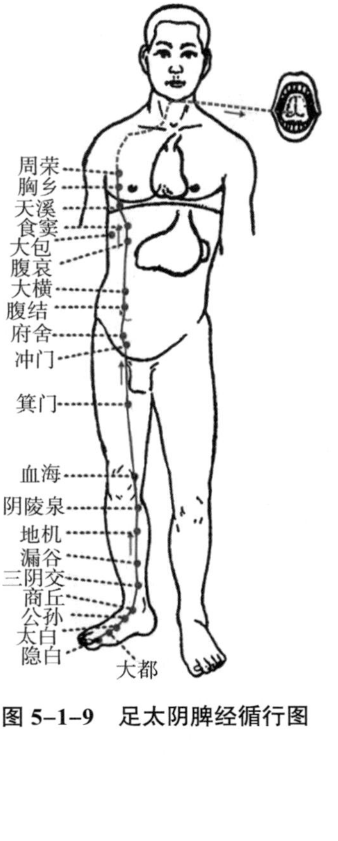

图 5–1–9　足太阴脾经循行图

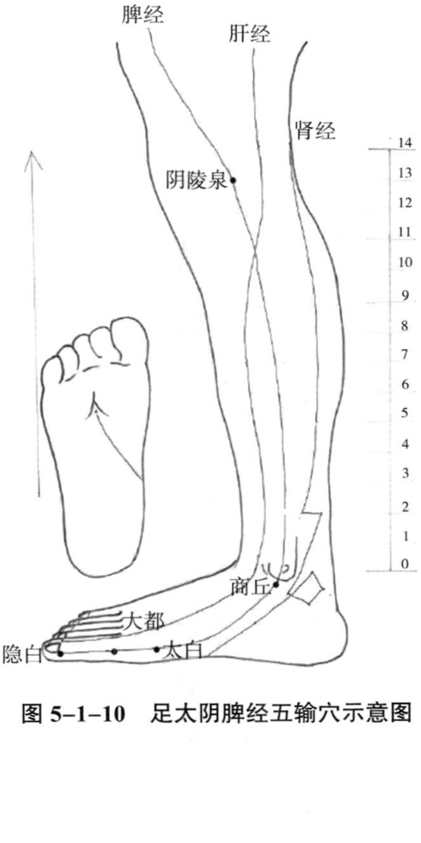

图 5–1–10　足太阴脾经五输穴示意图

六、足少阴肾经

1. 循行部位

起于足小趾下，斜走足心（涌泉），出于舟骨粗隆下，沿内踝后，进入足跟，再向上行于腿肚内侧，出于腘窝内侧半腱肌腱与半膜肌之间，上经大腿内侧后缘，通向脊柱，属于肾脏，联络膀胱，还出于前（中极，属任脉），沿腹中线旁开 0.5 寸、胸中线旁开 2 寸，到达锁骨下缘（俞府）。肾脏直行之脉：向上通过肝和横膈，进入肺中，沿着喉咙，挟于舌根两侧。见图 5–1–11。

其支者：从肺出，络心，注肺中，循喉咙，挟舌本。

2. 主治概要：本经主要治疗妇科、前阴、肾、肺、咽喉病症，如月经不调、阴挺、遗精、小便不利、水肿、便秘、泄泻，以及经脉循行部位的病变。

3. 穴位定位见图 5–1–12。

涌泉：位于足底部，卷足时足前部凹陷处，约当第 2、3 趾趾缝纹头端与足跟连线的前 1/3 与后 2/3 交点上。

然谷：位于足内侧缘，足舟骨粗隆下方，赤白肉际。

太溪：位于足内侧，内踝后方，当内踝尖与跟腱之间的凹陷处。

复溜：位于小腿内侧，太溪直上 2 寸，跟腱的前方。

阴谷：位于腘窝内侧，屈膝时，当半腱肌肌腱与半膜肌肌腱之间。

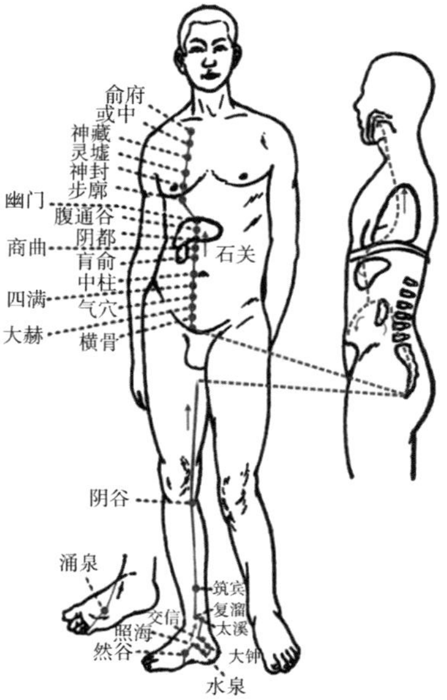

图 5–1–11　足太阳肾经循行图

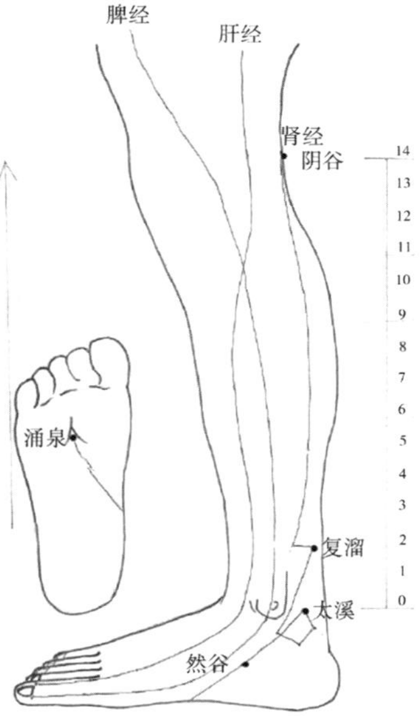

图 5–1–12　足少阴肾经五输穴示意图

七、手阳明大肠经

1. 循行路径

①从食指末端起始（商阳），沿食指桡侧缘（二间、三间）出第一二掌骨间（合谷），②进入两筋（拇长伸肌腱和拇短伸肌腱）之间（阳溪），沿前臂桡侧（偏历、温溜、下廉、上廉、手三里）③进入肘外侧（曲池、肘髎），经上臂外侧前边（手五里、臂臑），④上肩，出肩峰部前边（肩髃、巨骨，会秉风），向上交会颈部（会大椎），⑤下入缺盆（锁骨上窝），⑥散络肺，通过横膈，属于大肠。见图 5–1–13。

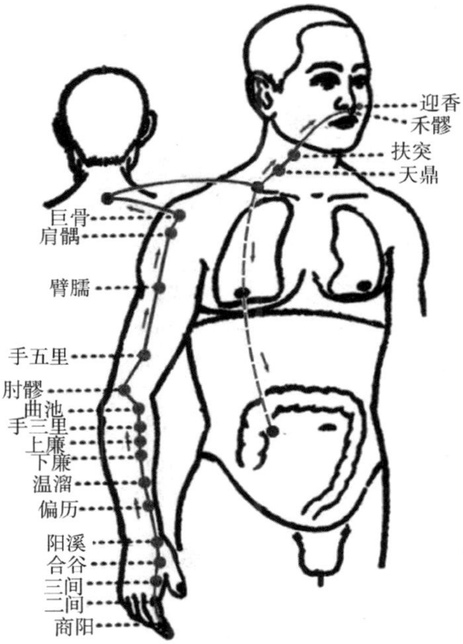

图 5–1–13　手阳明大肠经循行图

上行的一支：⑦从锁骨上窝上行颈旁（天鼎、扶突），通过面颊，进入下齿槽，出来夹口旁（会地仓），交会人中部（会水沟）—左边的向右，右边的向左，上夹鼻孔旁（禾髎、迎香、接足阳明胃经）。

2. 联系脏腑：大肠、肺、口、面颊、下齿、鼻。

3. 主治概要：大肠经可以有效地防治皮肤病，中医讲肺主皮毛，肺与大肠相表里，肺的浊气不能及时排出会直接通过大肠排泄，肺功能弱了，体内毒素便会在大肠经瘀积，所以脸上起痘身上起湿疹这些问题，大肠经可以很好地调节，可以用刮痧法把里面积攒的瘀毒刮出去。手阳明大肠经是气血都很旺的经络，可以帮助人体增强阳气或把多余的火气去掉。

4. 穴位定位见图 5–1–14。

商阳：位于食指末节桡侧，距指甲角 0.1 寸（指寸）。

二间：位于微握拳，在手食指本节（第二掌指关节）前，桡侧凹陷处。

三间：位于微握拳，在手食指本节（第二掌指关节）后，桡侧凹陷处。

阳溪：位于腕背横纹桡侧，手拇指向上翘起时，当拇短伸肌腱与拇长伸肌腱之间的凹陷中。

曲池：位于肘横纹外侧端，屈肘，当尺泽与肱骨外上髁连线中点。

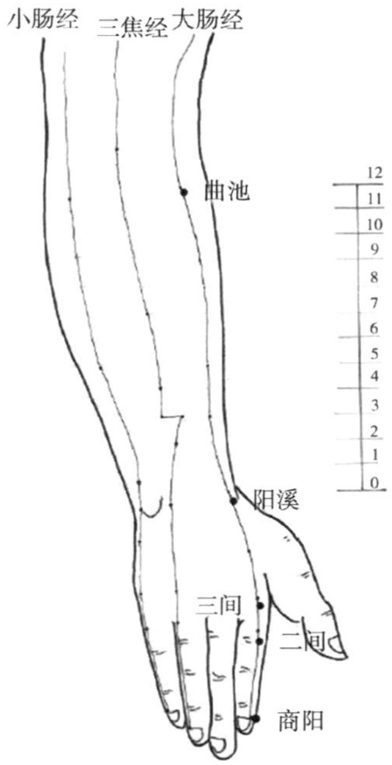

图 5-1-14　手阳明大肠经五输穴示意图

八、手少阳三焦经

1. 经脉循行

《灵枢·经脉》：三焦手少阳之脉，起于小指次指之端，上出两指之间，循手表腕，出臂外两骨之间，上贯肘，循臑外，上肩，而交出足少阳之后，入缺盆，布膻中，散络心包，下膈，遍属三焦。见图 5-1-15。

其支者，从膻中上出缺盆。上项，系耳后，直上出耳上角，以屈下颊至出其支者，从耳后入耳中，出走前耳，过客主人，前交颊，至目锐眦。

2. 联系脏腑：三焦、心包、耳、眼、肺、膈。

3. 主治概要：本经腧穴主治头、目、耳、颊、咽喉、胸胁病和热病，以及经脉循行经过部位的其他病症。

4. 穴位定位见图 5-1-16。

关冲：位于手环指末节尺侧，距指甲角 0.1 寸（指寸）。

液门：位于手背部，当第 4、5 指间，指蹼缘后方赤白肉际处。

中渚：位于手背部，当环指本节（掌指关节）的后方，第 4、5 掌骨间凹陷处。

支沟：位于前臂背侧，当阳池与肘尖的连线上，腕背横纹上 3 寸，尺骨与桡骨之间。

天井：位于臂外侧，屈肘时，当肘尖直上 1 寸凹陷处。

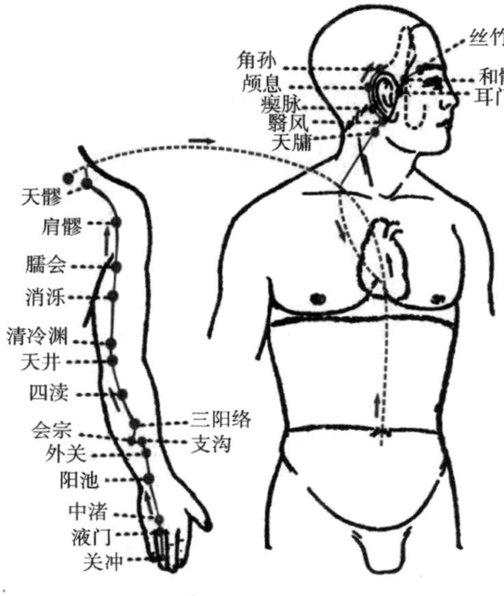

图 5–1–15　手少阳三焦经循行图

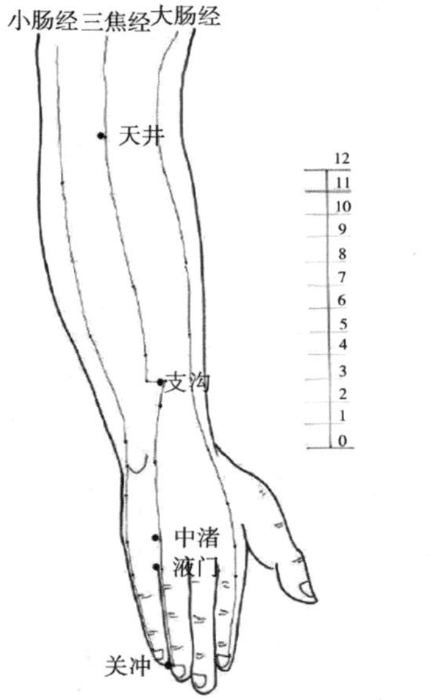

图 5–1–16　手少阳三焦经五输穴示意图

九、手太阳小肠经

1. 循行部位

手太阳小肠经起于小指尺侧端（少泽穴），沿手背尺侧至腕部外侧（阳谷穴），沿前臂外侧尺骨后缘上行，经尺骨鹰嘴与肱骨内上髁之间（小海穴），沿上臂外侧后缘，出于肩关节后面（肩贞穴），绕行于肩胛部上窝（肩中俞），交会于督脉之大椎穴，从大椎向前经足阳明经的缺盆，进入胸部深层，下行至任脉的膻中穴处，络于心，沿食管过横膈，到达胃部属小肠。见图 5–1–17。

缺盆分支：从缺盆沿颈部上面颊部（颧髎穴），至目外眦，转入耳中（听宫穴）。

颊部分支：从颊部，斜向目眶下缘，抵达于鼻根进入内眼角（睛明穴），与足太阳膀胱经相接。

2. 联系脏腑：属小肠，络心，与胃有联系。

3. 主治概要：头项、五官病症、热病、神志疾患及本经部位的病变。

4. 穴位定位见图 5–1–18。

少泽：位于手小指末节尺侧，距指甲角 0.1 寸（指寸）。

前谷：位于手尺侧，微握拳，当小指本节（第五掌指关节）前的掌指横纹头赤白肉际。

后溪：位于手掌尺侧，微握拳，当小指本节（第五掌指关节）后的远侧掌横纹头赤白肉际。

阳谷：位于手腕尺侧，当尺骨茎突与三角骨之间的凹陷处。

小海：位于肘内侧，当尺骨鹰嘴与肱骨内上髁之间凹陷处。

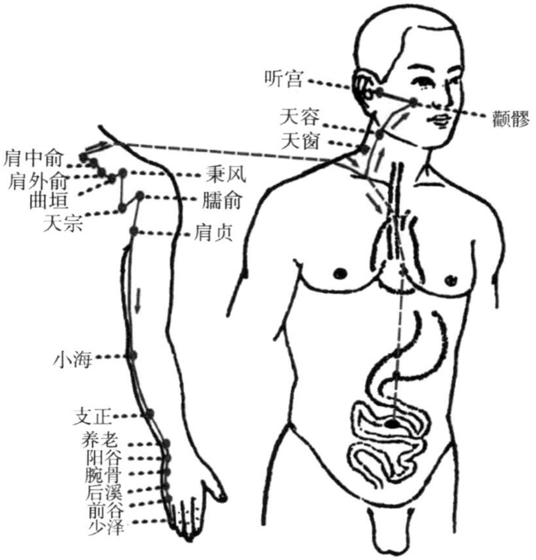

图 5–1–17　手少阳三焦经循行图

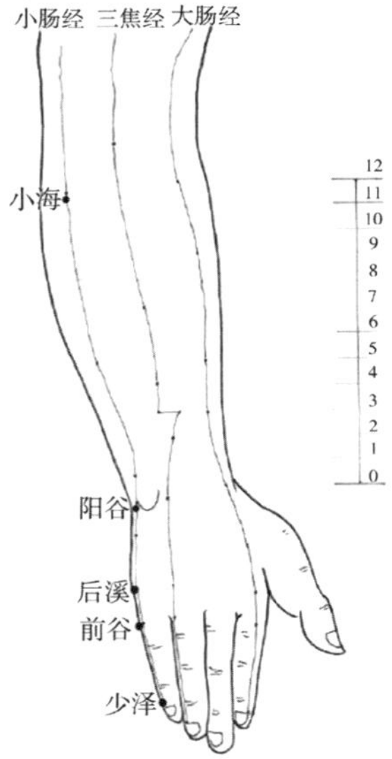

图 5–1–18　手太阳小肠经五输穴示意图

十、足阳明胃经

1. 循行部位

足阳明胃经起于鼻翼两侧（迎香穴），上行至鼻根部，进入内角会足太阳膀胱经（睛明穴），向下沿鼻的外侧（承泣、四白），进入上齿龈内，回出环绕口唇，向下交会于颏唇沟内承浆穴（任脉）处，再向后沿着下颌出大迎穴，沿着下颌角（颊车穴），上行耳前，经过上关（足少阳经），沿着前发际至额（头维），到达前额会于（神庭穴）。见图 5–1–19。

面部分支：从大迎穴前方下行到人迎穴，沿喉咙，会大椎，进入缺盆，向下通过横膈，属于胃（会任脉的上脘、中脘），络于脾脏。

缺盆部直行脉：从缺盆下行，经乳头下行，夹脐两旁（沿中线旁开 2 寸），入小腹两侧气冲（又名气街）穴。

胃下口分支：从胃下口幽门处附近分出，沿腹腔深层，下行至气街穴，与来自缺盆的直行脉会合于气冲（气街穴）。再由此斜向下行到大腿前侧（髀关穴）；沿下肢外侧前缘，经过膝盖，沿胫骨外侧前缘下行至足背，进入第二足趾外侧（厉兑穴）。

胫部分支：从膝下 3 寸足三里穴分出，下行进入第三足趾外侧端。

足背分支：从足背（冲阳穴）分出，进入足大趾内侧（隐白穴），与足太阴脾经相接。

2. 联系脏腑：属胃，络脾，并与心和小肠有直接联系。

3. 主治概要：胃肠病、神志病和头、面、眼、鼻、口、齿疾患，以及经脉循行部位的病变。

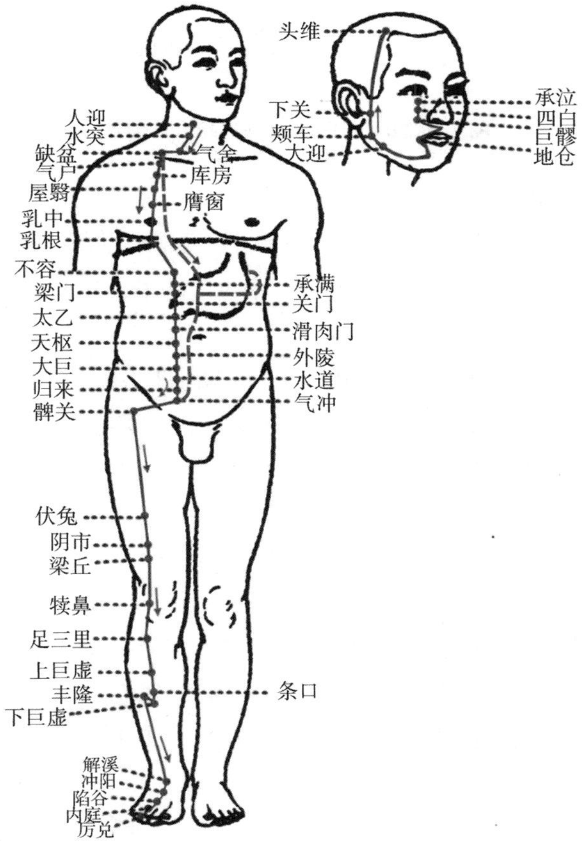

图 5–1–19　足阳明胃经循行图

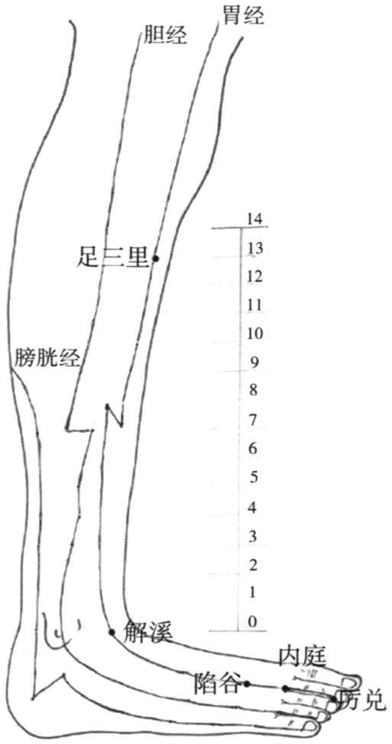

图 5–1–20　足阳明胃经五输穴示意图

4. 穴位定位见图 5–1–20。

足三里：位于小腿前外侧，当犊鼻下 3 寸，距胫骨前缘一横指（中指）。

解溪：位于足背与小腿交界处的横纹中央凹陷中，当拇长伸肌腱与趾长伸肌腱之间。

陷谷：位于足背，当第二、三跖骨结合部前方凹陷处。

内庭：位于足背，当第二、三趾间，趾蹼缘后方赤白肉际处。

厉兑：位于足第二趾末节外侧，距趾甲角 0.1 寸（指寸）。

十一、足少阳胆经

1. 循行部位

足少阳胆经起于眼外角（瞳子髎穴），向上到达额角部，下行至耳后（完骨穴），外折向上行，经额部至眉上（阳白穴），复返向耳后（风池穴），再沿颈部侧面行于手少阳三焦经之前，至肩上退后，交出于手少阳三焦经之后，向下进入缺盆部。见图 5–1–21。

耳部分支：从耳后（完骨穴）分出，经手少阳的翳风穴进入耳中，过手太阳经的听宫穴，出走耳前，至眼外角的后方。

眼外角分支：从眼外角分出，下行至下颌部足阳明经的大迎穴附近，会合于手少阳经到达目眶下，下行经颊车，由前脉会合于缺盆后，然后向下入胸中，穿过横膈，联络肝脏，属于胆，沿着胁肋内，出于少腹两侧腹股沟动脉部，经过外阴部毛际，横行入髋关节部（环跳）。

缺盆部直行分支：从缺盆分出，向下至腋窝，沿胸侧部，经过季胁，下行至髋关节部（环跳穴）与前脉会合，再向下沿大腿外侧，出膝关节外侧，行于腓骨前面，直下至腓骨下段，再下到外踝的前面，沿足背部，进入足第四趾外侧端（足窍阴穴）。

足背分支：从足背（临泣穴）分出，沿第一、第二趾骨间，出趾端，穿过趾甲，回过来到趾甲后的毫毛部（大敦，属肝经），与足厥阴肝经相接。

2. 联系脏腑：属胆，络肝，与心有联系。

3. 主治概要：侧头、目、耳、咽喉病，神志病，热病以及经脉循行部位的其他病症。如口苦，目眩，疟疾，头痛，颌痛，目外眦痛，缺盆部肿痛，腋下肿，胸、胁、股及下肢外侧痛，足外侧痛，足外侧发热等证。

4. 穴位定位见图 5–1–22。

阳陵泉：位于小腿外侧，当腓骨小头前下方凹陷处。

阳辅：位于小腿外侧，当外踝尖上 4 寸，腓骨前缘稍前方。

足临泣：位于足背外侧，当足四趾本节（第四跖趾关节）的后方，小趾伸肌腱的外侧凹陷处。

侠溪：位于足背外侧，当第四、五趾间，趾蹼缘后方赤白肉际处。

足窍阴：位于足第四趾末节外侧，距趾甲角 0.1 寸（指寸）。

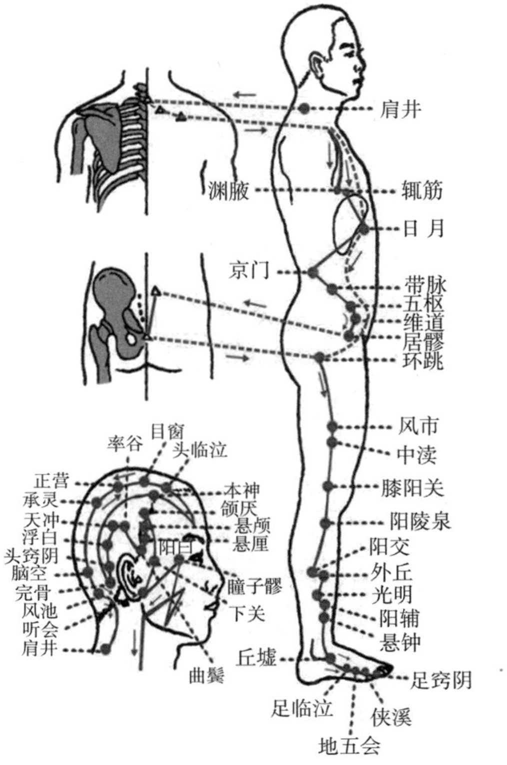

图 5–1–21　足少阳胆经循行图

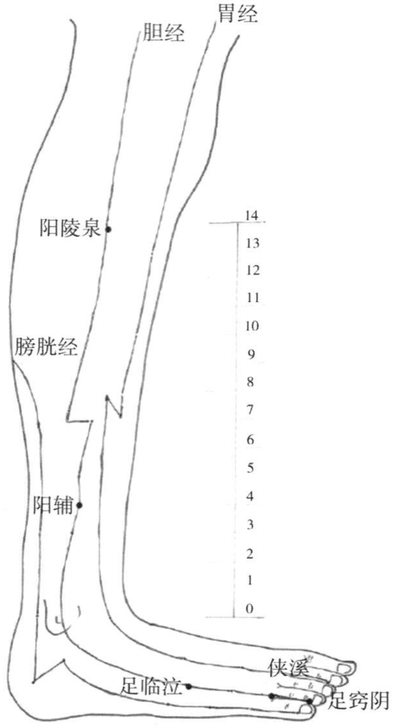

图 5-1-22　足少阳胆经五输穴示意图

十二、足太阳膀胱经

1. 循行部位

足太阳膀胱经起于内眼角（睛明穴），上过额部，交于督脉直至巅顶（百会穴）。见图 5-1-23。

巅顶部的分支：从头顶（百会穴）分出至耳上角。

巅顶向后直行分支：从头顶下行（至脑户穴）入颅内络脑，复返出来下行项后（天柱穴）。

下分为两支：

其一，沿肩胛内侧（大杼穴），夹脊旁，沿背中线旁 1.5 寸，下行至腰部，进入脊旁筋肉，络于肾，下属膀胱，再从腰中分出下行，夹脊旁，通于臀部，经大腿后面，进入腘窝中。

其二，从肩胛内侧分别下行，通过肩胛，沿背中线旁 3 寸下行，过臀部，经过髋关节部（环跳穴），沿大腿外侧后边下行，会合于腘窝中，向下通过腓肠肌，经外踝后面（昆仑穴），在足跟部折向前，经足背外侧至足小趾外侧端（至阴穴），与足少阴肾经相接。

2. 联系脏腑：属膀胱，络肾，与心、脑有联系。

3. 主治概要：头、项、目、背、腰、下肢部病症及神志病，背部第一侧线的背俞穴及第二侧线相平的腧穴，主治与其相关的脏腑病症和有关的组织器官病症。

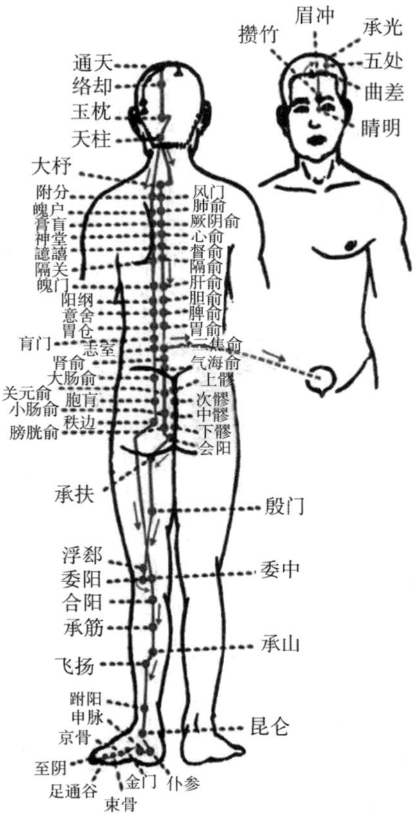

图 5–1–23　足太阳膀胱经循行图

4. 穴位定位见图 5–1–24。

委中：位于腘横纹中点，当股二头肌腱与半腱肌腱的中间。

昆仑：位于足部外踝后方，当外踝尖与跟腱之间的凹陷处。

束骨：位于足外侧，足小趾本节（第五跖趾关节）的后方，赤白肉际处。

足通谷：位于足外侧，足小趾本节（第五跖趾关节）的前方，赤白肉际处。

至阴：位于足小趾末节外侧，距趾甲角 0.1 寸（指寸）。

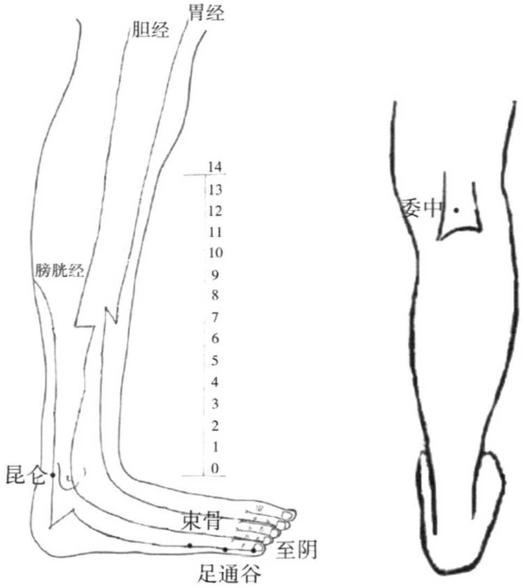

图 5–1–24　足太阳膀胱经五输穴循行图

十三、任脉

1. 循行部位

起于胞中，下出会阴，向上前行至阴毛部位，沿腹部和胸部正中线直上，经咽喉，至下颌，环绕口唇，沿面颊，分行至目眶下，交于足阳明经。见图5–1–25。

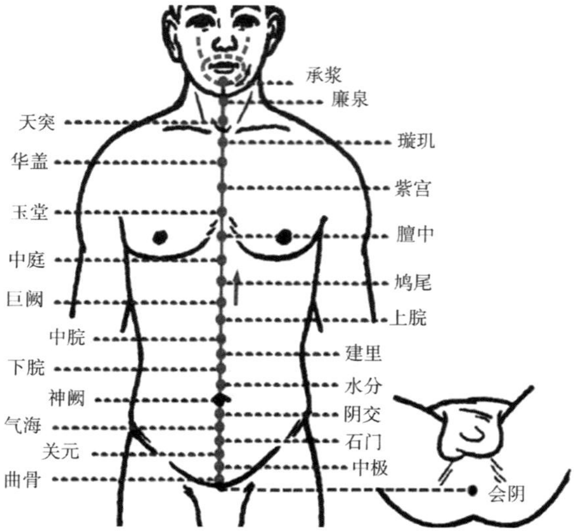

图 5–1–25　任脉循行图

2. 主治概要：腹、胸、颈、头面的局部病症及相应的内脏器官疾病，少数腧穴有强壮作用或可治疗神志病。如疝气、带下、腹中结块等证。

3. 穴位定位：见附录一（十二经脉与任督二脉穴位的定位）。

十四、督脉

1. 循行部位

起于胞中，下出会阴，沿脊柱内直向上行，至项后风府穴处进入颅内，络脑，并由项沿头部正中线，上行巅顶，沿前额正中，鼻柱正中，至上唇系带处。见图 5–1–26。

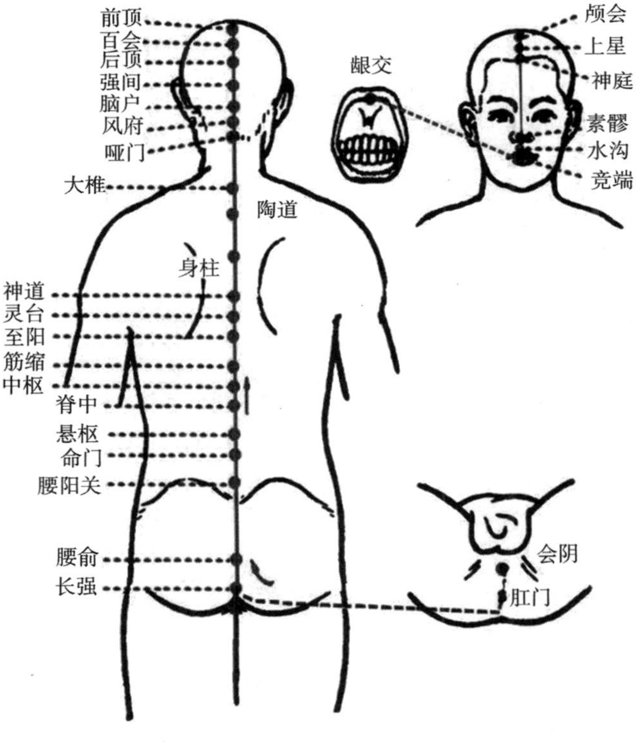

图 5–1–26　督脉循行图

分支

其一，与冲、任二脉同起于胞中，出于会阴部，在尾骨端与足少阴肾经、足太阳膀胱经的脉气会合，贯脊，属肾。

其二，从小腹直上贯脐，向上贯心，至咽喉与冲、任二脉相会合，到下颌部，环绕口唇，至两目下中央。

其三，与足太阳膀胱经同起于眼内角，上行至前额，于巅顶交会，人络于脑，再别出下项，沿肩胛骨内，脊柱两旁，到达腰中，进入脊柱两侧的肌肉，与肾脏相联络。

2. 主治概要：主治神志病，热病，腰骶、背、头项局部病症及相应的内脏疾病。如颈项强痛、角弓反张等证。督脉统领一身之阳气，只要是阳气衰弱都可以在督脉上找到合适的穴位进行治疗。

3. 穴位定位：见附录一（十二经脉与任督二脉穴位的定位）。

十五、手指比量法

手指比量法是以选穴本人手指为标准来定取穴位的方法。由于人体生长相关规律的缘故，人类机体的各个局部间是相互关联的。由于选取的手指不同，节段亦不同，可分作以下几种。见图 5–1–27。

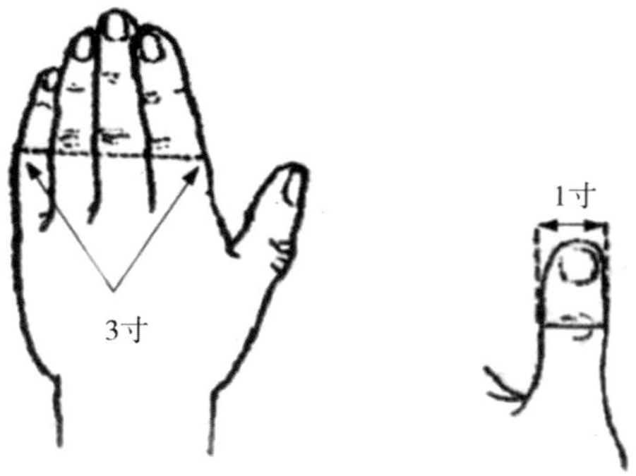

图 5–1–27　拇指同身寸法与横指同身寸法

1. 拇指同身寸法：是以选穴本人拇指指关节的横度作为一寸，也适用于四肢部的身寸取穴。

2. 横指同身寸法：也称“一夫法”，是令本人将食指、中指、无名指和小指并拢，以中指中节横纹处为准，四指横量作为 3 寸。

大拇指侧为桡骨，小拇指侧为尺骨。内侧为胫骨，外侧为尺骨。见图 5–1–28。

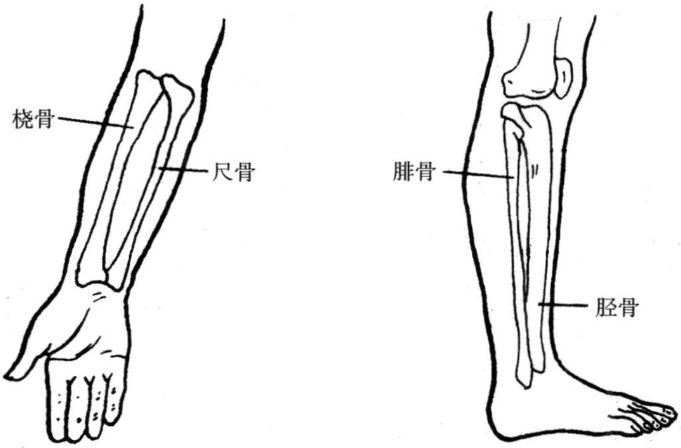

图 5–1–28　手臂、小腿骨骼图

第六章 人体亚健康的调理方法

第一节　人体亚健康的经络调理

一、概述

《黄帝内经》载:“经脉者，人之所以生，病之所以成，中医经络，人之所以治，病之所以起。”并有“决生死，处百病，调虚实，不可不通”的特点。中医经络养生就是根据中医经络理论，按照中医经络和腧穴的功效主治，采取针、灸、推拿、按摩、捶疗、导引等方式，达到舒经理络、交通阴阳而最终实现驱邪治病，使机体恢复阴平阳秘的和谐状态。

经络是人体经脉与络脉的总称，意指周身气血运行的通道。经络是古人在长期生活保健和医疗实践中逐渐发现并形成理论的，它是以手、足三阴和三阳经以及任、督二脉为主体，网络遍布全身的一个综合系统。它内联五脏六腑，外布五官七窍、四肢百骸，沟通表里、上下，将人体的各部分连接成有机的，与自然界阴阳属性密不可分的整体，它不仅指导着中医各科的临床实践，而且是人体保健、养生祛病的重要依据。

经络穴位调理养生法包括捶疗、按摩、艾灸、导引等方法，刺激经络、穴位，以激发精气，达到调和气血、旺盛代谢、通利经络、增进人体健康等目的的一种养生方法。推拿按摩是用手对人体经络穴位进行按、拿、点、推、揉、拍等手法，起到运行气血、健身祛病的作用。捶疗法是以特制的经络调理锤刺激人体经络穴位，通过轻重缓急等不同手法，起到调整脏腑、疏通经络的作用。灸法是借助艾火热力，灸灼、熏熨穴位，以达到温通经络、调养脏腑的效果。三种方法各有特长，既可单独应用，又可按需综合施行，只要操作得法，一般对人体无损伤与副作用。如能持之以恒，不失为简单、易行、实用、有效的养生祛病之良法。

中医经络调理养生疗法与普通的疗法区别于:

第一，有规律地刺激经络穴位，可调养内科病;

第二，从疗效上，普通的按摩只能达到放松肌肉的效果，而经络点穴、捶疗和循经推导疗法则可达到医疗效果，有病治病，无病防病;

第三，从手法上，普通的足疗、按摩治疗只能到达皮表、肌肉，穴位点按及经络方向并不清晰，甚至是相反的。而经络调理疗法则可采用辨证取穴，严格按照经络的气血走向进行调理施治，可更为有效地促进经脉的气血运行。

二、亚健康的经络调理

在中医经络学和脏象学理论中，可以了解到人体的经络起到“内属（五）脏（六）腑”，外络形体，行气血，营阴阳，濡筋骨，利关节”的作用。因此，经络的通畅与否是决定人体机体健康状态的关键。所以对经络进行调理，就可以起到“疏经通络，行气活血；平衡阴阳，补虚泻实；调节脏腑，沟通内外”的作用。

所谓经络调理，基本上可分为被动型和主动型两种类型。

1. 被动型经络调理是指通过由经络调理师采取各种刺激经络、穴位的方法帮助被调理者疏通经络，促进其内在气血的运行，调节和改善其亚健康的状态。

2. 主动型的经络调理，则是自我采用传统功法的锻炼，以及各种相关运动，调动自身体内在的潜能，导引促进气血的运行，起到疏经通络的作用，从而有效改善人体亚健康的状态。

无论主动型还是被动型的经络调理，其基本理念都十分注重气血的运行和对经络的调理与养护。通常，采取两种调理并举的方法，应当是最为有效合理的。内养是十分重要的，尽管主动型的锻炼和调理方法是充分调动人体潜能的最好方法，但坚持是需要毅力的。借助调理师的调理可以快速有效地调节和改变亚健康的状态，有助于建立自我调理的信心。然而，被中医和习武之人称之为“人身三宝”的“精、气、神”的保养，则离不开主动型的锻炼和日常生活中的养护。因此，只有两者兼而并举才是中医养生中经络调理的完整体系。

第二节　经络调理的主要方法

一、循经推导调理法

推拿按摩法，由于推拿按摩的普及，使其成为当前经络调理中的最为流行的方法。目前业界流行的调理法又主要可分为中医保健推拿调理法和精油推导调理法。由于这些方法主要归于保健和美容行业，所以其中技术水平良莠不齐，相差甚远。通常，养生保健与美容行业的按摩师所掌握的推拿按摩方法，对人体肌肉纹理以及经脉的走向都不是很清晰，了解的穴位也仅限常用的一二十个。真正能够掌握，并严格按照经络进行循经推导的机构和技师仍是凤毛麟角。

循经推导调理法的特点，相对针灸法而言，每次的调理范围要宽，通常是对全身进行整体的循经推导调理，人体的十四条经脉基本上都可以走到。武医养生循经推导调理法在实际应用同样可分为普通循经推导调理法和精油循经推导法两种。

第一种循经推导调理法主要是在传统武医推拿的基础上，首先运用推、揉、滚、按、抻、拍等放松手法，使被调理者全身得以放松。由于施术者具有武功训练的底子，故在手法运用中能体现出松沉有力，有渗透力和穿透力，使身体各部分肌肉都适当放松之后再按十四经脉的走向进行推导。

第二种精油推导法，则可借助精油等药物之通窍功效。主要推、揉、点、搓、按手法为主，严格按照十四经脉之走向，辅以精油或药液，遂条经脉结合淋巴排毒系统进行推导。同时，也可根据患者身体状况，重点推导相应的经脉。

二、捶打式经络调理法

捶打式经络调理法又称为经络捶疗调理法。二百多年前的医书《医宗金鉴·外科心法要诀》中就有关于“振挺疗法”的记载，并解释为“振即振击，挺即木棒”。捶打式经络调理法是以经络学说为指导，在传统针灸、振挺疗法（药棒疗法、叩击法）、梅花针和推拿点穴等多种技法基础上，经过前人长期总结和不断改进而形成的一种方法，也是一种新兴的传统经络调理方法。

该方法取穴准确、渗透力强。通常，不仅将人体的十四条经脉基本上全部走到，每次取穴达 300 个以上。每次调理对人体穴位的击打达 3000 次以上。因此，这也是一种正在兴起并且很有效的调理方法。

由于通常捶疗应用的穴位基本上在 300 个左右，故对捶疗师的要求也十分严格。虽然目前该方法尚未纳入医疗管理，但仍需要进行专业的技术培训、考核和认证才能执业。这也是本书重点详细介绍和推荐的方法。

三、梅花针经络调理法

梅花针经络调理法就是用梅花针敲打人体表皮或者头皮，达到疏通人体经络的目的。

中医认为“有病之于内，必形诸于外”。人体内部脏腑有病，可在外部体表上表现出来。因为人体在正常情况下，五脏六腑，四肢五官，皮毛筋骨，肌肉血脉，各有其不同的生理活动，相互关联，共同维持机体的统一平衡。这种有机的配合，主要是依靠人体的经络系统来实现的。一旦病邪侵入人体，通过经络传入脏腑；反过来，脏腑有病，也可通过经络反映到体表。经络梅花针调理法是通过刺激人体某一部位，达到调整机体，预防和治疗疾病的目的。虽然所刺部位不一定是经穴，但由于十二经脉、十五别络及皮部络脉的络属关系，故刺激这些部位同样可达到良好的效果。所以，其疗效的产生，主要是通过皮部经脉、经络与内脏互相联系的关系来实现的。

特别是用梅花针进行头皮经络调理，因为头乃“诸阳之汇”，人体的十二经脉和奇经八脉都会在头部汇集。仅仅在头部的穴位就有几十个，大约占全身穴位总数的 1/5 左右。此外，头部还有十几个特定的刺激区，它们可以反映和调节全身脏器的功能。在头部的经络调理过程中，主要是以刺激头部的督脉和肝肾经脉为主，因为督脉循头面最长，并与脑有密切联系，而肝肾为脑髓之源，此外，膀胱经经气通于脑，胆、三焦、大肠、小肠经皆上循于头部。因此，用梅花针调理头皮，可以起到疏经活络、松弛神经、消除疲劳、延年益寿和防治疾病的作用。同时，梅花针调理头皮还可以改善头皮血液循环，增加毛囊的营养供应，有利于头皮健康和头发的生长，使头发亮泽、质地柔韧，因此，也可以有效防止头发变白、脱落。

四、自我经络调理保健法

在武医健康养生中有许多自我保健养生的方法，除了食疗等以外基本上均与自我的经络调理有关。其中主要有：

1. 自我点穴按摩类保健法，如：八段锦、自我循经点穴按摩和循经拍打法等自我保健按摩法；

2. 自我艾灸调理法；

3. 自我经络捶疗调理法；

4. 气功吐纳导引法，如：六字诀、易筋经、五行功、运掌八法、武医瑜珈和桩功等；

5. 太极拳及其他传统武术养生功法。

以上各类自我经络调理方法，将在第十一章中有选择地做具体介绍。

鉴于人体经络理论博大精深，人体穴位内容丰富，自我捶疗、按摩、艾灸等操作方法复杂，应当经专门学习训练，不宜草率施行。否则，容易酿成负面的效果。

五、其他调理法

武医经络调理方法是汇集了民间传统多种中医外治的经络调理方法，经过筛选整理而成。目前在民间广为流传的拔罐、刮痧、推拿、火疗、穴位贴等无不与经络有关，均属这一范围。鉴于有些方法在普及中技术含量较低，安全性较差，故未在此专门系统地进行介绍。

其中，“穴位贴疗法”在民间应用比较广泛，但是由于各家有各家的“穴位贴”方子，不成体系，仅流于药物的应用，往往还局限于某些疾病的调理。

在民间也有专家从易理入手，分析和建立的人体的体质模型，以中医经络学为基础，结合药物之五行属性，并将民间的“穴位贴疗法”从理论到方法加以全面提升，广泛应用实施，使用方便，收效显著，使“穴位贴疗法”这一传统武医中的方法焕发出青春的活力。从而形成一个开放的应用平台体系，这种方法只要认真学习或经过系统培训即可实施应用，易于普及具有很大的普及和实用价值。

第七章

循经推导调理法

概　述

在前文中的中医经络学和脏象学理论中，了解到人体的经络可以起到“内属（五）脏（六）腑”，外络形体，行气血，营阴阳，濡筋骨，利关节”的作用。因此，经络通畅与否是决定人体机体健康状态的关键。所以对经络进行调理，就可以起到“疏经通络，行气活血；平衡阴阳，补虚泻实；调节脏腑，沟通内外”的作用。

所谓经络调理，基本上可分为被动型和主动型两种类型。其中，被动型就是通过由经络调理师采取各种刺激经络、穴位的方法帮助被调理者疏通经络，促进其内在气血的运行，调节和改善其亚健康的状态。本章重点讲述循经推拿调理方法的操作和应用。

主动型的经络调理，则是采用传统功法的锻炼，以及各种相关运动，调动人体内在的潜能，导引促进气血的运行，起到疏经通络的作用，从而有效改善其亚健康的状态。

随着推拿按摩的普及，使其成为当前经络调理中的最主流方法。然而目前，由于该方法主要归于保健行业，其中技术水平良莠不齐，相差甚远。通常，保健行业的按摩师所掌握的经脉穴位也仅限常用的一二十个。真正能够掌握，并严格按照经络进行循经推导的机构和技师仍是凤毛麟角。

循经推拿的特点，相对针灸法而言，每次的调理范围要宽，通常是对全身进行整体的循经推拿，人体的十四条经脉基本上都可以走到。气血在人体中沿着经脉有规律的运行，从而使人体整体的气血代谢稳定在一个平衡的状态，使人体向更健康的方向发展。这种正常的代谢状态就是当今所流行的“人的自我修复（康复）功能”的说法。而这种自我修复（康复）功能是人体与生俱来的一种能力，只是人们生活过程中种种影响健康的因素防碍了自身的这种功能。比如饮食无节制、劳逸过度、自然界气候的变化给人们造成的影响，情绪的变化过度等等都会直接或间接的影响人体的气血运行。气血的运输不畅是产生疾患的重要原因。针对于这些原因，同时结合传统中医的针灸、推拿以及武术中的导引法总结出一套完整的循经推拿方法，通过对十二正经与任督二脉以及经脉上的穴位进行有规律的推导，使气脉畅通，脏腑得以补养，最终起到通瘀导滞调节阴阳的作用。

第一节　循经推拿的基本手法

民间流传的各种推拿按摩手法非常之多，见于文字的有110余种，实际在临床应用中由于流派不同，一般常用的有十几种。本书主要推荐的常用手法一般有如下几种。这些手法在循经推拿中应用极为广泛，且调理均匀易深透，无论对肌肉筋骨的放松，还是对经脉穴位的疏导都能起到立竿见影的效果。

一、基本手法及操作

1. 推法

（1）手法：用拇指、掌或其他部位着力于人体一定部位或穴位上，做前后、上下、左右的直线或弧线推进，称为推法。手法用力要沉要稳，推进速度要缓慢松沉，并要保持一定压力作用于深部组织，一般操作5～10遍即可。

（2）作用：本法具有疏通经络、活血止痛、缓解痉挛的作用，应用较为广泛，如风湿痹痛、筋肉拘急疼痛、软组织损伤等。

推法可分指推、掌推、肘推等，现就掌推法为例予以介绍：掌推法要以掌根为着力点，由上向下或由下至上缓慢推进，如需加大力量可重叠双手进行，掌推法适用于腰背、下肢等体表面积较大的部位。

调理师在运掌推的过程中，用力运劲的方法与平时练功运掌的方法基本一致。

2. 拿捏法

（1）手法：用拇指与其他各指作相对如钳形的用力，一紧一松的拿捏，以挤捏肌肉韧带软组织。拿法是以拇指和其他四指相对，提住某一部位或穴位提拿揉捏的一种手法。操作时腕部要放松、以指腹面着力，提拿方向应与肌肤垂直，在拿起肌肉组织后应稍待片刻再松手复原，力量要适中，以局部酸胀、微痛或放松后感觉舒适为度，提拿揉捏动作应连绵不断以5～10次为宜，根据治疗部位可分别采用三指拿、四指拿、五指拿。

（2）作用：缓解肌肉痉挛、松解粘连、活血消肿、祛瘀止痛。

调理师需要在平时加强运掌和握力、指力的练习，方可在运用中做到松而有力，有渗透力。

3. 按法

（1）手法：单手或双手手掌或指腹放置患处轻轻地做圆形的按摩动作。

（2）作用：有消瘀退肿，镇静止痛作用。

本法为手法中最轻柔的一种，作用力温和而浅在，仅达皮肤及皮下。手法操作时肘关节微屈，腕部放松，指掌自然轻放在体表的一定部位上，然后做和缓协调的逆时针或顺时针抚摩。

调理师需要在平时练功中掌握身体松沉的方法，才能在运用时将身体的重量运于掌间，渗透其表，力透体内。

4. 揉法

（1）手法：用手指或手掌在皮肤上作轻轻回旋揉动的手法。用手掌大鱼际、小鱼际、掌根或手指罗纹面着力吸定于一定部位或穴位上，带动该处的皮下组织一起做轻柔和缓的旋转运动称为揉法。

（2）作用：消散外伤引起的肿胀，具有解痉止痛、松解软组织粘连的作用。

本法常与按法协同使用称按揉。其作用力可达皮下组织，也可深达肌层，多在疼痛部位，软组织粘连的部位或强手法后应用。

应用上可分为指揉法和掌揉法两种：指揉法是以手指腹侧面按于某一部位或穴位上，做小幅度的环旋运动。指揉作用面小、力量较深、沉稳。掌揉法是以掌根或大、小鱼际为着力点，腕部放松，以腕关节连同前臂做回旋运动。掌揉的作用面大，刺激和缓舒适。

调理师需要在平时练功中掌握运掌、活腕的方法，才能在运用时轻松灵活，如揉面一般自如。

5. 滚法

（1）手法：滚法是用手背部在体表一定部位做连续往返滚动的一种手法。操作时要以腕的灵活摆动带动掌指关节部的运动，滚动时腕关节要放松，滚动速度以每分钟100次左右为宜，并要有轻重均匀交替，着力点必须紧贴皮肤，切忌来回摩擦而造成皮肤损伤。滚法根据力量的大小和治疗部位的不同，可分为直滚法和侧滚法两种。直滚操作时手握空拳，以2～5指的近侧指间关节为支点放于患处，以腕关节带动，做均匀的来回摆动。侧滚操作时，以第5掌指关节背侧面为支点放于患处，腕关节做屈伸外旋的连续来回摆动。

（2）作用：调和营卫、疏通经络、适用于腰背、肩颈和四肢等部位。

本法具有行气活血、疏筋活络、解痉止痛的作用，应用较为广泛而灵活，尤宜于肌肉丰满的部位。直滚法力量较大，多用于肌肉丰满之处。侧滚法力量较柔和，多用于关节隆突处和肌肉薄弱者。

调理师需要在长期的练功中掌握并养成沉肩坠肘的习惯，才能在运用时节节贯穿，松揉有力，力透其表。

6. 点法

（1）手法：根据经络循行，选择适当穴位，用手指拇指、金刚指（握拳中指中关节突出）或肘尖在经穴上点按。点按前应放松肩部肌肉，点按由轻到重，由表及里，用力要以能耐受为度。练习熟练后当与呼吸相配合，呼气时均匀用力点按穴位，吸气时放松将力均匀收起。

（2）作用：疏畅经络，气血阻滞。术时局部有酸、胀，微痛感；术后穴位微热，感觉轻松。在循经推拿过程中点按法是比较多用的手法，在气血的调动过程中起着重要的作用。

调理师需要在长期的练功中练习指力，使其在运用时能力透其表。

7. 拨法

（1）手法：拨法术者拇指伸直，其余四指分开扶持体表固定，屈伸拇指掌指关节，向左右拨动施术部位的肌肉或肌腱等。此为轻手法。以拇指伸直，其余四指握拳，食指桡侧抵于拇指掌面，用腕或肘部摆动屈伸，带动拇指拨动肌肉肌键部位。此法为重手法。拨时手指要按住施术部位筋或肌腱进行拨动，不能与皮肤产生摩擦，要实而不浮，透达深处，用力由轻到重，均匀和缓。

（2）作用：解痉止痛，疏理肌筋，通经活络，行气活血，消炎镇痛，解除粘连。

8. 拍击法

（1）手法：用拳捶击肢体的手法，叫捶击法，用手掌拍打患处叫拍打法，用掌侧击打又称劈法。手法动作要平稳，操作时掌心要空，手掌部要同时整体接触施术部位的皮肤，使拍打发出“碰、碰”的清脆声音，而表皮并无疼痛感。拍打时腕关节要放松，动作要协调，均匀用力，手法要灵活而有弹性，顺序而有节奏的双手交替进行，亦可单手操作。

（2）作用：疏通周身气血、养经络、消除外伤后瘀积及疲劳酸胀又能松腠理、透毛孔、祛风散寒。

调理师需要在平时练功中掌握身体及手臂松沉的方法，才能在运用时节节贯穿，松揉有力，力透其表。

9. 抖法

（1）手法：术者用手握患者肢体的远端，轻轻地抖动患者肢体，使整个肢体随之呈波纹状起伏抖动，为活动肢体的一种手法。操作时，应注意抖动的幅度宜小，频率宜快，应忌以暴力伸拉。施抖前尚须施用放松局部的准备动作及手法，以增加效果。抖法可分为抖上肢法、抖下肢法和抖腕关节法。

（2）作用：活血止痛，放松肌筋，和中理气，消导化滞，解除粘连，通利关节，消除疲劳及顺理肌筋等。

调理师需要在平时练功中掌握身体及手臂松沉的方法，才能在运用时节节贯穿，发出抖弹之力。

第二节　按摩手法的基本要求

一、手法应用的基本原则

熟练的手法技术应该具备持久、有力、均匀、柔和、渗透几个基本要求。同时要注意手法力度、方向的正确应用，避免自身劳损伤害的产生。

1. 自我保护　这是武医经络调理师的首要意识。在为他人进行手法调理的过程中要求调理师十分注意自身腰与四肢及筋骨、关节保持处于合理状态，形成自我保护，避免不必要的劳损出现，以至伤及到自身。养成良好的姿势、动作习惯，以及自然松沉的气息运用，不仅可以有效地保护自身，也可以提高调理技法的实效，这也是进行有效调理的基本保障。

2. 持久有力　是指手法能持续运用一定时间，保持动作和力量的连贯性。指手法必须具备一定的渗透力量，这种力量不是固定不变的蛮力，而是根据治疗对象、病症虚实、施治部位和手法性质而定。

3. 均匀柔和　要求手法动作具有节奏性和用力的平稳性，动作不能时快时慢，用力不能时轻时重。同手法动作要做到松柔灵活，力量柔和而具有渗透力，使手法轻而不浮，重而不滞。所以柔和并不是软弱无力，而是不能用滞劲蛮力或爆发力。

4. 顺势而为　各种手法运用一定要顺应经络和肌肉的纹理走向，切忌逆行推导，给患者带来不适感。同理可以体会在抚摸动物时，只有顺势抚摸其皮毛才会很乖而安静。

手法的运用并没有特别固定的模式，完全是因人而异，因症而异，其根本的原则是：舒适、有效、循序渐进。切忌着其一点，使用蛮力。

武医经络调理师调理手法的运用与掌握，在训练时就强调要求结合练功，提高手法实施中的柔韧性、松沉力度及渗透性。其中，过去习武中秘不外传的“运掌八法”，恰恰是提高调理师手法功力的最好训练功法。该功法不仅可大大提高施术的效果，还可解除自身施术后的疲劳。

二、手法的实际应用与要领

衡量手法运用是否恰当，应该与调理对象、病症虚实、治疗部位等联系起来。因为人有男女老少，体有胖瘦强弱，症有久暂虚实，调理力量的轻重以及掌握治疗的重点等，都要因人、因病、因部位不同而灵活运用。一般说来，虚症手法要轻些，实症手法要重些，下面就手法的选择、压力的大小以及手法操作时间的掌握等问题作简要介绍。

1. 手法的选择

按摩时选用什么手法，好比处方用药，首先要注意辨证，然后再考虑用什么手法、用哪些手法。手法的接触面有大小、刺激有强弱，如治疗范围广、部位较深，或者肌肉较丰满的部位，则可选择接触面大而深刻有力的手法，如滚、掌按法等；反之，治疗范围小、部位较浅，或者肌肉较薄弱的部位，应该选用柔和而又深透作用强的手法，如推法、揉法等。筋腱部的治疗可选用拿法、拨法、拇指揉法等；穴位或压痛点可选择点法等。有经验的武医经络调理师在手法的选择和运用上往往会有很多手感上的直觉，可以灵活多变的自行选择运用。

2. 操作时间

在手法应用时，操作掌握的恰当与否，对调理效果有一定影响，时间过长或过短都会影响疗效，但时间的长短很难作明确的限定。根据临床治疗情况，一般可以从两个方面考虑，一是根据所调理症状的位置，如在经脉关节，操作时间较短，一般在 10 ～ 20 分钟；如在脏腑气血，则操作时间较长，一般在 15 ～ 30 分钟，或者更长些。二是与选用的手法有关，一般说使用轻柔缓和的手法如：推、滚、揉、摩等手法，操作时间较长些；而用压力大、刺激强的手法如按、点等手法，操作时间太长会引起不良反应甚至产生不良后果。此外，在手法应用时，还要根据调理部位的大小和多少而灵活掌握操作时间。

3. 按摩手法要领

要求武医调理师在长期练功的基础上，达到全身的松而有力，在施术时，无论肩、肘、腕、胯、膝、脚踝和腰，即全身的任何一个部位都要自然而松沉。在手法运用时，要沉肩、坠肘、松腕，切忌使用蛮力。即便需要用力时，也要借助自身身体的重量，而减少用手臂直接的力量。

在施术时，运用手法一定要注意人体结构、肌肉纹理及筋腱的走向，要顺势而行。切忌发现哪个部位有问题、疼痛，就吃住那个部位一味地使用蛮力。那样往往适得其反，让患者感到痛苦。优秀调理师的手就如同“雷达探测器”，手搭在哪里，便知其身体状况，而自知轻重与手法。

施术时，应当注意呼吸，调整好身体姿势和呼吸，并使其与动作及意念三者相配合一致。从而使得施术时，既轻松有力，还不会觉得太累，也保护好了自己。

武医调理师培训时所练习的运掌八法，能对这方面素质的提高起到十分重要的作用。

第三节　循经推导（通络）操作流程

常规性推拿首先要判断需要调理的重点部位和症状，有选择有重点的进行调理，本节仅对全身常规保健性循经推导的一般流程说明如下，以供参考。

一、俯卧位

1. 推脊开背

推膀胱经（由上到下）、督脉（由下向上）各 3 ～ 5 遍。

2. 捏肩松背

揉：肩背 3 ～ 5 遍。肩贞（轻、慢）。

捏：捏拿颈肌；提拿肩井。

3. 整理脊柱

滚：肩背、三角肌（轻、慢）、竖脊肌、脊柱、小臂滚膀胱经 3 ～ 5 遍。

推搓：八髎

推脊柱、按脊柱。

4. 整理下肢

推下肢 2 遍，捏拿腘窝、拿揉小腿。

5. 循经点推

肩井、背腧、八髎、环跳、承扶、殷门、委阳、委中、承山、飞扬、昆仑、金门、京骨、足通谷、至阴。

提伸小腿。

注意：左右两侧同理推拿。

二、侧卧位

1. 捏肩松背

掌根揉头部（胆经）

2. 拿肩松背

拿揉单侧颈肌、肩井、风池、乳突。

滚肩井、肩贞，掌根揉肩关节。

指柔肩关节，肩胛冈缝隙，点按天宗、秉风。

3. 整理腰胯

滚腰肌，胆经。推胆经至足背，前中后三线。

4. 循经点推

点按风市、阳陵泉、外丘、光明、悬钟、丘墟、足临泣、侠溪、足窍阴。

推小腿内侧、掌按小腿，拿揉腘窝部。

点按脾经，肾经。

注意：左右两侧同理推拿。

三、仰卧位

1. 头部推拿

揉太阳、膀胱经、胆经、辨证点穴。点按面部：迎香穴→胃经，从承泣穴到头维穴→小肠经的颧髎穴、听宫穴→膀胱经，从睛明穴到络却穴→三焦经的耳门穴、丝竹空穴→胆经，从瞳子髎穴到承灵穴→督脉，从百会穴到神庭穴→任脉的承浆穴。

点按颈部的风池、风府等穴。

2. 整理上肢（左右相同）

拉伸上肢，指关节，抖上肢。

推手臂内侧，掌推外侧。

推点按肺经、大肠经、心经、小肠经、心包经、三焦经穴位。（注意循经方向）

3. 整理下肢（左右相同）

滚、推胃经；点胃经穴位。

推肝经，点肝经穴位。

推摇、抻拉下肢：以单手扶按一侧膝关节，另一只手握同侧踝关节，进行屈膝摇胯抻拉运动。

四、坐立位

捶拍腰背、提拿肩颈。

第四节　亚健康常见症状的调理方法

面对“亚健康”，这种在西医看来是似病非病的状态，但在中医看来，此时人的机体阴阳、气血和脏腑功能已经开始出现不平衡，已有了病情先兆。此时中医的各种诊疗方法恰恰发挥了其强有效的作用。其中的经络调理是预防养生的基本理念，也是最主要和有效的方法。

根据中医经络学和脏象学理论，经络起到“内属（五）脏（六）腑”，外络形体，行气血，营阴阳，濡筋骨，利关节”的作用。因此，经络通畅与否是决定人体机体健康状态的关键。通过循经推拿进行调理，就可以起到“疏经通络，行气活血；平衡阴阳，补虚泻实；调节脏腑，沟通内外”的作用。其基本理念都十分注重气、血、经络的调理和养护。

本节通过亚健康不同症状的反映可以检测到不同脏腑、经络的虚实通塞，从而制定不同的方法进行调理，达到纠正亚健康的目的。

归结起来亚健康症状包括：颈肩酸痛、疲劳性腰痛、注意力不集中、心情烦躁、失眠、消化功不良、免疫力低下、肥胖、视疲劳等。针对这些下文将提供行之有效的循经推拿方案。

1. 颈肩酸痛

本症通常由于睡眠姿势不好或伏案工作过久及感受风邪所致。经常在起床后或过度劳累之余，感到颈部酸胀疼痛，严重者可见转侧不灵活，甚至反射到肩背。颈部肌肉有明显压痛及粗硬感，肌张力增高。本症轻者可数日自愈，重者拖延数周或更长，影响工作及学习。本症多因慢性疲劳性损伤又感受风、寒、湿邪以导致脉络失和、气血凝滞。如果不进行及时的调理，日久则会引发颈椎病的产生。

（1）调理原则：宜舒利筋肌，活血通络。

（2）循经手法

揉捏颈肌法，往返 4 ～ 5 遍，按揉颈部、上背部及肩胛内上角，指揉肩胛，掌推肩胛，掌推后背使颈肩背的阳经得以疏通。然后头颈依次点按脑户、风池、天鼎、缺盆、肩外俞、肩井、天宗、极泉、曲池、合谷和阿是穴及临近穴位，反复数次，根据引起肩颈疼痛的病由，也可以进一步加用治疗手法。

（3）辅助主动调理：纠正颈部、胸椎的错误动作姿势。练习相应的功法，如踮脚甩手功和真气运行呼吸法。

2. 疲劳性腰痛

本症主要产生的原因有体位不当：长期处于某种体位引起腰部局部肌肉僵硬，导致腰部软组织不平衡，日久所引起的过度疲劳而引发腰痛；肾气亏虚：中医认为腰为肾之府，肾气亏虚之人轻微活动之后即可出现腰酸背痛之症，同时可伴见尿频、腿软之症。解剖学上指腰骶部肌肉、筋膜等软组织慢性疲劳性损伤。在慢性腰痛中占有相当的比重。主要表现为腰骶部一侧或两侧酸痛或胀痛，时轻时重，反复发作，缠绵不愈。根据劳损的不同部位，可有广泛的压痛。酸痛多在劳累后加剧，休息后减轻，并与气候变化有关。腰腿活动一般无明显障碍，但活动时有牵制不适感。在急性发作时，各种症状明显加重，并有腰肌痉挛、脊柱侧弯、下肢牵掣等症状。兼受风湿者，患处喜热怕冷，局部皮肤粗糙，感觉迟钝。

（1）调理原则：理气活血，疏经止痛。

（2）循经手法

放松腰背后双手推腰背沿两侧膀胱经，从上向下进行推法 5 ～ 7 遍，然后依次点按肾俞、腰眼、阿是穴、环跳、委中、承山、昆仑。推搓肾俞、八髎，用掌根左右推搓八髎至其发热；同时，可以配太溪、悬钟、阳陵泉的点按，以达到补肾壮骨的目的。急性腰疼者在反应点进行拨法分筋，理筋，静压和点按法。

（3）辅助主动调理：纠正腰部的错误动作姿势。练习相应的功法，如踮脚甩手功和真气运行呼吸法。

3. 注意力不集中

注意力不集中常由于精神过度紧张和过劳引起，以乏力、头晕、多梦、记忆力减退、等为主要表现。主要与心肾气血亏耗有关，通过循经推拿补益心肾使身心彻底地放松，并且可以促进脑和神经系统的血液循环，调节机体的内在平衡，增强体质，改善疲劳，使注意力集中。

（1）调理原则：补肾健脑，调和心气。

（2）循经手法

俯卧位：放松肩背，改善头部供血；推揉脊 3 ～ 5 遍：用手掌从胸椎开始轻轻推揉，并逐渐向下，一直到尾椎；擦八髎 64 次，用掌根或小鱼际擦至局部发热；点按心俞、肾俞 3 ～ 5 次。

仰卧位：循经点按头部穴位；循经推按心经，重点加强隐白、大都、三阴交、血海、涌泉、太溪、复溜的点按。

（3）辅助主动调理：练习相应的功法，如站桩功。

4. 心情烦躁

人体内有各种生物钟，并有各自的循环周期。当今随着生活节奏的加快，人们一些不良的生活习惯，导致人体正常的生理节律出现紊乱，不但身体上出现各种症状，情绪也为此受累。从中医角度去看当一个人心情烦操的时候，很有可能是肝气郁结，同时伴有脾肾两虚的症状。

（1）调理原则：疏肝解郁，调和肝脾。

（2）循经手法

俯卧位：放松肩背，推揉脊 3 ～ 6 遍：用手掌从胸椎开始轻轻推揉，并逐渐向下，一直到尾椎；擦肾俞 64 次，用掌根左右擦至局部发热；点按心俞、脾俞、胃俞、肝俞、胆俞、肾俞。

仰卧位：循经推按足三阴经脉及胃经，重点加强隐白、大都、公孙、三阴交、血海、行间、太冲、涌泉、太溪的点按，同时可以适当点按膻中穴。

（3）辅助主动调理：练习相应的功法，如站桩功和太极行动等。

5. 失眠

失眠是以经常不易入睡或睡而易醒为主要特征，轻者表现为入睡困难，稍睡即醒，醒后不能再睡。重者终宵不得安眠，并伴有头晕、脑胀、健忘、心悸等症状，失眠引起的一些症状会严重影响人们平时的生活和工作。虽然引起的失眠的原因有很多种，或是血虚或是肝气郁结或是瘀血，最终造成失眠都是心神失于调理。所以在循经推拿的过程中重点调理心经诸穴，同时配合肝脾肾三阴经的调理。

（1）调理原则：补益心脾，调和肝肾。

（2）循经手法

俯卧位：放松肩背，推揉脊 3 ～ 5 遍；擦心俞 64 次；点按心俞、膈俞、脾俞、肝俞、胆俞、肾俞。

仰卧位：循经推按足三阴经脉，重点加强隐白、大都、三阴交、血海、太冲、太溪的点按；循经推按心包经，心经，重点点按内关、神门、中冲、少冲。

（3）辅助主动调理：练习相应的功法，如踮脚甩手功和真气运行呼吸法。

6. 消化功能不良

过饱、饥饱失常、情绪等等都会引起消化系统的功能紊乱。脾胃是人体的后天之本，人体气血生化最本源的地方，脾胃功能的紊乱也是引发其他诸多症状的主要原因。循经推拿，帮助人体疏通脾胃的精气，提高人体消化吸收的代谢能力。同时，消化功能不良也应当注意平时的饮食节律，并且甜食，生冷、油腻、辛辣刺激性强的食物尽量少食，不去给脾胃造成更大的负担。

（1）调理原则：调和脾胃。

（2）循经手法

俯卧位：放松肩背，推揉脊 3 ～ 5 遍；点按脾俞、胃俞、肝俞、胆俞。

仰卧位：循经推按脾经、肝经，重点加强隐白、大都、血海、太冲的点按；顺时针摩腹 32 次，逆时针摩腹 32 次，点按天枢、气海、下脘、中脘。

（3）辅助主动调理：练习相应的功法，如六字诀和太极行功等。

7. 免疫力低下

各种因素会使免疫力低下使人体自身不能正常发挥保护作用，在此情况下，极易招致细菌、病毒、真菌等感染，因此免疫力低下最直接的表现就是容易生病。是一种人体整体体质下降的表现。这主要跟人体的气血不足有关，《黄帝内经》谓："气乃生命之源，血乃生命之根，气血充盈则百病不生，气血虚亏百病皆生。"气血的生成主要与肺纳气、心的化生、脾胃的受纳、肾的推动有着密切关系。

（1）调理原则：调理心肺，补益脾肾。

（2）循经手法

俯卧位：放松肩背，推揉脊 3 ～ 5 遍；点按肺俞、心俞、脾俞、胃俞、肝俞。

仰卧位：循经推按脾经、肾经、肺经、心经，重点加强隐白、大都、太冲、曲泉、太渊、少冲的点按；点按天枢、气海、下脘、中脘。

（3）辅助主动调理：练习相应的功法，如六字诀和太极行功等。

8. 肥胖

体重超重，肚子大，油光满面，鼾声如雷，血糖、血脂都会有影响。过多的体重不仅给身体过多的负重，同时也阻碍着人体整体的气血运行。肥胖的人属于痰湿体质，常常会出现胸闷或腹部涨满，身体不轻松，腹部肥满松软，嘴里发黏，平时痰多，咽部总痰等状况。中医讲"脾为生痰之源"，这种内在的湿气排泄不出就出现肥胖。脾胃功能的正常与正常的代谢是改善肥胖的根本点，循经推拿手法也是以调和脾胃，化痰祛湿为主。

（1）调理原则：调理脾胃，化痰祛湿。

（2）循经手法

俯卧位：放松肩背，推揉脊 3 ～ 5 遍；点按肺俞、脾俞、胃俞、肝俞、胆俞、肾俞、殷门、承浮。

仰卧位：循经推按脾经、肾经、肺经，重点加强隐白、大都、阳陵泉、太冲、曲泉、太溪、阴谷、中府、太渊的点按；顺时针摩腹 32 次，逆时针摩腹 32 次，点按天枢、气海、下脘、中脘。

（3）辅助主动调理：练习相应的功法，如踮脚甩手功和太极行功等。

9. 视疲劳

随着科技的进步，繁多电子产品的应用，人们更多的在劳累自己的眼睛。视疲劳是诱发近视及引起近视度数加深的主要因素。视疲劳不但影响人的视觉，也是引发其他相关疾病的诱因，特别是神经系统的疾病，因此了解视疲劳成因及控制视疲劳是非常重要的。学习的压力、就业的压力、竞争的压力迫使人们从小需要不断地学习再学习，休息不足、睡眠不足、超负荷的用眼，都促使了眼睛疲劳，时间一久造成精神紧张，心急烦躁，情绪低落，身心处于亚健康状态。循经推拿应对视疲劳的改善能起到立竿见影的效果。中医认为“肝开窍于目”，眼睛的问题主要还是与肝有着直接的联系。

（1）调理原则：疏肝明目。

（2）循经手法

俯卧位：放松肩背，推揉脊 3 ～ 5 遍；点按心俞、膈俞、肝俞、胆俞、肾俞。

仰卧位：循经点按头部穴位加强迎香、听宫、翳明、风池、玉枕、脑户、脑空及眼周的穴位；循经推按肝经、肾经、心经，重点加强太冲、蠡沟、中都、曲泉、太溪、复溜、阴谷、少海、通里、少冲的点按。

（3）辅助主动调理：练习六字诀和养气健日功等功法。

第五节　水疗与循经推导

近年来在国内盛行的水疗［SPA，该词源于拉丁文 "Solus Par Agula"，Solus（健康），Par（在），Agula（水中），意指用水来达到健康］在西方具有数百年的历史了，属于自然疗法中的一种，具有提高人们整体健康水平的保健作用。其中主要的技术手法是结合各种冷水浴、热水浴、冷热水交替浴、海水浴、温泉浴等，在一定程度上松弛、缓和紧张、疲惫的肌肉和神经，排除体内毒素。另外水疗配合各种芳香精油使用各种按摩手法，也会加速脂肪燃烧，具有一定的瘦身效果。其主要作用还是起到放松，缓解疲劳的作用。随着时代潮流的推进以及现代人对休闲健康生活的日益重视，逐渐演变成广受欢迎的保健形式。

在引入水疗保健形式的同时，如果能运用中医经络调理的理念和技法，不仅可以起到事半功倍的作用。更可以通过循经推导对十四经脉和奇经八脉逐条进行推导，该过程将对身体各种疾病起到很好的调理疗效。

在水疗循经推导的过程中，由于结合使用了各种药液、精油，故而不仅可以使对经脉逐一推导的过程更加细腻、准确、到位，同时还可以借助药液和精油的药效作用，增强调理的疗效。

在水疗循导调理过程中，运用的技法和流程可以参照本章第三节的技法与流程。相对而言，手法中则以指推、掌推为主。由于手感比较直接、清晰，手法也将更加细腻、准确。其中，部分经脉与淋巴、胸腺、胸肋等部位都有很多交会、重叠处，将会发现对身体各部位存在的结节进行推揉是清除身体各种潜在疾病最直接有效的方法，有经验的调理师的手法如同雷达探测器一般可以快速准确地发现身体各部位存在的病灶。

在技法运用过程中，手感力度同样是十分重要的，遇有结节等潜在病灶，要轻揉有力，不宜强行刺激，力求在舒缓中化解。

第六节　自我循经推导法

循经按摩法可以起到整体调动气血的作用，进而也起到补养脏腑的目的，脏腑气血的充足与经脉的通畅是眼睛健康的基础。通过疏通经络改善气血在经脉中的运行，从而达到补养脏腑的目的，改善眼部的代谢状态。

1. 调理方法

首先要清楚地了解经脉的循行走向。手三阴之脉是从胸部走向手指尖端，手三阳之脉是从手指尖端行至头面，足三阴是从足部走向胸腹，足三阳之脉是从头面行至足部。

2. 推导流程

首先，由手三阴起始，右手掌从上腹部起循左臂内侧推向右手掌，经劳宫、鱼际、少府诸穴直达指端三阴经之井穴。然后，由手三阴转行于手三阳少泽、商阳、关冲各穴，循臂外侧推按回到头部手三阳之听宫、丝竹空、瞳子髎各穴。

继而，改为左手掌从上腹部起循右臂内侧推向左手掌，经劳宫、鱼际、少府诸穴直达指端三阴经之井穴。然后，由手三阴转行于手三阳少泽、商阳、关冲各穴，循臂外侧推按回到头部手三阳之听宫、丝竹空、瞳子髎各穴。

左右两掌循环交替推导。上下往返至少做 8 次，多则 64 次。

上肢做完再做下肢。足少阴肾经之脉起于足掌心前部涌泉穴，足太阴脾经之脉起于足大趾内侧之隐白穴，足厥阴肝经之脉起于足大趾外侧大敦穴。

按摩时，可以采用坐式，两足足心相对，两手按在涌泉穴上，引肾气上行，同时脾肝两经之气随之而上升，经三阴交，由腿内侧上入腹胸直抵期门、大包、章门各穴。转入背后沿足太阳膀胱经循行肝胆脾胃各俞穴之上。下行经过京门、环跳、风市、膝阳关各穴入足三阳之井穴至阴、足窍阴、历兑。

按摩时，也可以采用站立式，两脚分开平行站立。双手抚按两脚内侧，引肾气上行，同时脾肝两经之气随之而上升，经三阴交，由腿内侧上入腹胸直抵期门、大包、章门各穴。转入背后沿足太阳膀胱经循行肝胆脾胃各俞穴之上。下行经过京门、环跳、风市、膝阳关各穴入足三阳之井穴至阴、足窍阴、历兑。

如此上下循环往返至少做 8 次，多则 64 次。

3. 头部保健按摩

日常最为简易有效的自我按摩保健方法当属对头部和颈部的点穴与按摩，如十指梳头；两手搓鼻夹、两鬓和耳际；用食指刮眉弓和下眼眶；两掌交替搓颈后及两侧等等保健法。

第八章 梅花针头部经络调理法

概 述

中医学认为：头为精明之腑，诸阳之会、百脉之宗。脑为髓之海、奇恒之腑，是十二经络的诸阳会聚之处，更是一身的主宰。脑的生理功能，主宰生命活动。“脑为元神之府”（《本草纲目》），是生命的枢机，主宰人体的生命活动，头部是人体最重要的器官。

现在，有很多病比较难治，去医院用常规的方法往往很难奏效或奏效很慢。如何才能够远离或者迅速摆脱这些疑难杂症呢？这个玄机就是维护好头部健康。要维护头部健康，最直接的就是调理头部经络，调理头部经络的方法有头部按摩、点穴、刮痧、梅花针扣刺等方法，而从实践中证实调理头部经络最佳的方法就是梅花针头部经络调理法。

梅花针头部经络调理法极好的填补了头部保健的空白，运用独特的梅花针调理技法，疏通头部经络、刺激头部经脉，配合纯中药制剂、升阳气、补气血，直接作用于头部，滋养人体的药液能很好的促进头部健康和预防源于头部的疾患。

第一节 梅花针经络调理法与头脑保健

梅花针又称皮肤针或七星针，梅花针疗法是祖国针灸医学遗产的一部分，在我国有着久远的历史，早在两千多年前的《黄帝内经》上就有记载。

梅花针疗法属于丛针浅刺法，是由多支不锈钢短针集成一束，叩刺人体体表一定部位和穴位，以防治疾病的一种方法。是由古代的“半刺”“杨刺”“毛刺”等刺法发展而来。梅花针疗法对于很多疾病具有独特的疗效，灵验简便，临床应用极为广泛。

梅花针疗法之所以可以通过刺激皮表，调整脏腑、经络之气，从而治疗疾病，它的理论依据就是经络学说中的皮部理论。《素问·皮部论》说：“皮之十二部，其生病，皆皮者脉之部也，邪客于皮肤，则腠里开，开则邪客于络，络脉满，则注于经，经脉满，则入舍于脏腑也。故皮者，有分部，不与而生大病也。”

人体内脏和外界发生联系，有依赖于皮部小络，外界的信息由小络传递于络脉，由络脉传于经脉，再由经脉传入内脏，人体才能根据信息，来调整适应外界变化。脏腑通过此传递线路，将不需要或是多余的气散发到外界，再从外界吸收需要的气，来保持人体机能的阴阳平衡，使人体正常生存。人体皮部是经脉功能活动反映于体表的部位，也是络脉之气散布的所在。它位于体表，对机体有保卫的作用，同时能反映脏腑，经络的病变。当内脏病变时，常在体表的一定部位出现阳性反映和阳性物，在皮肤上出现各种反应，如疼痛、压痛、颜色变化、皮内结节等，这些反应已成为诊断的指标。梅花针疗法就是运用皮肤针叩刺人体皮肤，激发经络功能，调整脏腑气血，扶正驱邪，以达到预防与治疗疾病的目的。

此外，梅花针直接运用于头部、以稳定的节奏叩刺头皮，除了能直接有效的刺激头部经脉和穴位，打通全身经络，促进血液循环和脑部的供血供氧；还能刺激到头皮的全部反射区，起到调节健康的作用；叩刺稳定的震动频率又能活化脑细胞，促进休闲状态的脑细胞发挥出正常的功能；叩刺产生的疼痛刺激到痛觉神经末梢，通过神经反射，以纠正体内的异常变化，使其平衡协调，促进健康。总之梅花针经络调理法运用在头部，达到促进健康的机理是多方面的，取得的健康效果是可喜的。

梅花针直接运用于头部调理头皮，叩刺调理后必须涂抹专用调理液，一方面是避免叩刺产生的针孔被感染，另一方面药液里的中药有效成分能更好的加强经络畅通，提高调理效果，而且调理的针孔让药液能更好的透皮吸收，发挥出更好的药效，整个协同作用的结果就是取得最大的健康调理效果和保障调理安全。

将梅花针头皮调理结合加涂抹专用调理液可谓独特的武医头部保健调理。

第二节　梅花针的使用方法

梅花针经络调理法

一、梅花针调理法的常用针具

1. 针具的构造

梅花针是以多支短针组成，用来叩刺人体一定部位或穴位的针具。外形似小锤状，市面上的梅花针、针柄一般由塑料和牛角做成，塑料针柄形状粗细和弹性都比较统一，但叩刺无力道、渗透力差，传统的牛角针柄由于制作材质本身的问题，会有一些粗细、曲度的不一样，但牛角本身的弹性和叩刺力道都是上佳的。梅花针针柄长度一般约为 15 ～ 19 cm，一端附有莲蓬状的针盘，下边散嵌着 7 支成梅花形状的不锈钢短针。

2. 梅花针的样式

梅花针分为双头梅花针与单头梅花针，总体说来双头梅花针针柄长度长于单头针，力臂长，叩刺力度大，适合用于敲打身体部分。单头梅花针则多用于敲打脸部，我们头部经络调理以选择双头橄榄形牛角材质手柄的梅花针为宜。

3. 针具的质量要求及检验

针尖要求不可太锐，全束针针尖必须平齐、无参差不齐、无偏斜、无钩曲、无锈蚀和无缺损，针柄与针尖连接处必须牢固且调试到适宜角度。初次使用针具时，可用干脂棉轻沾针尖，如针尖有钩曲或有缺损，则棉絮易被带动，这样的针就不可以使用。此后每次操作，应用酒精棉对针具进行消毒，同时每次检查针具状况。

二、梅花针调理法的使用方法

1. 梅花针疗法的持针方式

梅花针运用在头部经络调理时，有特有的持针方式。以右手拇指和食指持住梅花针针柄末端，拇指在上，食指在下，掌心面向自己胸口，使针头平面垂直于地面。拇指与食指用力持针，沉肩、松腕，使手腕灵活、易于发力。站立姿势如同站桩，要自然，松腰、松肩、松胯。武医经络调理师通过日常的练功就比较容易掌握正确的姿势，不易在长时间的调理过程中而感到腰、肩、臂、腕的疲劳。

2. 梅花针头部调理针法详解

梅花针疗法的基本手法是弹刺法，运用手部弹力，有节奏的使针尖面垂直叩打头部皮肤，落针时要求快速、稳定、准确。落针频率不宜过快或过慢，过快过急促会使被调理者心浮气躁、特别是心脏不够好的人，有可能会产生心急，气紧的状况；过慢则针柄不能弹动，针法没有渗透力。一般以每分钟叩打 70–90 次为宜，调理时依据不同部位不同症状，使用的针刺手法和刺激力度不同，但叩刺频率应始终保持一致，应注意避免的不正确叩刺方式如下：

慢、压刺：因运用不灵活，叩打动作缓慢，针尖接触皮肤时间较长之故，这种刺法病人疼痛明显，容易出血。

斜刺、飘刺：这种手法是治疗时针尖与皮肤接触不垂直或持针不牢，飘摇无力的轻触皮肤所造成的，其原因是调理者没有掌握手法要领，缺乏基本功训练。

拖刺：持针不牢，提针慢或针尖带钩，都可产生拖刺。表现为，针尖不是垂直接触皮肤和垂直提针离开皮肤，而是针尖叩打皮上做了位移才提针，这种刺法患者感到疼而不适，有皮破损或出血。

总之在操作时，要避免出现不良刺激手法，具体操作时应观察被调理者头皮状况。针法运用正确时，同一部位叩刺 3 到 5 次后，头皮会微微发红，不应有过多、明显出血点。

3. 梅花针刺激强度

临床调理，应根据不同的病症，体质、年龄、叩刺部位的不同，采用相应的刺激强度。刺激强度分为轻、中、重三种刺法。

轻刺法：用力较轻，冲力也小，患者稍有疼痛感，皮肤局部略有潮红，适用于初次调理患者，以及头部发际线边缘等肌肉浅薄处。

中度刺法：叩打时用力稍大，冲力亦较大，患者有轻度痛感，局部皮肤潮红，丘疹，但不出血，适用于头皮部一般调理。

重刺：叩打时用力较重，冲力大。叩打到局部皮肤明显发红，并且有轻微出血，适用于头部实证阳性点。

4. 针法的补泄

梅花针的补泻手法在调理上采用不同的刺激强度、速度、次数和方向来施行。

补针：轻刺、顺经络走向。

平补平刺针：中度刺法、经络走向顺逆结合。

泄针：重刺、逆经络走向。

三、梅花针调理手法的练习

1. 定点练习

练习初始，可以先在柚子、橙子、圆茄子等蔬菜水果上练习，因柚子皮弹性与人体头皮弹性最相近，柚子大小，表面弧度与人体头部也最相仿，故以柚子练习效果最佳。

定点练习时，先在果的表面用圆珠笔标记一个针头平面大小的圆圈，左手拖住果底部，专注精神，有频率的叩刺此处，尽量使 7 个针的落点每一针都落在相同的位置。应练习到连续叩刺 200 下，每一针都落在圆圈内，且最好能分辨出 7 个针孔。

2. 直线练习

仍然选用合适的蔬果，在表皮上由上至下画出直线，有频率的沿直线进行叩刺。直线练习的要点是，在有曲度的表面上，如何学会移动叩刺过程中，针头平面始终与蔬果平面保持垂直。

3. 自体练习

在定点练习与直线练习都熟练之后，可在自己身体上进行针法练习。自体练习分为两种，一种是选穴定点练习，一种是局部刺激。无论哪一种，练习前应认真用 75% 的酒精消毒针具，同时用酒精棉对要进行练习的身体表皮进行消毒处理定点练习选取穴位时，应选择常用安全且肌肉较厚部位穴位进行练习，如阳陵泉、足三里、曲池等穴位。

局部刺激一般选择左臂前臂阳面，有一定生理弧度、安全，且方便右手操作练习。

第三节　梅花针经络调理操作流程及规范

梅花针疗法的流程

1. 头部清洁

由于空气中有大量细菌，头皮每日也会分泌油脂，过多的油脂会影响药物吸收，降低调理效果。因调理过程针刺要破皮，头发不干净，有细菌、灰尘有可能造成不良反应，故每次调理前都必须洗头。若是上午调理，客人也可早晨在家中洗头吹干后直接到调理点进行调理。

清洗头发后，应用毛巾将头发、尤其是头皮吹至 8 成干，即可进行调理。若被调理者头发过长，可选用电吹风，用中档温度风将头发吹到 8 成干。不建议将吹风温度调到最高，以免损伤发质。

2. 分发要点

调理时，我们将头顶延督脉将头发分开，露出发根，以左手轻轻将左半边头发挡在分出的发线左侧，务必练习，使分出的发线直且明显。注意分头发时，因用小指轻轻挑起发丝，指甲不要接触到被调理者头皮。此后，每调理完一路，则往下继续分头发，间隔的宽度应与梅花针针头平面直径一致。往右敲完整个右半部至耳旁后，竖直向下分发，依次叩刺头脑后半部，后半部叩刺完，从头顶再开始左半部的叩刺，这样就完成了对头皮的全面叩刺。

3. 叩刺调理

一边分发，一边进行叩刺调理。依据被调理者承受程度和调理部位的需要，灵活选择叩刺力度。由于发际线边缘、额角等地方尤其敏感，叩刺到此类敏感部位时，针法应放轻。

叩刺的过程中应集中注意力，听不同部位叩刺发出的声音，配合相应的调理手感，分辨叩刺部位是瘀堵、空响，并观察皮肤表面是否有实证阳性点。发现问题点时，瘀堵应用重针泄法、空响用轻针补法。调理实证阳性点时，应施用重针泄法，配合自己的意念与呼吸，专注于针尖，尽快帮助患者将实性阳性点排除。

叩刺到头部相应穴位时，可停针 3 至 5 次。

4. 调理站姿及呼吸

调理时应采用太极桩站姿，双脚与肩同宽、微屈膝，尾骨往前收。背部脊椎舒展向上，双肩自然放松，手腕部自然发力。调理需要身体前倾时，由胯部折叠身体，不要长时间弯腰，以免自己耗气或损伤。调理时重心因均匀的落在两脚之上，不宜长时间将重心放在一条腿上。

调理时调理师采用腹式呼吸为宜，使气息深、匀、长，保持自己呼吸的频率和节奏，自身放松，也给被调理者放心、安全、舒适之感。

5. 上药

全头叩刺结束后，将脱脂棉折叠成 1 cm 宽 1.5 cm 长的小方片。将小方片包裹在止血钳前端，注意不要露出止血钳前端金属部分，压紧止血钳下方咬合齿。注意棉球打好后，涂抹顶端一段的脱脂棉应保持柔软蓬松，确保有较好的吸水性。

将调理液倒到清洁后的无菌医用烧杯中，依据头发长度与头维大小，用药量 5 到 10 毫升不等。

涂抹调理液时，应顺着头部发根生长方向上药。上药依然依照叩刺的顺序，分开头发，将药水直接涂抹到头皮上。遇到阳性反应点或相应穴位时，用止血钳点按头皮，促进药物吸收。

6. 头部、颈肩部放松按摩

上药后，可为被调理者进行 3 到 5 分钟头部肩颈部放松按摩，可使被调理者放松舒适，也可使药物更好吸收。

最后拍打肩颈部侧颈肌、斜方肌放松。

7. 注意事项

调理完成后，提醒被调理者戴帽子或围巾出门，以免刚调理过后受风。

第四节　注意事项及头发日常护理

一、注意事项

1. 初次治疗时、通过观察表情以及主动与被调理者交流、了解被调理者耐受程度，根据不同的耐受度，灵活选择刺激强度，在被调理者可接受范围内，使调理效果达到最佳。

2. 治疗前做好用物准备：治疗盘：梅花针、75%酒精棉球、无菌脱脂棉、无菌持物镊及罐、止血钳、医用量杯，使用器具应符合要求。

3. 梅花针一人一支、切记不可混用，操作前针具及针刺局部皮肤（包括穴位）均应常规消毒。认真检查针具，针尖必须平齐、无钩、无锈、针柄与针尖连接处必须牢固，以防叩刺时滑动，影响操作。

4. 上调理液时切记确认调理液均匀的涂满所有叩刺过的部位，在有阳性反应点的部位或相关头部穴位上应用止血钳点按，促进药物吸收。

5. 每次调理前应该洗头，调理完后，当日不可洗头，至少应让调理液在头上再保留一晚。洗头时应该仰头洗头，不要埋头洗头，以免头皮上的调理液随水流流入眼睛，若流入眼睛，应立即用清水冲洗。

6. 调理过后若运动出汗，可促进调理液的二次吸收，会造成头部发热。

7. 调理前后 3 天之内，均不宜染发、烫发，尤其不能染烫发根。

8. 调理以 2 天一次为宜，一周至少保持 2 次，连续调理 7 次能体会到头皮的起色变化。连续调理 20 次为一个疗程。

10. 头部皮肤有溃疡、由真菌引起的皮肤病、不适宜使用本法。

二、日常护理

1. 洗发和护发

头发的清洁是发质健康的基础，而正确的洗涤方法是养护头发的重要因素。

干性发皮脂分泌量少，洗发周期可略长，一般 5 ～ 7 天洗一次。

油性发皮脂分泌多，洗发周期略短，一般 2 ～ 3 天洗一次。

中性发皮脂分泌量适中，一般 3 ～ 5 天洗一次。

干性发选择温和营养性的洗发护发用品，油性发选择去污力略强的洗发用品，选择洗发用品以纯天然洗护产品为宜。

正确的洗涤方法对头发的养护同样起着重要作用，主要包括以下几个步骤：梳理头发、用清水冲洗头发、将洗发液到到掌心，加水揉出泡沫，再将泡沫均匀的打到冲洗湿润的头发上、用指肚轻轻按摩头皮，揉洗发丝之后，用清水洗净，在头发上打上护发素、尽量不要打到头皮上、2 ～ 3 分钟后用清水冲洗干净，用干毛巾吸干头发上的水分，不要长时间用毛巾包裹头发，以免受湿，不宜时常用高温度的电吹风吹发，易造成发质干枯、脱落。

2. 护理发丝

干性发和受损发每周锔油 1 次，补充毛发的油分和水分。每日按摩头部 10 ～ 15 分钟，促进血液循环，供给表皮营养，促进皮脂腺、汗腺的分泌。

3. 修剪发丝

当毛发生长到一定的长度，发梢就会产生分叉、易断的现象，定期修剪可避免这种现象的产生，使发丝保持健康亮泽的状态。同时，定期修剪还可刺激毛发细胞的新陈代谢，刺激毛发的生长。

4. 烫发

烫发过勤会使毛发的角质细胞受损，而得不到修复，使发丝干枯，缺乏弹性，甚至分叉和折断。烫发以半年一次为宜，并应选择直径略大的卷心，烫的时间也不宜过长。

5. 早晚梳发

每天早晚各梳发百次，能刺激头皮改善头发间的通风。由于头皮是容易出汗弄脏的地方，勤于梳发可能有助于防止秃头和头皮屑的发生。

6. 更换梳发的方向

梳发的方向如果保持不变，头发缝儿分开的地方，由于常常被阳光照射的关系，将会呈现特别的干燥或变薄。如果分开的地方开始变薄，应该在搽发乳或头油后，加以按摩，使已经干燥的头皮得到滋润。

7. 戒烟

吸烟会使头皮毛细管收缩，从而影响头发的发育生长。有关专家发现脱发的人有近 7 成的人吸烟，由此可以看出吸烟对于脱发影响很大。

8. 消除精神压抑感

精神状态不稳定，每天焦虑不安会导致脱发，压抑的程度越深，脱发的速度也越快。经常进行深呼吸，散步，做松弛体操等，可消除当天的精神疲劳。

9. 避免长时间使用电脑

电子产品的辐射也是导致脱发的原因之一，现代人普遍长时间使用电脑，电脑显示屏、键盘、鼠标皆有不同程度的辐射，会导致人体抵抗力弱化，进一步影响皮肤和毛发，严重的会导致脱发。

10. 注意饮食

不吃辛辣油腻食物。辛辣和油腻的食物虽不是脱发的主要原因，但由于其刺激毛囊分泌过多油脂，且容易造成头皮脂溢性皮炎和毛囊炎，间接导致脱发增多，因此患有脂溢性脱发患者应尽量少食辛辣和油腻等刺激性食物。

第五节　梅花针头部经络调理范围

梅花针头部保健调理，即用梅花针调理后涂抹专用调理液，能达到防治脱发、防治头油头屑、染烫受损发的修复、消除疲劳、调整睡眠、预防头脑和与头脑有关疾病，并有助于白发转黑。

一、调理头皮健康

头皮是指头顶及其周围的皮肤。头皮是人体第二薄皮肤，其衰老速度比脸皮快 6 倍，比身体肌肤快 12 倍。

头皮比脸部皮肤薄，却比脸部皮肤敏感，一样需要照顾。不同于一般皮肤细胞 28 天的新陈代谢周期，头皮细胞代谢周期仅为 14–21 天；头皮分泌油脂也比脸部肌肤多 2 倍；头发的层层覆盖，让污垢及洗护产品残余更容易堆积；但现代人忙碌中大多匆匆解决清洁护理，不知环境污染严重，空气质量恶劣，使头皮毛孔堵塞机会增高；头皮健康关乎全身健康，头皮更需要得到悉心的护理。据调查，中国内地一半以上成年人的头皮都不同程度地存在头油、头痒、头屑多等健康问题，而公众不了解头皮健康护养知识和不良卫生习惯是造成这种状况的主要原因。

健康头皮的标准：

1. 无肉眼可见的头屑。
2. 不油腻，能较长时间保持清爽状态。
3. 无瘙痒。
4. 头皮放松不紧绷。
5. 无炎症、无痘痘。
6. 无红斑、无白斑。
7. 无结节。
8. 无增厚、无肿胀。

9. 无萎缩。

10. 无皱褶。

另外，头发的表现也能反映头皮的健康状态，比如发根强韧、头发滋润有光泽、不油腻等。

头皮的经络和气血循环好坏，直接表现为头皮的健康状态，间接反映了人体脏腑和内分泌的健康情况。当经络有瘀堵产生，气血循环随之变差，因为经络是如环无端的循环着，直接是瘀堵发生在哪个部位，那个部位的气血循环就变差，头皮因此而变厚或者变薄；另外哪条经络有瘀堵，与那条经络相关的脏腑功能就发生改变，随着瘀堵的发展，更多的脏腑受到健康问题的困扰，比如当胃经发生瘀堵时，首先胃功能下降甚至发生胃病，接着脾脏功能也受到影响。

用梅花针调理头皮，能直接改善头皮健康。头皮一旦有偏离健康标准的症状，都可以用武医头部保健调理进行纠正。

二、调理头发健康

毛发为哺乳动物的特征之一。人的头发是形于内表与外的，头发的好坏直接反映出身体的健康状况，当今脱发和头发早白成了困扰大众的严重疾患。

早在战国时代，我国就出现了一部比较全面系统阐述中医学理论的古典医学巨著《黄帝内经》。全书包括《素问》和《灵枢》两部分，在这本著作中，就有阐述头发的生长过程及头发发病的内容记载。《素问·上古天真论》有“女子七岁，肾气盛，齿更发长。二七而天癸至，任脉通，太冲脉盛，月事以时下，故有子。三七，肾气平均，故真牙生而长极。四七，筋骨坚，发长极，身体盛壮。五七，阳明脉衰，面始焦，发始堕。六七，三阳脉衰于上，面始焦，发始坠”“丈夫八岁，肾气实，发长齿更，二八，肾气盛，天葵至，精气益盛，阴阳合，故能有子。三八，肾气平均，筋骨劲强，故真牙生而长极。四八，筋骨隆盛，肌肉满壮。五八，肾气衰，发堕齿槁。六八，阳气衰竭于上，面焦，发鬓颁白。七八，肝气衰，筋不能动，天葵竭，精少，肾藏衰，形体皆极。八八，则齿发去”的论述，阐明了头发随人的年龄增长而生长演变的过程。女子到了七岁，精血初盈，肾气旺盛起来，生长发育力增强，乳牙更换，头发开始茂盛，此时头发的生长较快，根数也明显增加，呈稠密，光亮，柔润；二十八岁时，筋骨强健有力，身体为最强壮，是生长发育完满阶段，头发生长也达到最旺盛阶段；三十五岁时，五藏精气盛极转衰，女性由于孕产、哺乳过程中阳明气血首先受损，阳明经脉气血逐渐衰弱，面色开始憔悴，头发也开始脱落；四十二岁时，不仅阳明经气衰，太阳和少阳经气亦相应衰减，三阳经脉气血皆衰，面部憔悴无华，头发开始变白。而男子则到八岁，肾气充实起来，乳齿更换了，头发也开始茂盛；二十四岁时，肾气充满，筋骨强健有力，真牙生出，牙齿长全，头发亦浓密，乌黑、光亮；四十岁时，肾气衰退，牙齿开始枯槁，头发开始脱落；六十四岁时，天癸开始衰竭，精气少，肾脏衰，牙齿头发开始脱落。这段内容指出了人体头发始长、长极、始堕 、始白的大致时间和原因，是中医关于头发生理的最早论述。

1. 头发与五脏的关系

（1）头发与肾的关系

肾为先天之本，是藏精之脏，不仅藏先天之精，还藏五脏六腑和水谷化生之精，滋养全身，是头发生长发育的物质基础，头发的生长与肾气的盛衰关系非常密切。《素问·六节藏象论》曰：“肾者，封藏之本，精之处也。其华在发，其充在骨，为阴中之少阴，通于冬气。”意为肾藏精，髓充于骨而汇于脑。脑与髓皆蛰藏于内而不泄，故曰“肾者，主蛰”。封藏精气的根本，为精所居之处，其荣华表现之处在头发，其充养的组织在骨，为阴中之阴，与冬气相通，此段说明了发为肾之外候，即发为肾之华。《素问·五藏生成》曰：“肾之合骨，其荣发也，其主脾也。”肾生髓，髓充于骨，骨之生长强实，依靠肾精之充盈，脑为髓之海，发为肾之外候，头发的生长滋润依赖于肾精之盛衰，肾精之充盈则头发茂盛、光泽，肾精亏少，则头发干枯甚至脱落。总之，肾荣发也，发之生机实根于肾。

（2）头发与肝的关系

元代朱丹溪《格致余论·阳有余阴不足论》曰：“主闭藏者，肾也；司疏泄者，肝也。”肝主疏泄是指肝具有疏散宣泄的功能，能调畅十二经气机，促进血液运行。清代周学海《读医随笔》曰：“凡脏腑十二经之气化皆必借肝胆之气化以鼓舞之，始能调畅而不病。”十二经气血得肝之疏泄，方能性达于头巅，荣养头发。《素问·五藏生成》曰：“肝藏血，心行之，人动则血运于诸经，人静则血归于肝藏。何者？肝主血海故也。”肝主藏血，具有调节十二经气血循环的作用，肝血充盛，疏泄条达，能使气血持续荣养头发。此外《灵枢·经脉》曰：“肝足厥阴之脉……属肝络胆……上出额，与督脉会于巅。”因此肝血可循经直达巅顶，荣养头发。

（3）头发与脾的关系

《素问·奇病论》曰：“夫五味入口，藏于胃，脾为之行其精气。”脾主运化水谷精微，有吸收、输布水谷精微以营养全身的功能。饮食进入胃后，经过胃的“腐熟”和小肠的“泌别清浊”，其中的水谷精微，必须通过脾的运化功能，才能加以吸收，并散布全身。气血是构成和维持人体生命的基本物质，而气和血都以水谷精微为主要的生成来源，因此脾胃为气血生化之源。头发的生长发育依赖于气血以及水谷精微的滋养，当脾的运化功能旺盛时，头发能得到充分地滋养而生长旺盛。若脾失健运，气血生化不足，则头发失养，就会枯槁、脱落。

（4）头发与肺的关系

《素问·六节藏象论》曰："肺者，气之本，魄之处也，其华在毛，其充在皮，为阳中之太阴，通于秋气。"意指肺是气之根本，为魄所居之处。肺外合皮毛，上焦开发，宣发五谷之味，熏肤，充身，泽毛，若雾露之溉，皮肤上的毛发、皮才得以温煦濡养。肺为阳中之太阴，与秋气相通。《素问·阴阳应象大论》中"西方生燥，燥生金，金生辛，辛生肺，肺生皮毛……"指出了人的皮毛是由肺之精气所滋养。总之，毛为肺之华，华就是外在表现之意。肺之盛衰，可从毛发的荣枯来推断。

（5）头发与心的关系

《素问·五藏生成》曰："诸血者，皆属于心。"《素问·痿论》曰："心主身之血充脉。"表明心主血脉，全身的血和脉都属于心。心的"主血脉"功能，对整个人体的生命活动有十分重要的作用。人体各脏腑之所以能发挥其各自的功能，都离不开气 血的充养，而气血之通过脉以到达全身各处，是以心气推动为其动力的。当心气充沛，脉道通利，气血充盈，则头发得以充足滋养而生长旺盛，富有光泽。但当心气不足，脉道不利，气血亏虚，则头发失养，造成干枯、脱落。

2. 头发与全身气血的关系

中医理论认为：气血是构成人体的基本物质，也是维持人体生命活动的基本物质。《医门法律·先哲格言》曰："真气所在，其义有三：曰上中下也。上者所受于天，以通呼吸者也。中者生于水谷，以养营卫者也。下者气化于精，藏于命门，以为三焦之根本者也。"阐明了人体的气血，来源于禀受父母的先天之精气，饮食物中的水谷之精气和存在于自然界的清气。《灵枢·痈疽》曰："肠胃受谷……中焦出气如露，上注溪谷，而渗孙脉，津液和调，变化而赤为血。"阐明了血是饮食物经过脾胃消化、吸收而生成的水谷精微化生而来。中医认为"气血同源""气能生血""血为气之母"。气血为脏腑发挥其功能的物质基础，五脏六腑都离不开气血的滋养。气血同样对肌肤、毛发也有润养作用。"发为血之余"说明头发的生长与血有密切的联系。气血充盈，则头发茂盛且乌黑发亮，气血不足则毛发枯槁，稀疏且脱落。故明代李梴《医学入门》曰："血盛则发润，血衰则发衰。”明代王肯堂《证治准绳》曰：“血盛则荣于发，则须发美；若气血虚弱，经脉虚竭，不能荣发，故须发脱落。”《圣济总录·髭发门》曰：“血气匮乏则毛发失荣，血气充足则发长而美。”当各种原因致使血分病变时，可引起各种毛发疾病。如《灵枢·经脉》曰：“脉不通则血不流，血不流则毛色不泽。”清代王清任《医林改错》曰：“无病脱发，亦是血瘀。”金代张从正《儒门事亲》曰：“人年少发早落或白屑者，此血热而太过也……血热而发反不茂。”总之，头发的生长与气血充盛有着密切联系。

3. 头发与十二经脉的关系

在十二经脉的循行路线中，与头发有密切的有五条经脉。即足阳明胃经，足太阳膀胱经，手少阳三焦经，足少阳胆经，足厥阴肝经，如根据《灵枢·经脉》的述，论足阳明胃经经颧弓上，沿发际至额颅中部；足太阳膀胱经上行额部，交会于头顶；手少阳三焦经的支脉连系耳后，直上出耳上方，弯下向面颊（经过发际）；足少阳胆经从外眼角开始，上行至额角，下耳后；足厥阴肝经可直达极巅，因此，这些经脉气血的盛衰或滑利与否，都与头发的荣枯密切相关。

4. 头发与奇经八脉的关系

奇经八脉的循环路线中，与头发有密切联系的有三条。即督脉、阳跷脉、阳维脉。《素问·骨空论》曰：“督脉者，起与少腹……额交巅上，入络脑……”指出督脉上行至额，交会于巅顶。《难经·二十八难》曰：“阳跷脉者，起于跟中，循外踝上行，入风池。”指出阳跷脉起于足跟部，沿着足外踝向大腿外侧上行，进入项部风池穴。《难经·二十八难》曰：“阳维起于诸阳会也。”因“诸阳皆会于头”，故阳维起于各阳经交会的头部。

武医头部保健调理，即用梅花针调理后涂抹雄力育发液，能疏通经络，良好的改善头皮的气血循环，恢复头皮健康，改善毛囊健康，实现生发和促进早白头发转黑的目的。

三、调理脑部疾患

脑部疾病是指颅内组织器官（脑膜血管、大脑、小脑、脑干、颅神经等）的炎症、血管病、肿瘤、变性、畸形、遗传病、免疫性疾病、营养代谢性疾病、中毒、外伤、寄生虫病等的总称。病情各异，有的还直接危及生命。常表现意识、感觉、运动等障碍或植物神经功能障碍，亦可有发热、头痛、呕吐等症状及精神症状。要预防脑部疾病，武医头部保健调理就是良好的方法，其能够帮助头部健康的人维护健康，能够帮助头部亚健康的人恢复健康，能够帮助已患脑病疾病的人抑制复发、减少并发症甚至促进康复。

头部保健调理，对健康的人能够疏通经络，提高脑部供血供氧，维护甚至提高脑部功能，让人思维敏捷，记忆力增强，提高学习和工作效率。

武医头部保健调理，对头部亚健康的人，比如脑疲劳、脑缺氧、脑供血不足等原因，引起的失眠、心烦、耳鸣、急躁易怒、头晕、头痛、记忆力减退、健忘等，具有快速的从根本上的改善作用，帮助人们远离亚健康的困扰，预防病变和帮助恢复健康。

头部保健调理，对已经患头部疾病的人，比如抑郁症、脑血管硬化、中风、阿尔茨海默病、小脑萎缩、自闭症等，都能有较好的促进恢复健康之效果。

四、调理源于脑部的疾患

"人身能知觉运动，及能记忆古今，应对万物者，无非脑之权也"。也即头脑指挥着身体的一切事情，世界卫生组织宣布人类 70% 的疾病源于脑。源于脑的疾病分很多类型，头部经络、脑血管、脑神经、脑垂体、脑疲劳等引起的身体疾病比比皆是，以脑疲劳为例，脑疲劳可引发许多身心疾病，如支气管炎、哮喘、非特异性结肠炎、消化性溃疡、心脏病、失眠、性功能障碍等，严重影响身体健康。严重的脑疲劳还会使人的心理承受能力下降，无法面对生活上的种种压力，导致精神崩溃。

头部保健调理，能够在直接改善脑健康和打通头部经络的前提下，激发人体健康潜能，扶正祛疾，所有源于脑的疾病都可以以武医头部保健调理作为预防和促进康复的有效措施。

比如，有一例单纯的胆结石，看似与头脑毫不相干，通过武医头部保健调理，着重调理疏通头部之胆经，原来 B 超检查胆囊多发结石大的有 10 mm×9 mm，调理三个月后 B 超检查结果显示最大的结石只有 7 mm×4 mm 了，继续调理后结石消失。该患者是例行体检 B 超发现胆结石，因为没有任何症状，所以患者没有服用过任何排石溶石药物。

比如，有一例类风湿，患者四肢所有的关节呈多发性疼痛，且表面的皮肤都已硬化，十个手指所有的关节都成梭形肿大，医院诊断为类风湿，通过武医头部保健调理，一个月后多发性疼痛消失，以后表皮逐渐变软，手指的肿胀消失，5 个月后所有硬化的表皮完全恢复正常，类风湿痊愈。

比如，有一例前列腺肥大患者，其夜尿频繁，因身体无其他症状，所以没有服用抗前列腺肥大的药物，因治疗脱发而进行武医头部保健调理，调理一个月后，发现夜尿从减少到消失，肿大的前列腺也明显变小了，真是一举多得。

第九章 经络艾灸调理法

通过长期实践，人们在很早以前就知道艾是一种灸用最好的原料。现代研究发现，地球上的植物叶子，艾蒿的脉络惟有艾叶最均匀，早在三千年，中国人就发现了将艾叶用作灸的原料最为适宜。

艾叶能宣理气血，温中逐冷，除湿开郁，生肌安胎，利阴气，暖子宫，杀蛔虫，灸百病，能通十二经气血，能回垂绝之元阳。用于内服可治宫寒不孕，行经腹痛，崩漏带下。外用能灸治百病，强壮元阳，温通经脉，驱风散寒，舒筋活络，回阳救逆。艾用于灸法，其功效确非我们意想所能及的。艾火的温热刺激能直达深部，经久不消，使人发生畅快之感。若以普通火热，则只觉表层灼痛，而无温煦散寒之作用。灸法也和针法一样，能使衰弱之机能旺盛，也能使亢进之功能得到抑制。虚寒者能补，郁结者能散，有病者能治，无病者灸之可以健身延年。

第一节　经络灸法的作用

灸法又名灸疗。它使用艾绒或其他药物放置体表的腧穴或疼痛处烧灼、温熨。借灸火的温和热力及药物作用，通过经络的传导，以温通经脉、调和气血、协调阴阳、扶正祛邪，达到治疗疾病、防病保健、养生美容之功效，从《灵枢·官能》中“针所不为，灸之所宜”以及《医学入门》中“药之不及，针之不到，必须灸之”可见，灸法很早就被人们所重视，由于其安全性高、无毒副作用、养生保健性强，因此流传很广，其主要作用归纳如下：

一、温经散寒

人体的正常生命活动有赖于气血的作用，气行则血行，气止则血止，气血在经脉中流行，完全是由于“气”的推动。各种原因，如“寒则气收，热则气疾”等，都可影响气血的流行，变生百病。而气温则血滑，气寒则血涩，也就是说，气血的运行有遇温则散，遇寒则凝的特点。所以朱丹溪说：“血见热则行，见寒则凝”。因此，凡是一切气血凝涩，没有热象的疾病，都可用温气的方法来进行治疗。《灵枢·刺节真邪篇》中说：“脉中之血，凝而留止，弗之火调，弗能取之。”《灵枢·禁服》亦云：“陷下者，脉血结于中，血寒，故宜灸之。”灸法正是应用其温热刺激，起到温经通痹的作用。通过热灸对经络穴位的温热性刺激，可以温经散寒，加强机体气血运行，达到临床治疗目的。所以灸法可用于血寒运行不畅，留滞凝涩引起的痹证、腹泻等疾病，效果甚为显著。

二、行气通络

经络分布于人体各部，内联脏腑，外布体表肌肉、骨骼等组织。正常的机体，气血在经络中周流不息，循序运行，如果由于风、寒、暑、湿、燥、火等外因的侵袭，人体或局部气血凝滞，经络受阻，即可出现肿胀疼痛等症状和一系列功能障碍，此时，灸治一定的穴位，可以起到调和气血，疏通经络，平衡机能的作用，临床上可用于疮疡疖肿、冻伤、癃闭、不孕症、扭挫伤等，尤以外科、伤科应用较多。

三、扶阳固脱

《素问·厥论》云："阳气衰于下，则为寒厥。"阳气衰微则阴气独盛，阳气不通于手足，则手足逆冷。凡大病危疾，阳气衰微，阴阳离决等症，用大炷重灸，能祛除阴寒，回阳救脱。此为其他穴位刺激疗法所不及。宋代《针灸资生经》也提到："凡溺死，一宿尚可救，解死人衣，灸脐中即活"。《伤寒论》指出，"少阴病吐利，手足逆冷……脉不至者，灸少阴七壮""下利，手足厥冷，烦躁，灸厥阴，无脉者，灸之"。说明凡出现呕吐、下利、手足厥冷，脉弱等阳气虚脱的重危患者，如用大艾炷重灸关元、神阙等穴，由于艾叶有纯阳的性质，再加上火本属阳，两阳相得，往往可以起到扶阳固脱，回阳救逆，挽救垂危之疾的作用，在临床上常用于中风脱症、急性腹痛吐泻、痢疾等急症的急救。

四、升阳举陷

由于阳气虚弱不固等原因可致上虚下实，气虚下陷，出现脱肛、阴挺、泄久痢、崩漏、滑胎等，《灵枢·经脉篇》云"陷下则灸之"，故气虚下陷，脏器下垂之症多用灸疗。关于陷下一症，脾胃学说创始者李东垣还认为"陷下者，皮毛不任风寒""天地间无他，唯阴阳二者而已，阳在外在上，阴在内在下，今言下陷者，阳气陷入阴气之中，是阴反居其上而复其阳，脉证俱见在外者，则灸之"。因此，灸疗不仅可以起到益气温阳，升阳举陷，安胎固经等作用，对卫阳不固、腠理疏松者，亦有效果。使机体功能恢复正常。如脱肛、阴挺、久泄等病，可用灸百会穴来提升阳气，以"推而上之"，又如《类经图翼》云："洞泄寒中脱肛者，灸水分百壮。"总之，这也是灸法的独特作用之一。

五、拔毒泄热

历代有不少医家提出热证禁灸的问题，如《圣济总录》指出"若夫阳病灸之，则为大逆”；近代不少针灸教材亦把热证定为禁灸之列，但古今医家对此有不同见解。在古代文献中亦有“热可用灸”的记载，灸法治疗痈疽，就首见于《黄帝内经》，历代医籍均将灸法作为本病症的一个重要治法。唐代《备急千金要方》进一步指出灸法对脏腑实热有宣泄的作用，该书很多处还对热毒蕴结所致的痈疽及阴虚内热证的灸治作了论述，如载“小肠热满，灸阴都，随年壮”，又如“肠痈屈两肘，正灸肘尖锐骨各百壮，则下脓血，即差”“消渴，口干不可忍者，灸小肠俞百壮，横三间寸灸之”。金元医家朱丹溪认为热证用灸乃“从治”之意；《医学入门》则阐明热症用灸的机理为“热者灸之，引郁热之气外发，火就燥之义也”。《医宗金鉴·痈疽灸法》篇指出“痈疽初起七日内，开结拔毒灸最宜，不痛灸至痛方止，疮痛灸至不痛时”。总之，灸法能以热引热，使热外出。灸能散寒，又能清热，表明对机体原来的功能状态起双向调节作用。特别是随着灸增多和临床范围的扩大，这一作用日益为人们所认识。

六、防病保健

我国古代医家中早就认识到预防疾病的重要性，并提出了“防病于未然”“治未病”的学术思想，而艾灸除了有治疗作用外，还有预防疾病和保健的作用，是防病保健的方法之一，这在古代文献中有很多记载。早在《黄帝内经》就提到；在“犬所啮之处灸三壮，即以犬伤法灸之”，以预防狂犬病。《备急千金要方》中“凡宦游吴蜀，体上常须三两处灸之，勿令疮暂瘥，则瘴疠温疟毒气不能着人”说明艾灸能预防传染病。

《针灸大成》提到灸足三里可以预防中风。民间俗话亦说“若要身体安，三里常不干”“三里灸不绝，一切灾病息”。因为灸疗可温阳补虚，所以灸足三里、中脘，可使胃气常盛，而胃为水谷之海，荣卫之所出，五脏六腑，皆受其气，胃气常盛，则气血充盈；命门为人体真火之所在，为人之根本；关元、气海为藏精蓄血之所，艾灸上穴可使人胃气盛，阳气足，精血充，从而加强了身体抵抗力，病邪难犯，达到防病保健之功。现代，灸疗的防病保健作用已成为重要保健方法之一。

第二节　经络灸法的基本手法

灸法分被动灸法与自我灸法。被动灸法也就是请他人施以灸疗，艾炷灸与艾条灸均可以，可根据情况选用，被动灸法多用于胸腹部或腰背部，养生的穴位有气海穴、关元穴、中脘穴、神阙穴、肾俞、命门等；自我灸法多用艾条灸，因为艾条使用方便，易操作控制，各人可根据自己的感觉进行选择。

一、艾灸调理法

（一）艾炷灸

艾柱灸是将纯净的艾绒捏紧成规格大小不同的圆锥形艾柱，小者如麦粒大，中等如半截枣核大，大者如半截橄榄大，灸时每燃完 1 个艾柱，叫作 1 壮。

1. 直接灸

直接灸将大小适宜的艾炷，直接放在皮肤上施灸。若施灸时需将皮肤烧伤化脓，愈后留有瘢痕者，称为瘢痕灸。若不使皮肤烧伤化脓，不留瘢痕者，称为无瘢痕灸。

（1）瘢痕灸

瘢痕灸又名化脓灸：施灸时先将所灸腧穴部位，涂以少量的大蒜汁，以增加黏附和刺激作用，然后将大小适宜的艾炷置于腧穴上，用火点燃艾炷施灸。每壮艾炷必须燃尽，除去灰烬后，方可继续易住再灸，待规定壮数灸完为止。施灸时由于火烧灼皮肤，因此可产生剧痛，此时可用手在施灸腧穴周围轻轻拍打，借以缓解疼痛。在正常情况下，灸后 1 周左右，施灸部位化脓形成灸疮，5 ～ 6 周，灸疮自行痊愈，结痂脱落后而留下瘢痕，临床上常用于治疗哮喘、肺结核、瘰疬等慢性疾病。

（2）无瘢痕灸

无瘢痕灸，施灸时先在所灸腧穴部位涂以少量的凡士林，以使艾炷便于黏附，然后将大小适宜的艾炷，置于腧穴上点燃施灸，当灸炷燃剩五分之二或四分之一而患者感到微有灼痛时，即可易炷再灸。若用麦粒大的艾炷施灸，当患者感到有灼痛时，医者可用镊子柄将艾炷熄灭，然后继续易位再灸，按规定壮数灸完为止。一般应灸至局部皮肤红晕而不起泡为度，因其皮肤无灼伤，故灸后不化脓，不留瘢痕。一般虚寒性疾患，均可此法。

2. 间接灸

间接灸是用药物将艾炷与施灸腧穴部位的皮肤隔开，进行施灸的方法，如生姜间隔灸、隔盐灸等。

（1）隔姜灸

隔姜灸是用鲜姜切成直径 2 ～ 3cm、厚 0.2 ～ 0.3cm 的薄片，中间以针刺数孔，然后将姜片置于应灸的腧穴部位或患处，再将艾炷放在姜片上点燃施灸。

当艾炷燃尽，再易炷施灸。灸完所规定的壮数，以使皮肤红润而不起泡为度。常用于因寒而到的呕吐、腹痛、腹泻及风寒痹痛等。

（2）隔蒜灸

隔蒜灸是用鲜大蒜头，切成厚 0.2 ～ 0.3cm 的薄片，中间以针刺数孔，然后置于应灸俞腧或患处，然后将艾炷放在蒜片上，点燃施灸。待艾炷燃尽，易炷再灸，直至灸完规定的壮数，此法多用于治疗瘰疬，肺结核及初起的肿疡等症。

（3）隔盐灸

隔盐灸是用纯净的食盐填敷于脐部，或于盐上再置一薄姜片，上置大艾炷施灸，多用于治疗伤寒阴证或吐泻并作，中风脱证等。

（4）隔附子饼灸

附子饼灸是将附子研成粉末，用酒调和做成直径约 3 厘米、厚约 0.8 厘米的附子饼，中间以针刺数孔，放在应灸腧穴或患处，上面再放艾炷施灸，直到灸完所规定壮数为止，多用治疗命门火衰而致的阳痿、早泄或疮疡久溃不敛等症。

（二）温灸器灸

温灸器灸是用金属等材质特制的一种圆筒灸具，故又称温筒灸。其筒底有尖有平，筒内套有小筒，小筒四周有孔。施灸时，将艾绒或加掺药物，装入温灸器的小筒，点燃后，将温灸器之盖扣好，即可置于腧穴或应灸部位，进行熨灸，直到所灸部位的皮肤红润为度，有调和气血，温中散寒的作用。

二、自我艾灸调理法

1. 温和灸

温和灸是施灸时将艾条的一端点燃，对准应灸的腧穴部位或患处，约距皮肤 2–3 厘米左右，进行熏烤。熏烤使患者局部有温热感而无灼痛为宜，一般每处灸 5–7 分钟，至皮肤红晕为度。对于昏厥、局部知觉迟钝的患者，医者可将中、食二指分开，置于施灸部位的两侧，这样可以通过医者手指的感觉来测知患者局部的受热程度，以便随时调节施灸的距离和防止烫伤。

2. 雀啄灸

雀啄灸是施灸时，将艾条点燃的一端与施灸部位的皮肤并不固定在一定距离，而是像鸟雀啄食一样，一上一下活动地施灸，另外也可均匀地上、下或向左右方向移动或反复地施转施灸。

三、灸法的补泻方法

灸法的补泻包括取穴的不同和操作方法上的差异，取穴上补虚只要法是通过补其本经、补其表里经和虚则补其母的方法选穴配伍，达到“补”的目的。泻实，主要通过采取泻其本经、泻其表里经和实则泻其子的方法选穴配伍，达到“泻”的目的。操作方法上，《灵枢·背腧》中指出：“以火补者，勿吹其火，须自灭也；以火泻者，急吹其火，传其艾，须其火灭也。”指出实行补法时，火力宜温和些，不要吹旺艾火，等它慢慢烧完为止；行泻法时，火力宜猛烈些，宜吹旺艾火。

四、灸法的注意事项

1. 艾灸适用范围虽广，但可益阳伤阴，故热证，阴虚阳亢、邪热内炽的人，不宜使用。

2. 对心脏部位、大血管部位、重要肌腱、外阴部、孕妇小腹部、腰骶部不宜施灸。

3. 一般空腹、过饱、极度疲劳者应暂缓施灸。

4. 在施灸时，注意防止艾火脱落烧伤皮肤和衣被。

5. 对昏迷或感觉障碍者，施灸时以调理师左手食、中两指置于施灸部位两侧，以调理师的经验来调节施灸距离、时间，以防止烫伤被调理者。

五、灸后处理

灸后一般都有红晕出现，属正常现象，无须处理。如局部灼伤起泡，轻者注意不擦破，任其自然吸收；如水泡较大，可用消毒针刺破，放出水液，涂上紫药水。瘢痕灸者，在灸疮化脓期间，不宜从事重体力劳动，注意休息，严防感染。

第三节　经络灸法常用穴位与操作

常用穴位与操作

1. 足三里

作用：健脾益胃，促进消化吸收，强壮身体。现代研究表明灸足三里穴确可改善人体免疫功能，对肠胃、心血管系统等有一定作用。古代养生家主张常在此穴施瘢痕灸，使灸疮延久不愈，可以强身益寿。“若要身体安，三里常不干”就是这种灸法。

适用：（1）胃痛、呕吐、呃逆、腹胀、泄泻、便秘。
（2）遗尿、癃闭、淋症水肿。
（3）头痛、耳鸣、耳聋、鼻炎、目疾。
（4）预防流感、中风。
（5）头晕、心悸、气短、虚劳羸瘦、脚气、下肢痿痹。
（6）亚健康人群、脾胃虚弱人群、虚劳人群、中老年人。

灸法：艾条灸、艾炷灸。

时间：艾条灸 30 分钟左右，艾炷灸 5 ～ 10 壮。

注意事项：30 岁以下者不宜灸或少灸，小儿不宜灸。

2. 关元

作用：温肾益精，调理冲任，回阳补气，理气除寒。《扁鹊心书》说：“保命之法，艾灼第一，丹药第二，附子第三。人至三十可三年一灸脐下三百壮；五十可二年一灸脐下三百壮；流失可一年一灸脐下三百壮，令人长生不老。”

适用：（1）小便频数、遗精、阳痿、月经不调、崩漏、带下、不孕不育。
（2）泄泻、腹痛。
（3）诸虚劳损：中风脱证、虚劳羸瘦。

灸法：艾条灸、艾炷灸。

时间：艾条灸 10 ～ 20 分钟，艾炷灸 3 ～ 5 壮。

注意事项：孕妇忌灸。

3. 气海

作用：增补元气，益肾固精，调理冲任，强身壮体。《针灸资生经》曰：“《难经疏》以为元气之海，则气海者盖人元气所生也。”故灸之能培补元气。

适用：（1）腹痛、泄泻、便秘。
（2）遗尿、疝气。
（3）形体羸瘦。

灸法：艾条灸、艾炷灸的隔姜或隔附子饼灸。

时间：艾条灸 10 ～ 20 分钟，艾炷灸 3 ～ 7 壮。

注意事项：孕妇忌灸。

4. 神阙

作用：补阳益气，温肾健脾，延年益寿。《扁鹊心书》指出："依法熏蒸，则荣卫调和，安魂定魄，寒暑不侵，身体开健，其中有神妙也……凡用此灸，百病顿除，益气延年。"《类经图翼》记载在神阙穴上用隔盐灸，"若灸至三百五百壮，不惟愈疾，亦且延年"。

适用：（1）中风虚脱，四肢厥冷。

（2）绕脐腹痛，水肿鼓胀，脱肛，泄利，便秘。

（3）小便不禁，五淋，妇女不孕。

灸法：艾条灸、艾炷灸的间接灸法，如隔盐灸、隔姜灸。

时间：艾条灸 30 分钟，艾炷灸 7 ～ 15 壮。

注意事项：禁用化脓灸。

5. 中脘

作用：健脾益胃，培补后天。《扁鹊心书》说："人于无病时，长灸关元、气海、命门、中脘……虽未得长生，亦可保百余年寿矣。"

适用：（1）胃痛、呕吐、呃逆、腹胀、泄泻。

（2）黄疸、胁痛。

（3）失眠。

灸法：艾条灸、艾炷灸。

时间：艾条灸 30 分钟，艾炷灸 7 ～ 15 壮。

6. 命门

作用：益肾壮阳，补精益气。

适用：（1）阳痿、遗精、带下、尿频、月经不调。

（2）泄泻、手足逆冷。

（3）腰脊强痛、腰膝冷痛。

灸法：艾条灸、艾炷灸。

时间：艾条灸 20 ～ 30 分钟，艾炷灸 10 壮。

7. 至阳

作用：强心活血，理气益肺，消除疲劳。

适用：（1）黄疸。

（2）背痛、脊强。

灸法：艾条灸、艾炷灸。

时间：艾条灸 10 ～ 20 分钟，艾炷灸 3 ～ 10 壮。

8. 身柱

作用：温补元阳，调气和血，宁心安神。

适用：（1）咳嗽、喘息。

（2）脊背强痛。

（3）癫狂、小儿风痫。

灸法：艾条灸。

时间：艾条灸 10 ～ 20 分钟。

9. 大椎

作用：解表清热，疏风散寒，肃肺宁心，温阳益气，增强体质。大椎又名百劳，是手、足三阳经与督脉之会，又称阳脉之海，有总督诸阳的作用。灸该穴可以调整肺、甲状腺和免疫功能，对血液循环和白细胞水平也有调整作用。

适用：（1）热病、疟疾。

（2）外感风寒：头痛项强、感冒、风疹。

（3）肩背痛、腰脊强痛。

（4）伏案工作引起的颈项不适，血管紧张性头痛。

灸法：艾条灸、艾炷灸。

时间：艾条灸 20 ～ 30 分钟，艾炷灸 5 ～ 10 壮。

10. 百会

作用：平肝息风，升阳益气，醒脑安神，清热开窍。

主治：（1）头痛、眩晕、美尼尔氏综合征。

（2）中风失语、健忘、失眠。

（3）脱肛、子宫脱垂、泄泻。

适用：艾条灸、艾炷灸。

时间：艾条灸 10 分钟，艾炷灸 2 ～ 3 壮。

11. 膏肓

作用：益气补虚，通宣肺气，保健益寿。《千金要方》记载“膏肓俞无所不治”，研究表明，灸之能缓解支气管痉挛，增加血红蛋白含量和红细胞数量。

适用.（1）咳嗽，气喘，肺痨。

（2）健忘，遗精。

（3）完谷不化。

灸法：艾条灸、艾炷灸的间接灸法，如隔姜灸。

时间：艾条灸 30 分钟，艾炷灸 7 ～ 15 壮。

12. 三阴交

作用：健脾和胃，调补肝肾，行气活血，疏经通络。灸之能调整胃肠分泌功能、女性生殖功能，调整心律、心率，调整胰岛素的分泌，预防生殖系统疾病。

适用：（1）腹胀、肠鸣、泄泻、饮食不化。

（2）痛经、月经不调、崩漏、带下。

（3）尿频、尿急、尿痛、遗尿、小便不利、阳痿。

（4）下肢萎证、痹症、脚气、水肿。

（5）疝气、失眠。

灸法：艾条灸。

时间：艾条灸 20 ～ 30 分钟。

13. 涌泉

作用：补肾壮阳，养心安神，益寿延年。研究表明，灸此穴有降低血压、纠正胎位、增强免疫力的作用。

适用：（1）头晕、头痛、失眠、目眩、高血压。

（2）小儿惊风、昏厥、足心热。

（3）便秘、小便不利。

灸法：艾条灸。

时间：艾条灸 30 分钟。

14. 太溪

作用：温肾壮阳，补精益气。

适用：（1）耳鸣、耳聋、齿痛。

（2）头晕、目眩、失眠、健忘。

（3）气喘、胸痛、咯血。

（4）月经不调、遗精、阳痿、小便频数、便秘。

（5）腰痛、足跟痛。

灸法：艾条灸。

时间：10 ～ 20 分钟。

15. 肾俞

作用：补肾益气，滋阴壮阳。研究证实，艾灸肾俞能促进肾功能，促进肾上腺皮质功能，调整膀胱张力，兴奋网状内皮系统的吞噬功能。

适用：（1）遗精、遗尿、阳痿、早泄、不孕、月经不调、带下。

（2）水肿、小便不利。

（3）耳鸣、耳聋。

（4）腰痛。

灸法：艾条灸、艾炷灸的隔姜或隔附子饼灸。

时间：艾条灸 30 分钟，艾炷灸一天 3 壮，宜长时间灸。

16. 内关

作用：宁心安神，和胃理气，疏通经络。研究表明，内关对心血管系统、胃肠、呼吸系统有很好的调整作用，同时有增强免疫力的作用。

适用：（1）心痛、心悸、胸闷。

（2）胃痛、呕吐。

（3）失眠、健忘、眩晕。

（4）上肢痹痛、偏瘫。

灸法：艾条灸、艾炷灸。

时间：艾条灸 10 ～ 15 分钟，艾炷灸 5 壮。

17. 神门

作用：宁心安神，理气调血，疏经通络。

适用：（1）心痛、心烦、惊悸、怔忡。

（2）头痛、眩晕、健忘、。

（3）胸胁痛。

灸法：艾条灸、艾炷灸。

时间：艾条灸 10 ～ 15 分钟，艾炷灸 3 ～ 7 壮。

18. 外关

作用：邪热祛邪，通调经络。

适用：（1）热病（退热要穴）。

（2）头痛、颊痛、耳鸣、耳聋。

（3）落枕、胁肋痛、上肢痹痛。

灸法：艾条灸。

时间：灸 10 ～ 20 分钟。

第四节　常见病的灸法

灸法在调理消化系统泌、外科、泌尿生殖系统及妇产科等，均有良好的效果。

1. 膈肌痉挛

膈肌痉挛主要表现为不自主地急促吸气后，声门突然关闭，以致发出一种引起特有的声音，这种声音连续出现，就是呃逆。

选穴：中脘、足三里、内关、巨阙。

灸法：艾柱灸，每日灸 1 ～ 2 次，每穴灸 5 壮。

2. 慢性胃炎

慢性胃炎是指不同原因的慢性胃黏膜炎性病变或萎缩性病变。

选穴：中脘、胃俞、足三里、上腹部阿是穴。

灸法：艾柱灸，每日一次，每穴 5 壮。

3. 神经衰弱

神经衰弱，其主要表现为既易于兴奋又易于疲劳，常伴有各种躯体不适和睡眠障碍。

选穴：神门、心俞、内关、太溪、百会。

灸法：艾条温和灸，每次选 2 ～ 3 穴，每穴 10 分钟，每日 1 次。

4. 眼肌性重症肌无力

眼肌性重症肌无力是指以眼肌受累为主的重症肌无力，表现为单侧或双侧眼睑下垂，可伴有复视斜视等。中医认为本病多由中气不足，升举无力，气虚下陷所致。

选穴：百会、阳白、印堂、足三里、膻中、脾俞。

灸法：将补中益气丸平分成两半，压成圆饼壮，涂少许凡士林放在各穴上，在药饼上放置小艾柱点燃，每穴 3 ～ 5 壮，以施灸局部皮肤潮红为度，隔日一次，1 个月为一疗程。

5. 脱肛

脱肛即直肠脱垂，是肛管、直肠黏膜、直肠全程和部分乙状结肠脱出的总称。

选穴：长强、百会、足三里。

灸法：艾条灸，每日一次，每穴 10 ～ 15 分钟，10 次一疗程，疗程之间间隔 4 日。

6. 腰肌劳损

腰肌劳损通常由积累性劳损、创伤及腰椎平衡失调等原因引起腰部肌肉、筋膜、韧带的软组织慢性纤维化、瘢痕化、钙化、硬化而致，使腰肌容易出现疼痛，中医属“腰痛”“痹证”。

选穴：肾俞、命门、关元、太溪。

灸法：艾柱灸，每日一次，每穴 10 分钟，太溪可艾条灸。

7. 肩周炎

肩周炎是肩关节囊和关节周围软组织的一种退行性、炎症性疾病。本病多与中老年后气血衰退，风寒湿邪乘虚侵入肩部或长期慢性劳损、既往扭伤，致使经络阻滞，气血不能通畅，经筋失其所养。

选穴：肩髃、肩髎、臂臑、曲池。

灸法：艾柱灸或隔姜灸，每日 1 ～ 2 次，每穴 5 ～ 10 壮。

8. 痛经

痛经是指妇女行经期间或经行前后，出现周期性小腹疼痛，或痛引腰骶，甚至难以忍受，影响工作及日常生活。

选穴：关元、气海、三阴交、足三里。

灸法：艾条或艾柱温和灸，每日一次，每穴 10 分钟。

9. 带下病

带下病是妇女四大疾病之一。女子随着发育成熟，阴道内可有少量白色透明无臭为的分泌液排出，此为正常生理性带下。当分泌液的量明显增多，或色、质、气味上发生异常的同时，并伴有局部不适感或全身症状者，则称为“带下病”。中医认为，脾失健运是产生带下病的内在原因。

选穴：白环俞、气海、三阴交、带脉。

灸法：艾条温和灸，每日一次，每穴 10 分钟。

10. 湿疹

湿疹是由多种复杂的内、外因素引起的一种具有多形性皮损和有渗出倾向的皮肤炎症性反应。本病由于肝脾二经湿热，外受风邪，袭于皮肤，郁于肺经，致全身各处发病而成。

选穴：阿是穴（疹中心及其边缘）、止痒穴（曲池穴上 2 寸）、合谷、三阴交、曲池。

灸法：艾条温和灸，每次 3 ～ 5 穴，每穴 10 ～ 20 分钟，每日 1 次。或湿疹奇痒时，随时施。5 ～ 7 日为一疗程，灸至皮损处结痂最后脱屑而愈为止。

第十章 经络捶疗调理法

经络捶疗调理法也称为捶打式经络调理法。该调理法是利用专用经络调理锤按照人体经络气血运行的方向，对穴位进行有规律的敲打，来疏通经络，调和气血，提高脏腑功能，改善人体健康状态。这种方法是基于针灸的基础演变而来的，它具备针灸的作用，同时又可以达到针灸达不到的效果。例如，针灸一次不能扎太多的穴位，否则容易会是人体的气泻得太过，甚至出现晕针。而这种方法几乎可以把身体所有的穴位敲打到，能够对身体进行一个整体调理从而达到最理想的效果。并且对那些不适宜针刺的人群还有小孩，可以采用这种方法，也可以达到疏通经络的效果。

捶打式经络调理包括全身经络捶疗调理法和自我经络捶疗调理法。

第一节　全身经络捶疗调理法

经络捶疗调理法

一、全身经络捶疗调理法的原理

全身经络捶疗调理主要是由专业武医经络调理师经过专业培训掌握的一种专门的经络调理技术，通常由两名捶疗调理师同时对患者进行捶疗，因为十二正经上的穴位是对称的，对整体左右两侧的经络同时进行疏通，并同步重点配合头部穴位的按摩，效果是比较好的，最后再对任督二脉进行疏通。这种同步进行有利于人体阴阳的平衡，对全身的经络进行一个整体的调节，使身体得到更加理想的调理效果。

在只有一名捶疗调理师的情况下，也是可以独立进行的，即需先捶完一侧再捶另一侧。

若五脏安和，心肾相交，水火既济；肝胆疏泄，肺气归元，脾升胃降，燥湿相济；小肠受盛，大肠传导；三焦主气，膀胱藏津，各司其职，藏泻有所，相辅相成，六脉因而调匀，经络之气血阴阳平衡，不致为病。所以，经络与脏腑之间是相辅相成的关系，经络与脏腑间互相调节，使人体处于阴阳平衡的状态。由于经络与脏腑在生理上的相互联系、相互作用，在病理上相互影响，故在调理疾病时，经络与脏腑也相互关联，经络调节平衡的功能总是表现在纠正阴阳气血偏胜偏衰为最终目的。

人体的动态平衡，如营养物质的摄取与消耗，水液的吸收、代谢与平衡，物质与能量的转化，兴奋与抑制的调整，以及呼吸、心搏的节律、频率等，无不是脏腑生理功能的体现，但必须通过经络和神经的传达、协调，即通过经气得以完成。脏腑化生精气血津液，经络运行精气血津液，脏腑是生命活动中心，不断调整机体动态平衡。脏腑主要通过经络完成其生理活动，又通过经络，纠正、消除人体的病理影响。

二、全身经络捶疗调理基本穴位的选取

基本穴位的选取，指的是全身经络捶疗调理法在调理的过程中要起到对全身经络进行全面整体调理和疏通的效果，所选取的基本穴位是以任督二脉和十二正经为基础的。

说明：全身经络捶疗调理法是先采用俯卧位，敲打督脉和膀胱经的穴位，并点按头后的穴位。然后采取仰卧体位，再对十二经脉的其他穴位和任脉的穴位进行敲打，并点按头面部的穴位。基本选穴施治全身经络整体调理所必须选取的基本穴位，其他穴位根据被调理者身体的状况再进行辨证取穴。

1. 俯卧体位取穴

要求被调理者平趴在诊断床上，双手手掌重叠垫在额头下面。

督脉：长强、腰俞、腰阳关、命门、悬枢、脊中、中枢、筋缩、至阳、灵台、神道、身柱、陶道、大椎。

足太阳膀胱经：肺俞、厥阴俞、心俞、督俞、膈俞、肝俞、胆俞、脾俞、胃俞三焦俞、肾俞、气海俞、大肠俞、关元俞、小肠俞、膀胱俞、中膂俞、白环俞、秩边、承扶、殷门、委中、委阳、承山、飞扬、跗阳、昆仑。

2. 仰卧体位取穴

要求被调理者平躺在诊断床上，全身放松，双手自然放于体侧。

足太阴脾经：隐白、大都、太白、太冲、三阴交、地机、阴陵泉、腹舍、大横、腹哀、大包。

足厥阴肝经：大墩、太冲、中封、蠡沟、中都、曲泉、章门、期门。

足少阴肾经：然谷、太溪、水泉、复溜、交信、筑宾、阴谷、大赫、气穴、四满、中注、肓俞、商曲、阴都、步廊、神封、灵墟、神藏、彧中、俞府。

手太阴肺经：孔最、列缺、经渠、太渊、鱼际、少商。

手厥阴心包经：曲泽、郄门、间使、内关、劳宫、中冲。

手少阴心经：少海、灵道、通里、少府、少冲。

手阳明大肠经：商阳、三间、合谷、阳溪、偏历、温溜、曲池。

手少阳三焦经：关冲、液门、中渚、阳池、外关、支沟、会宗、三阳络。

少太阳小肠经：少泽、前谷、后溪、腕骨、阳谷、支正、小海。

足阳明胃经：气户、库房、屋翳、膺窗、乳根、梁丘、足三里、上巨虚、

下巨虚、丰隆、解溪、冲阳、陷谷、内庭。

足少阳胆经：肩井、日月、阳陵泉、外丘、光明、悬钟、丘墟、足临泣、侠溪、足窍阴。

足太阳膀胱经：金门、京骨、足通谷、至阴。

任脉：中极、关元、气海、下脘、中脘、上脘、膻中、天突。

3. 头部的选穴

要求被调理者平躺在诊断床上，全身放松，双手自然放于体侧，由调理师点按头面部的穴位。

大肠经：迎香。

胃经：承泣、四白、巨髎、地仓、大迎、头维。

小肠经：听宫、颧髎。

膀胱经：睛明、攒竹、眉冲、曲差、五处、承光、通天、络却、玉枕、天柱。

三焦经：耳门、丝竹空。

胆经：瞳子髎、听会、颔厌、悬颅、悬厘、曲鬓、率谷、天冲、浮白、头窍阴、完骨、阳白、头临泣、目窗、正营、承灵、脑空、风池。

督脉：哑门、风府、脑户、强间、后顶、百会、前顶、囟会、上星、神庭。

任脉：承浆。

三、全身经络捶疗调理法的操作流程

说明：捶疗调理师分主捶调理师和副捶调理师，由主捶调理师领捶，副捶调理师跟随并重点要求在节奏上要求与主捶调理师合拍。如果有三位调理师同时进行调理，则捶打经络与头部按摩要同时进行。

1. 捶打经络流程

俯卧体位：主捶调理师首先要按经络的气血走向捶打督脉，从长强穴向上捶到大椎穴，然后两名捶疗师同时捶打膀胱经，从肺俞穴到昆仑穴。

仰卧体位：两名捶疗师同时捶打足三阴经，从隐白穴到大包穴→手三阴经，从中府穴到少冲穴→手三阳经，从少泽穴到肩髃穴→足三阳经，从气户穴到足窍阴穴→任脉，中极穴到天突穴。

2. 头部按摩流程

俯卧体位：头部按摩师点按督脉，从哑门穴到百会穴→膀胱经的玉枕穴、天柱穴→胆经的脑空穴、风池穴。

仰卧体位：头部按摩师点按大肠经的迎香穴→胃经，从承泣穴到头维穴→

小肠经的颧髎穴、听宫穴→膀胱经，从睛明穴到络却穴→三焦经的耳门穴、丝竹空穴→胆经，从瞳子髎穴到承灵穴→督脉，从百会穴到神庭穴→任脉的承浆穴。

四、经络捶疗调理法的操作要领

1. 握锤方法：手握锤柄，食指放在锤杆上，以达到固定效果，保证捶打穴位的准确度。不宜握得太近或太远，也不宜五指都握在锤柄上（如图 10–1–1）。

2. 捶打的力度与速度：轻轻抖动腕部，用锤尖垂直准确地敲打在指定的穴位上，以保证捶打穴位的渗透力。捶打时按照一重三轻的节奏进行，力度以不使皮肤出现红肿或淤血为宜，速度约每分钟 120 次。

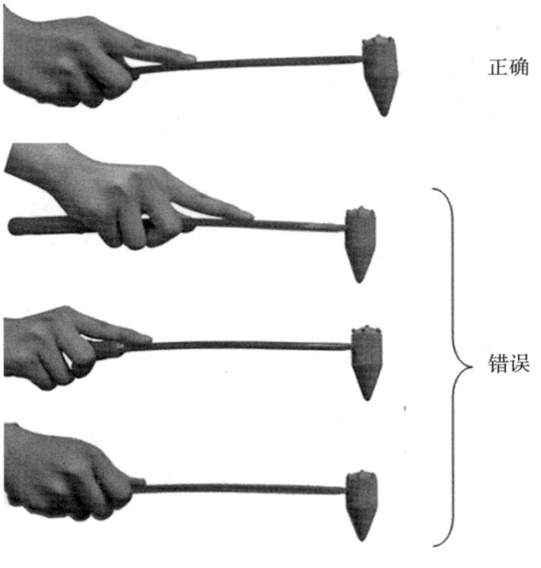

图 10–1–1　握锤方法

3. 捶打的虚实补泻：需补时，捶法要轻而快；需泻时，捶法要慢而重；平补平泻时，敲打穴位的速度和力度适中。

4. 敲打穴位时要求注意力和意念都比较集中，避免外界的干扰。

五、辨证选穴

辨证选穴是指在调理过程中着重敲打主穴的同时，要根据症状进行分型选穴。

1. 失眠

指由于心神失养或邪扰心神，而引起经常不能获得正常睡眠为特征的病症。

由于睡眠时间不足、深度不够，以及不能消除疲劳、恢复精神体力，以致醒后常见头晕，神疲乏力，心悸健忘，甚至心神不宁等。临床判断失眠，不仅要根据睡眠时间长短，更重要的是以醒后能否消除疲劳，恢复精神体力为依据。

（1）主穴选取

四神聪：镇静安神，失眠的有效验穴。

神门：心经原穴，宁心安神。

三阴交：足三阴之交会，可健脾益气，柔肝益阴，交通心肾。

心俞：镇心安神。

（2）分型选穴

心脾两虚：多梦易醒，心悸健忘、易汗出、面色少华、神疲乏力、脘痞便溏，苔薄白，脉细弱，重点敲打脾俞、膈俞。

肝郁化火：少寐，急躁易怒、目赤口苦、大便干结、舌红苔黄、脉弦而数，重点敲打肝俞、行间。

阴虚火旺：心烦不寐，五心烦热，耳鸣健忘，舌红，脉细数，重点敲打太溪、大陵。

痰热内扰：不寐、头重、胸闷、心烦、嗳气、吞酸、不思饮食，苔黄腻，脉滑数，重点敲打丰隆、足三里。

（3）提示患者

卧室应安静，光线应柔和而偏暗，温湿度适宜，卧具柔软舒适。消除思想顾虑，保持精神愉快，培养良好的作息时间，白天适当参加体育活动，睡前不宜饮浓茶、咖啡等刺激性的饮料，不宜观看情节惊险刺激的电视剧、小说。注意饮食调节，晚餐不宜过饱，且应避免辛辣厚味等不易消化的食物，并忌酒禁烟。

2. 脑中风后遗症（半身不遂）

（1）主穴选取

手足阳明经穴为主。阳明经为多气多血之经，阳明经气血通畅，正气得以扶助，可使机体功能逐渐恢复，而且寓“治痿独取阳明”之意。

（2）分型选穴

上肢：重点敲打肩髃、曲池、手三里、外关、合谷。

下肢：重点敲打环跳、阳陵泉、足三里、解溪、昆仑。

3. 感冒

是外邪侵袭人体所致的常见外感疾病，以头痛、鼻塞、发热恶寒、全身不适的主要特征。

（1）主穴选取

列缺：肺经络穴，可宣肺解表。

合谷：清肺利气，解表退热。

外关：属三焦经，通阳维脉，解表退热。

大椎：督脉与诸阳经交会穴（阳脉之海），专泻邪解热。

风池：阳维、手足少阳之会，疏解表邪。

（2）分型选穴

风寒表现：恶寒重，轻热或不发热，无汗，鼻痒喷嚏，鼻塞声重，咯痰液清稀，肢体酸楚，苔薄白，脉浮紧。重点敲打风门、迎香。

风热表现：微恶风寒，发热重，有汗，鼻塞浊涕，咯痰稠或黄，咽喉肿痛，口渴，苔薄黄，脉浮数有力，重点敲打尺泽、曲池。

暑湿表现：夹湿则头痛如裹，胸闷纳呆；夹暑则汗出不解，心烦口渴，色淡苔白黄腻，脉浮微数，重点敲打阴陵泉、足三里。

伴头痛：头维、太阳。伴咽痛：少商。伴呕恶、脘闷纳呆：重点敲打中脘、内关。

小儿高热：重点点按印堂、水沟。

4. 过敏性鼻炎

中医认为肺气虚弱，感受风寒是本病的主要原因。脾、肾虚弱都可以引起肺气虚弱，故此病主要在肺，基本在脾胃。（本虚标实）治则为宣肺益气，固气止嚏。

（1）主穴选取

重点敲打迎香、合谷、列缺、上星、印堂、三里、通天、风池、风府。

重点经络：肺经、大肠经、胃经。

5. 胃痛

（1）主穴选取

中脘：胃之募穴，腑之所会，调理气机，和胃止痛。

内关：宽胸解郁，行气止痛。

足三里：足阳明之合穴，能健运中焦，疏调胃气，“合治内腑”。

（2）分型选穴

寒邪克胃：因受凉饮冷而胃痛暴作，痛势较剧，喜温熨热饮，泛吐清水，或有恶寒发热，苔白脉紧，重点敲打公孙。

饮食停滞：胃脘胀痛，嗳腐，厌食或呕吐，吐后痛减，舌苔厚腻，脉滑实，重点敲打梁门。

肝气犯胃：胃脘胀满，脘痛连胁，嗳气频频，吞酸，大便不畅，每因情志因素而诱发，心烦易怒，喜太息，苔薄白，脉弦，重点敲打太冲、期门、阳陵泉。

脾胃虚弱：胃痛隐隐，泛吐清水，喜暖喜按，神疲乏力，四肢欠温，舌淡苔白，脉细缓无力，重点敲打脾俞、胃俞、章门、三阴交。

胃阴不足：胃痛隐隐，心烦嘈杂，口干欲饮，大便干燥，苔少或剥脱，舌光红少津，脉细微数，重点敲打太溪。

气滞血瘀：痛有定处而拒按，多为刺痛或胀痛，食后更甚，或见吐血便黑，甚则舌紫，脉沉涩，重点敲打血海、膈俞。

6. 呕吐

（1）主穴选取

中脘：胃经募穴，和胃降逆。

内关：心包经络穴，宽胸利气，降逆止呕。

足三里：胃经合穴，调理胃经气机，通降胃气。

（2）分型选穴

寒呕：呕吐清水或稀涎，食入乃吐，喜温畏寒，便溏，苔白脉迟，重点敲打胃俞。

胃热：食入即吐，呕吐物酸臭，口渴喜饮，身热烦躁，唇干面赤，大便秘结，小便黄短，舌红苔黄，重点敲打内庭、合谷。

食积：脘腹胀痛，食入尤甚，嗳气口臭，便秘矢气，苔厚腻，脉滑实。天枢、梁门。

肝气犯胃：脘部及胁肋胀痛，泛酸，嗳气，呕吐多在食后，多烦善怒，苔薄白，脉弦，重点敲打太冲、阳陵泉。

中气虚：呕吐时作，食稍不慎则易发，纳少乏味，便溏，神疲肢软，苔薄腻，脉弱无力，重点敲打脾俞、章门。

7. 便秘

（1）主穴选取

天枢：大肠经募穴，理肠下气，通腑行滞。

支沟：宣通三焦气机，三焦气机通畅，则腑气通调。

上巨虚：大肠经下合穴，“合治内腑”，可调理腑气，以利大肠传导。

（2）分型选穴

热秘：大便秘结，艰涩难下，腹部按之有块，矢气频发，烦热口渴，口臭面赤，苔黄燥，脉滑实，重点敲打内庭、曲池。

气秘：便秘不甚干结，嗳气频发，胸胁胀痛，纳少，苔薄腻，脉弦，重点敲打中脘、太冲。

虚秘：便干数日不行，有便意而努则乏力，腹无胀痛而觉小腹不舒，神疲短气，头晕心悸，面色少华，舌淡苔白，脉虚弱，重点敲打脾俞、足三里。

冷秘：大便艰涩难行，腹中冷痛，畏寒喜暖，四肢不温，小便清长，舌淡苔白润，脉沉迟，重点敲打肾俞、关元。

8. 头痛

由于紧张、疲倦、酒后或在空气不流通的地方待得太久所引起。

（1）分型选穴

血管性头痛：偏头痛，不通则痛，久痛必瘀，重点敲打风池、完骨、太阳、头维、率谷、中封、阳辅。

神经性头痛：全头持续性头痛，少阳头痛，调神理气，通络止痛，重点敲打内关、人中、合谷、太冲、百会、四神聪、风池、完骨、天柱。

眼性头痛：重点敲打风池、太阳、睛明、球后、四白。

颈性头痛：重点敲打风池、完骨、天柱、颈椎夹脊。

9. 颈椎病

（1）主穴选取

大椎、天井、大杼、肩外俞、魄户、天宗、秉风、曲垣、合谷、后溪、悬钟（手三阳的郄穴）；头部取风府、天柱、风池、完骨。

10. 腰痛

（1）主穴选取

肾俞、志室、委中、阳陵泉、阿是穴。

（2）分型选穴

寒湿腰痛：腰部冷痛重着，转则不利，静卧不减，阴雨天加重。舌苔白腻，脉沉。重点敲打腰阳关、风门。

肾虚腰痛：腰膝软弱，阳痿遗精，或阳衰无子，或饮食减少，大便不实，或小便自遗，舌淡苔白，脉沉而迟。重点敲打太溪、悬钟。

劳损腰痛：腰痛而酸软，喜按喜揉，足膝无力，遇劳更甚，卧则减轻，常反复发作。脉沉细或细数，重点敲打膈俞、肝俞、脾俞、胃俞、承山、中脘、天枢、章门、足三里。

急性腰扭伤加人中、腰痛穴。

11. 糖尿病

分型选穴

肺热津伤：烦渴多饮，口干舌燥，尿频量多，舌边尖红，苔薄黄，脉洪数。

重点敲打胰俞、肺俞、孔最、鱼际、太溪、曲池。

胃热炽盛：多食易饥，口渴，尿多，形体消瘦，大便干燥，苔黄，脉滑实有力。

重点敲打胰俞、脾俞、胃俞、阴陵泉、下巨虚、内庭。

气虚阳衰：伴腰膝酸软，四肢欠温，畏寒肢凉，阳痿或月经不调，舌苔淡白而干，脉沉细无力。

重点敲打胰俞、气海、中脘、足三里、三阴交、尺泽、列缺、照海。

12. 痛经

（1）主穴选取

三阴交：调理肝脾肾三阴气血。

关元：任脉，为全身强壮要穴，又可温暖下焦，温养冲任。

地机：脾经的郄穴，阴经郄穴主以养血，脾为后天之本，气血生化之源。

次髎：膀胱经腧穴，可疏导水液，健脾除湿。

（2）分型选穴

气滞血瘀：每于经前一二天或月经期小腹胀痛，拒按，或伴胸胁乳房胀，或经量少，或经行不畅，经色紫黯有块，血块排出后痛减，经净疼痛消失，舌紫黯或有瘀点，脉弦或弦滑，重点敲打太冲、气海。

寒凝血瘀：经前数日或经期小腹冷痛，得热痛减，按之痛甚，经量少，经色黯黑有块，或畏冷身疼，舌苔白腻，脉沉紧，重点敲打归来、中极。

气血亏虚：经后一二天或经期小腹隐隐作痛，或小腹及阴部空坠，喜揉按，月经量少，色淡质薄，或神疲乏力，或面色不华，或纳少便溏，舌淡，脉细弱，重点敲打血海、足三里。

13. 耳聋耳鸣

（1）主穴选取

循行于耳之前后的手足少阳经局部穴翳风、听会、耳门以疏通少阳经气。

足临泣、外关、液门清泻少阳之火。

丰隆，足阳明经穴，为化痰之要穴。

（2）分型选穴

肝胆火热：突发耳鸣耳聋。如闻风潮之声，响声不断，常于郁怒之后发生或加重。多伴头痛，头晕，面色红赤口干口苦，烦躁善怒，两胁胀痛，大便干，舌红苔黄，脉弦数有力。重点敲打太冲、丘墟、阳陵泉、期门。

痰热郁结：耳内鸣响，多低沉而不绝，两耳闭塞闷胀，伴胸痞脘闷，呕恶痰多，口苦或渴不欲饮，二便不爽，舌红苔黄腻，脉弦滑数，重点敲打合谷、劳宫。

肾精亏虚：久病耳聋，或耳鸣时做时止，声细调低，或如蝉鸣，昼夜不息，多夜间加剧，听力下降。多兼有头晕目眩、腰酸腿软、遗精、带下，舌红少苔，脉弱，重点敲打太溪、肾俞。

六、注意事项

1. 经络调理者，需身着短裤、短袖或者松软服装，以方便取穴。
2. 在空腹或过饱的情况下，不宜进行调理，以免引发不良反应。
3. 调理期间，要注意用眼卫生，规律生活，劳逸结合。
4. 平时要多吃含钙、锌的食物和新鲜的蔬菜水果，及富含优质蛋白的食物。
5. 需重点敲打和练习相关功法以巩固效果。

第二节　自我经络捶疗调理法

自我经络捶疗调理法是让调理者本人用经络调理锤敲打自己四肢的穴位，足三阴是因每个人的不同情况，在五腧穴的基础上进行加减。自我经络捶疗调理法是调动自身的潜力，使调理者始终处于主动地位。眼部经络通畅，使精、气、血、津液上升到眼部，得以滋养，从而达到恢复视力的效果。

一、捶打方法

调理者端坐在床上，全身放松，手握锤柄，食指放在捶杆上，腕部轻轻抖动，用锤尖敲打指定的穴位，捶打时按照一重三轻的节奏进行，力度以不使皮肤出现红肿或淤血为宜，需补时轻而快，需泻时慢而重，平补平泻时敲打穴位的速度和力度适当，一般自我调理时采用平补平泻的手法。速度约 120 次每分钟。敲打穴位时要精神集中。调理顺序是从足三阴到手三阴，再从手三阳到足三阳，具体方法见本章第一节第四部分“经络捶疗调理法的要领”。

二、具体选穴

1. 失眠

足三阴：行间、太白、太冲、太溪、复溜、三阴交、阴陵泉、曲泉、阴谷。

手三阴：郄门、间使、内关、列缺、灵道、通里、阴郄、神门、大陵、太渊。

手三阳：中渚、后溪、合谷、养老、外关、支沟、曲池。

足三阳：阳陵泉、足三里、丰隆、外丘、悬钟、丘墟、内庭、侠溪、至阴、足窍阴。

经外奇穴：四神聪（百会穴前后左右各1寸，共4穴）。

2. 脑中风后遗症（半身不遂）

足三阴：太白、太冲、太溪、复溜、三阴交、筑宾、漏谷、地机、阴陵泉、阴谷。

手三阴：少海、曲泽、内关、太渊、鱼际、劳宫、少府、少商、中冲、少冲。

手三阳：少泽、关冲、商阳、前谷、液门、三间、中渚、后溪、合谷、阳池、养老、外关、支沟、偏历、三阳络、温溜、支正、曲池、曲池、手三里、肩髃。

足三阳：环跳、阳陵泉、足三里、上巨虚、下巨虚、丰隆、外丘、光明、悬钟、昆仑、解溪、丘墟、金门、京骨、冲阳、足临泣、内庭、足通谷、侠溪、至阴、足窍阴。

3. 感冒

足三阴：太白、太冲、太溪、复溜、三阴交、阴陵泉、曲泉、阴谷。

手三阴：少海、曲泽、尺泽、孔最、郄门、内关、列缺、经渠、太渊、鱼际、少商。

手三阳：商阳、三间、中渚、后溪、合谷阳池、阳溪、外关、支沟、曲池。

足三阳：阳陵泉、足三里、丰隆、外丘、光明、悬钟、昆仑、京骨、冲阳、足通谷、至阴。

头部选穴：风池、阳维、迎香、头维、太阳。

督脉：大椎。

4. 过敏性鼻炎

足三阴：太白、太冲、太溪、复溜、三阴交、阴陵泉、曲泉、阴谷。

手三阴：尺泽、孔最、郄门、内关、列缺、经渠、太渊、鱼际、少商。

手三阳：商阳、三间、中渚、后溪、合谷、阳池、阳溪、外关、支沟、偏历、温溜、曲池。

足三阳：阳陵泉、足三里、上巨虚、解溪、京骨、冲阳、足临泣、内庭、足通谷、至阴。

头部选穴：迎香、合谷、列缺、上星、印堂、通天、风池、风府。

经络：肺、大肠、胃。

5. 胃痛

足三阴：大敦、隐白、大都、太白、太冲、太溪、三阴交、地机、阴陵泉。

手三阴：孔最、郄门、内关、列缺、太渊、劳宫。

手三阳：商阳、三间、中渚、后溪、合谷、外关、支沟、曲池。

足三阳：阳陵泉、足三里、上巨虚、下巨虚、丰隆、外丘、解溪、京骨、冲阳、陷谷、内庭、足通谷。

腹部选穴：中脘。

6. 呕吐

足三阴：大敦、隐白、大都、太白、太冲、太溪、三阴交、地机、阴陵泉。

手三阴：孔最、郄门、内关、列缺、太渊。

手三阳：中渚、后溪、合谷、外关、支沟、曲池。

足三阳：阳陵泉、足三里、解溪、冲阳、陷谷、内庭、厉兑。

主穴：中脘、天枢。

7. 便秘

足三阴：大敦、隐白、大都、太白、太冲、太溪、三阴交、地机、阴陵泉。

手三阴：尺泽、孔最、内关、列缺、经渠、太渊、鱼际、劳宫。

手三阳：商阳、二间、三间、中渚、后溪、合谷、外关、支沟、曲池。

足三阳：阳陵泉、足三里、上巨虚、下巨虚、丰隆、解溪、冲阳、陷谷、内庭、侠溪、至阴、足窍阴、厉兑。

腹部选穴：天枢、中脘、关元。

8. 头痛

足三阴：大敦、行间、太白、太冲、太溪、阴交、阴陵泉、曲泉、阴谷。

手三阴：郄门、内关、灵道、通里、太渊、劳宫。

手三阳：中渚、后溪、合谷、阳池、养老、外关、温溜、曲池。

足三阳：阳陵泉、足三里、丰隆、外丘、光明、悬钟、丘墟、侠溪、至阴、足窍阴。

头部选穴：太阳、头维、百会、完骨、风池、四神聪。

9. 颈椎病

足三阴：大敦、行间、太白、太冲、太溪、三阴交、阴陵泉、曲泉、阴谷。

手三阴：郄门、内关、列缺、太渊、劳宫。

手三阳：中渚、后溪、合谷、阳池、养老、外关、三阳络、曲池、小海、天井。

足三阳：阳陵泉、足三里、上巨虚、下巨虚、丰隆、外丘、飞扬、光明、阳辅、悬钟、跗阳、昆仑、解溪、丘墟、金门、京骨、冲阳、束骨、陷谷、足临泣、内庭、足通谷、侠溪、至阴、足窍阴、厉兑。

头部：风府、天柱、风池、完骨。

10. 腰痛

足三阴：太白、太冲、太溪、复溜、三阴交、阴陵泉、曲泉、阴谷。

手三阴：少海、曲泽、尺泽、孔最、郄门、间使、内关、灵道、列缺、经渠、通里、阴郄、神门、大陵、太渊、鱼际、劳宫、少府、少商、中冲、少冲。

手三阳：合谷、阳池、养老、外关、支沟、温溜、曲池。

足三阳：委中、阳陵泉、足三里、外丘、悬钟、昆仑、京骨、冲阳、至阴。

11. 糖尿病

足三阴：大敦、隐白、大都、太白、太冲、太溪、照海、复溜、三阴交、漏谷、地机、阴陵泉、曲泉、阴谷。

手三阴：少海、曲泽、尺泽、孔最、郄门、内关、列缺、经渠、通里、阴郄、太渊、鱼际、劳宫、少府、少商、中冲、少冲。

手三阳：少泽、关冲、商阳、前谷、液门、三间、中渚、后溪、合谷、阳池、阳溪、养老、外关、支沟、曲池。

足三阳：阳陵泉、足三里、丰隆、外丘、光明、悬钟、解溪、丘墟、京骨、冲阳、内庭、足通谷、侠溪、至阴、足窍阴。

12. 痛经

足三阴：大敦、隐白、大都、行间、太白、太冲、太溪、三阴交、地机、阴陵泉、曲泉、阴谷、血海。

手三阴：孔最、郄门、内关、通里、阴郄、太渊、劳宫、少府、中冲、少冲。

手三阳：中渚、后溪、合谷、阳池、外关、曲池。

足三阳：阳陵泉、足三里、外丘、解溪、京骨、冲阳、至阴。

腹部选穴：中极、关元、气海。

13. 耳聋耳鸣

足三阴：大敦、隐白、行间、太白、太冲、太溪、复溜、三阴交、阴陵泉、曲泉、阴谷。

手三阴：孔最、郄门、内关、灵道、列缺、通里、太渊、劳宫。

手三阳：少泽、关冲、商阳、前谷、液门、合谷、阳池、养老、外关、三阳络、曲池。

足三阳：阳陵泉、足三里、丰隆、外丘、光明、阳辅、悬钟、丘墟、京骨、束骨、足临泣、内庭、侠溪、至阴、足窍阴。

三、注意事项

进行自我经络捶疗时，应当注意不要在空腹情况下进行捶打，以免造成晕锤。

调理时要全身放松，精神集中，环境安静，保持情绪稳定，免受七情的干扰。

需按指定的穴位和顺序敲打，不可自选滥敲，以防造成不良后果。

十二经脉是对称的，敲打穴位时也要对称，不可偏废。例如，先敲打左侧小腿和手臂的穴位，再敲打右侧的穴位。

一般疾病，每天调理 1 次，每次 10 分钟左右即可，时间不宜过长以免造成不良后果。疑难疾病一天最多可捶打两次，要间隔 4 个小时以上。

注意饮食起居，并且不要过于劳累。

戒烟限酒，少吃生冷辛辣等刺激性食物。

第三节　经络捶疗子午流注调理法

一、概述

子午流注是从时间角度研究、认识人体生命现象，即研究人体脏腑、经脉的气血流注盛衰规律的一种理论，它是子午流注针法的理论基础。“子午”二字，具有时间、阴阳和方位等含义。“流注”二字，是形容自然界水的流动转注，比喻自然界江河湖海水流的汇合和往返不息，也包含宇宙万物的即时变化。中医学将人体气血循环比作水流，用以阐明十二经脉气血的流注过程。

子午流注经络捶疗调理法是以时间为主要条件的一种独特取穴的经络调理方法。该方法根据脏腑经脉的气血流注、盛衰开阖的规律，以四肢肘、膝关节以下的五输穴为基础，结合阴阳消长、五行生克、天干、地支的理论，制定出的一种逐日按时取穴的方法。

中国古代记年法是天干地支结合的方法，这种方法一直沿用至今。

天干	甲	乙	丙	丁	戊	己	庚	辛	壬	癸	\	\
地支	子	丑	寅	卯	辰	巳	午	未	申	酉	戌	亥

子午流注是中国古代医家运用天人相应的整体观，以及阴阳五行相生相克

的原理结合天文、地理、气象学的知识探求人体经脉气血循行的周期性和规律性，并选定人体四肢以下的五个穴位——五输穴，通过复杂的推理演算，从实践中逐渐完善和发展起来的。它根据人体气血按时间的推移，有规律地循行于脏腑经络之中的认识，强调时间同生理病理活动的关系，从而产生按时间对患者进行调理的一门学科。子午流注是中国医学基础理论的重要组成部分，是中医的时间调理学。在子午流注理论指导下的灵龟八法、飞腾八法是时间经络学在临床上的具体运用。

二、子午流注经络调理法简介

全身经络捶疗调理法的大循环是子午流注最完整的体现，子午是地支中的两个时晨。子时 23:00—1:00，午时 11:00—13:00。

井、荥、输、经、合在运用上需要与木、火、土、金、水五行相应重点敲打，阴经始于木、阳经始于金。按五行相生的顺序排列，阴经：井、荥、输、经、合重点敲打木、火、土、金、水，阳经：井、荥、输、金、合重点敲打金、水、木、火、土，由于五行相生的特点，又产生了母穴、子穴，从而确定了补泻的原则。以土为例，火生土，火是土之母，土生金，金为土之子，补母泻子取穴，就是先辨明邪正盛衰，分清虚实。根据“刺实者，刺其来也”，“刺虚者，刺其去也”。即“过经补，本经泻”的原则。按本经五行属性与本经五俞穴的相生关系，脾属土，火能生土，土能生金，虚症取其脾经的母穴“大都”，实症取脾经的子穴“商丘”。

三、子午流注纳子法的应用

子午流注纳子法调理眼病时是以十二地支重点敲打所属十二经脉，可按患者调理的时间进行开穴。《针灸大成》中记载：“顺阴阳者，所以顺气血也，及时谓之开，失时谓之阖。”

开穴：是根据经脉气血流注的规律，按照时间捶打或针刺穴位的。当穴位开时，此穴的气血相当旺盛，可对全身起到极大的兴奋作用，此时通过捶打或针刺此穴，能够把人体潜在的抵抗功能强有力的调动出来，对疾病实行治疗就能达到速效性的全身调整作用。

开穴法并不是直接去作用于病灶，而是从整体治疗出发，把人体功能调整到正常的功能状态，或者把人体潜在的功能调动出来，视力就随之改善了。同一患者每次调理的时间不同，重点敲打组穴位会随之发生变化。例如：眼底病患者，病因主要与肝、肾、脾三条经脉有关，就诊时间如果在 9:00—11:00 要以脾经为主；就诊时间在 17:00—19:00 要以肾经为主（详见表格），这样效果会更好。

十二经脉纳子法表

地支	寅时	卯时	辰时	巳时	午时	未时	申时	酉时	戌时	亥时	子时	丑时
时间	3–5	5–7	7–9	9–11	11–13	13–15	15–17	17–19	19–21	21–23	23–1	1–3
经脉	肺经	大肠经	胃经	脾经	心经	小肠经	膀胱经	肾经	心包经	三焦经	胆经	肝经

腕踝关节部原穴的开穴，原穴可使五脏原气受到激发，促进气血运行，达到治疗所属脏腑疾患或保健作用。

十二经脉原穴开穴时间表

时间	开穴	时间	开穴
9—11	太白	7—9	冲阳
1—3	太冲	23—1	丘墟
17—19	太溪	15—17	京骨
3—5	太渊	5—7	合谷
19—21	大陵	21—23	阳池
11—13	神门	13—15	腕骨

第十一章 自我经络调理保健法

概　述

人的身体是一个自我运行的整体环境，气血在人体中的运行维持着五脏六腑的正常运转。人体的整体环境是引导气血正常运行的根本，“有诸内必行诸于外”，人体内气血运行的不同状态，会体现出不同的体态。比如气血充足的人自然精神饱满，昂首挺胸，气血虚弱的人往往是垂头弓背。人体内外也是互相影响，长时间的垂头弓背自然引发颈脊椎及相关疾病的发生。相反，人体不同的动作形态也能牵动和促进不同经脉气血的运行。通过练功可以逐步在生活中培养和建立正确的动作习惯，使身体保持良好的动作形态、将有利于身体中气血的运行、自动调节和修复。因为，人体本身就具有自动调节和修复的能力，比如后背发紧，往往是阳气受阻形成的感觉，这时人们会不自觉的伸个懒腰，这有助于阳气的疏通。又如人体疲倦时，气血不能上注于头面，人们也会打个哈欠，导引气血上注于头面，精神也能提升些。除此之外，人体的打喷嚏、发困休息都是人体本能的自我调节现象。然而，在当今生活中发生的众多问题，单纯依靠人体自身的这种调节能力已经远远不能满足对整体气血正常运行的调节需要。其实，这也是出现越来越多亚健康人群的一个重要原因。

人体经脉及气血的运行是需要导引，需要补充能量的。然而，如何才能真正将气血调动起来呢？其实并非是所谓的简单的动一动腿，扭一扭腰就能有效调动气血运行的。在锻炼的过程中还是要有所注意的，选择哪些运动？如何把握运动的度？如何在运动中保持正确的姿势，快速有效的调动人体的气血？这些都是本章要重点提到的。

人体生命的运转和活动都是具有内在规律的，掌握这个规律是需要通过长期锻炼来修炼和培养的。身体各个部位就像拔河的每个人一样，需要有整体的意识和谐调性，力道都用到恰当的点上，才会发挥出很好的成绩。人体心脏血管在一张一弛的输送血液，人体的呼吸也是一张一弛的进行着清气与浊气的交换，人体的整体运动也是遵循着一张一弛，一开一合，有规律的运动才会形成一个良好的气血推动作用。这也是人体自我整体谐调配合的问题，若要使人体达到整体的谐调运行，首先必须要进入一个放松的状态，只有人体放松了，气血的运行才不会有更多的阻力，整体身体才能向更健康的方向发展。

本章所推荐的各种自我经络调理保健法是在传统武术各门各派经典功法基础上，经过精心筛选梳理整合而成的。这将帮助每个人通过自我的锻炼和导引起到对自身经络的疏通，导引气血运行，补养脏腑功能的目的。同时，对经络调理师而言，可以通过锻炼增强自身的敏感度、协调性及功力，可以在为他人进行调理中能够更快更有效地改善患者经络气血的状态。

更重要的是让每一位武医经络调理师和广大受众通过坚持练功建立正确健康的生活理念，逐步养成良好的生活习惯和动作习惯，把功法融于生活之中，受益终生。以传统武术功法为基础的系列自我经络调理保健法是确保武医经络调理师保持正能量，传播正能量的最基本保障。

本章所介绍的自我经络调理保健法，逐层深入，前两节主要以静功为主，着重放松及补养脏腑为主。第三、四、五节动静结合，内养脏腑，外舒筋骨，能充分锻炼人体的阳气，使气机充足并得以储备。第六节为日常保健养生功法。

第一节　站桩功

站桩是我国古代的一种养生术，两千多年前的《黄帝内经·上古天真论篇第一》中有记载:“余闻上古有真人者，提挈天地，把握阴阳，呼吸精气，独立守神，肌肉若一，故能寿蔽天地，无有终时，此其道生。”千百年来，这种方法通常只是被习武者作为练拳过程中的基本功在练习。站桩是一种内在锻炼的基本功夫，是一种健身之术，其姿势动作都是和人身的生理组织相配合：一方面使高级中枢神经得到充分的休息与调整，同时，又使机体得到适宜的锻炼。站桩不同于一般体育运动，它是把锻炼和休息统一起来的一种运动，具有刚柔、虚实动静、松紧错综为用的原理和阴阳相交，水火即济的功用，是在锻炼中休息，又在休息中锻炼的运动方法。这种运动能调整神经系统的机能，促进血液循环，发挥体内燃烧，且能加强各种系统的新陈代谢作用，因而能调整恢复和加强人体各个器官组织的机能，对保持健康治疗疾病具有显著的特效，具有调整中枢神经和末梢神经的功能作用，从而使人体各部分在高级中枢神经支配下密切协调。

如果人体中的每一个肌肉群都处于一种放松、张弛有度的状态，体内的气血运行就不会受到任何阻碍，身体内部会形成一个非常通畅的大环境，此时人体的循环通畅，呼吸均匀、代谢旺盛、免疫力提高。人体自身祛病防病的能力和潜力是十分巨大的，也是人类乃至其他生物能够延续生命焕发生机的根源。人体放松了，最有利于人体的循环，均匀有规律的生命活动是保持人体最佳状态的根本。站桩功正是让人体进入到这种均匀的状态，使筋脉舒展，脏腑之气通达，调动人体阴阳平衡而进入一种和谐的状体。

站桩的种类和方法很多，本节推荐的站桩功法动作简单，容易使人体放松入静，而且所需要的空间并不大，练起来方便，动作的特点是符合人体正常的生理结构。这种运动能加强人体的吸收和排泄作用，古人云“提炼精华，洗净糟粕”其意义就在于此。这是自力更生的运动，就是说，它对于人身及其部分机体，具有生生不已的效能。譬如体弱的通过锻炼可使毛病消除，恢复健康。健康者更健康，且容易体会到无穷的理趣。长久锻炼对人体代谢性疾病有很好的辅助调理作用。其原因，代谢紊乱主要是气血运行不通畅，人体的气机交换受阻而产生的，如糖尿病、高血压、骨质疏松、痛风、脂肪肝等都是代谢紊乱直接或间接所引起来的，而且中老年人居多。站桩功，调和气血，可以加速人体的代谢，对这些疾病有很好的控制和预防作用，老年人记忆力减退，这些单一动作不麻烦，而且所需场地比较宽泛，随时随练。

站桩功兼有防病和治病之效，也是一种医疗体育运动。参与该运动者，不限年龄性别，不拘身体强弱，亦无任何局限，有病者治病，无病者防病。运动时不尽在姿势方面着想，也不在式之繁简上注意，更不在姿势的前后次序，主要使大脑得到充分休息，使肢体得到适当锻炼，即静中生动，动中求静。

站桩功是形、意、气、力互相联系，互相制约，调整阴阳平衡的整体活动。形（姿势）和意（意念活动）又是这一功法的根本，二者互相作用，不可偏废。“以形取意，以意象形，意自形生，形随意转”。只要练功时形和意得到了灵活适宜的配合，则力不练自生，气不运自行，可见站桩功的治疗作用，绝不单纯在于姿势的繁简和次序的先后，更不在于所摆的姿势是否美观，也不是某个意念活动机械地套在某个姿势上就能治某种病。而是要通过施功者较全面地了解了患者的情况后，把适应其本身姿势的动静、虚实、松紧和意念活动方法安排得当，使患者在较短的时间内，感到全身舒适得力，轻松愉快，借以达到祛病健身的目的。

站桩功要求形与心的放松状态相互结合，通过本节的练习可以帮助人体内外均能逐步的进入阴阳相济、动静相宜的状态。劲头要守得住，精神也得守得住。练功或者做事都一样，要循着规律来，人体与功夫的生长变化也是循序渐进的，只要持之以恒，日久定见功夫。

一、太极桩

1. 太极拳的基本理念与意义

（1）太极拳蕴含着“天人合一”的思想

太极拳不同于一般其他拳种，可称之为“哲拳”，是在中华传统文化的丰厚土壤上总结归纳出来的。从三皇五帝时代就有太极劲，太极拳是中华传统文化所推崇的“浩然正气”在现实中的具体体现。太极拳是按照传统文化对自然界，对地球自然生态和天体运动合称为自然或天地的认知而创建的；并且认为人应该效法天地自然，所谓“人法地，地法天，天法自然”，人可以感应到天地自然的运行，大宇宙的变化可以影响人体这个“小宇宙”，而从人类社会到人体自身的变化都应当符合大自然的运行规律，天与人的最佳状态是“从心所欲不逾矩”。矩，就是规矩。即：符合天地自然的运行原理，人与天地合而为一，即天人合一。

太极拳这种形神兼备、动静有度，养练结合的运动形式是非常适合现代人的。一方面，符合中华民族内敛的性格，另一方面，入门学习容易，演练易行，场所易选，并且也不因年龄性别、季节气候的限制。所以太极拳给现代人回归自然、身心放松、增进健康、延年益寿的作用。太极拳还是学习和传播中华文化的良好载体，可以很贴切地把所学习的文化经典理念通过肢体动作充分地表现出来。

（2）太极拳有益健康

太极拳在演练中，初期讲求动作的连贯合理，中期讲究一种连绵不断的劲力，高级阶段则注重心神意念的连贯，所谓藕断丝连、劲断意不断和断而复连、顿而后随。劲力阶段是太极拳中最重要的阶段，需要耗费相当一段时间才能逐渐把握，所谓由招熟而渐悟懂劲，由懂劲而阶及神明。

太极拳是动中产生的静，是彼动我应而我为主、是后发先至而不忙乱、是无为而无所亏欠。其基本动作依功用的不同可分为：掤、捋、挤、按、采、挒、肘、靠，称之为八门（八卦）；其步法因方位不同而分为：进、退、顾、盼、定（顾盼：左顾右盼，向左为顾，向右为盼。），称之为五步（五行）；合称为十三势。拳经云：脚之所在是中央之土，八门五步以中央为准。其运动时，或螺旋上升，或螺旋下降；或旋转而前进，或旋转而后退，持续流畅，无始无终。每天一次 30 分钟便可以消耗 150 ～ 400 大卡的能量。

由于太极拳是意、气、形的整体运动，既练意又练气，既练神又练形，意气相随。古人云：“意为气头，气随意行。”便是充分发挥大脑对生命过程中动态变化的控制作用，强调通过在大脑意识指挥下的精微的肌肉运动，对人体经络产生刺激而使体内之气血调动、聚集、充实起来，以达到气缓血稳、气足血充的状态。这样，人体的各种生理机能可以得到充分调养，各种蛋白酶，消化腺等也分泌正常，从而增进人的健康。然而，尤其要注意的是“在意不在气，在气则滞；有气者无力，无气者纯刚”。也就是说练形，练意，不练气。但是，此之“不练气”是明而不练，不是不明，正所谓“知雄守雌”。

（3）太极拳可净化心灵

太极拳在演练时，要求首先进入“放松入定静”的心理状态，把纷杂的连绵思绪发散开来，想无可想，而进入似有似无的舒适、宁静的境界。此时，各种刺激的感觉象限得以提高，大大地减少从各界传入神经中枢的信息，处于“空洞无我”的状态，使思维活动减少到最低程度，意识却处于十分清醒的高度入静状态。

现代医学证明：当人们在打太极拳时，经络周期节律减弱，波峰和波谷差缩小，振幅增高。此时太极以意气引导动势，如行云流水一般，处于一种动静间的临界状态。

2. 练太极桩的原因

在太极拳的基本功训练中，有一种特殊的内功修炼法，这就是站桩。站桩是训练人的身体四肢百骸处于合理状态的基础，既能养生又能练出功夫，既可修身又可修心，既是习练拳艺的基石又是帮助习练者更深刻地体悟太极拳的便捷法门。太极拳最根本的内容是掤、捋、挤、按、采、挒、肘、靠、前进、后退、左顾、右盼、中定等十三势，而站桩就是练就中定功夫的最佳途径之一。清代太极拳秘谱中有“对待用功，法守中土——俗名站桩”之说，并对其作了进一步的阐述：“所难中土不离位……定之方中足有根。”中国功夫中，几乎各家各派都有站桩的修炼内容，而且都把站桩列为最重要的基本功。可以说，站桩是人体需要保持的最基本形态，掌握了站桩的要领后，应当在生活的行立坐卧中都尽可能保持这样一种状态。

现代社会去道日远，人们的身体姿态距离卫护生命的需求也逐渐偏离，人们大都追求身体肌肉的安逸，而忘记了内脏的健康需求，内脏是植物性神经，内脏的压迫是感觉不到的。正确的身体生理特性、胸廓形态和脊柱形态，保证了内部器官的不受压迫，然后现代人们很少注意身体形态的姿势，例如胸廓下部经常向内压迫内脏，骶骨向前压迫内脏。

人们常说“生命在于运动”，但是，不符合生理的运动却会损害人们的健康，人体的关节具有一个复杂的角度，人体是一个由多而有着复杂运作能力的关节的组成，而关节处的筋脉比较聚集，气血在身体中的流通不可避免的要受到肢体关节的影响，身体姿态可以说直接影响着气血的流通。太极桩功就是利用这个原理，调整身体的静态姿态，使之不影响气血的流动，体验并保持一个正确的状态，为肢体的合理运动打下一个良好的基础。

生命的运作是自我协调的，身体本具有自我修复能力，只要我们不干扰生命的运作，并给生命运作创造一个良好的环境，我们的身体会自然趋于调和、健康。

3. 桩功的身心修习原理

（1）身—身体炉鼎说

尾骨尖指向前方，从下面托住；骶骨的上方向后，摆正胯部，环抱丹田，让腹腔内脏器轻松运作。

肩胛向后不压迫胸廓，胸廓四面撑开（下背向后鼓出，软肋向前突起），立直身体挺腰以扬起胸廓不压迫腹腔。

挺腰，命门向里，以命门两侧筋突出为合格，囟门、天突、命门、尾骨末节前端形成一真正直线。

尾骨到位为无漏、少漏，命门向内到位为“生火”，天突到位为“生气（炁）盎然”，此三处到位为安放炉鼎，命门火烹脾胃之水谷精华以生荣养之气。

“命门”相关位置（详见附录）

（2）心—复归于婴儿

老子曰：“复归于婴儿。”太极桩模仿婴儿的姿态心态而建立，如站姿的松挺，正身直立而不刚强，肩不压身，头正不前俯，关节不强直等等。寡思少欲，真诚无慢，天然中和守雌。

4. 练习方法及要领

基本动作及要领：

（1）双脚成平行如月牙形站立于地，即双脚尖微微内扣，微呈内八字，脚跟外撑，微呈外八字。自脚跟起沿脚外缘至大脚趾，压力均匀，脚心空起不落地，两脚形成一个圆。

（2）紧膝松胯，屈膝大腿部向下、小腿部微微向上用力，使膝盖“缩紧”；臀肉夹紧，配以大腿向下有力使胯关节“拉开”。

（3）骶骨上方后倒，命门前挺，下背后突，天突向后垂线对正命门。

（4）肩头、肩胛向后离开身体，两臂向前抬起，双手腕部稍高于肩，双手横开稍大于肩宽，两肘微屈收紧，手指自然竖直，大指与小指微有在手背相合之意。

（5）竖颈正容，舌抵上颚，齿微叩，下巴微微内敛，双目平视，焦距远处，耳听后方。如图 11-1-1a 和 b（侧视图）所示。

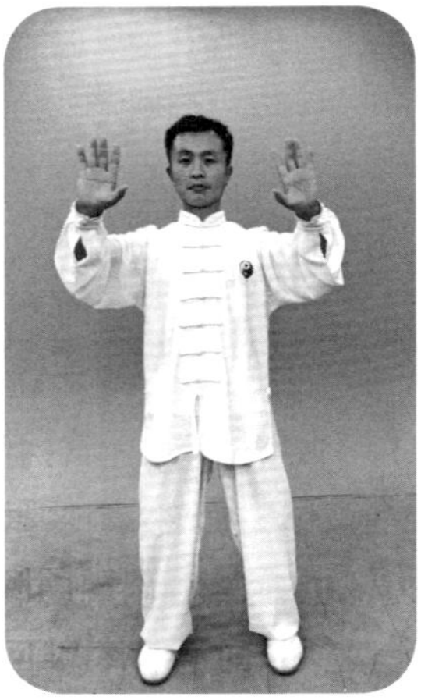

图 11-1-1a

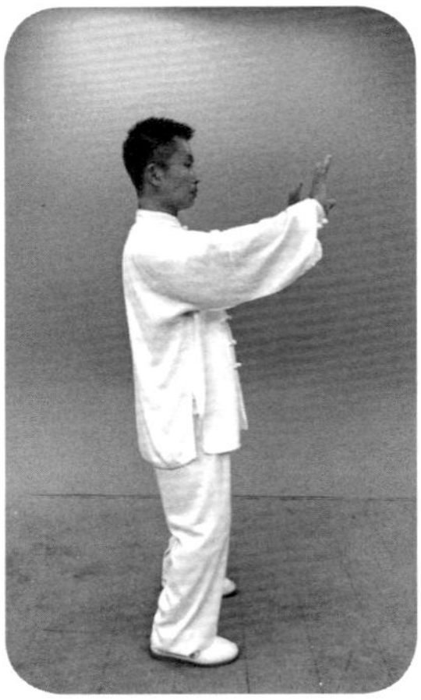

图 11-1-1b

（6）身体姿势放好后，开始下桩，初练时不要求低，高桩容易调整身体姿态。逐渐放低，达到大腿于膝平则为极致。但要注意的是，太极桩的下桩与通常的蹲马步下桩不同，太极下桩不是下蹲，下桩是要把脚提起来，使得大地与身体的躯干贴近，而不是身体下沉。下桩的前提是身体的整体姿势不能改变。

（7）身体姿态形成后，要先检查脚圈用力是否均匀的情况，然后在姿态不变的前提下，把能放弃的肌肉紧张力量全部去掉，并且每隔几分钟检查一下。

所谓的“桩”是以脊椎骨保持“正确姿态”为最终目标的，这个“正确”最重要的是指天突、命门、尾骨尖的垂直，而这三者以命门为第一重要，“正确”的脊骨形态具有清晰明确的生理弯曲。

练习方法：

开始站桩以 3 ～ 5 分钟为宜，逐渐可增加到 25 ～ 30 分钟，终极目标是“二十四时站桩”。站桩时的人体身形要素，就是要求人们在日常生活中尽可能保持的状态，行立坐卧均须保持姿态的合宜。

二、混元桩

传统的桩法练习种类繁多，但分析其原理都大体相似。混元桩（浑元桩），也有称之为“无极桩”等。“浑元”意指天地，天地能滋生万物。传统武术中有很多桩功均由浑元桩衍生而成，浑元桩的基本要领也被各类桩功广泛吸收利用。混元桩是传统气功中的一种养生桩法，可以采取站式，坐式，卧式。比较自由锻炼的一种方法。最大的特点是易学、易掌握且随时随地可以练。

很多养生功法，由于过于复杂只有完全得到其要领才能起作用，而作用也是一定的。相比之下混元桩练习简单，层层深入，对初次站桩的人就有效果，对练习了多年的人则有更好的效果，这也是人们容易接受的练习方法。

本节结合中医理念剖析混元桩的练习方法，以便大家更好更快的掌握其要领，也收到更多的实效。

1. 混元桩的养生原理

（1）“松静自然”回归于混元之态。

松，就是说在保持正确姿势的前提下，尽可能地放松。静，就是在站桩过程中，尽量的保持意识的安静或专一。当然也最好保持环境的安静，以免影响心神专一安静。

自然，就是在锻炼过程中，越是自然越好，顺应人体自身的状态，顺应人体与大自然相互感应的状态。不要人为的强加力量、意念以助呼吸及体内气血运行。如此人体的脏腑肢节才能协调配合，如水中浮动的水草，随水势自然浮动，自身无须任何多余的力，一动则全动。如此状态，气血运行毫不受阻，脏器不受压迫，筋骨之间不产生僵力，状态越好，调整身体的效果也会越好。尤其，练习初期既使动作要领没有掌握好，也不要强意念地纠正自己，顺其自然，心情放松，调心之余，只要放松了，同样也会效果明显。

（2）接通任督二脉，调动全身气血。

在桩法练习过程中，要求“头顶虚悬，松腰塌胯”，这也是动作要领中的最关键点。从放松角度说，如此可以使形体深度放松；从中医理念上讲，“头顶虚悬”是调动的百会穴的气血，百会穴可以牵动督脉导引一身之阳气。“松腰塌胯”是调动的会阴穴的气血，会阴穴可以带动任脉一身之阴气，如此可以接通任督二脉，调动全身气血。加之人体放松舌抵上腭，更有助于任督二脉气血的运行，任督二脉气血运行通畅则其他经脉气血自然通畅。

（3）调动一身之阳气。

《黄帝内经》记载了“阳气者，若天与日，失其所则折寿而不彰”“天无此日，则昼夜不分，四时无序，万物不彰矣。人无此阳，犹天之无日，欲保天年，其可得乎”。也就是说人体如果没有了阳气生命都岌岌可危了，还谈什么长命百岁。所以养生重点调动的是人体的阳气。在人体中后背为太阳经的循行部位，太阳经是人体阳气最充足的经脉，同时督脉贯穿整个后背的正中为阳气之海，混元桩中“头顶虚悬，松腰塌胯，命门微鼓”就是让后背抻开的作用，而且这个状态始终贯穿于练习过程中，而这个形态也就是调动人体阳气的一个状态。

2. 练习方法

（1）起式

身体正立，两脚分开与肩同宽，脚尖向前，不得有内外八字，全脚踏地，劲道不散。肩井与涌泉垂直一线，站好了这一点，足心会有微微发热或发麻的感觉。头容正，略收下颚，双眼目视前方，两唇轻合，舌抵上颚；尾骨前指，两臂自然下垂，肘微屈；含胸拔背，腰胯、两膝放松，使人体背部、腰部、臀部大体在一条直线上。头脑清空，排除杂念，自然呼吸，面带微笑，全身放松。

注意：百会、天突、命门、会阴至两脚涌泉穴连线，垂直在一条线上。

起式的目的，一是凝神（从思想上做好练功的准备），二是体会气血的运行，从而进入站桩状态。

（2）站桩

双手缓缓上提到胸前，沉肩、坠肘、松腕，双手外撑而抱圆，同时裹胯曲膝。

躯干要点：头正，略收下颚，使脊柱正直。

上肢要点：两手指尖相距一拳之远，指尖相对，掌心向内，十指自然松开（双手放在肚脐以上肩部以下的部位，具体可视个人的情况而定）。挺腕，手略高于肘，肩井要松开，两臂内抱外撑，形成内力灌导至稍节的通道，可在站桩过程中自行可体会。

下肢要点：胯向里收，膝自然而弯曲，这是浑元桩对“曲膝”的解释。桩功的应用点就造就坚实的下盘功夫，寻找合理的整体结构，保障气血的顺畅。如图 11–1–2a 和 b（侧视图）所示。

站桩时呼吸自然，身心放松。非常重要的一点，练功中要注意全身肌肉放松，心态平和，只有这样站得才会轻松。在站桩中要留意，如果觉得某一部分“走形”，要用意识去调整，而决不可低头去看，以免功架更加失真。

（3）收式

两手合抱于丹田，男左手在下，女右手在下，静默二分钟，默想全身气机如百川归海一样流入丹田，丹田如同无底深渊，收藏无尽气机。然后提肛收腹，两手往下一按，气机由丹田收入关元，就完成了收功。如图 11–1–3 所示。

3. 练习要点

呼吸：一般要求自然呼吸，关注呼吸，但不可人为的去加强、改变呼吸的状态，除非在特殊功能的锻炼方法中，才会有特殊的呼吸锻炼方法。

精神：意念犹如两手抱一个气球，松则飞，紧则炸。要做到松而不懈，紧而不僵，松紧适度、精神安静、神情放松、意念专注，保持一种超然怡然的心态，在情绪剧烈变动的时候，不要进行站桩锻炼。

站桩的高度：站桩，高度不同，用力不同，锻炼的细密程度不同，锻炼的效果就不同。一般来说，站的低，费力气，其气粗，练意少（静的程度），反应快；站的高，用力少，易放松，易入静，其气细，再加上呼吸、用意以及配合功法，锻炼效果及功能也不尽相同。

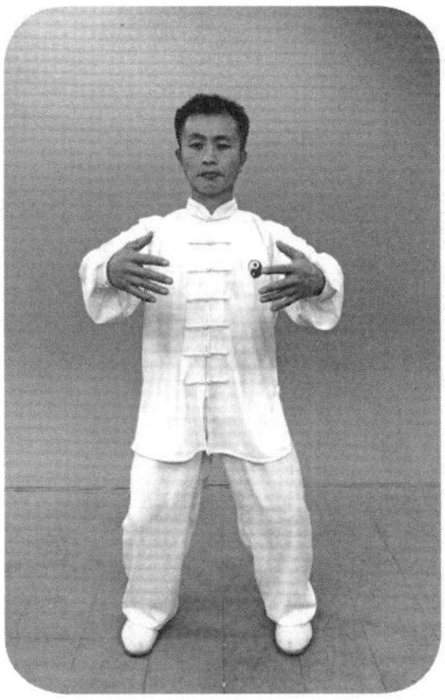

图 11–1–2a

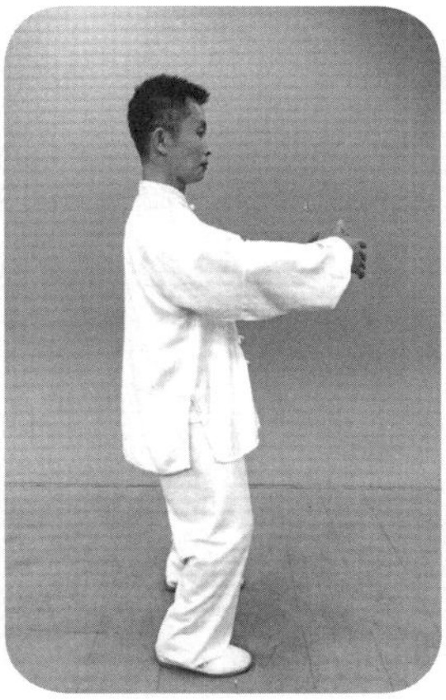

图 11–1–2b

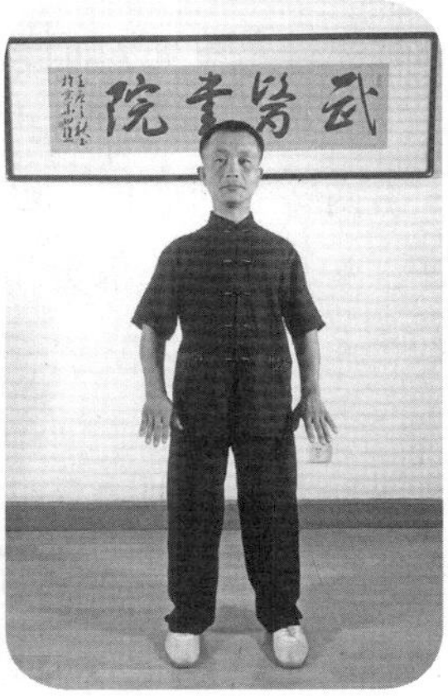

图 11–1–3

第二节　真气运行呼吸法

真气运行呼吸法是在多年修炼各家传统经典秘传养生功法基础上，经梳理整合而成的一套比较简便的养气呼吸法。该功法注重肺部功能的开发，同时带动全身经络的运行。通常没有经过锻炼的人，其肺部功能仅用到了六分之一，具有很大的开发潜力。而心肺功能恰恰是维系人体生命最为首要的功能。

真气运行呼吸法是一套强调“身、口、意”三业相应合一的功法，即要求身体动作与呼吸及意念导引合而为一，同时也十分注重气血运行和经脉循行的一致性。该功法是一套简单易行，气感强，见效快，立竿见影的功法。

一、真气运行呼吸法第一式

真气运行呼吸法第一式

1. 动作说明

（1）起式

两脚分开，平行站立，与肩同宽。两脚脚心空起，十趾轻轻抓地，双膝微屈，两臂放松，两掌掌心朝内，自然垂于体侧。

目光平视，两唇微合，舌抵上腭，齿叩合。如图 11–2–1 所示。

（2）两臂弯曲，双掌掌心朝上，十指向对，慢慢自小腹向上托起，鼻腔同步开始吸气，直至双掌托于胸前。如图 11–2–2 所示。

（3）两臂继续上托，双掌向外翻掌，掌心向上，开始用鼻腔呼气，伸展双臂向上托举，呈“玉柱擎天”之势，双掌挺腕伸直，力灌指尖，双脚同步将脚尖踮起。目光随双掌而行，鼻腔同步呼气，如图 11–2–3 所示。

（4）双掌挺腕伸直指尖向上，内旋，双掌掌心向内（朝向身体），开始吸气，引两臂弯曲收回，双掌拂面而下，经胸前分开收于两肋，双肘后撑，将胸打开，掌心朝内，指尖朝下。目视随双掌而行，鼻腔同步开始吸气，如图 11–2–4 所示。

（5）双掌继续下行，开始用鼻腔呼气，沿身体两侧，经臂部、胆经、膀胱经而下，直至双脚脚后跟。双膝不得弯曲，身体向前弯腰，胸贴近大腿。鼻腔同步呼气，如图 11–2–5 所示。

（6）接上动不停，两膝弯曲，下蹲，挺腰；双掌掌心向内，十指向对，向上托起，开始吸气，犹如“海底捞珠”之势，如图 11–2–6 所示。随着身体站起，捧起双掌，托至胸前，如图 11–2–2 所示。目随双掌而行，鼻腔开始吸气。

动作（2）至（6）循环往复，连续进行，绵绵不断，持续七遍。

（7）收式调息

接动作（5），两臂张开，吸气，双掌自身体两侧向上托起，在头顶双掌合拢，开始呼气，掌心向下，双掌自胸前缓缓按下，按于腹前。

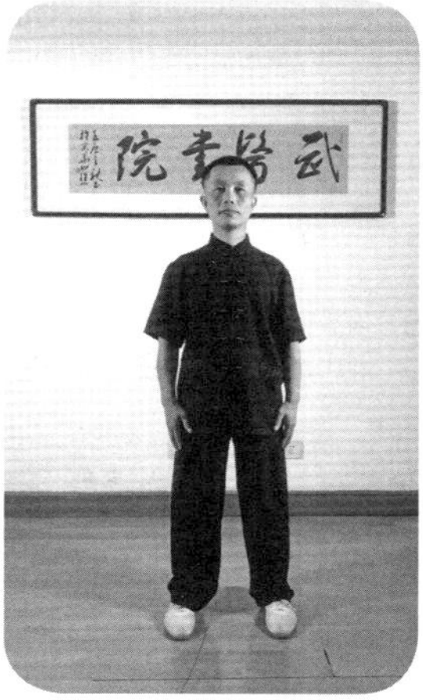

图 11–2–1

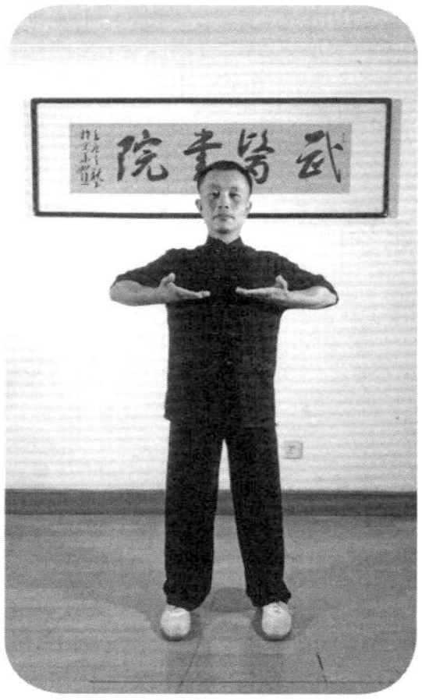

图 11–2–2

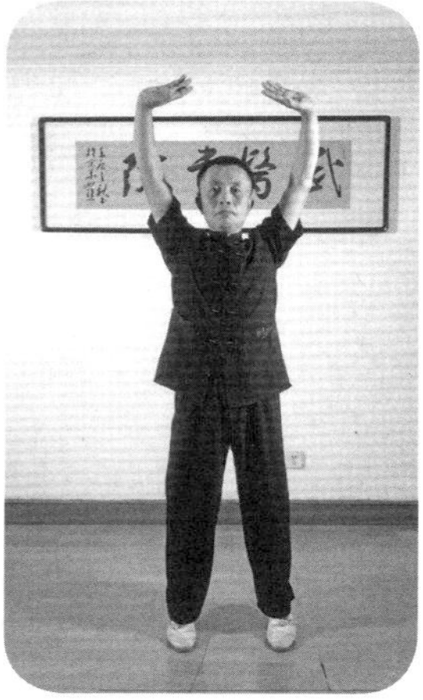

图 11–2–3

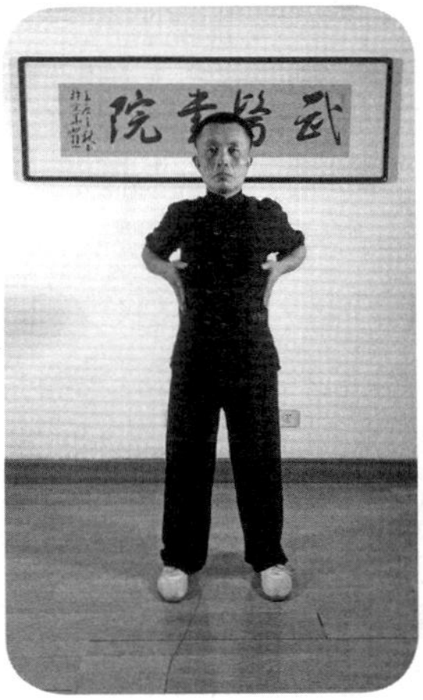

图 11-2-4

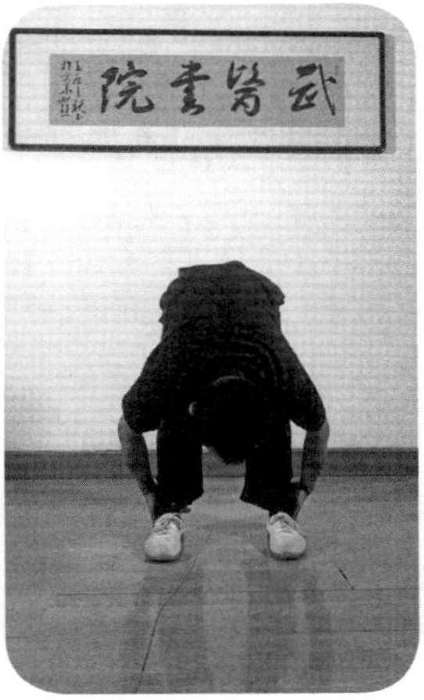

图 11-2-5

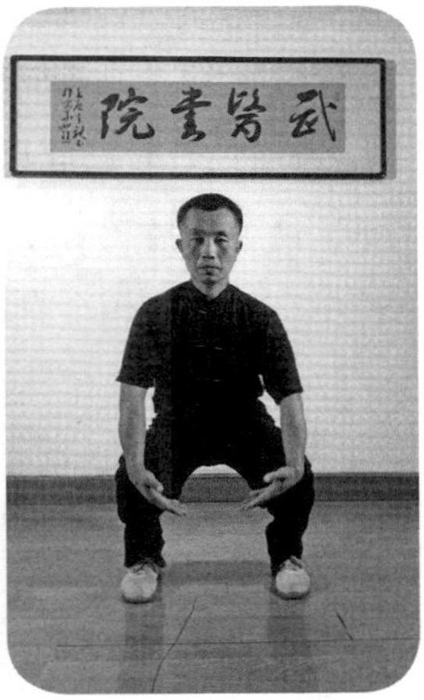

图 11-2-6

2. 要领

（1）保持两唇微合，舌抵上腭，始终用鼻腔呼吸，呼吸要均匀，绵长而有力，形成深呼吸。呼吸一定要与动作快慢进度相协调一致。动作中的（2）（4）（6）均为吸气；（3）（5）为呼气。

（2）意念一定要与身体四肢的动作以及呼吸保持一致和同步。

（3）呼吸与意念的导引动作一定要与经脉气血运行方向相一致。其中动作（2）（6）为循足三阴三条经脉而行；动作（3）循手三阴三条经脉而行；动作（4）为循手三阳三条经脉而行；动作（5）为循足三阳三条经脉而行。

（4）动作（2）与动作（6）要注意挺腰；动作（3）注意踮脚，抻拉脊柱，伸展双臂，让气血灌于指尖送出；动作（4）注意向后撑肘，将胸打开；动作（5）双腿绷直，双臂尽力下抻，手抚后脚跟，将气呼尽。

（5）动作与呼吸、意念一定要相同步一致，呼吸的时间周期逐渐延长。

二、真气运行呼吸法第二式

真气运行呼吸法第二式

1. 动作说明

（1）起式

两脚分开，平行站立，与肩同宽。两脚脚心空起，十趾轻轻抓地，双膝微屈，两臂放松，自然下垂，双掌掌背相对，垂于小腹前，如图 11-2-7 所示。

（2）双臂以手腕为领向上提起，同步开始吸气，提至胸前，如图 11-2-8 所示。同步吸气，直至感觉胸中气已吸满。

（3）两腕掌背相对，不要分开，两肘同时向上翻起，带动胸部和背部进一步打开，如图 11–2–9 所示。顿时感觉肺部又有了新的空间可以继续吸气。

（4）两臂继续上提展开，双脚脚尖同步踮起，目视前方，全身四肢在天地间尽力展开，直至气吸满，如图 13–2–10。

（5）两臂内旋，双掌内扣朝下，坠肘，开始呼气。以大臂带肘、腕、双掌，向下挤压，如同在用全身四肢压缩一个巨大的气球。如图 11–2–11。双脚脚跟落下，双膝微屈下蹲，使双掌掌心相对，合于膝前，如图 11–2–12，用鼻腔将体内的全部浊气尽全力呼出。

（6）两臂内旋，使两掌背相对，重复上述动作，循环往复七遍。

（7）收式调息

同第一势。

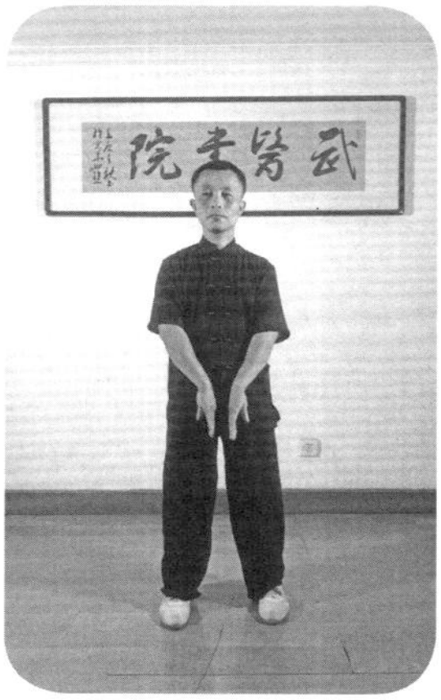
图 11–2–7

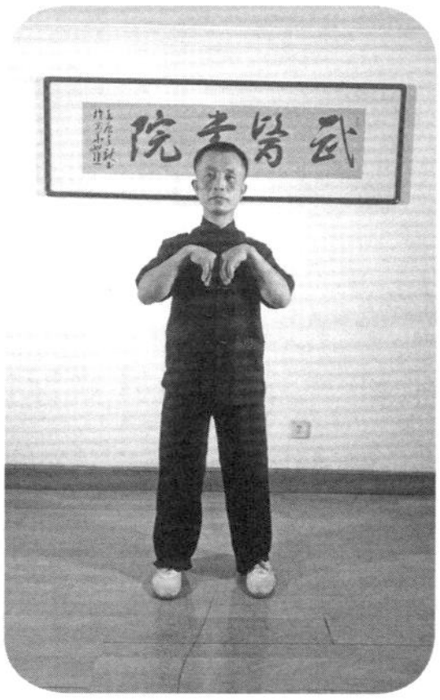
图 11–2–8

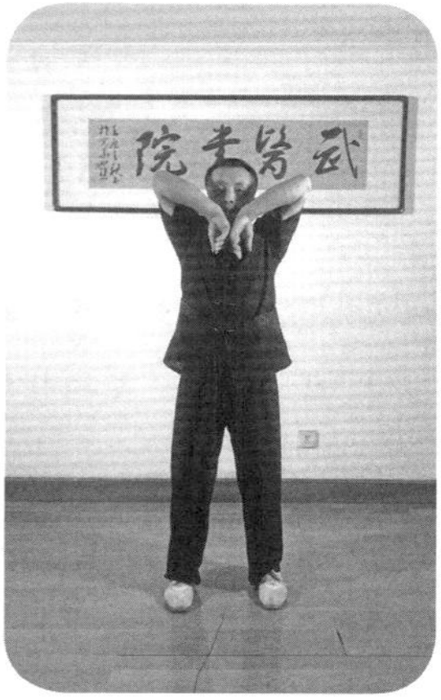
图 11–2–9

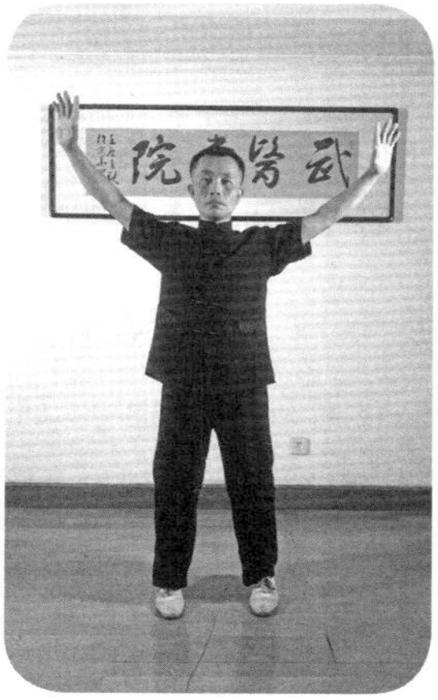
图 11–2–10

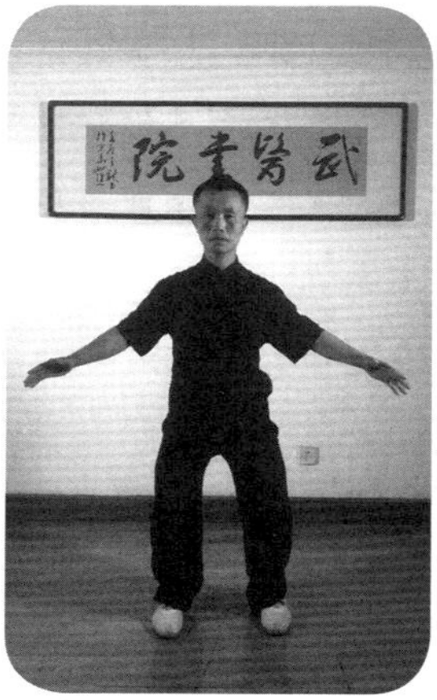
图 11–2–11

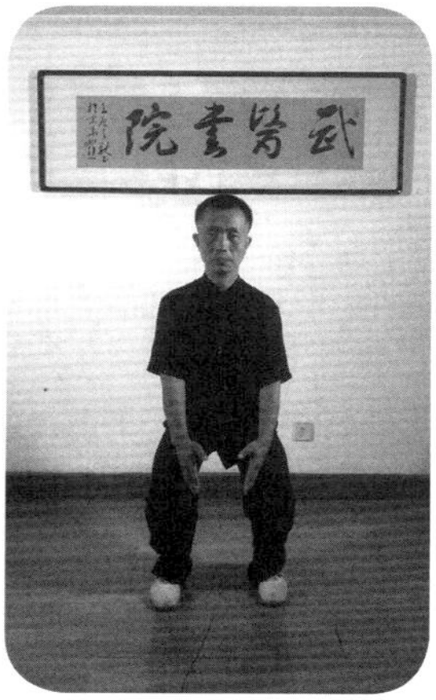
图 11–2–12

2. 要领

（1）呼吸要均匀，绵长而有力，形成深呼吸。呼吸一定要与动作进度相协调一致。其中动作（2）（3）（4）持续保持在吸气，直到吸满；动作（5）为呼气，要呼尽。

（2）意念一定要与身体四肢的动作以及呼吸相互保持一致和同步。

（3）动作（3）与（4）的过程中注意肩背部的展开，让整个身体脊柱与四肢一节一节的展开。时而会听到身体的关节、筋腱处发出“嘎、嘎”的声响。

三、真气运行呼吸法第三式

真气运行呼吸法第三式

1. 动作说明

（1）起式　接第二势收尾动作，两臂伸直，掌心相对，身体微微站起，两掌以食指为领，向上向前举起。同步开始吸气，如图 11–2–13。

（2）两臂继续上举，以食指为领，抬至身前与头顶同高，双目圆睁，目视双掌食指，两脚脚尖同步踮起，保持吸气，直至手指到位，气吸满，如图 11–2–14。

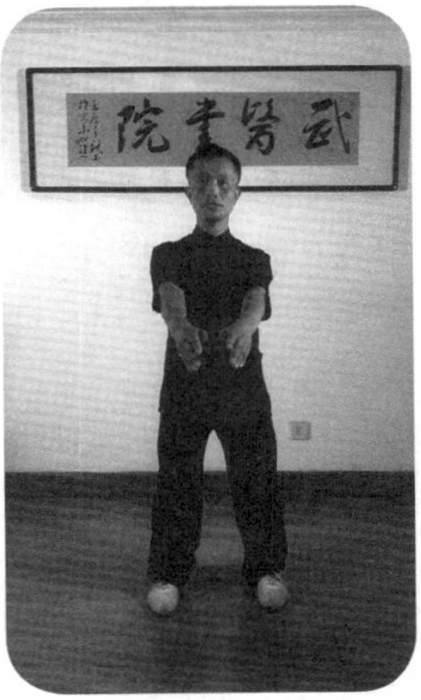

图 11–2–13

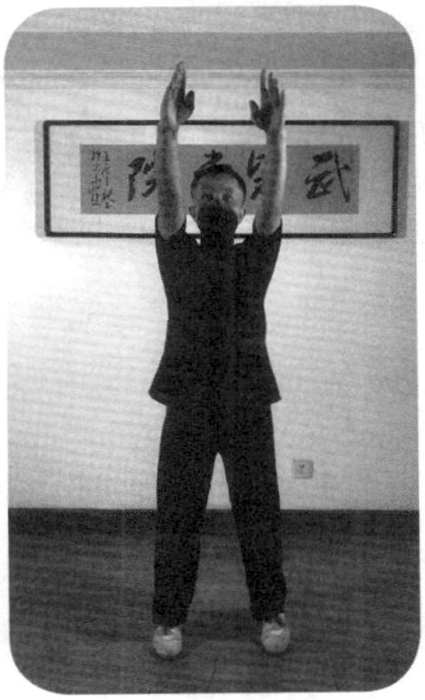

图 11–2–14

（3）两臂向左右两侧撑开，双臂内旋，双掌掌心朝下，坠肘，开始呼气。腋下收紧，两臂松沉，以大臂带肘，腕、双掌，向下挤压，如同在用全身四肢压缩一个巨大的气球。如图 11–2–15。双脚脚跟落下，双膝微屈下蹲，使双掌掌心相对，力灌指尖，合于两膝之间、小腹前，如图 11–2–16。同时用鼻腔将体内的全部浊气尽全力呼出。

（4）两臂双掌相合，继续开始动作（1），循环往复七遍。

2. 要领

（1）呼吸要均匀，绵长而有力，形成深呼吸。呼吸一定要与动作进度相协调一致。其中动作（1）、（2）持续保持持续吸气，直到吸满；动作（3）为呼气，要呼尽。

（2）意念一定要与身体四肢的动作以及呼吸相互保持一致和同步。

（3）动作（2）的过程中注意肩背部的展开，让整个身体脊柱与四肢全部展开，踮起的脚尖之力，直接传至指尖，双目圆睁。

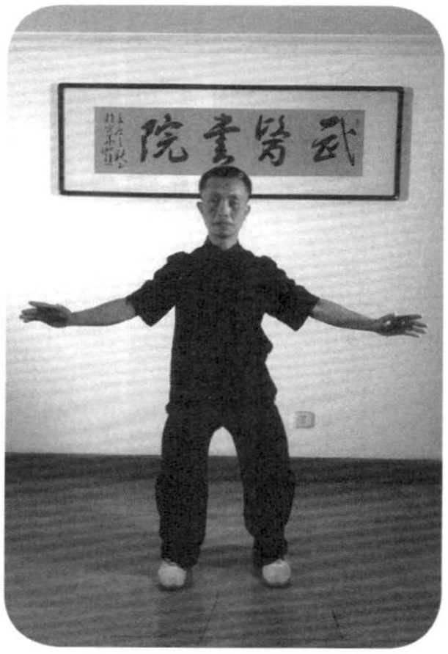

图 11-2-15

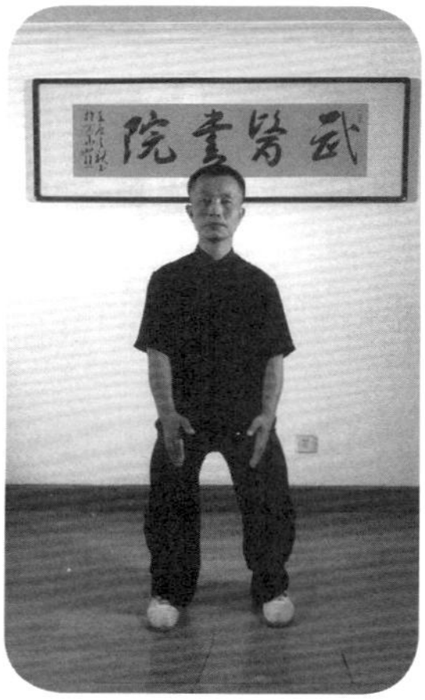

图 11-2-16

四、效果观察

1. 在做第一势的动作（5）时，可以记住第一次能摸到小腿肚的位置。认真练习 3-5 遍，将会发现腿的韧带、筋似乎明显变长了，每次随着呼气，会一次比一次摸到更加下面的位置，甚至可以轻松摸到地面，具有抻筋拔骨之功效。

2. 练习熟练后，可以闭目练习（除第二势中的踮脚指出）。往往 7 遍下来，虽然没有什么运动量和剧烈运动，但是已经就感到全身发热，面色红润，双掌气感充盈。

第三节　太极行功

养生大家孙思邈曾对向他讨教养生秘方的高官显贵传授：“吾有一方，此方服之，必定有效，叫‘安步当车’。”所谓“安步当车”就是以陡步行走代替车马。《黄帝内经》述春季养生宜“披发缓行，广步于庭”。这些都是讲述，以步行为方法强身健体的功法。在诸多养生功法中“行功”是诸家流派所推崇的。“行功”不仅有行走之意，实则是泛指动功。其实，顾名思义，行有行气血之意和作用，导引气血运行通畅。

传统养生功法中行功的种类之多，例如：五禽戏、六字诀、太极行功和五行功等等。行功并非仅仅是注重行走，更主要在于行气。历史上太极拳源于太极行功，其中经典的论述则当属王宗岳的《十三势行功歌诀》：

十三总势莫轻识，命意源头在腰际；
变转虚实须留意，气遍身躯不稍滞。
静中蓄动动犹静，因敌变化示神奇，
势势存心揆用意，得来不觉费工夫。
刻刻留心在腰间，腹内松静气腾然；
尾闾中正神贯顶，满身轻利顶头悬。
仔细留心向推求，屈伸开合听自由；
入门引路须口授，功用无息法自修。
若言体用何为准，意气君来骨肉臣；
详推用意终何在？益寿延年不老春。
歌兮歌兮百四十，字字真切义无疑；
若不向此推求去，枉费工夫贻叹息。

该行功歌诀是王宗岳对太极拳修炼要领作出的十分精辟的经典论述，其重要性和价值等同于他的《太极拳论》。

其实，在传统武术中流传的“行功”种类更是五彩纷呈，十分丰富的。各门各派往往会将许多基本功法、散手的单式反复练习的方法均列为“行功”范畴。例如，形意拳中的“五行拳”“十二形”，戳脚翻子拳中的“岳氏十八散手”等等。由于“行功”具有形式简单、实用、见效快、出功夫的特点，故而许多拳种门派内部往往将“行功”作为闭门练功的方法。

本套太极行功是在传统太极拳家练私功基础上，作单式单操的散手练习，依传统杨式太极拳的主要基本单式拳架动作精选而成。其特点均匀柔和平稳，适宜男女老少，内容精简扼要，结构简练易学，增强了全面性和均衡性，形与法有明确的规范和要领。同时，依据中医理念调动经脉气血，能够充分改善脏腑功能。希望练习者在练功受益的同时也能发现更多的愉悦点，进而坚持练习，强壮身心。

太极行功注重“以心行气…… 以气运身…… 行气如九曲珠，无往不利，运劲如百炼钢，无坚不摧，形如搏兔之鹘，神似捕鼠之猫，静如山岳，动如江河，蓄劲如开弓，发劲如放箭，曲中求直，蓄而后发，力由脊发，步随身换，收即是放，断而复连，往复须有折迭，进退须有转换。…… 一动无有不动，一静无有不静。……内固精神，外示安逸。迈步如猫行，运劲如抽丝。全身意在精神，不在气，在气则滞。有气者无力，无气者纯钢，气若车轮，腰如车轴”。

太极行功以太极阴阳转化、动静相生、对立统一为原理，始终贯彻于练功过程中。并突出了呼吸结合动作的导引之术，以气助动，以懂引气，气尽而式成。动作要纯任自然，柔和缓慢，气贯四稍。形体动而头脑静，动静兼修，形与神俱。根据经络学说和阴阳五行转化的原理，随动作经脉气血左右运转，升降开合，上下贯通。这种有节律的活动，能对神经、血管、呼吸及消化等系统产生良好的牵动和导引，从而达到健身强脑、修残不缺、扶正祛邪的实效。

太极拳往往以套路、招式繁多，而使练习者不宜深入。太极行功则以单式练习入手，一通则全通，有助于练习者度太极拳的深度了解和掌握。单式简单易学，所需场地也没有过于严格的要求。这里介绍是太极行功的初级功法，共六式，可以任意择其一二式精炼，也可以六式连续而练。日久必能打下扎实的太极拳基础，进而再习练太极行功的中、高级阶段——“行功八势”和“行功四象”的练习。

一、基础练习

1. 起式

自然站立如图 11-3-1-1 所示，双手以虎口领劲儿，带两臂上提，提至双手与肩同高，同时左脚向前迈出半步；如图 11-3-1-2 所示。双手下按，同时右脚向前跟半步与左脚相平行，两脚间隔与双肩同宽，恢复自然站立，如图 11-3-1-3 所示。

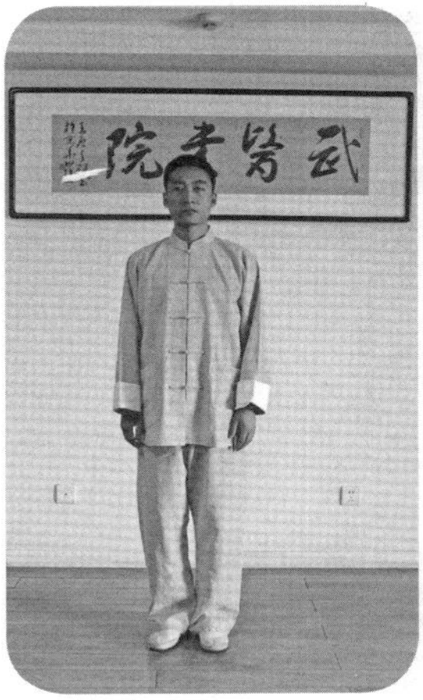

图 11–3–1–1

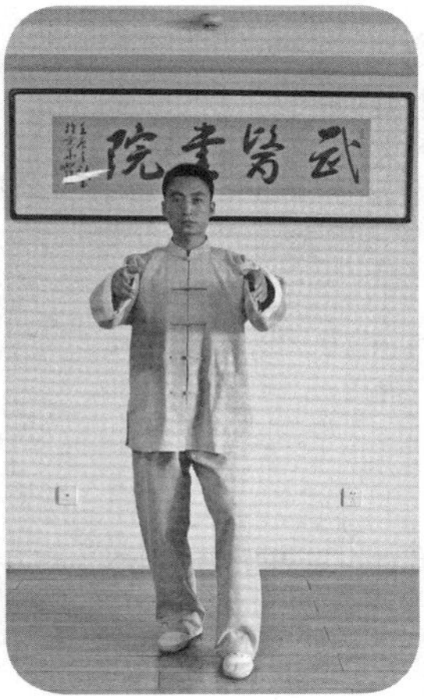

图 11–3–1–2

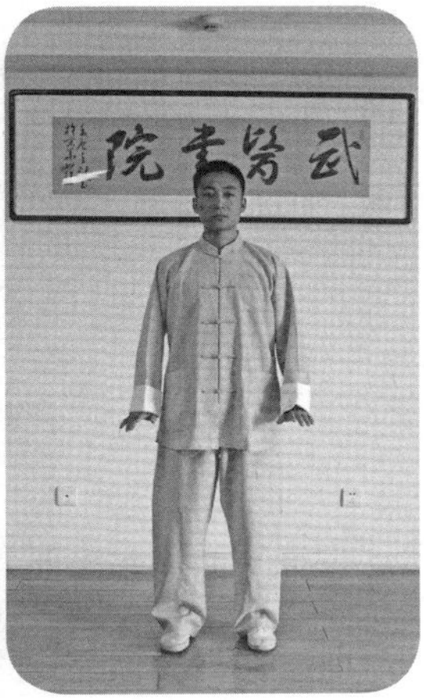

图 11–3–1–3

2. 收式

身体右转，两脚相平行，双手十字交叉于胸前，右手在前，掌心向内，左手在后掌心向前，双手成十字推出；如图 11–3–1–4 所示。左脚后撤半步，重心后移，双手掌心向下自然下落，同时右脚后撤半步，两脚间隔与双肩同宽，恢复预备式，如图 11–3–1–5 所示。

3. 基本步法

练习方法：

双脚自然站立，两脚间隔与双肩同宽，左脚尖与身体左转，成左弓步。如图 11–3–1–6 所示。重心后移，前脚（左脚）外掰身体左转 45°，重心移至前脚，提后脚（右脚）贴至与左脚平行，如图 11–3–1–7 所示。右脚迈向正前方，弓右腿成右弓步，如图 11–3–1–8 所示。重心后移，右脚外掰身体右转 45°，重心移至右脚，提左脚贴至与右脚平行，迈左脚向正前方，弓左腿成左弓步。依次循环练习。

4. 动作要领

弓步时注意前后脚不要交叉，前脚尖与后脚跟基本保持在一条直线的两边；弓步时松垮，后膝盖向外开，前腿内扣。

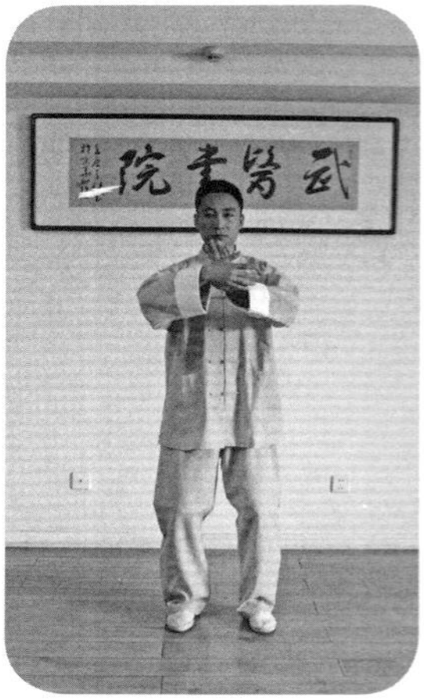

图 11-3-1-4

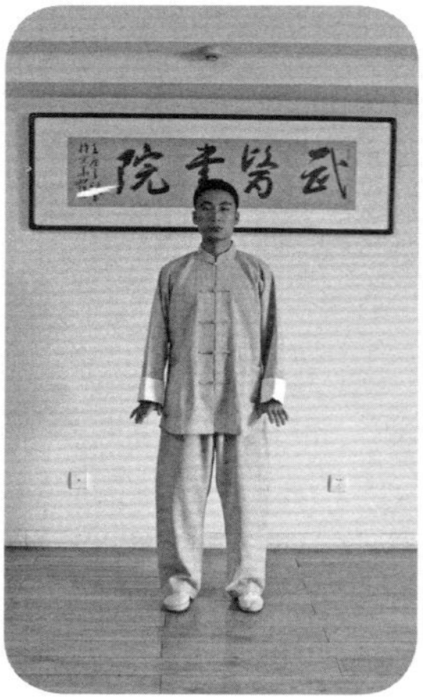

图 11-3-1-5

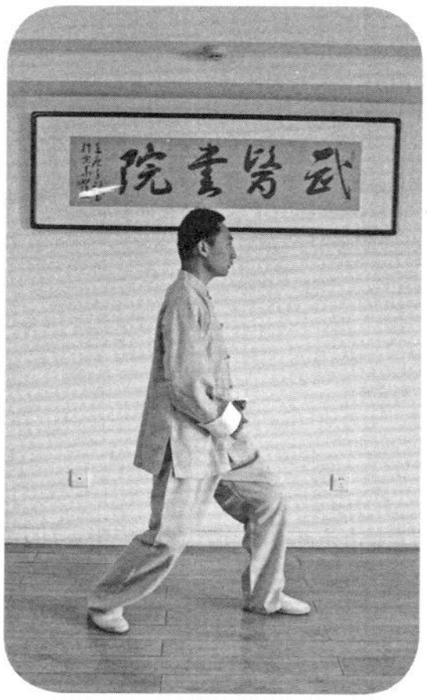

图 11-3-1-6

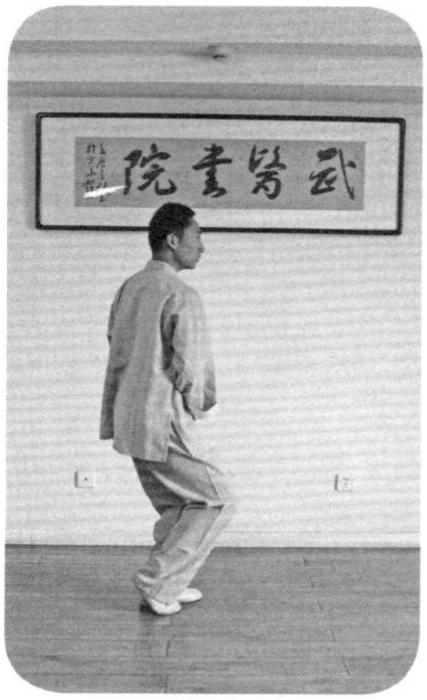

图 11-3-1-7

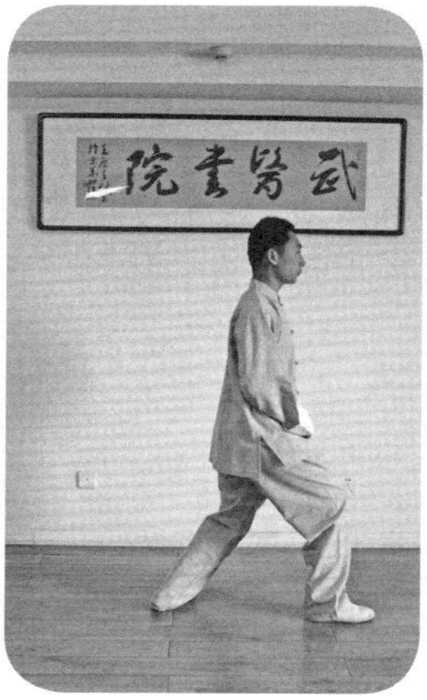

图 11-3-1-8

二、搂膝拗步

1. 动作说明

（1）起式

自然站立，右脚向前迈出半步，同时虎口领劲两臂上提，提至双手与肩同高，如图 11-3-2-1 所示；顺势左脚向前跟半步与右脚相平按，同时双手下，恢复自然站立，如图 11-3-2-2 所示。

（2）左搂膝拗步

自然站立，上身微向右转，慢慢后坐，重心落于右腿上；左掌由左向右划弧扣至右胸前，掌心向下；同时，右掌由下向后上方划弧托起，至右肩部外侧，与耳同高，掌心向上；眼看右掌前方，如图 11–3–2–3 所示。

上身左转，随即左腿向前迈出，慢慢前弓，身体左转，重心移至左腿上。同时，右臂屈回，右掌由耳侧向前推出，掌心朝前，高与鼻尖平；左掌向下由左膝前搂过，落于左膝外侧；眼看右掌前方，如图 11–3–2–4 所示。

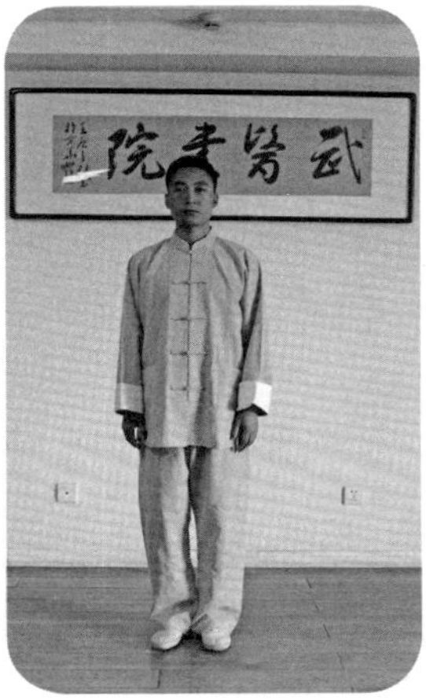

图 11–3–2–1

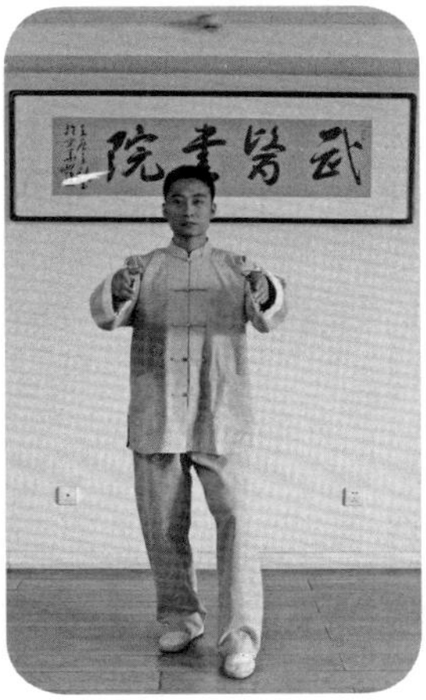

图 11–3–2–2

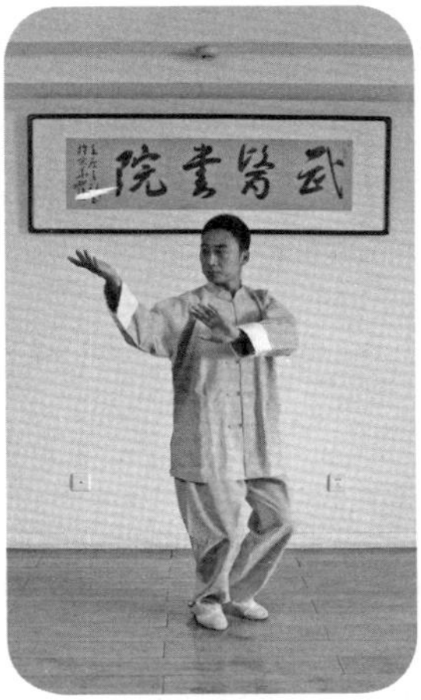

图 11–3–2–3

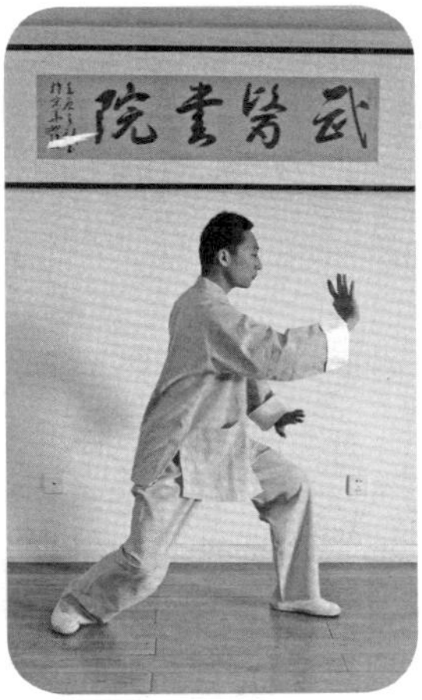

图 11–3–2–4

（3）右搂膝拗步

接上式。上体慢慢后坐，身体重心移至右腿，左脚尖翘起，以脚跟为原点微向外掰，身体微向左转，左掌由下向后上方划弧至与肩平，掌心向上；同时屈右肘划弧右掌扣至左肩部内侧；重心移至左脚，右脚提膝跟进，脚尖着地，靠在左脚踝骨内侧，如图 11–3–2–5 所示。

上身右转，随即右腿向前迈出，慢慢右弓步，重心移至右腿上。同时，左臂屈回，左掌由左耳侧向前推出，掌心朝前，高与鼻尖平；右掌向下由右膝前搂过，落于右膝外侧；眼看左掌前方，如图 11–3–2–6 所示。

如此左右交替循环练习。

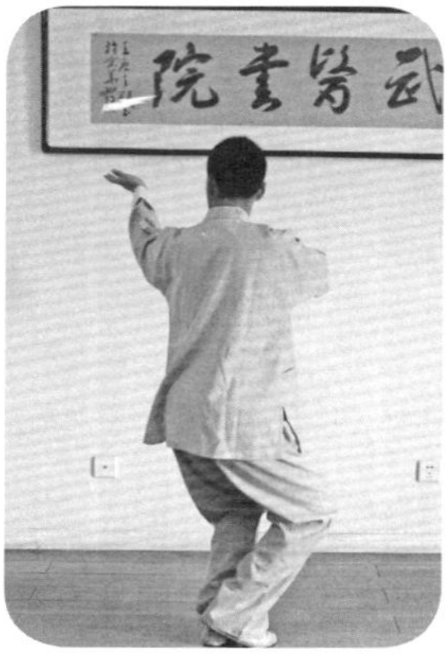

图 11–3–2–5

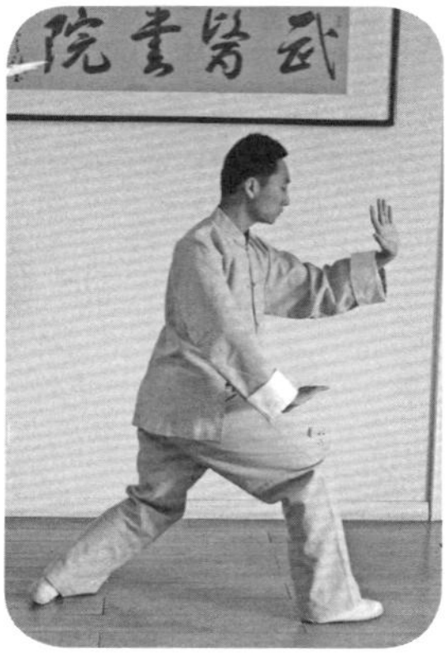

图 11–3–2–6

（4）收式

身体右转，两脚相平，双手交叉成十字交于胸前，右手在前手心向内，左手在后手心向前如图所示；后撤右脚半步，双手成十字向前推出，如图 11–3–2–7 所示；重心后移，左脚后撤半步，同时双手掌心向下自然下落，恢复预备式，如图 11–3–2–8 所示。

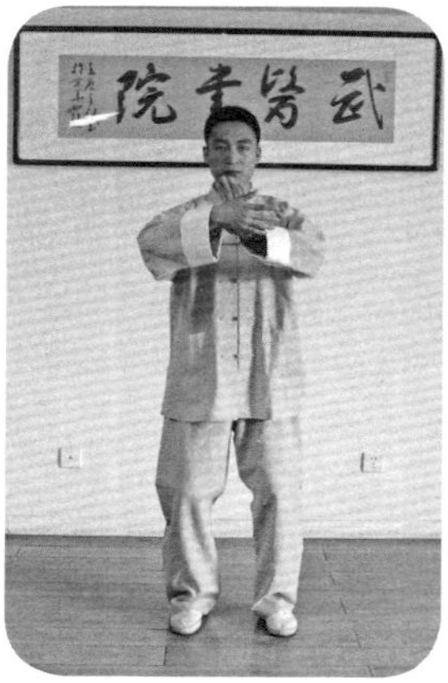

图 11–3–2–7

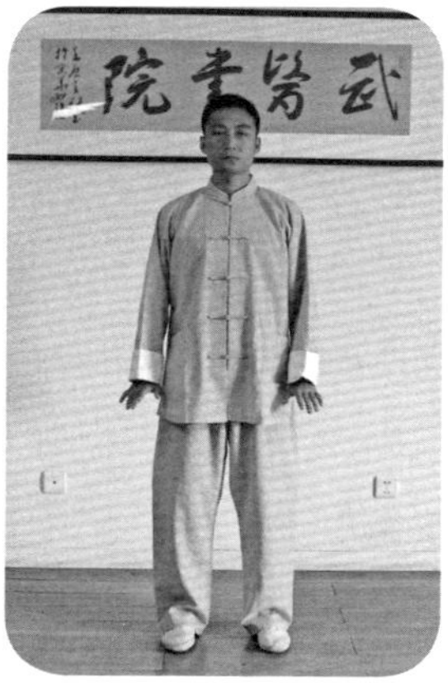

图 11–3–2–8

2. 动作要领

向前迈步时前脚尖内扣 15°左右，与后脚跟不能交叉，自然位于中心线的左右两侧，并且不能超过一拳宽的间距。

向前出掌时重心前移，同时后腿膝盖外展向后撑紧，前腿大腿内扣，做到由重力前倾使重心前移；左右转换时，重心后移，前腿膝盖外展向前撑紧，后腿大腿内收；左右手向胸前划弧时，手腕不宜超过胸前正中线；定式时身体正直，微微前探，不能后仰，也不能哈腰；定式时搂膝的手定于膝盖上方斜前 45°。

3. 动作解析

做动作时将一手搂膝，另一手向前推掌（注：异侧手脚在前为拗步），根据攻防含义，称为搂膝拗步。此势能运动腰、脊、肩、膝、腿各部，特别突出转身、迈步，有良好的调节作用。起式至出掌的过程导引阴气上升，经足内侧至手内侧，转换过程中导引阳气下行至足，促进经脉气血的运行。

三、揽雀尾

1. 动作说明

（1）左揽雀尾

起式（略）

注：动作可参考搂膝拗步，每节单式的起式和收式动作都基本相同。

预备式站立如图 11–3–3–1 所示，身体左转，左脚向左前方迈出，重心前移成左弓步，左脚尖与右脚跟基本在一直线上。左肘微屈，以左前臂外侧和手背向左前方弧形掤出，左掌高与肩平，掌心向内；同时右手向左上方扬起，掌心向前，眼神顾及左手目光向前，如图 11–3–3–2 所示。

身体微向左转，左手随之前伸，掌心朝下，身体以腰为轴微向右转，重心移至右腿，右手向外翻掌掌心朝上，经腹前向左上前伸至左腕下方，然后两手下捋，两手下捋经腹前向右后方划弧，如图 11–3–3–3 所示；随后左臂平屈于胸前，左掌掌心向内，右掌内旋，掌心向前，眼神顾及右手目光向前。身体微向左回转，右手置于左手腕里侧，双手同时向前挤出，右掌心向前，左掌心向内，重心移至左腿成左弓步。眼神顾及双手目光向前，如图 11–3–3–4 所示。

左掌内扣向下，右手向右前伸与左手平，掌心向下，两掌回收，同时向左右分开与肩同宽。身体后坐，重心移至右腿，如图 11–3–3–5 所示；双手回收下按，两臂回收至胸前，两手掌心向前下方，身体重心前移，左腿前弓成左弓步；然后两掌向前上方按出，手腕高与肩平。两眼平视前方，如图 11–3–3–6 所示。

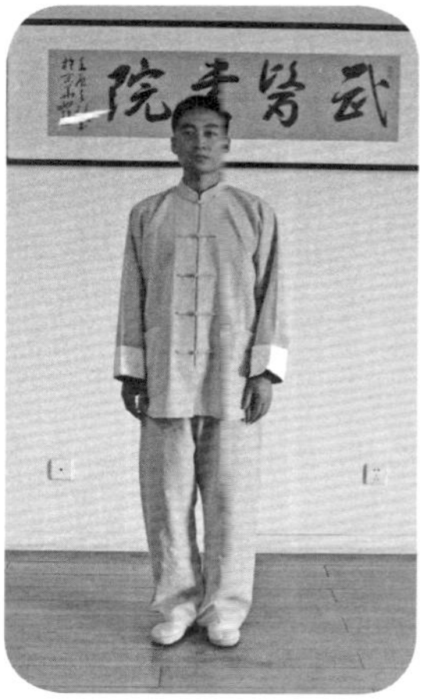
图 11-3-3-1

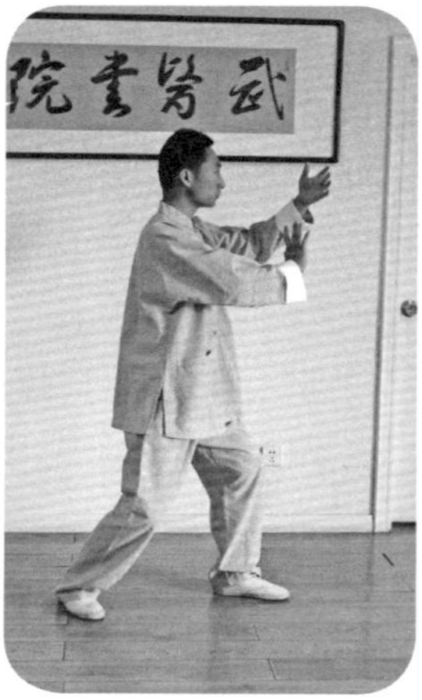
图 11-3-3-2

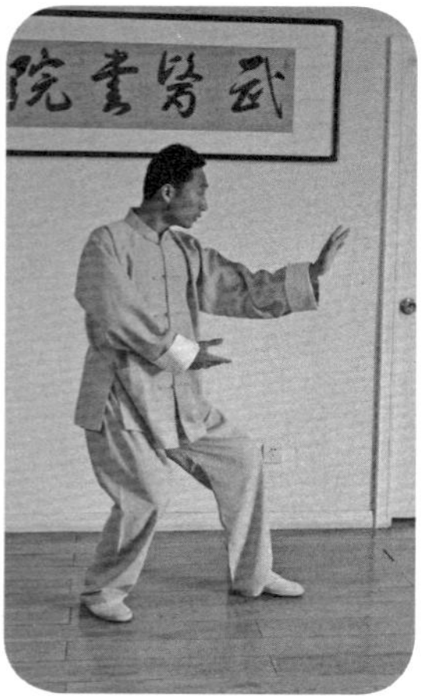
图 11-3-3-3

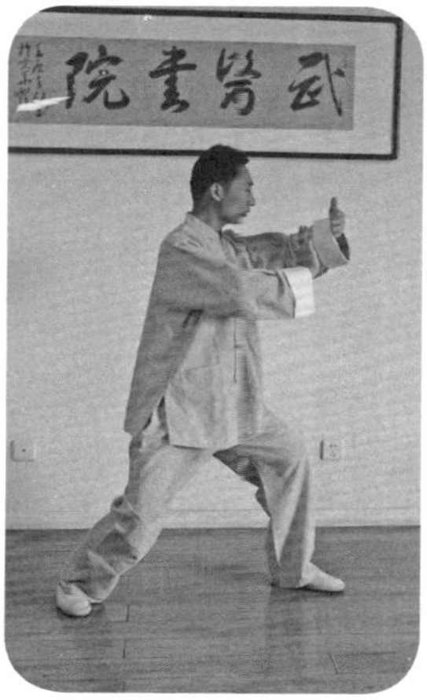
图 11-3-3-4

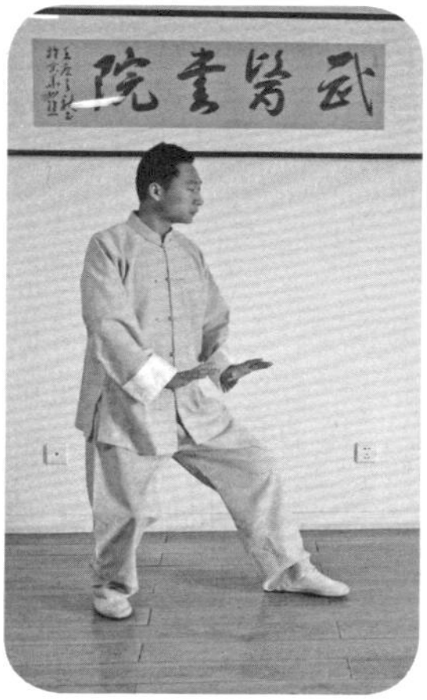
图 11-3-3-5

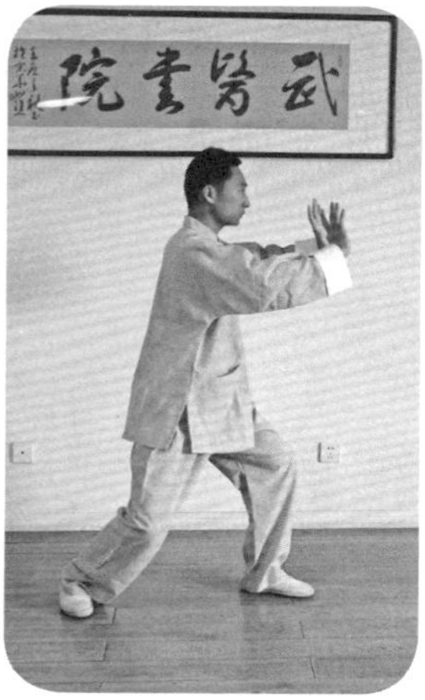
图 11-3-3-6

（2）右揽雀尾

接上式。提右脚经左脚内侧，向前迈出成右弓步，右手向右上方扬起，掌心向前，同时右肘微屈，以右前臂外侧和手背向右侧弧形掤出，右掌高与肩平，掌心向内；同时左手向右上方扬起，掌心向前，眼神顾及右手，目光向前如图 11-3-3-7 所示。

身体微向右转，右手随之前伸，掌心向下；身体以腰为轴微向左转，重心移至左腿，左手向外翻掌掌心朝上，经腹前向右上前伸至右腕下方，然后两手下捋，两手下捋经腹前向左后方划弧，如图 11-3-3-8 所示；随后右臂平屈于胸前，右手掌心向内，左手掌心向上与肩平。眼神顾及左手，目光向前。

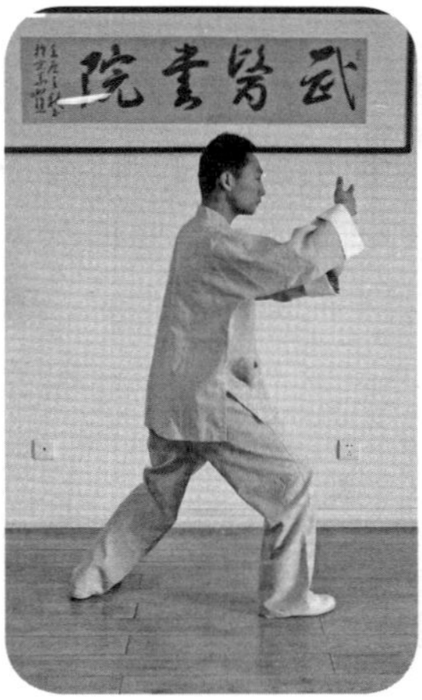

图 11-3-3-7

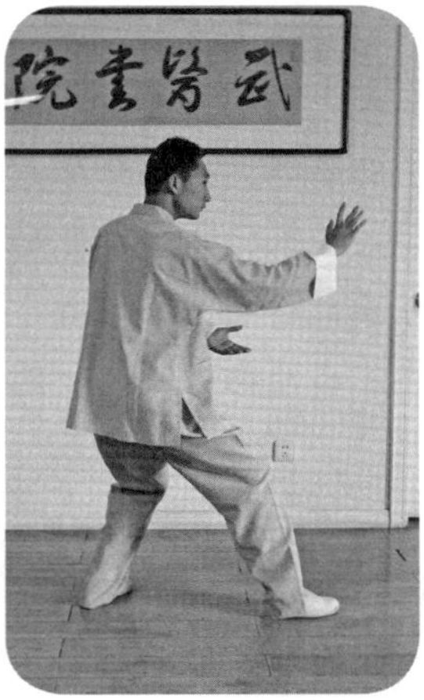

图 11-3-3-8

身体微向右回转，左臂屈肘收回，左掌置于右手腕内侧，双手同时向前挤出，左掌心向前，右掌心向内，重心移至右腿成右弓步。眼神顾及双手，目光向前，如图 11-3-3-9 所示。右手扣掌向下，左掌向左前伸与右掌平，掌心向下，两掌回收，向左右分开与肩同宽。身体后坐，重心移至左腿，如图 11-3-3-10 所示；同时双手回收下按，两臂回收至胸前，两手掌心向前下方，身体重心前移，右腿前弓成右弓步；然后两手向前上方按出，手腕高与肩平，两眼平视前方，如图 11-3-3-11 所示。

如此左右交替循环练习。

收式（略）动作参照搂膝拗步的收式。

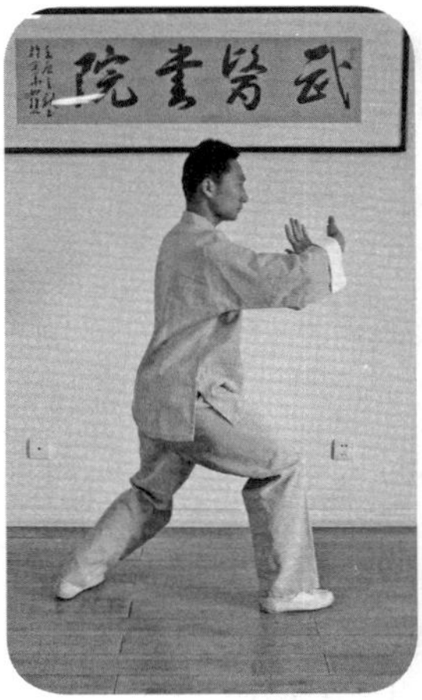

图 11-3-3-9

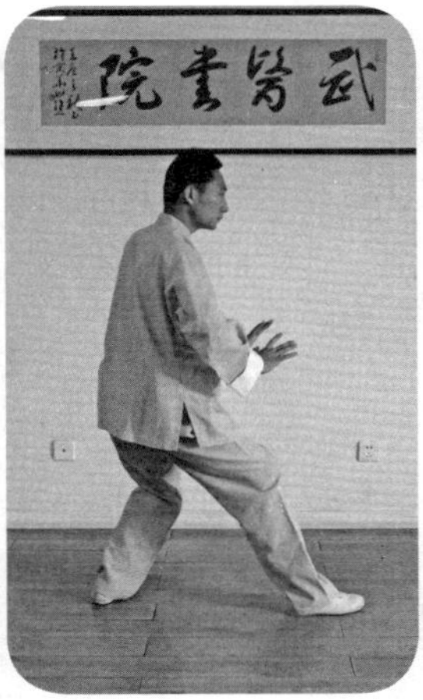

图 11-3-3-10

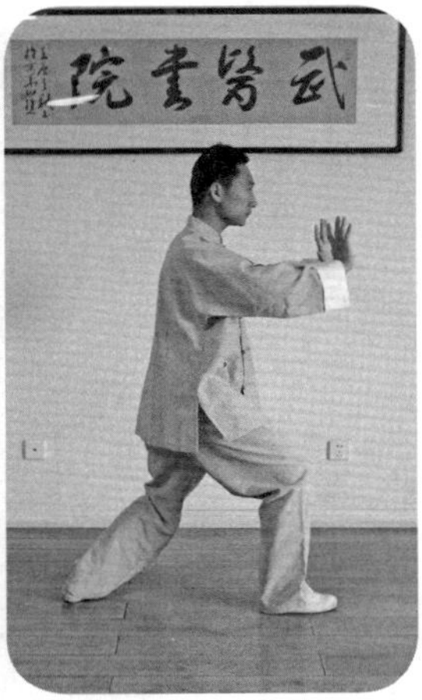

图 11-3-3-11

2. 动作要领

向前迈步时前脚尖内扣 15°左右，以中线为准，前脚尖与后脚跟不能交叉，同时两脚之间也不能超过一拳的距离。重心向前移动时，后腿膝盖外展向后撑紧，前腿大腿内扣，做到由重力前倾使中心前移。左右转换时，重心后移，前腿膝盖外展向前撑紧，后腿大腿内收；左右手向胸前划弧时，不能超过胸前正中线；定式时身体正直略微前探，不能后仰，也不能弯腰；出掌时双手略高于双肩。

3. 动作解析

揽雀尾包括掤、捋、挤、按四法，是太极拳的基本动作。打太极拳从揽雀尾单式开始练习，练熟练后也容易找到和掌握其他单式动作的要领。

四、云手

1. 动作说明

（1）左云手

起式（略）

接上式，身体渐向右转，身体重心移至右腿上；右掌经腹前向左上划弧至左肩前与鼻同高，掌心向左斜下方；同时左掌划弧到小腹前，掌心向上，双掌呈抱球状，目视右手前方，如图 11-3-4-1 所示。

上体慢慢左转，右脚尖点地，身体重心随之逐渐左移；左掌经小腹、脸前向左上侧划弧，掌心向里；右掌由左上经胸前向右下划弧下按至右胯旁，掌心向下，目视左掌前方，如图 11-3-4-2 所示。

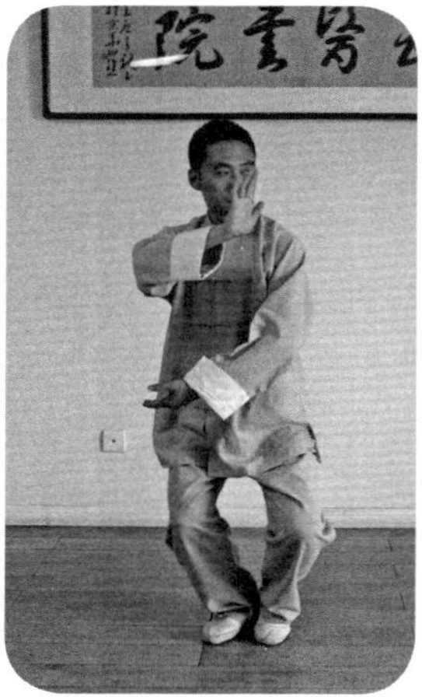

图 11-3-4-1

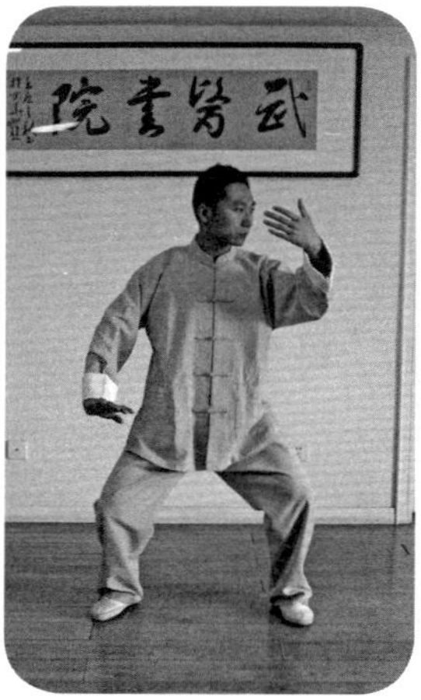

图 11-3-4-2

（2）右云手

接上式，身体重心全部移至左腿上，右脚提起靠近左脚，成小开步（两脚距离约 10 ～ 20 厘米）；身体渐向左转，左掌空间位置不动，转臂翻掌向下，与左转躯干相合，左掌恰至右肩前，掌心斜向里；同时右掌向里划弧至小腹前，掌心向上，双掌呈抱球，眼看左手前方，如图 11–3–4–3 所示。

上体慢慢右转，左脚尖点地，身体重心随之逐渐右移；右掌由脸前向右上侧划弧，掌心向内；左手由右上经胸前向左下划弧至左胯旁，掌心向下，目视右掌前方，如图 11–3–4–4 所示。

如此左右交替循环练习。

收式（略）

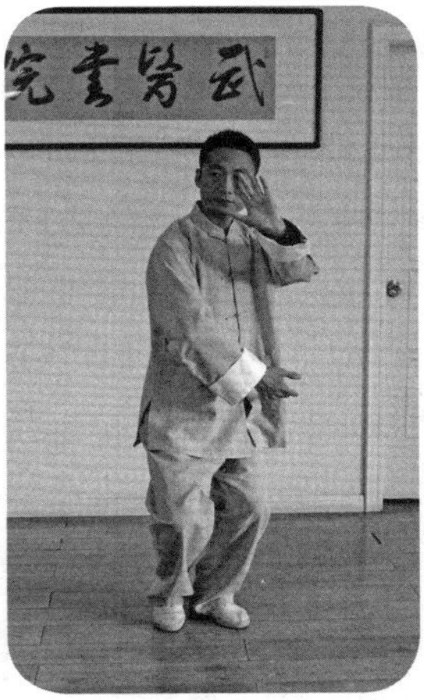

图 11–3–4–3

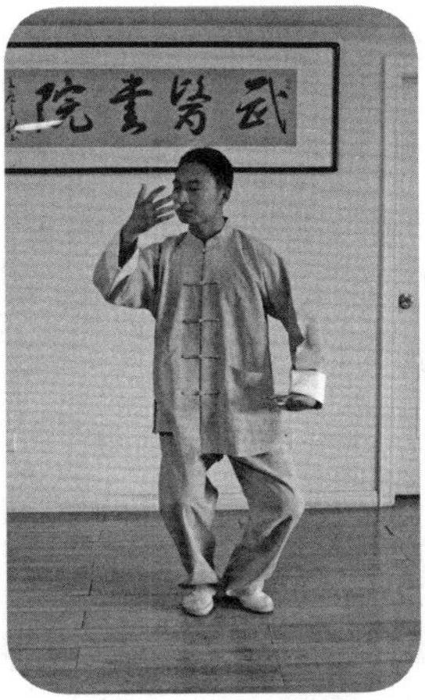

图 11–3–4–4

2. 动作要领

左右手向胸前划弧时，不能超过胸前正中线；云手时，左云手，左腿支撑，右脚尖用力点地，力贯至左手。右云手，右腿支撑，左脚尖用力点地，力贯至右手。

3. 动作解析

学会并掌握左脚贯右手力道，右脚贯左手力道。如此运用，就很容易从云手一式上找到整体的力道。

五、倒撵猴（倒卷肱）

1. 动作说明

（1）左倒卷肱

起式（略）

身体右转，重心移至右腿，左掌右移，掌心向上托于右腹前，同时右掌掌心向下，撑于胸前，如图 11–3–5–1 所示；重心后移，右膝上提收至左腿内侧，同时左掌掌心向上经腹前向左后方下捋，屈臂划弧翻掌向上，左掌提至左耳侧，掌心向上；右手滚臂翻掌向内，右掌掌心向内，抱于左胸前，目视右手前方，如图 11–3–5–2 所示。

右腿随收提之力向后侧撤步，身体右转，随之右脚尖先着地，然后慢慢踏实，重心移至右腿，成左虚步；同时左掌由耳侧向前推出，立掌掌心向前，右小臂外挂翻掌掌心向上，向右后捋压，停于右胯侧，目视左掌前方，如图 11–3–5–3 所示。

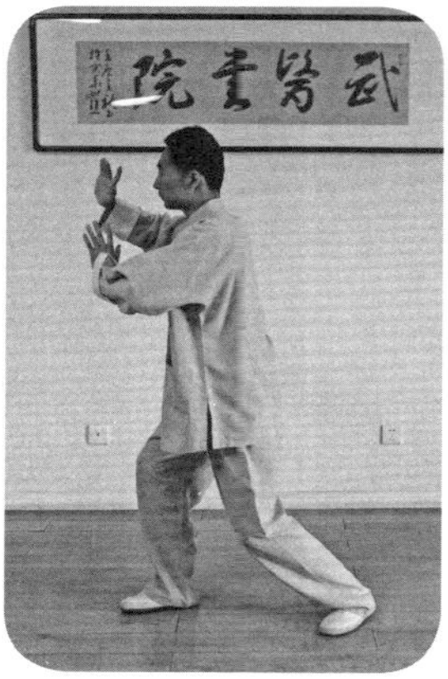

图 11–3–5–1

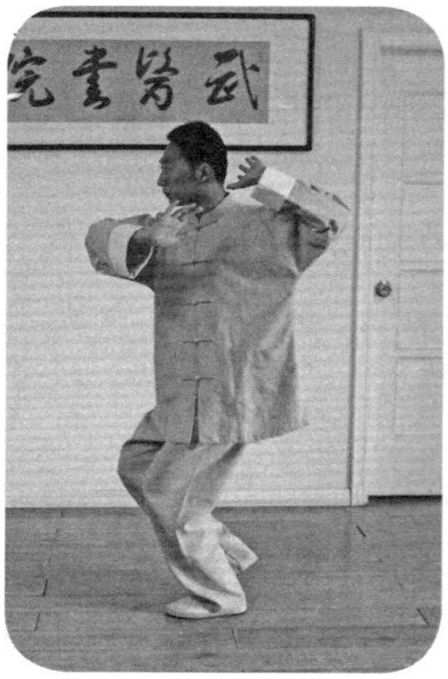

图 11–3–5–2

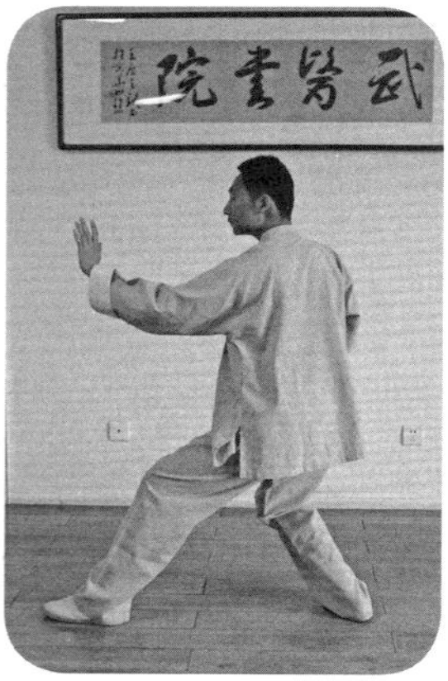

图 11–3–5–3

（2）右倒卷肱

接上式。

身体左转，重心移至左腿，右掌左移，掌心向上托于左腹前，同时左掌掌心向下，撑于胸前，如图 11–3–5–4 所示；重心后移，左膝上提收至右腿内侧，同时右掌掌心向上经腹前向右后方下捋，屈臂划弧翻掌向上，右掌提至右耳侧，掌心向上；左手滚臂翻掌向内，左掌掌心向内，抱于右胸前，目视左手前方，如图 11–3–5–5 所示。

左腿随收提之力向后侧撤步，身体左转，随之左脚尖先着地，然后慢慢踏实，重心移至左腿，成右虚步；同时右掌由耳侧向前推出，立掌掌心向前，左小臂外挂翻掌掌心向上，向左后捋压，停于左胯侧，目视右掌前方，如图 11-3-5-6 所示。

如此左右交替循环练习。

收式（略）

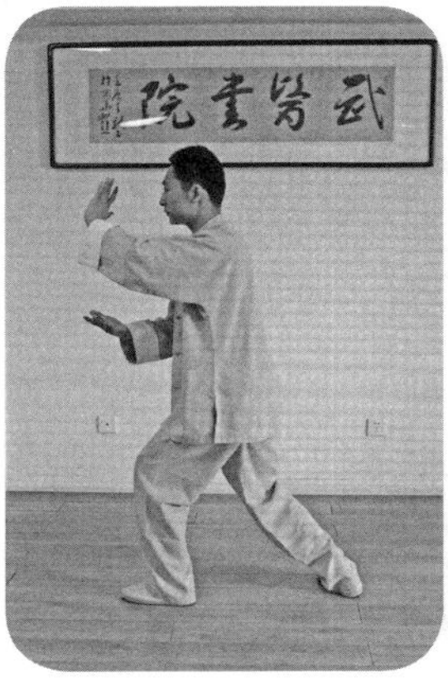

图 11-3-5-4

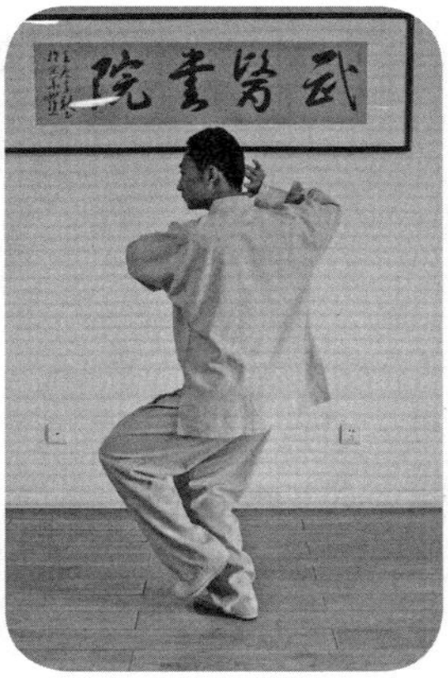

图 11-3-5-5

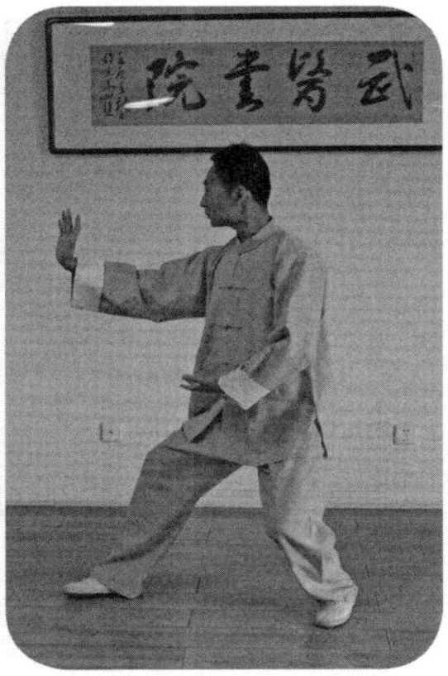

图 11-3-5-6

2. 动作要领

后退步时前脚尖内扣 15°左脚与后脚跟不能交叉同时也不能超过一拳的距离；后退步时，重心后移，前腿膝盖外展向前撑紧，后腿大腿内收；定式时身体正直略微前探，不能后仰，也不能弯腰；前推的手不要伸直，后撤手也不可直向回抽，随转体仍走弧线。前推时，要转腰松胯，两手的速度要一致，避免僵硬。退步时，脚掌先着地，再慢慢全脚踏实。

3. 动作解析

从养生角度来说，练太极拳的重心转移，可使两脚交替休息，不易疲劳，也增加美感。同时可以锻炼平衡感。

六、野马分鬃

1. 动作说明

起式（略）

（1）左野马分鬃

上体微向右转，身体重心移至右腿上，左脚收至右踝内侧，脚尖点地；同时右臂收在胸前平屈，掌心向下，左手经体前向右下划弧放在右掌下，掌心向上，两掌掌心相对成抱球状，目视左前方如图 11–3–6–1 所示。

上体微向左转，左脚向左前方迈出，重心移至左脚，成左弓步；同时上身继续向左转，左右两掌随转体慢慢分别向左上右下分开，左手高与眼平，肘微屈，右掌按于在右胯侧，肘微屈，掌心向下，指尖向前，目视左掌，如图 11–3–6–2 所示。

（2）右野马分鬃

上体慢慢后坐，身体重心移至右腿，左脚尖翘起，以脚跟为原点微向外撇，同时上体微向左转，目视左手如图 11–3–6–3 所示。

上体继续左转，身体重心再移至左腿，两手划弧，右掌向左下划弧掌心向上，放在左掌下，左掌翻掌掌心向下，两手相对成抱球状，右脚收至左脚内侧，脚尖点地，目视右前方如图 11–3–6–4 所示。

身体向右转身动，左右两掌随转体慢慢分别向左下右上分开，右掌高与眼平，肘微屈，左掌按于左胯侧，肘微屈，掌心向下，指尖向前，目视右掌，如图 2–3–6 所示。

如此左右交替循环练习。

收式（略）

2. 动作要领

左手臂前撑时，右脚用力，力贯到左掌，右手臂前撑时，左脚用力，力贯到右掌；手臂前撑时，随重心前移，靠腰力挤出前臂。

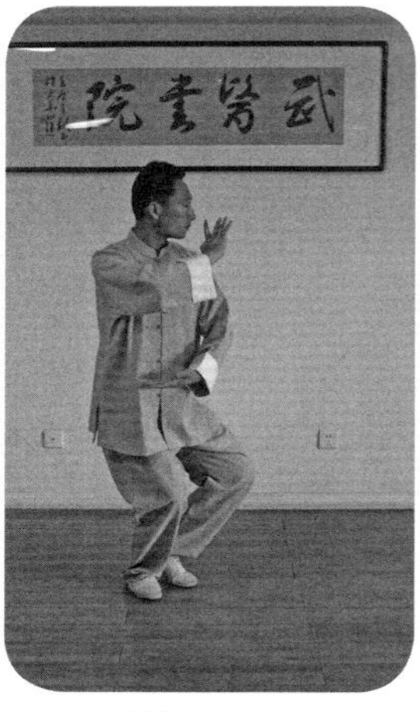

图 11–3–6–1

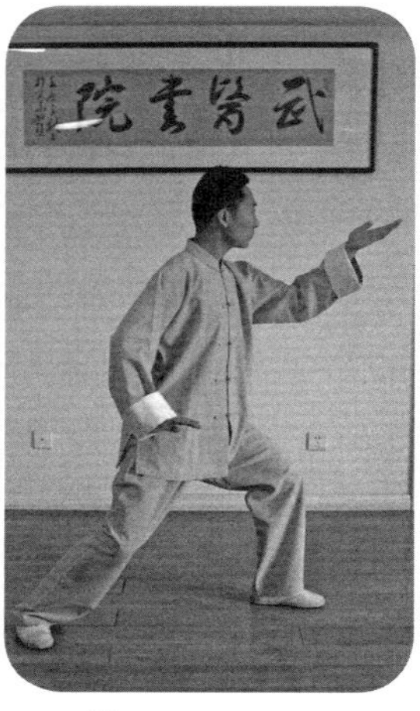

图 11–3–6–2

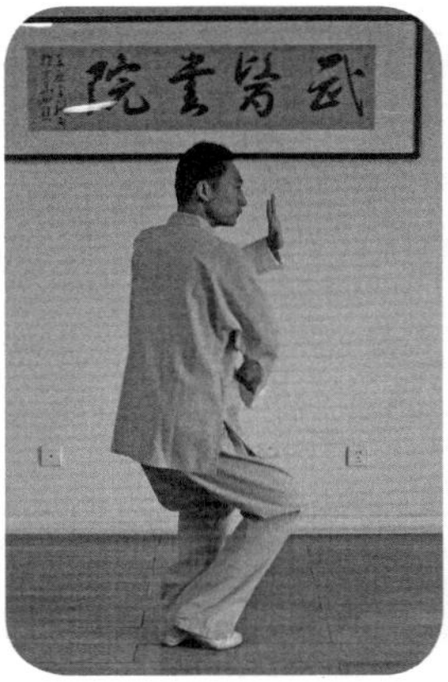

图 11-3-6-3

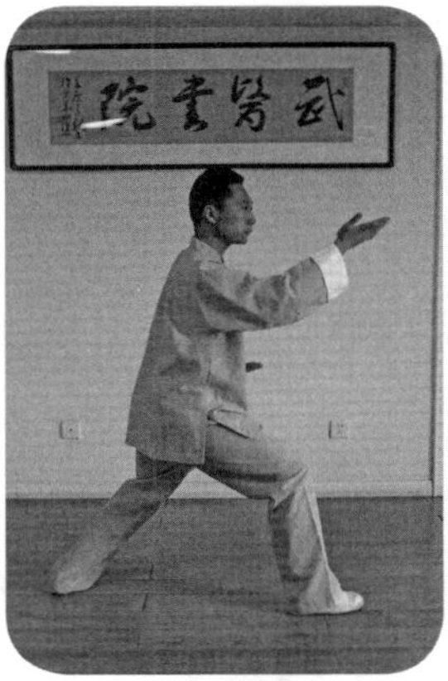

图 11-3-6-4

七、玉女穿梭

1. 动作说明

起式（略）

（1）左玉女穿梭

上体微向右转，身体重心移至右腿，左脚收至右踝内侧，脚尖点地，双掌掌心向上收于两肋前，如图 11-3-7-1 所示。

身体左转，左脚向右前方 45°迈出，身体重心移至左脚，屈膝弓腿，成左弓步；同时，左掌经脸前向上举并翻掌撑于左额前，掌心向斜上方；同时右掌上提经胸前向前推出，高与鼻尖平，掌心向前；目视右掌前方如图 11-3-7-2 所示。

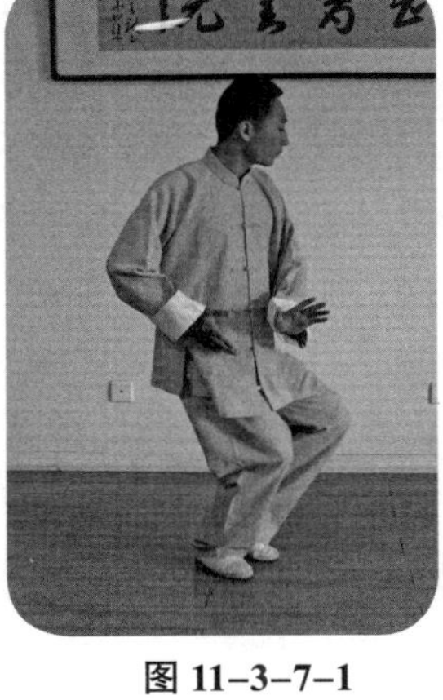

图 11-3-7-1

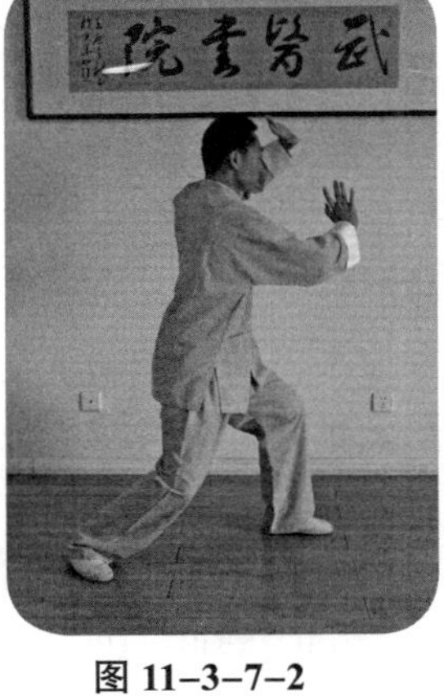

图 11-3-7-2

（2）右玉女穿梭

接上式。上体微向左转，身体重心移至左腿，右脚收至左踝内侧，脚尖点地，双掌掌心向上收于两肋前，如图 11–3–7–3 所示。

身体右转，右脚向右前方 45°迈出，身体重心移至右脚，屈膝弓腿，成右弓步；同时，右掌经脸前向上举并翻掌撑于右额前，掌心向斜上方；同时左掌上提经胸前向前推出，高与鼻尖平，掌心向前；目视左掌前方如图 11–3–7–4 所示。

如此左右交替循环练习。

收式（略）

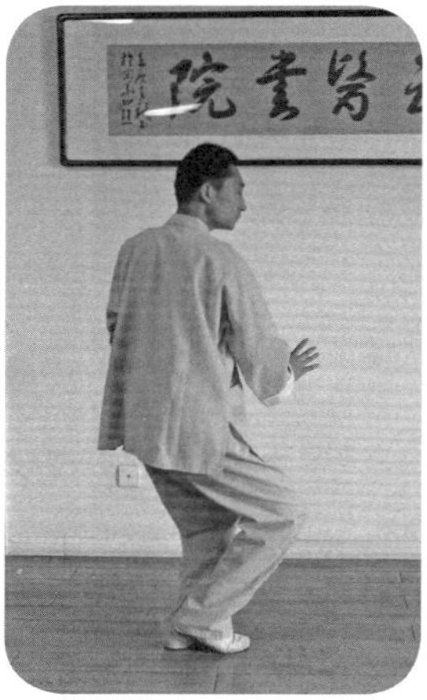

图 11–3–7–3

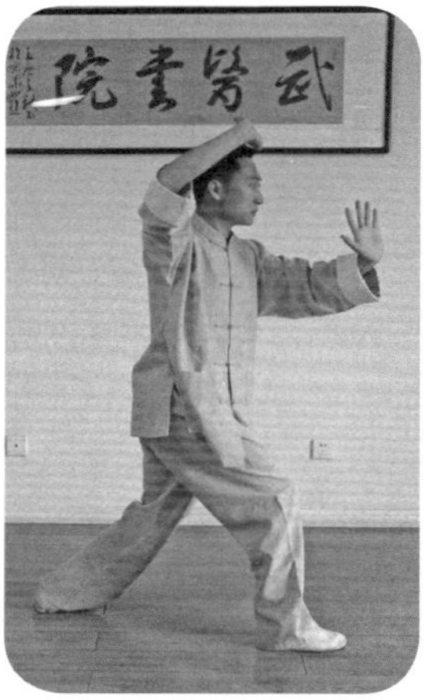

图 11–3–7–4

2. 动作要领

向前迈步时前脚尖内扣 15°左右与后脚跟不能交叉同时也不能超过一拳的距离；重心向前移动时后腿膝盖外展向后撑紧，前腿大腿内扣，做到由重力前倾使中心前移；左右转换时，重心后移，前腿膝盖外展向前撑紧，后腿大腿内收；出掌时的正中线为斜前方 45°。

八、太极行功的修炼

太极行功是一种简单、有效，便于快速掌握太极拳精髓的练习方法。太极行功的习练可以分为三个阶段来进行，本节介绍的仅仅是入门的初级功法，进而可以按照“太极行功八势”的要领口诀进行习练，最后再按照“太极四象”的要领进行训练，真正达到阴阳相济，刚柔并举的境界。

第四节　太极行功八势

一、行功“八势”及其由来

太极拳“八势”是由乐匋先生（1928–2007）承上启下所做《太极每式八势印合八卦演序表》，寓八卦爻象、五行、经脉、四季演化于拳术动作之中。合为擎、拢、黏、引、松、开、发、放八势，以对应于离、坤、兑、乾、坎、艮、震、巽八卦爻象。每势均明确拳式练法、练拳要点、拳形部位。此表的修成，以太极拳为载体，集中华文化核心体系的五行、八卦及中华医学的十四经脉于一炉，使太极拳术理论趋于完美，文武贯通而臻于大成境界。

二、八势要领概述

1. 名称的解释

“每式”：在练太极拳中，一进一退为一式。如揽雀尾，左掤转换为退，掤为进，合为一式；捋为退，挤为进，合为一式；按则为进退各一为一式。退为蓄，进为发。

“势”：劲力的姿态、趋向。每式中，进为发、放、擎、拢，退为黏、引、松、开，共八势。

清李经纶（字亦畬，1832—1893）《撒放秘诀》中“擎起彼身借彼力，引到身前劲使蓄。松开吾劲勿使屈，放时腰脚任端的”已对四势有了详尽的说明，八势将太极拳招式更加细化，阐明内在劲道原理，可谓为习拳者之大方便。

太极每式八势印合八卦演序表

太极式	末四分之一式		一个整式							
蓄发	发（后半）		蓄				发			
擎引松放	擎		引		松		放		擎	
每式八势	擎	拢	黏	引	松	开	发	放	擎	拢
八卦爻象										
卦名	离	坤	兑	乾	坎	艮	震	巽	离	坤
拳势形之子	目	腹	口	头	耳	手	足	股	目	腹

续表

太极式	末四分之一式		一个整式							
蓄发	发（后半）		蓄				发			
对应上中下（身手足）动静	上下动中静	上中下俱静	上静中下动	上中下俱动	中动上下静	上动中下静	下动上中静	上中动下静	上下动中静	上中下俱静
拳式练法	目出指粘	腹拥手拢	口转手研	头带全身	竖耳下桩	手扫身开	足发身静	股送臂出	目出指粘	腹拥手拢
练拳要点	趾要实	肘膝松	腰要顺	身反荡	头容正	到踝趾	手要迟	踝颈松	趾要实	肘膝松
五行	火	土	金	金	水	水	木	木	火	土
粘连黏随	粘	连	黏	随	粘	连	黏	随	粘	连
练法大意	上爻粘粘上拔高	中下连形静势连	上爻黏留连缱绻	中下随舍己无离	下爻粘虚贴松沉	上爻连形顿势张	下爻粘黏住催动	上中随随出而放	上爻粘粘上拔高	中下连形静势连
经脉	手少阴心经	足太阴脾经	手太阴肺经	手阴明大肠经	足少阴肾经	足太阳膀胱经	足厥阴肝经	足少阳胆经	手少阴心经	足太阴脾经
四季	夏	夏秋	秋	秋冬	冬	冬春	春	春夏	夏	夏秋

2.《演序表》之八卦原理

《太极每式八势印合八卦演序表》是用文王后天八卦为基准的。后天八卦图又称文王八卦图，即震卦为起始点，位列正东。按顺时针方向，依次为巽卦，东南；离卦，正南；坤卦，西南；兑卦，正西；乾卦，西北；坎卦，正北；艮卦，东北。如象征节气，则震为春分，巽为立夏，离为夏至，坤为立秋，兑为秋分，乾为立冬，坎为冬至，艮为立春。

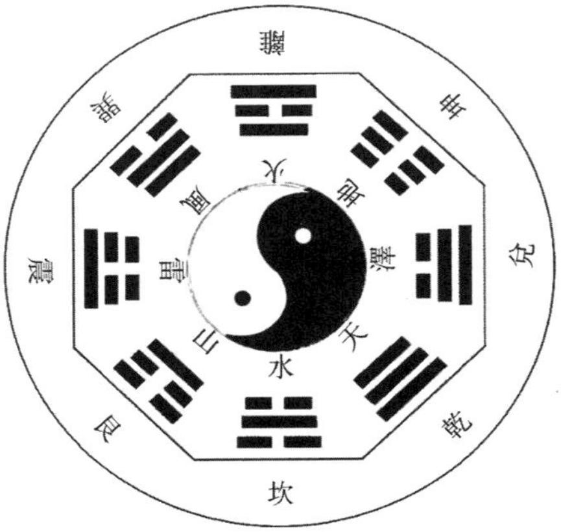

图解：脚踏八卦，前脚坤地为拢，踏阴鱼眼；后脚艮山为开，踏阳鱼眼。

《说卦传》曰："乾、天也，故称乎父。坤、地也，故称乎母。震一索而得男，故谓之长男。巽一索而得女，故谓这长女。坎再索而得男，故谓之中男。离再索而得女，故谓之中女。艮三索而得男，故谓之少男。兑三索而得女，故谓之少女。"《说卦传》曰："帝出乎震，齐乎巽，相见乎离，致役乎坤，说言乎兑，战乎乾，劳乎坎，成言乎艮。”邵子曰：“乾统三男于东北，坤统三女于西南，乾、坎、艮、震为阳，巽、离、坤、兑为阴。”

3. 太极、两仪、四象、八卦原理解析

所谓太极，即是神气上始终保持一个微有些警惕和探索的清明，反映在身体上就是所说的“似松非松，将展未展”，身神合一就是百米跑“各就各位预备”到发令枪响之前的那个状态。这个状态在任何时间、任何状态都保持至少三分，就是太极状态。拳中要保持，不然不是太极拳，是健身操。保持住，然后“屈伸开合听自由”，到此可以说是“中成”了。

有动之意思但还未动之前为太极；动则为两仪，出、发、攻为阳，回、收、守为阴；于拳为蓄（阴）、发（阳），加攻—守、守—攻转换，为四象，擎、引、松、放循环往复，引、松为蓄为阴，放、擎为发为阳；擎、拢、粘、引、松、开、发、放为八卦，对应身体部位以及练法在表中可一一对应。

4. 身体上中下爻的划分

身体分上中下三爻。

总体来说，上肢为上爻，躯干为中爻，下肢为下爻。

上肢又可分三爻，手掌为上爻，小臂为中爻，上臂为下爻；手掌又可分三爻，手指为上爻，掌中为中爻，掌根为下爻；手指又可分三爻，指尖为上爻，中节为中爻，指根为下爻。

躯干也可分三爻，胸部为上爻，腰为中爻，腹为下爻。

下肢也可分三爻，股骨为上爻，小腿为中爻，脚为下爻；脚，脚根为上爻，脚掌为中爻，脚趾为下爻；脚趾根节为上爻，趾尖为中爻，趾尖与地面接触为下爻。

5. 上中下三爻的动作

（1）擎

为离卦，爻象为上下动中静，练法是手指、手、手臂、大腿、踝粘上拔高，眼光上挑，手指领上爻向上。同时脚趾上节要有力，上节有力则身体有含空的意味。

（2）拢

为坤卦，爻象为上中下俱静，练法是随上式松荡到前脚，归中，落于前脚掌鱼眼处，中爻主要是腹部拥上前，前出的上爻主要是手圈拢回来，松荡就是肘膝松。

（3）粘

为兑卦，爻象为上静中下动，练法是中下后撤，上爻动保持空间不动名为留连，转掌以保持手指不动，撑臂保持腕不动，弯背保持手臂少动，拱膝撑胯抓趾保持大腿少动，在保持手腕少动的同时完成身体的后撤预动作。

（4）引

为乾卦，爻象是上中下俱动。练法是上爻后退，中下随上爻一起后撤，身腿开始时在退方向的前面领动，然后手超过身腿为反荡。

（5）松

为坎卦，爻象是中动上下静。练法中爻（肘、腰、膝）提起来，膝盖提起则身体下浮，把耳朵竖直会使动作容易很多。这是一种包容，所以要正面应对，所谓头容正。

（6）开

为艮卦，爻象是上动中下静。练法身体上爻（手腕、手臂、大腿、脚根）荡开拉开，在势张蓄足的同时打开力量前出的通道，以手为先所以手扫，开通道所以身开，要开到脚才为足，所以到踝趾。

（7）发

为震卦，爻象是下动上中静。练法是下爻主动，从下而上，足为第一先，然后是腿，大臂和手腕最后，所谓足发身静，手要迟。

（8）放

为巽卦，爻象是上中动下静。练法是足踏实不动，腿做弓步的同时送出身、手，手掌的速度是因腿而来的身体速度和手臂伸展速度的叠加，为股送臂出，为不影响动作的顺畅，要注意踝和颈不要紧张。

本功法是以太极阴阳转化、动静相生、对立统一为原理，始终贯彻于练功过程中。并突出了呼吸结合动作的导引之术，以气助动，以意引气，气尽而式成。动作要纯任自然，柔和缓慢，气贯四梢。形体动而头脑静，动静兼修，形与神俱。根据经络论和阴阳五行转化的原理，随动作经脉气血左右运转，升降开合，上下贯通。这种有节律的活动，能对神经、血管、呼吸及消化等系统产生良好的牵动和导引，从而达到健身强脑、修残不缺、扶正祛邪的实效。

太极行功以单式练习入手，一通则全通，有助于练习者对太极拳的深度了解和掌握。单式简单易学，所需场地也没有过于严格的要求、这里的太极行功八势需要在练习太极行功第一阶段基础上深入展开。

三、太极行功八势练习

1. 第一式　搂膝拗步

太极行功八势第一式搂膝拗步

①左搂膝拗步（擎左手，左弓步，送左手，发右手）

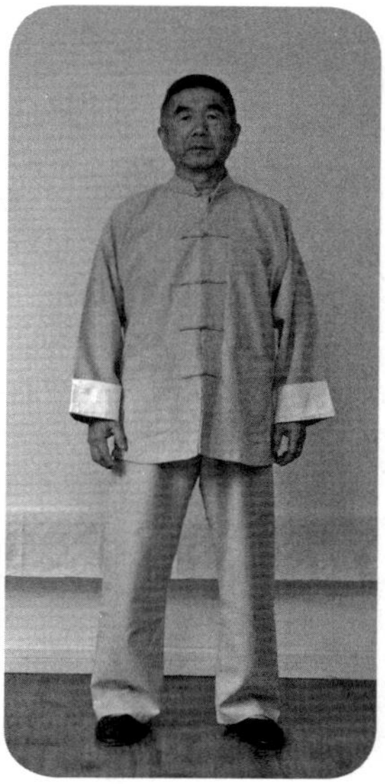

图 11-4-0-1

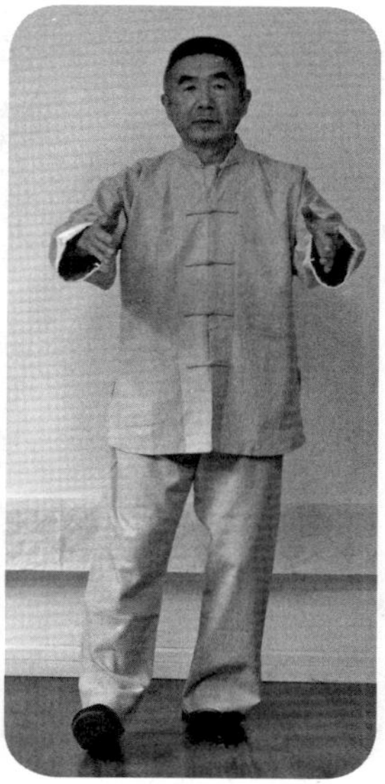

图 11-4-0-2

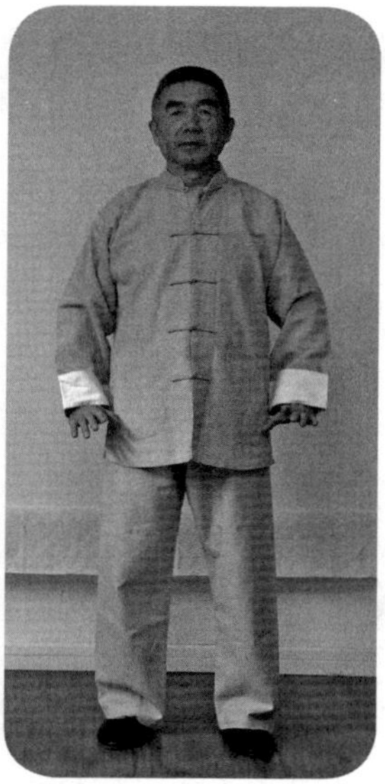

图 11-4-0-3

起式（同前，参考图 11-4-0-1 ～ 11-4-0-3）。

自然站立，虎口领劲两臂上提，提至双手与肩同高，同时右脚向前迈出半步；双手下按，同时左脚向前跟半步与右脚相平，恢复自然站立。

擎势（拳式练法口诀要领：目出指粘）

身体左转，两脚相平，双手向左上擎起，左掌掌心朝外，右掌掌心朝内；左侧手指、手臂、大腿、踝粘上拔高，目光上扬，手指领向上，双手擎出。同时脚趾上节要有力，如图 11-4-1-1 所示。

拢势（拳式练法口诀要领：腹拥手拢）

接上势，身体重心松荡到前脚，归中，落于前脚掌鱼眼处，腹部拥上前，前出的双手圈拢回来，左掌掌心朝外，右掌掌心朝内；同时左手掌外翻外撑，右手掌圈拢，如图 11-4-1-2 所示。

粘势（拳式练法口诀要领：口转手研）

接上势，身体中下部微微后撤，肩臂保持空间不动名为留连，向外碾转（研，研磨）左掌，撑小臂保持腕不动，弯背保持手臂少动，拱左膝撑左胯抓趾保持大腿少动，在保持手腕少动的同时完成身体的后撤预动作，如图 11-4-1-3 所示。

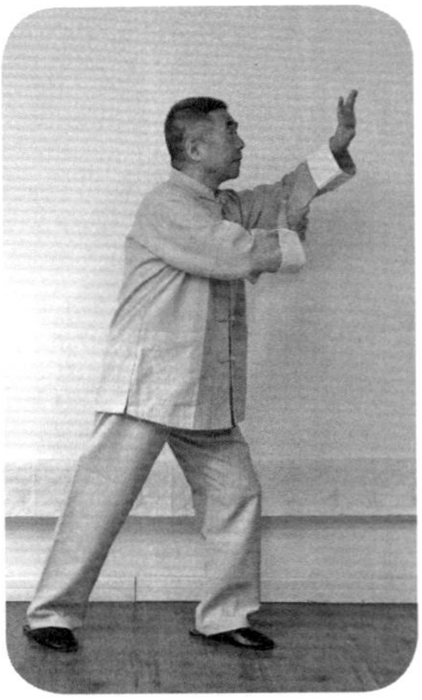
图 11-4-1-1

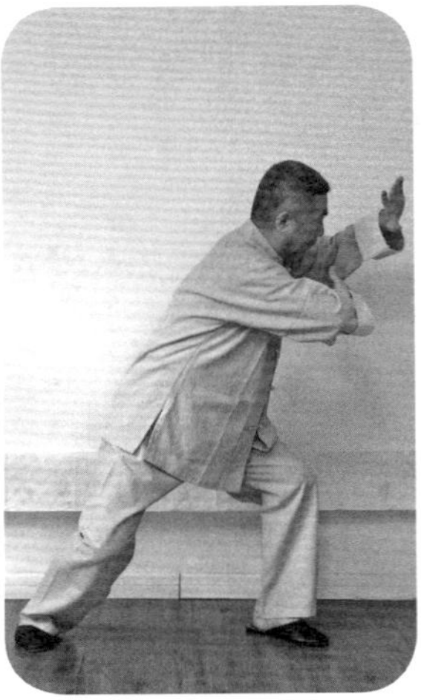
图 11-4-1-2

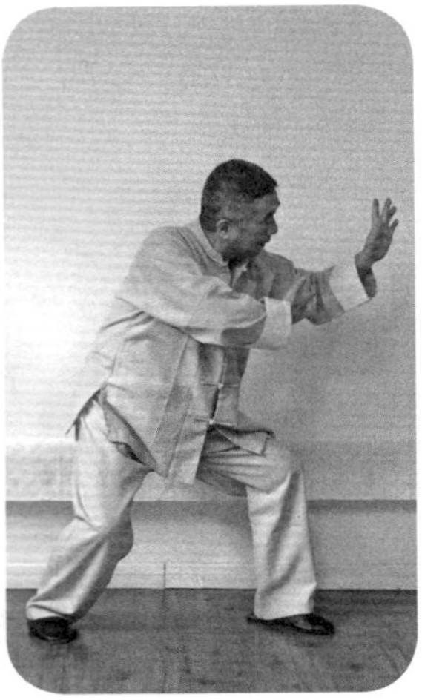
图 11-4-1-3

引势（拳式练法口诀要领：头带全身）

接上势，由头带动身体中下部向右一起后撤，左掌掌心朝下，右掌掌心朝上，做捋式；身体和腿开始时在后撤方向的前面领动，然后手超过身腿形成反荡，如图 11-4-1-4 所示。

松势（拳式练法口诀要领：竖耳下桩）

接上势，双手捋至尽头，身体左转重心前移落于左腿，身腹贴左腿内侧，左臂左掌向左侧下落，身体下沉做“松”；同时，右肘、右掌高度基本保持不变，腰、膝提起来，身体向下飘落，将耳朵竖直会使动作容易很多，如图 11-4-1-5 所示。

开势（拳式练法口诀要领：手扫身开）

接“松”字，身体向下飘落到底，随即弹起，身体重心后移至右腿，同时，左掌在做“松”下落后，随即迅速自胸前向右后扫过，身体打开，右臂右掌随身而动。左臂左肘撑起于胸前，左掌掌心向下，右手扬起，在后，掌心向前，目视前方。在蓄势的同时打开前出的通道，如图 11-4-1-6 所示。

发势（拳式练法口诀要领：足发身静）

从下而上，足为第一先，然后是腿，大臂和手腕随即发出。所为足发身静，手要迟。“发”字，仅仅是全身松沉，足下发力，微微一动，并无明显的身体位移，如图 11-4-1-7 所示。

放势（拳式练法口诀要领：股送臂出）

身体重心前移至左腿，左掌自左膝前搂过，止于左膝外侧，同时，右掌穿过身体，自胸前推出，掌心朝前。足踏实不动，腿做左弓步的同时送出身、手，手掌的速度是因腿而来，是身体速度和手臂伸展速度的叠加，为股送臂出，如图 11–4–1–8 所示。

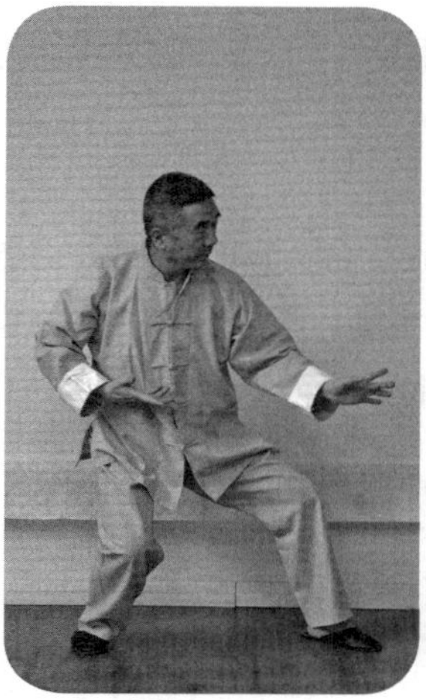
图 11–4–1–4

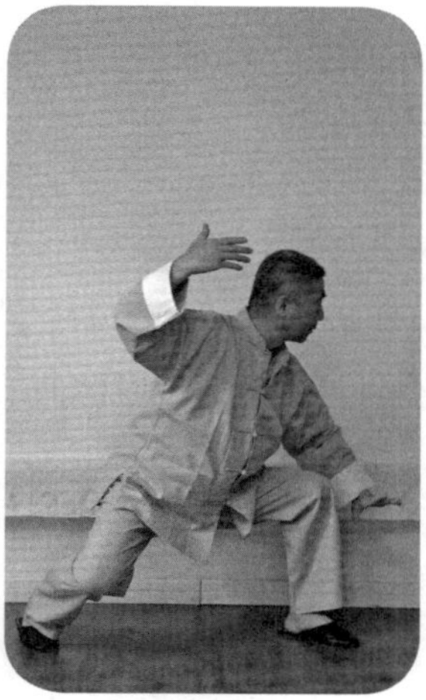
图 11–4–1–5

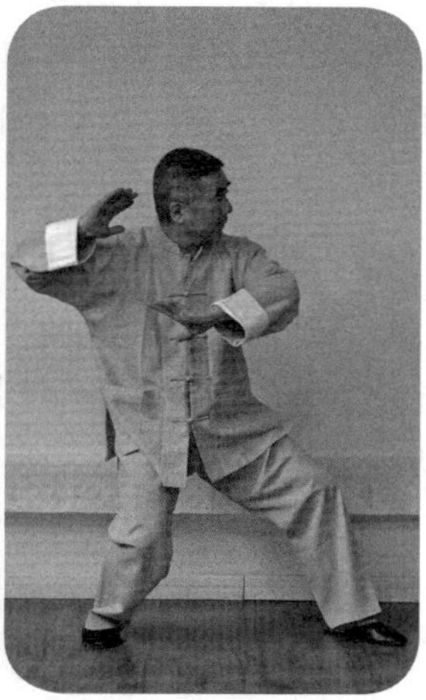
图 11–4–1–6

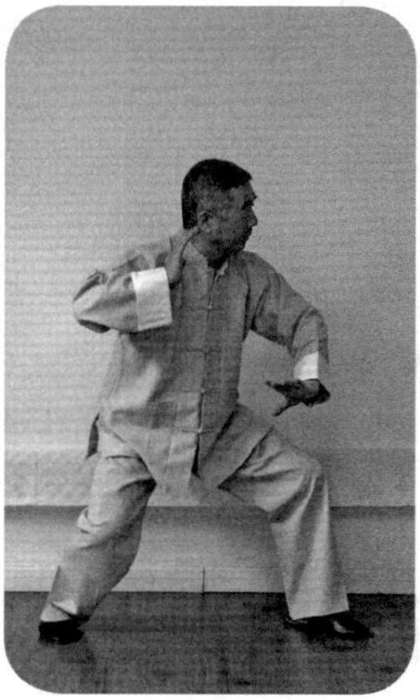
图 11–4–1–7

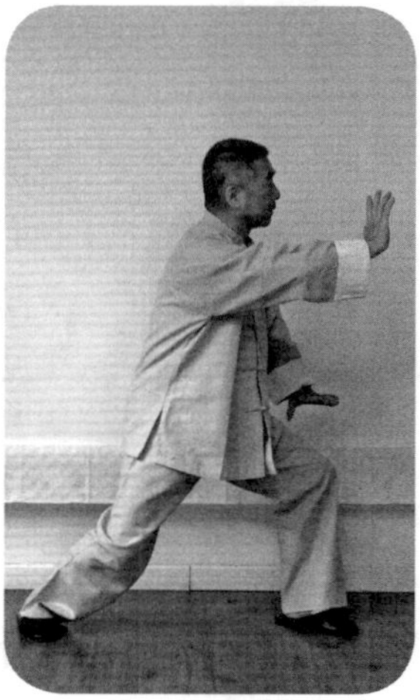
图 11–4–1–8

②右搂膝拗步（擎右手，送右手，发左手）

接上式。

擎势（拳式练法口诀要领：目出指粘）

双手向右上擎起，右掌掌心朝外，左掌掌心朝内；右侧手指、手臂、大腿、踝粘上拔高，目光上扬，手指领向上，双手擎出。同时脚趾上节要有力，如图

11–4–1–9 所示。

拢势（拳式练法口诀要领：腹拥手拢）

接上势，身体重心松荡到前脚，归中，落于前脚掌掌心处，腹部前拥，前出的双手圈拢回来，右掌掌心朝外，左掌掌心朝内；同时右手掌外翻外撑，左手掌圈拢，如图 11–4–1–10 所示。

粘势（拳式练法口诀要领：口转手研）

接上势，身体中下部微微后撤，肩臂保持空间不动名为留连，向外碾转（研，研磨）右掌，撑小臂保持腕不动，弯背保持手臂少动，拱左膝撑右胯抓趾保持大腿少动，在保持手腕少动的同时完成身体的后撤预动作，如图 11–4–1–11 所示。

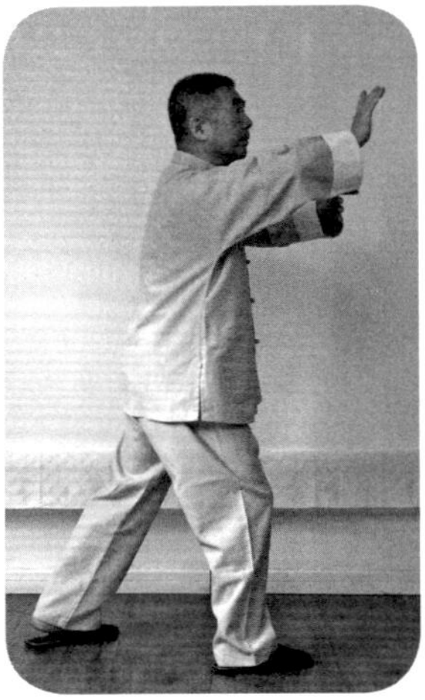

图 11–4–1–9

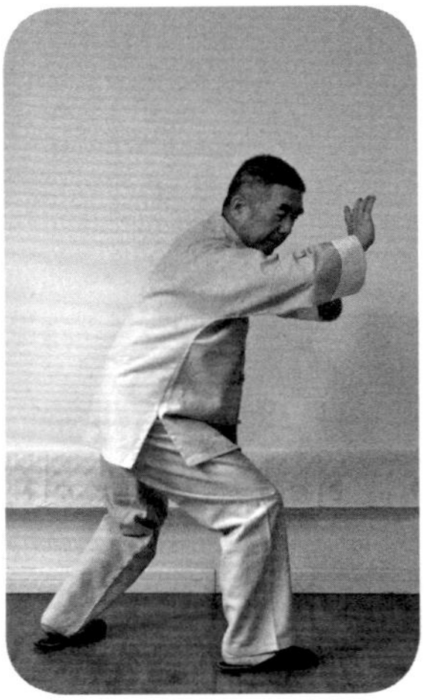

图 11–4–1–10

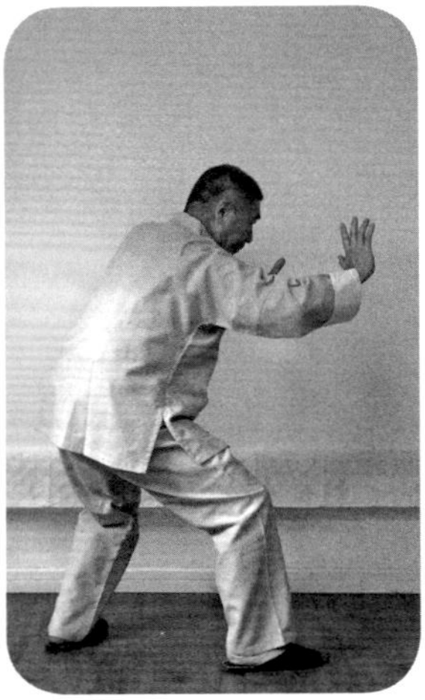

图 11–4–1–11

引势（拳式练法口诀要领：头带全身）

接上势，由头带动身体中下部向右一起后撤，右掌掌心朝下，左掌掌心朝上，做捋式；身体和腿开始时在后撤方向的前面领动，然后手超过身腿形成反荡，如图 11–4–1–12 所示。

松势（拳式练法口诀要领：竖耳下桩）

接上势，双手捋至尽头，身体右转重心前移落于右腿，身腹贴右腿内侧，右臂右掌向右侧下落，身体下沉做“松”；同时，左肘、左掌高度基本保持不变，腰、膝提起来，身体向下飘落，将耳朵竖起会使动作容易很多，如图 11–4–1–13 所示。

开势（拳式练法口诀要领：手扫身开）

接“松”字，身体向下飘落到底，随即弹起，身体重心后移至左腿，同时，也掌在做“松”下落后，随即迅速自胸前向左后扫过，身体打开，左臂左掌随身而动。右臂右肘撑起于胸前，右掌掌心向下，左手扬起，在后，掌心向前，目视前方。在蓄势的同时打开前出的通道，如图 11–4–1–14 所示。

发势（拳式练法口诀要领：足发身静）

从下而上，足为第一先，然后是腿，大臂和手腕随即发出。所为“足发身静”，手要迟。“发”字，仅仅是全身松沉，足下发力，微微一动，并无明显的身体位移，如图 11–4–1–15 所示。

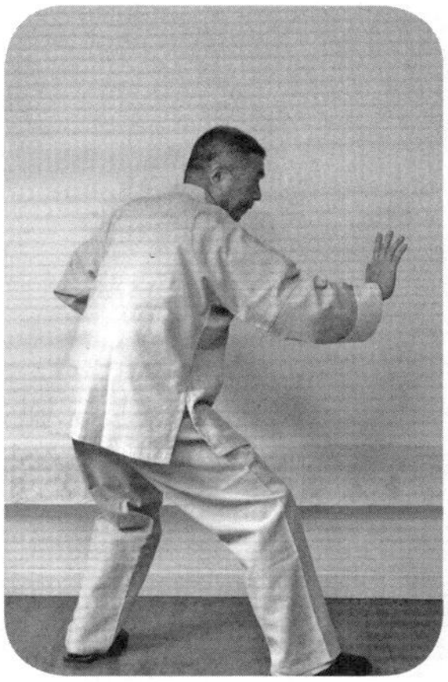

图 11–4–1–12

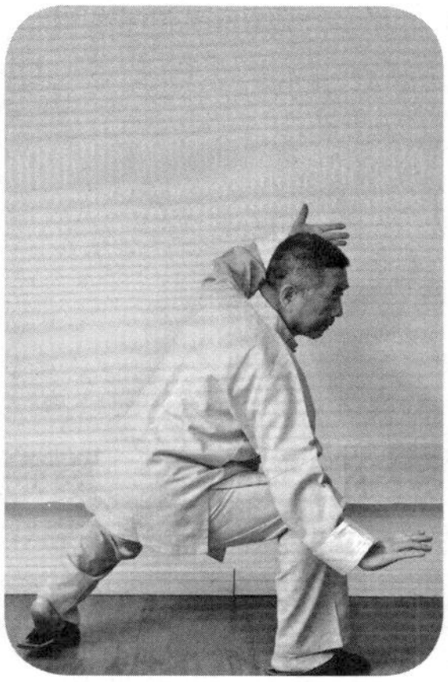

图 11–4–1–13

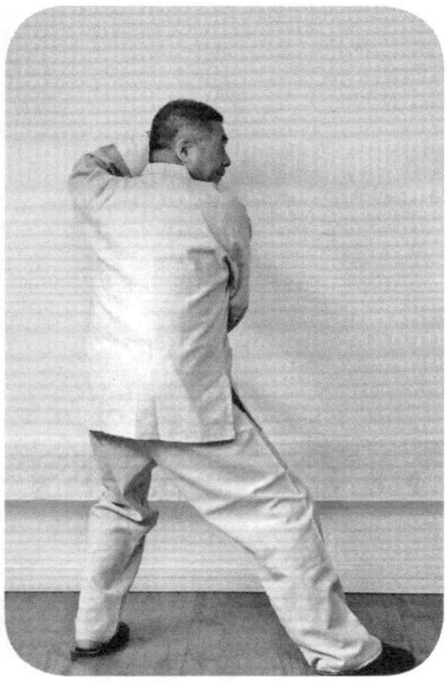

图 11–4–1–14a

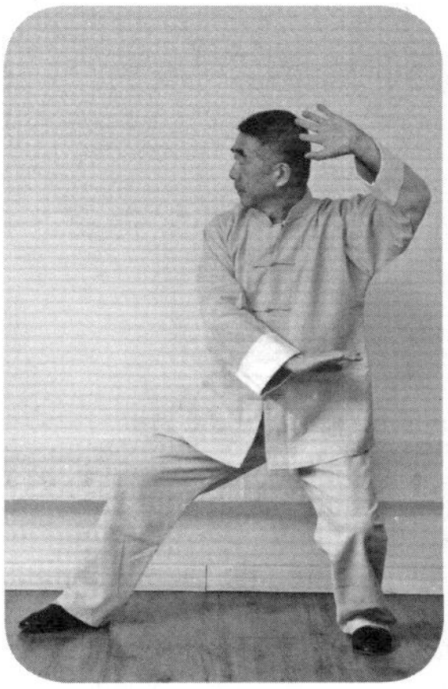

图 11–4–1–14b

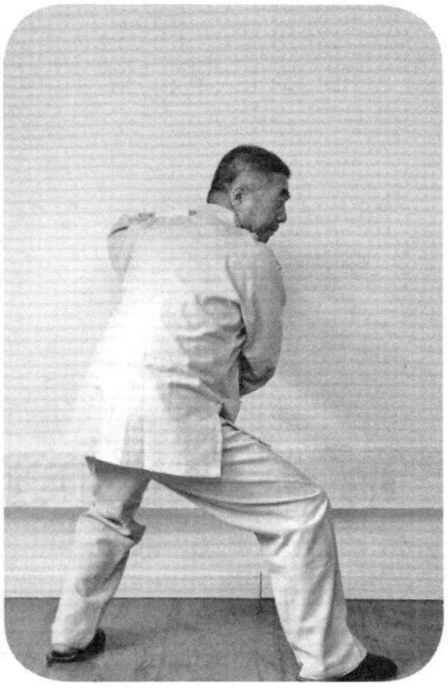

图 11–4–1–15a

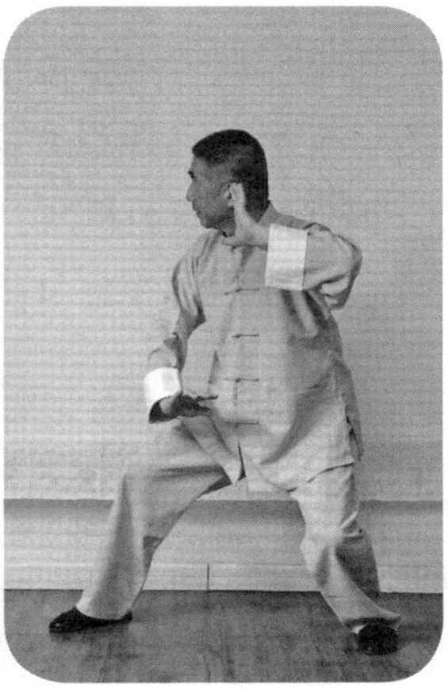

图 11–4–1–15b

放势（拳式练法口诀要领：股送臂出）

身体重心前移至右腿，右掌自右膝前搂过，止于右膝外侧，同时，左掌穿过身体，自胸前推出，掌心朝前。足踏实不动，腿做右弓步的同时送出身、手，手掌的速度是因腿而来，是身体速度和手臂伸展速度的叠加，为“股送臂出”，如图 11–4–1–16 所示。

接上势，左脚跟进，脚尖着地成虚步，靠在右脚踝骨处，左手做掤同时做“擎”，依次做左搂膝拗步八势，如此左右交替循环练习。

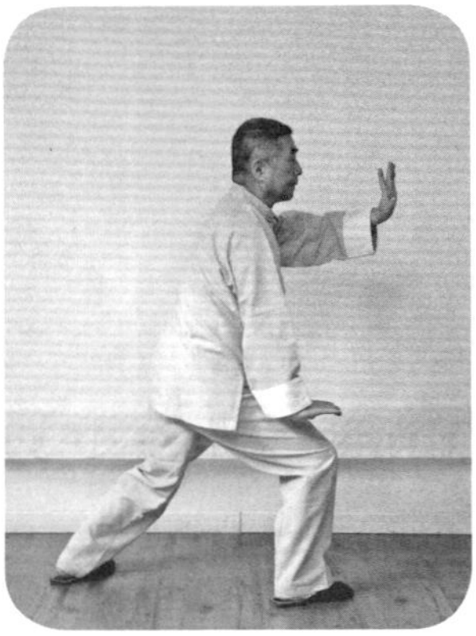

图 11–4–1–16a

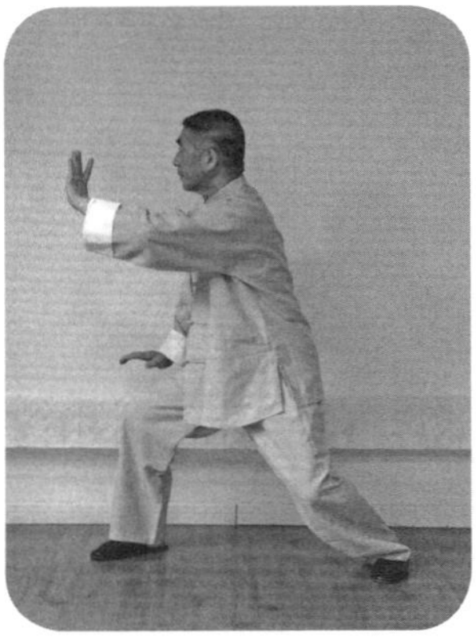

图 11–4–1–16b

收式

太极行功的收式，可以在做完任一完整动作后进行收式，以下以接右搂膝拗步为例做收式的示范。

①虎归山

身体右转，两臂张开，双掌立起，掌心朝前，两腿下蹲，成马步状，目视右拳，如图 11–4–0–4 所示。

两臂向下向内抱起，身体两腿随之站起，双掌掌心朝内，交叉于胸前，目光平视前方，如图 11–4–0–5 所示。

②十字手

两腿站起，右腿收回，与左脚平行；同时两臂抱拢，左掌内旋，掌心朝外，劳宫穴与右碗内关穴相对，两肘带小臂外撑，目光平视前方，如图 11–4–0–6 所示。

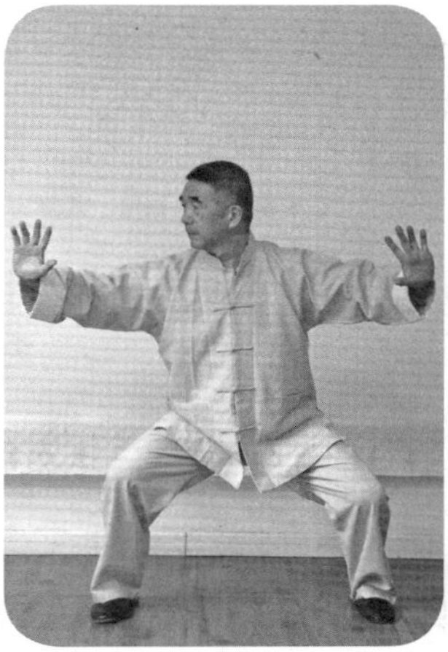

图 11-4-0-4

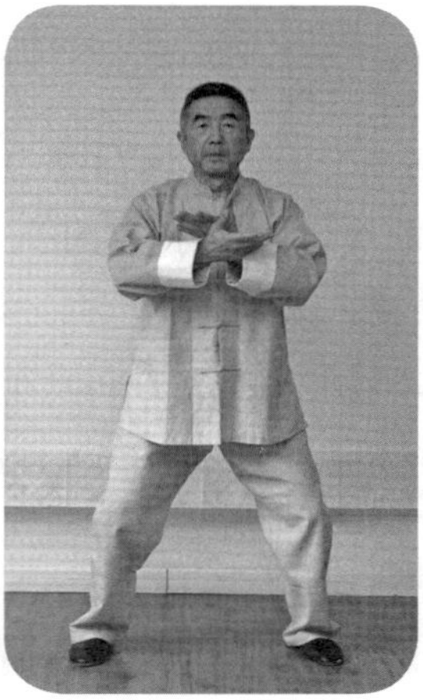

图 11-4-0-5

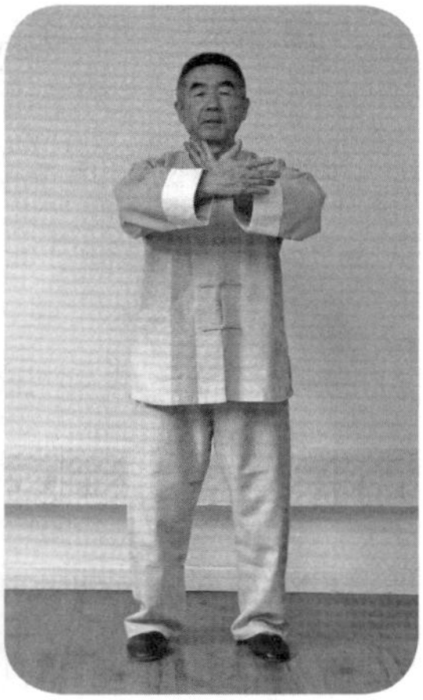

图 11-4-0-6

③收式

接上式，身体重心落于右腿，左腿后撤半步；同时右掌下按，左手内旋，掌心朝上，身体后移，目视右掌，如图 11-4-0-7 所示。

按上动，身体重心后移至左腿，右腿后撤，同时右掌内旋，掌心朝上收回，左掌外翻下按，掌心朝下，身体重心后移落于右腿，目视左掌，如图 11-4-0-8 所示。

左腿收回，与右腿平行，同时两臂收回，双掌下按，自然落于身体两侧，掌心朝下，目光平视前方，如图 11-4-0-9 所示。

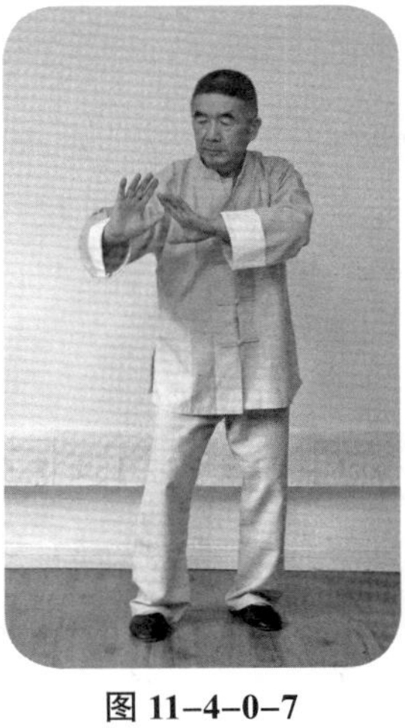

图 11-4-0-7

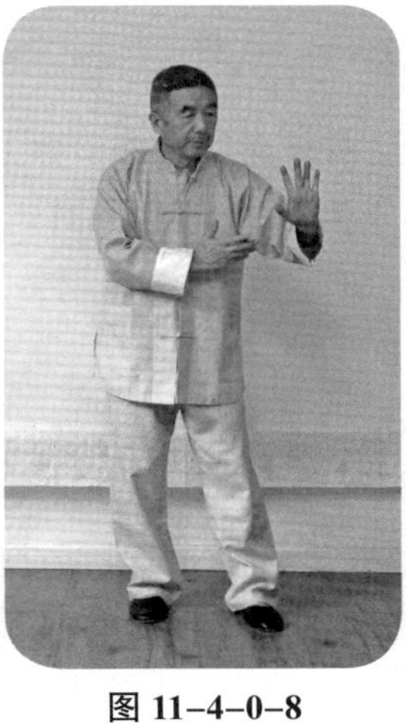

图 11-4-0-8

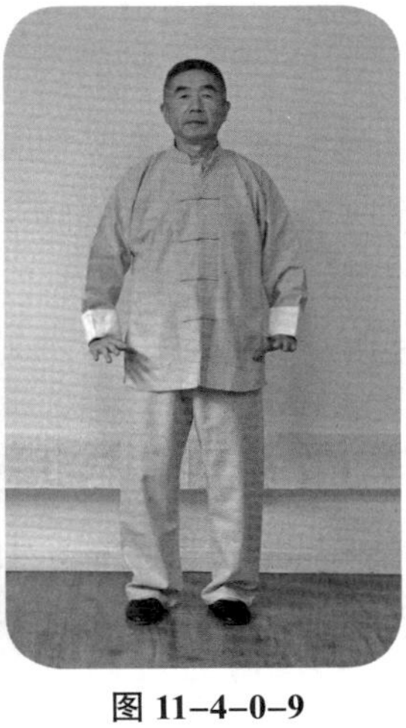

图 11-4-0-9

2. 第二式　揽雀尾

①左揽雀尾（擎左手，左弓步，送左手，发右手）

起式（同前，可动作参考搂膝拗步，如图 11–4–0–1 ～ 11–4–0–3 所示。每小节起式和收式动作均相同）。

太极行功八势第二式揽雀尾

擎势（拳式练法口诀要领：目出指粘）

身体左转，两脚相平，双手向左上擎起，左掌掌心朝外，右掌掌心朝内；左侧手指、手臂、大腿、踝粘上拔高，目光上扬，手指领向上，双手擎出。同时脚趾上节要有力；如图 11–4–2–1 所示。

拢势（拳式练法口诀要领：腹拥手拢）

接上势，身体重心松荡到前脚，归中，落于前脚掌掌心处，腹部前拥，前出的双手圈拢回来，左掌掌心朝外，右掌掌心朝内；同时左手掌外翻外撵，右手掌圈拢，如图 11–4–2–2 所示。

粘势（拳式练法口诀要领：口转手研）

接上势，身体中下部微微后撤，肩臂保持空间不动名为留连，向外碾转（研，研磨）左掌，撑小臂，腕保持不动，弯背保持手臂少动，拱左膝撑右胯，抓趾保持大腿少动，在保持手腕少动的同时完成身体的后撤预动作，如图 11–4–2–3 所示。

引势（拳式练法口诀要领：头带全身）

接上势，由头带动身体中下部向右一起后撤，左掌掌心朝下，右掌掌心朝上，做捋式；身体和腿开始时在后撤方向的前面领动，然后手超过身腿形成反荡，如图 11–4–2–4 所示。

松势（拳式练法口诀要领：竖耳下桩）

接上势，双手捋至尽头，身体左转重心前移落于左腿，身腹贴左腿内侧，左臂左掌向左侧下落，身体下沉做“松”；同时，右肘、右掌高度基本保持不变，腰、膝提起来，身体向下飘落，将耳朵竖起会使动作容易很多，如图 11–4–2–5 所示。

开势（拳式练法口诀要领：手扫身开）

接“松”字，身体向下飘落到底，随即弹起，身体重心后移至右腿，同时，左掌在做“松”下落后，随即迅速自胸前向右后扫过，身体打开，右臂右掌随身而动。左臂左肘撑起位于胸前，左掌掌心向内，右手在后，收于右肋，掌心向前，对准左腕处，目视前方。在蓄势的同时打开前出的通道，如图 11–4–2–6 所示。

发势（拳式练法口诀要领：足发身静）

从下而上，足为第一先，然后是腿，大臂和手腕随即发出。两臂交叉于胸前，作“挤”，右掌挤左腕。所为“足发身静，手要迟”。“发”字，仅仅是全身松沉，足下发力，微微一动，并无明显的身体位移，如图 11–4–2–7 所示。

放势（拳式练法口诀要领：股送臂出）

身体重心前移至左腿，双手自然挤出做“放”，掌心朝前。足踏实不动，腿做左弓步的同时送出身、手，手掌的速度是身体速度和手臂伸展速度的叠加，为“股送臂出”，如图 11–4–2–8 所示。

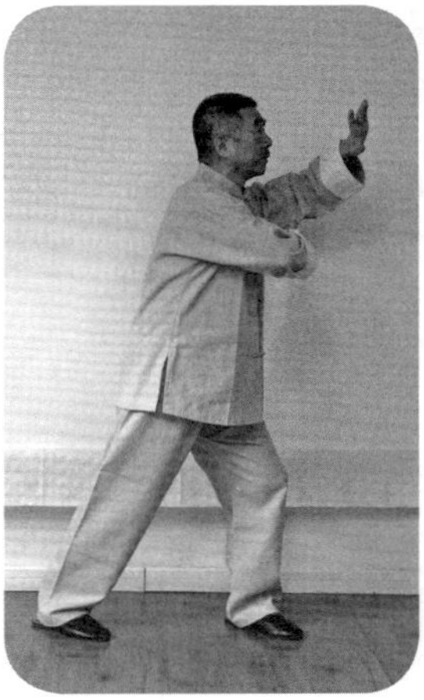
图 11–4–2–1

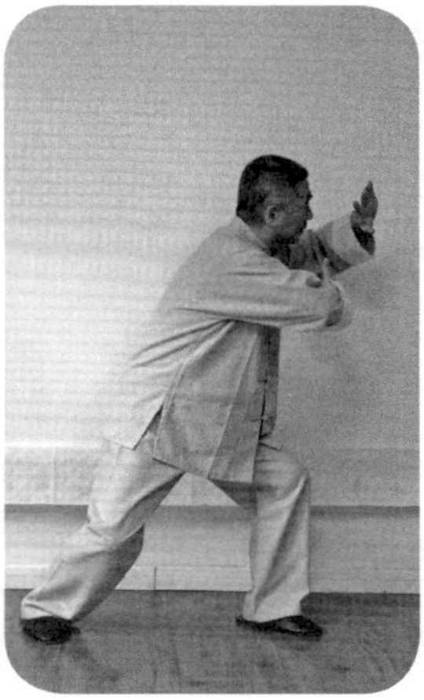
图 11–4–2–2

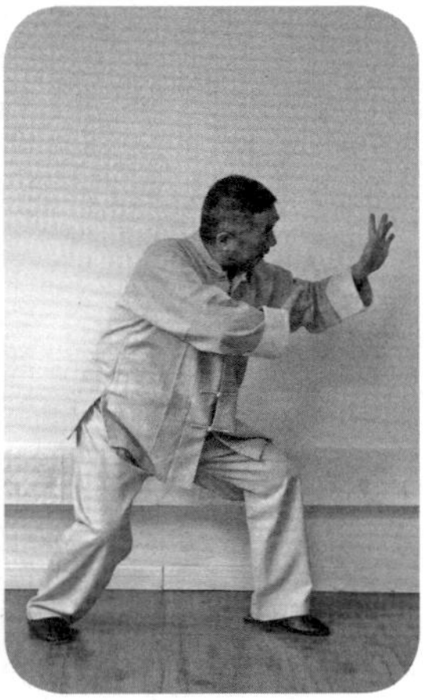
图 11–4–2–3

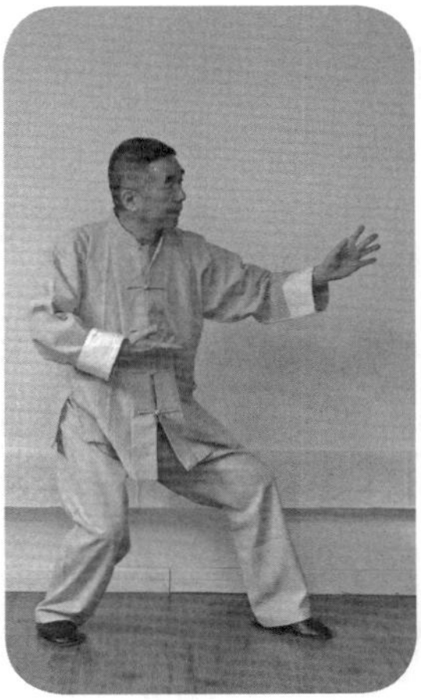
图 11–4–2–4

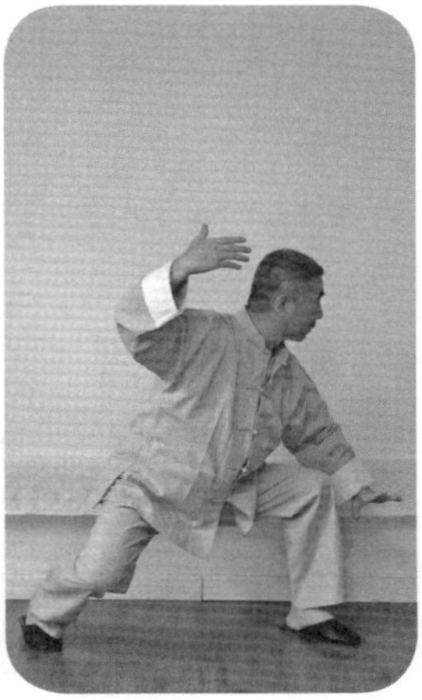
图 11–4–2–5

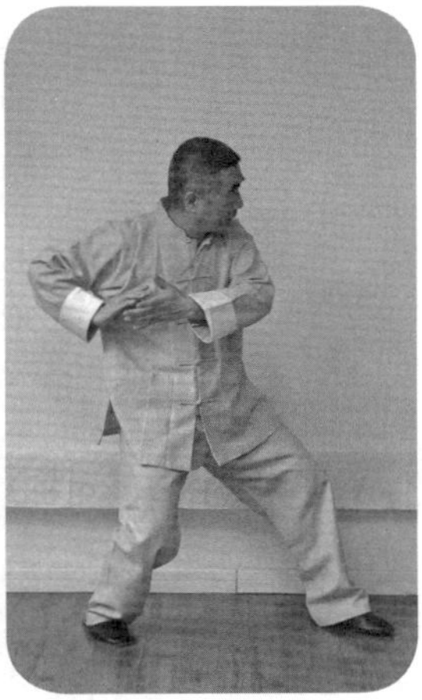
图 11–4–2–6

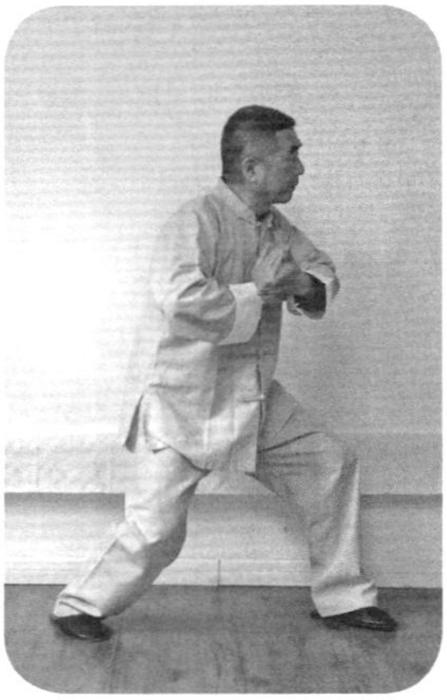
图 11-4-2-7

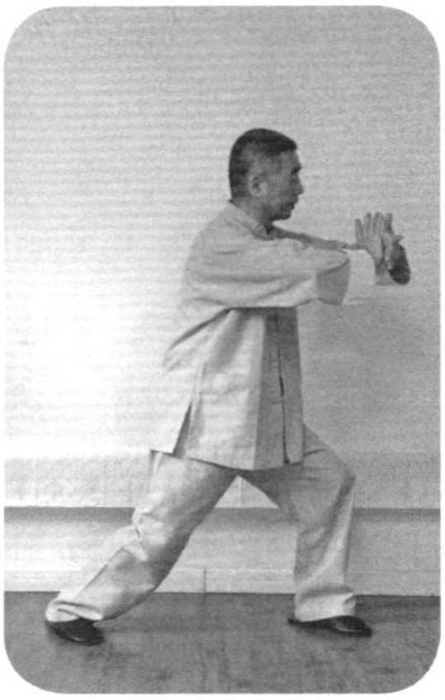
图 11-4-2-8

擎势（拳式练法口诀要领：目出指粘）

接挤式，左掌外翻做“擎”：左侧手指、手臂、大腿、踝粘上拔高，眼光上挑，手指引领向上，双手擎出。同时脚趾上节要有力，如图 11-4-2-9 所示。

拢势（拳式练法口诀要领：腹拥手拢）

接上势做“拢”：身体重心下沉，松荡至前脚，归中，落于左前脚掌掌心处，腹部拥上前，前出的左手圈拢回来，同时左手掌外翻外撑，右臂右掌圈拢，掌心向内，如图 11-4-2-10 所示。

粘势（拳式练法口诀要领：口转手研）

接上势，身体中下部微微后撤，肩臂保持空间不动名为留连，向外碾转（研，研磨）左掌，撑小臂保持腕不动，弯背保持手臂少动，拱左膝撑左胯抓趾保持大腿少动，在保持手腕少动的同时完成身体的后撤预动作，如图 11-4-2-11 所示。

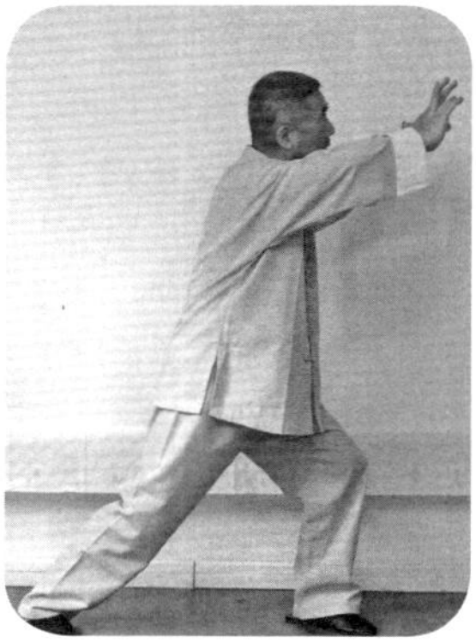
图 11-4-2-9

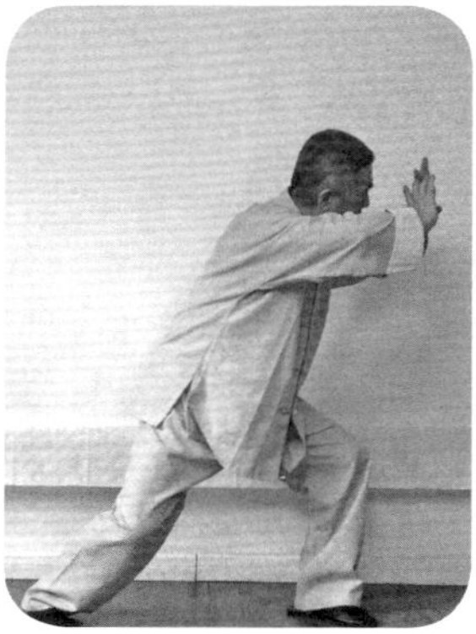
图 11-4-2-10

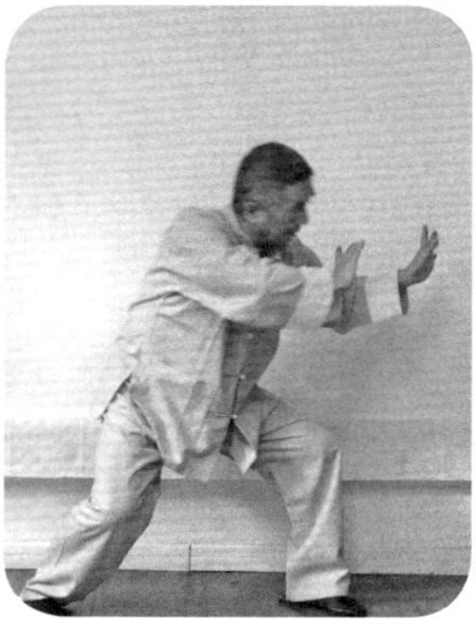
图 11-4-2-11

引势（拳式练法口诀要领：头带全身）

身体做好向后的姿势后做“引”：上身后退，中下随上身一起后撤，身腿开始时在退方向的前面领动，然后手超过身形成反荡，如图 11–4–2–12 所示。

松势（拳式练法口诀要领：竖耳下桩）

接上势，身体重心前移，腹贴前腿内侧，内收前腿身体下沉做“松”，两臂向下方摆动荡起，掌心向下。腰、膝提起来，身体下浮，双手下按荡开，两耳竖起会使下沉动作轻松很多。如图 11–4–2–13 所示。

开势（拳式练法口诀要领：手扫身开）

接“松”字，身体向下飘落到底，随即弹起，身体重心后移至右腿，同时，双掌在做“松”下落后，松沉的两臂随身而起，两肩肩胛骨紧紧收拢，双掌掌心朝下，收于两肩前，呈下按状。全身打开，掌心后移至右腿，含胸收腹，目视前方。在蓄势的同时打开前出的通道，如图 11–4–2–14 所示。

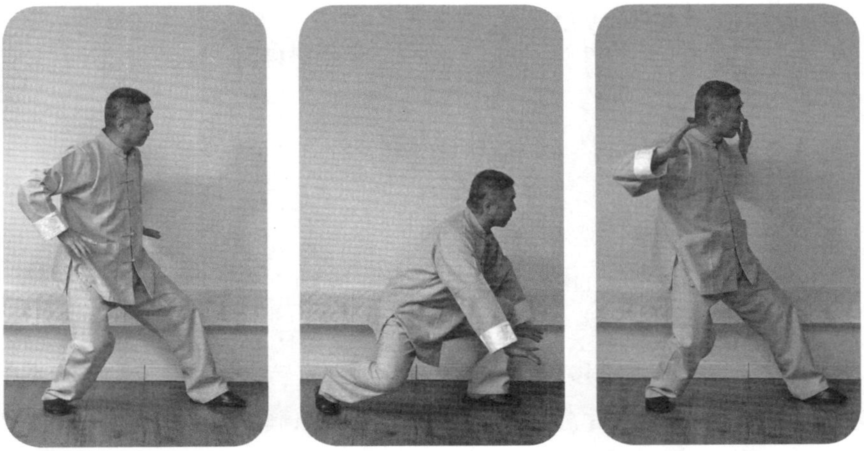

图 11–4–2–12　　**图 11–4–2–13**　　**图 11–4–2–14**

发势（拳式练法口诀要领：足发身静）

从下而上，足为第一先，然后是腿，大臂和手腕随即发出。所为“足发身静，手要迟”。“发”字，仅仅是全身松沉，足下发力，微微一动，并无明显的身体位移，如图 11–4–2–15 所示。

放势（拳式练法口诀要领：股送臂出）

双手自然按出做“放”：足踏实不动，腿做左弓步的同时送出身、手、手掌的速度是因腿而来的身体速度和手臂伸展速度的叠加，为股（大腿）前送，两臂放出，如图 11–4–2–16 所示。

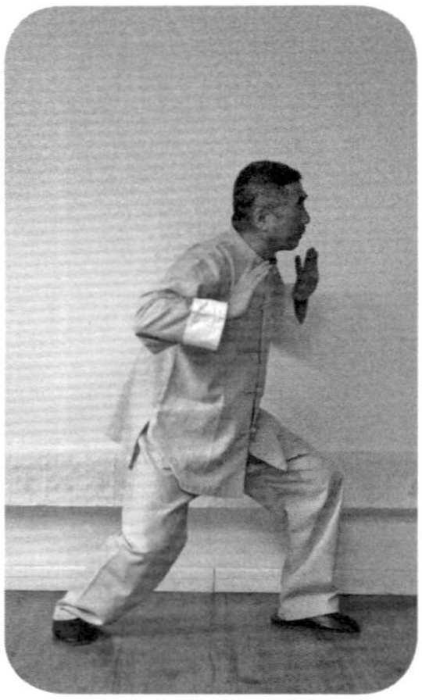
图 11-4-2-15

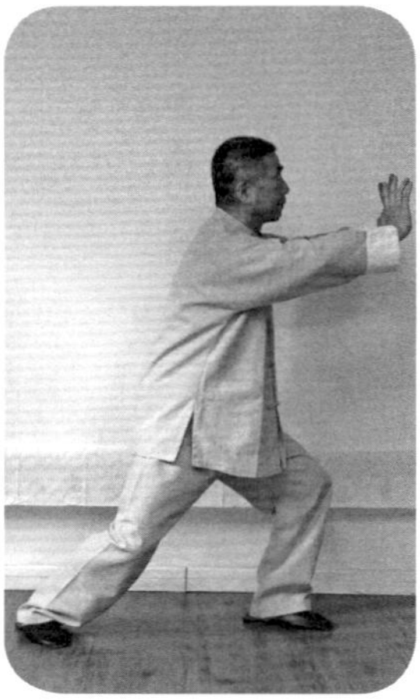
图 11-4-2-16

②右揽雀尾。

接上势。身体后坐并向右转，重心移至后腿，左脚尖外撵；右腿上步迈出成右弓步，右手掤出做“擎”，其下动作与左揽雀尾相同，惟左右相反，如此左右交替循环练习。

收式（动作参见搂膝拗步，如图 11-4-0-4 ～图 11-4-0-9 所示）

3. 第三式　云手

①左云手（擎右手，松左手，发左手）

起式（同前，参考图 11-4-0-1 ～图 11-4-0-3）

太极行功八势第三式云手

擎势（拳式练法口诀要领：目出指粘）

自然站立，身体重心移至右腿上，身体渐向右转，右手掌心朝外，左手掌心朝内做“擎”：右侧手指、手臂、大腿、踝粘上拔高，眼光上挑，手指黏挂于空中，双手擎出。同时右脚趾上节要有力，如图 11-4-3-1 所示。

拢势（拳式练法口诀要领：腹拥手拢）

擎出后作“拢”：随上式身体重心松沉到右脚，归中，落于右脚掌掌心处，腹部拥上前，前出的左手圈拢回来，同时右肘外撑，右掌掌心朝外撑撵，如图 11-4-3-2 所示。

粘势（拳式练法口诀要领：口转手研）

由拢势向后捋做“粘”：左腿向左平行迈出半步，身体中下部微微后撤，肩臂保持空间不动名为留连，向外碾转（研，研磨）右掌，撑小臂保持腕不动，弯背保持手臂少动，拱左膝撑右胯抓趾保持大腿少动，在保持手腕少动的同时完成身体的后撤预动作，如图 11-4-3-3 所示。

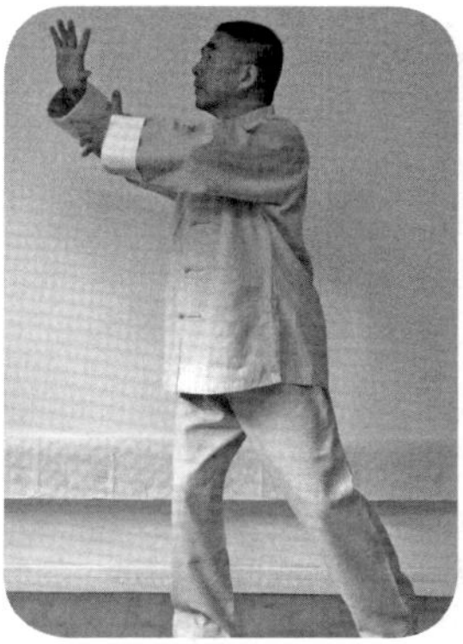
图 11-4-3-1

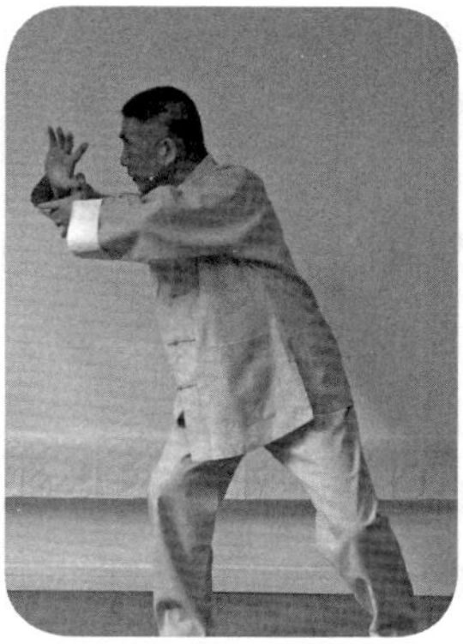
图 11-4-3-2

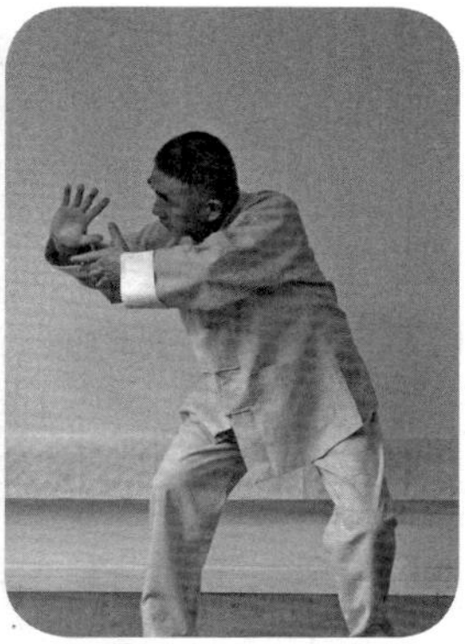
图 11-4-3-3

引势（拳式练法口诀要领：头带全身）

身体做好向后的姿势后做“引”：上身开始后撤，由头带动全身一起向左后方撤转。左臂在身体后退方向的前面引动，右手掌心朝外向右外撑，保持不动，如图 11-4-3-4 所示。

松势（拳式练法口诀要领：竖耳下桩）

接上势，身体左转做“松”：腹贴左腿内侧，左腿内收，身体松胯下沉，左手下落于左小腿外侧，腰、膝提起来，身体向下飘落。同时，右掌掌心朝内，飘浮在原位置高度。双耳竖起会使飘落动作容易很多，如图 11-4-3-5 所示。

开势（拳式练法口诀要领：手扫身开）

身体松落至最低点不停，随即弹起，身体迅速向右转身站起做“开”：身体右转，带动左臂，左手在腹前自左向右横扫打开。身体重心移至右腿，左虚右实，左膝朝前进方向撑开，在蓄势的同时，打开力量前出的通道，如图 11-4-3-6 所示。

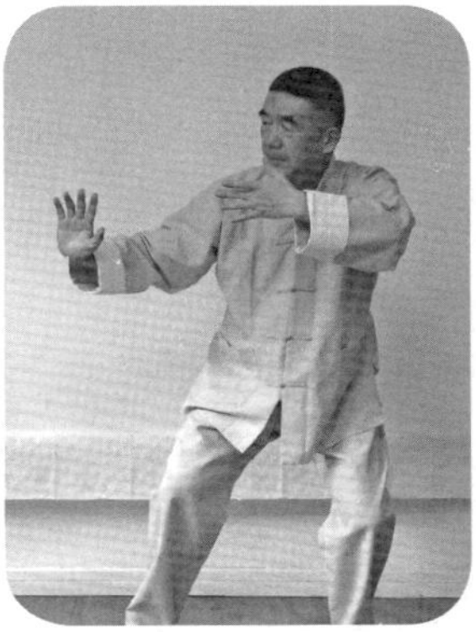
图 11-4-3-4

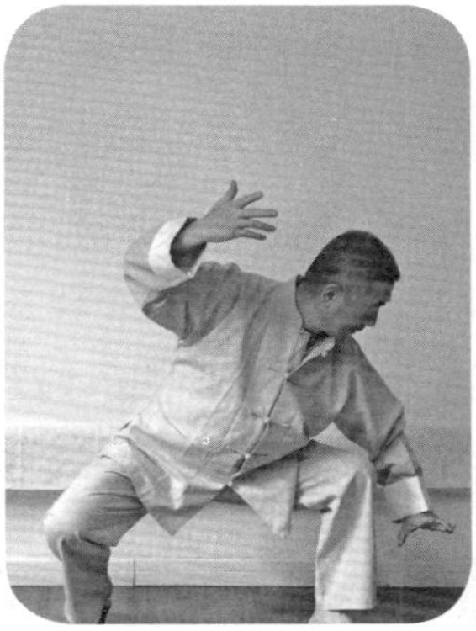
图 11-4-3-5

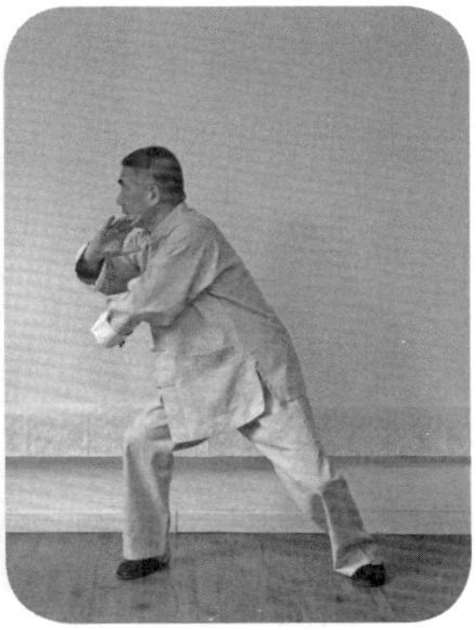
图 11-4-3-6

发势（拳式练法口诀要领：足发身静）

作“开势”以蓄足内在劲力，准备做云手的“发”：身体微微下沉，从下而上，足为第一先，然后是右腿，左大臂和手腕最后发出。身体左转，左臂带左掌掌心朝内向左划出，右臂准备向右下方划落，同时身体重心左移至左腿，实则是左虚右实，右脚尖着地发力。所谓“足发身静”，右足足底发力，身体左转后即相对静止，手臂略泄后而动，如图 11–4–3–7 所示。

放势（拳式练法口诀要领：股送臂出）

接上势，左手自然云出做“放”：足踏实不动，双腿成马步状，重心左移的同时送出左臂，左掌掌心外翻，左掌的速度是因右腿而来的身体速度和手臂伸展速度的叠加，为股（指大腿）由胯至脚腕将左臂送出，右掌下落按于右膝外侧。目视左掌前方，如图 11–4–3–8 所示。

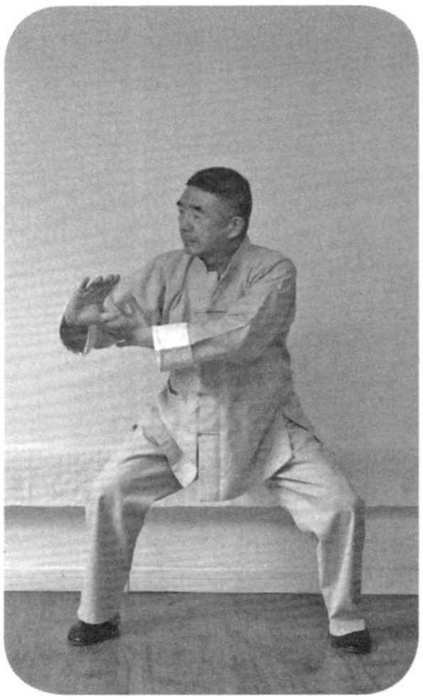
图 11–4–3–7

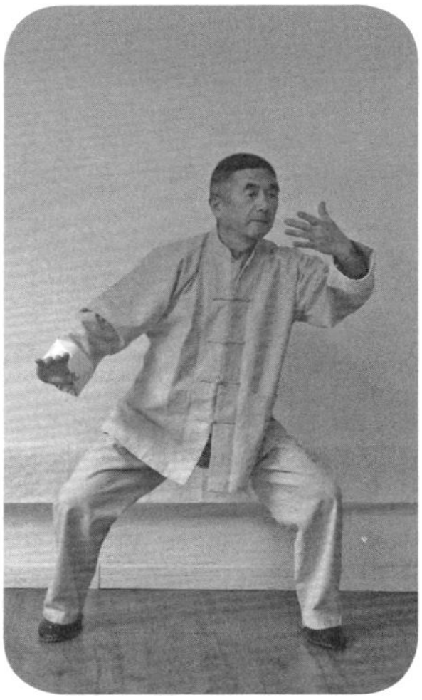
图 11–4–3–8

②右云手

擎势（拳式练法口诀要领：目出指粘）

接上势不停，身体再向左转，同时左手手掤出随势做“擎”：身体重心移至左腿上，身体渐向左转，左手掌心朝外，右掌掌心朝内，左手手指、手臂、大腿、踝粘上拔高，眼光上挑，手指黏挂于空中，双手擎出。同时左脚趾上节要有力，如图 11–4–3–9 所示。

拢势（拳式练法口诀要领：腹拥手拢）

擎出后作“拢”：随上式身体重心松沉到左脚，归中，落于左脚掌心眼处，腹部拥上前，前出的右手圈拢回来，同时左肘外撑，左掌掌心朝外撑攆，如图 11–4–3–10 所示。

粘势（拳式练法口诀要领：口转手研）

由拢势向后捋做“粘”：身体中下部微微向右后撤，肩臂保持空间不动名为留连，向外碾转（研，研磨）左掌，撑小臂保持腕不动，弯背保持手臂少动，拱右膝撑左胯抓趾保持大腿少动，在保持手腕少动的同时完成身体的后撤预动作，如图 11–4–3–11 所示。

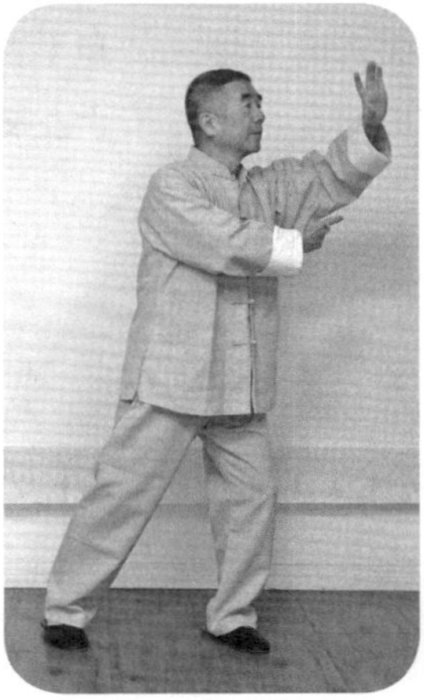
图 11–4–3–9

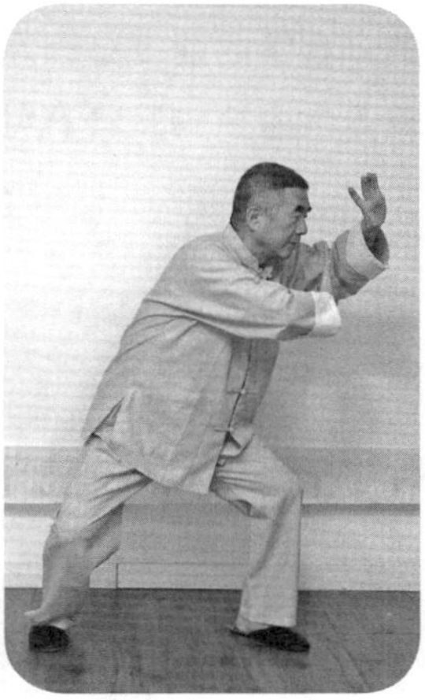
图 11–4–3–10

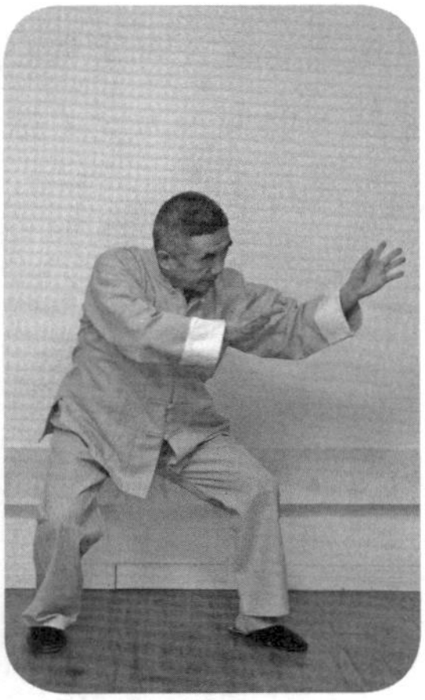
图 11–4–3–11

引势（拳式练法口诀要领：头带全身）

身体做好向后的姿势后做“引”：上身开始右后撤，由头带动全身一起向右后方撤转。右臂在身体后退方向的前面引动，左手掌心朝外向左外撑，保持不动，如图 11–4–3–12 所示。

松势（拳式练法口诀要领：竖耳下桩）

接上势，身体右转做“松”：腹贴右腿内侧，右腿内收，身体松胯下沉，右手下落于右小腿外侧，腰、膝提起来，身体向下飘落。同时，左掌掌心朝内，飘浮在原位置高度。双耳竖起会使飘落动作容易很多，如图 11–4–3–13 所示。

开势（拳式练法口诀要领：手扫身开）

身体松落至最低点不停，随即弹起，身体迅速向左转身站起做“开”：身体左转，带动右臂，右手在腹前自右向左横扫打开。身体重心移至左腿，右腿收回半步，成并步，右虚左实，右膝朝右撑开，在蓄势的同时，打开力量前出的通道，如图 11–4–3–14 所示。

发势（拳式练法口诀要领：足发身静）

作“开势”以蓄足内在劲力，准备做云手的“发”：身体微微下沉，从下而上，足为第一先，然后是左腿，右大臂和手腕最后发出。身体右转，右臂带右掌掌心朝内向右划出，左臂准备向左下方划落，同时身体重心右移至右腿，实则是右虚左实，左脚尖着地发力。所谓“足发身静”，左足足底发力，身体右转后即相对静止，手臂略泄后而动，如图 11–4–3–15 所示。

放势（拳式练法口诀要领：股送臂出）

接上势，右手自然云出做“放”：足踏实不动，双腿成马步状，重心右移的同时送出右臂，右掌掌心外翻，右掌的速度是因左腿而来的身体速度和手臂伸展速度的叠加，为股（指大腿）由胯至脚腕将右臂送出，左掌下落按于左膝外侧。目视右掌前方，如图 11–4–3–16 所示。

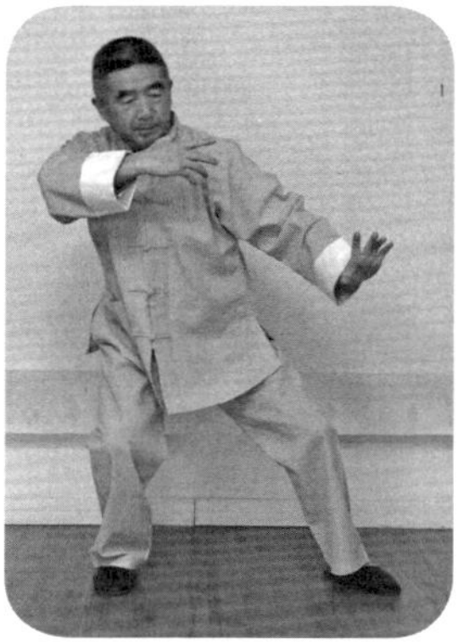

图 11–4–3–12

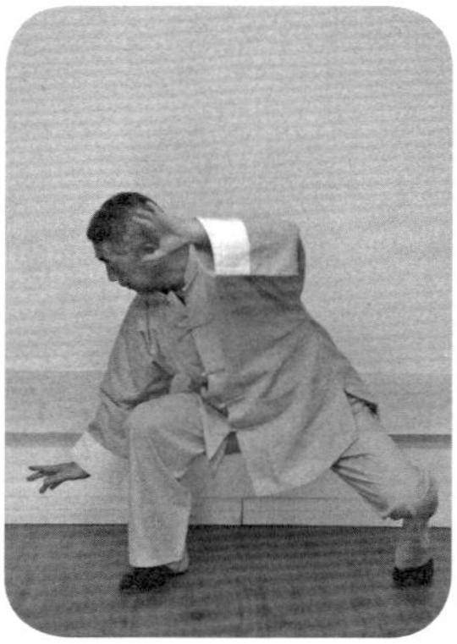

图 11–4–3–13

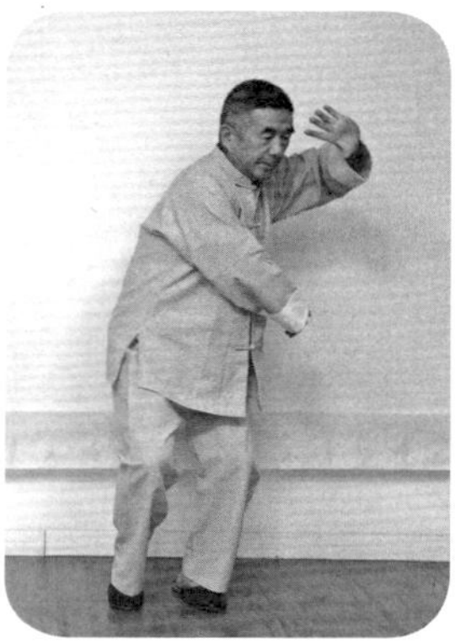

图 11–4–3–14

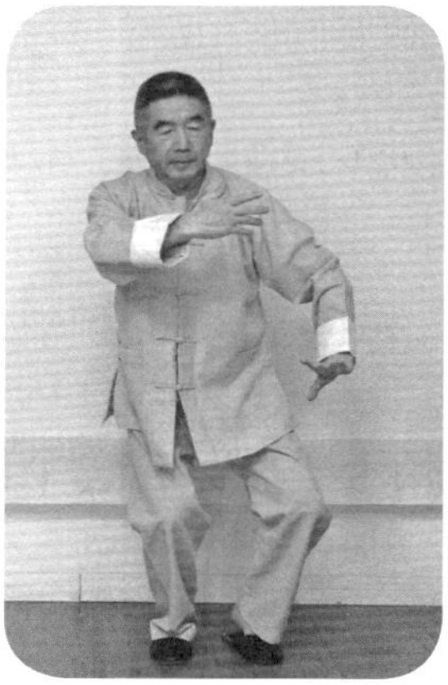

图 11–4–3–15

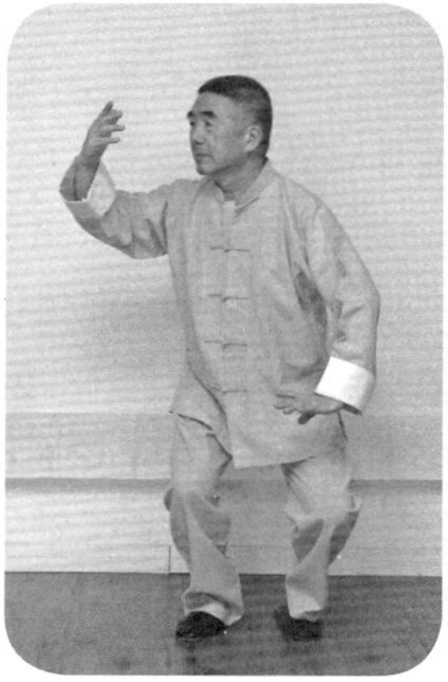

图 11–4–3–16

收式（动作参见搂膝拗步，如图 11–4–0–4 ～图 11–4–0–9 所示）

4. 第四式　倒卷肱

太极行功八势第四式倒卷肱

①左倒卷肱（擎右手，松右手，发左手）

起式（同前，参考图 11–4–0–1 ～图 11–4–0–3）

擎势（拳式练法口诀要领：目出指粘）

自然站立，身体重心移至右腿上，身体渐向右转，右手掌心朝外，左手掌心朝内做“擎”：右侧手指、手臂、大腿、踝粘上拔高，眼光上挑，手指黏挂于空中，双手擎出。同时右脚趾上节要有力，如图 11–4–4–1 所示。

拢势（拳式练法口诀要领：腹拥手拢）

接上势做“拢”：随上式身体松沉松荡到右脚，身体转正，重心落于前脚掌掌心处，腹部拥上前，左掌掌心朝内，拢于胸前，前出的右手圈拢回来，同时右手掌外翻外撑，如图 11–4–4–2 所示。

粘势（拳式练法口诀要领：口转手研）

接上势做“粘”：身体重心微微后移，肩臂保持空间不动，右掌坐腕转掌，顺时针碾研，两臂保持不动，弓背保持手臂少动，拱右膝撑胯抓趾，大腿保持少动；在保持右手腕少动的同时完成身体的后撤预动作，如图 11–4–4–3 所示。

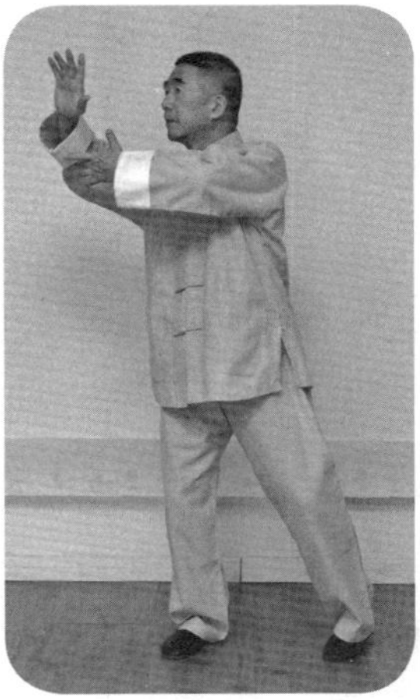

图 11–4–4–1

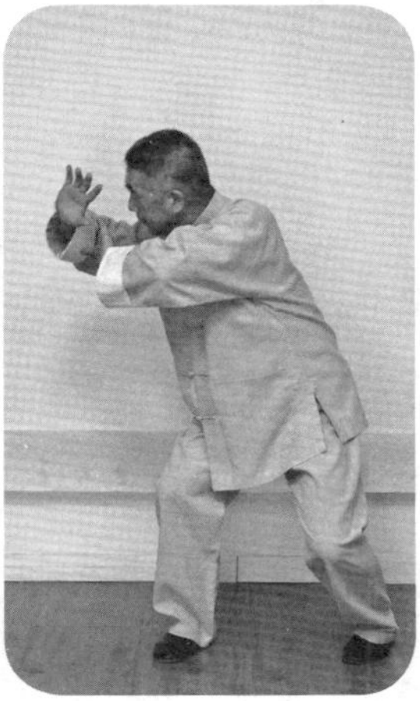

图 11–4–4–2

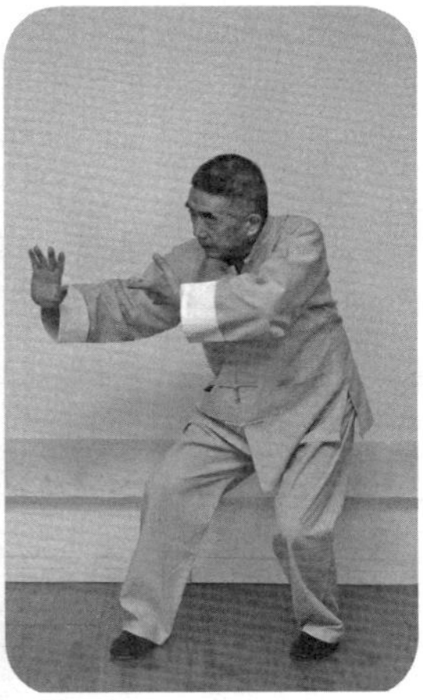

图 11–4–4–3

引势（拳式练法口诀要领：头带全身）

接上势后做“引”：随身体重心后移，由头带动全身一起向左后方撤转。左臂在身体后退方向的前面引动，右手掌心朝外向右外撑，保持不动，如图 11–4–4–4 所示。

松势（拳式练法口诀要领：竖耳下桩）

接上势，身体右转做“松”：身体重心移至右腿，腹贴右腿内侧，右腿内收，身体松胯下沉，右掌下落按于右小腿外侧，腰、膝提起来，身体向下飘落。同时，左掌掌心朝内，飘浮在原位置高度。双耳竖起会使飘落动作容易很多，如图 11–4–4–5 所示。

开势（拳式练法口诀要领：手扫身开）

身体松落至最低点不停，随即弹起，身体迅速向左转身站起做“开”：身体左转，撵左脚内扣，提右膝右脚至左膝内侧，带动右臂，右手在腹前自右向左横扫打开，掌心朝内，撑肘抱于胸前。身体重心落于左腿，左臂扬起，左掌停于左耳侧，掌心朝前。在蓄势的同时，为左掌打开力量前出的通道，如图 11–4–4–6 所示。

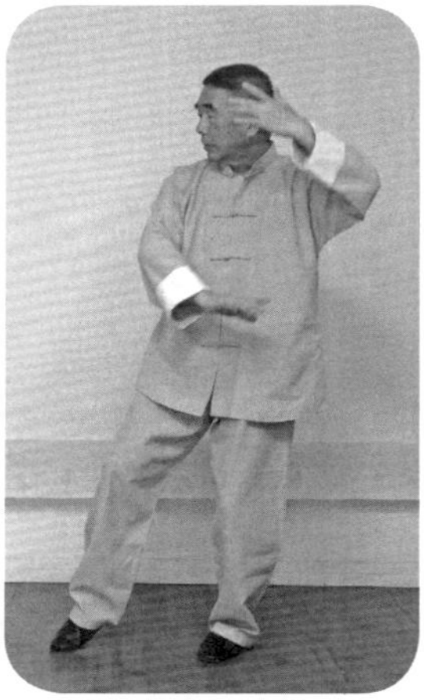
图 11–4–4–4

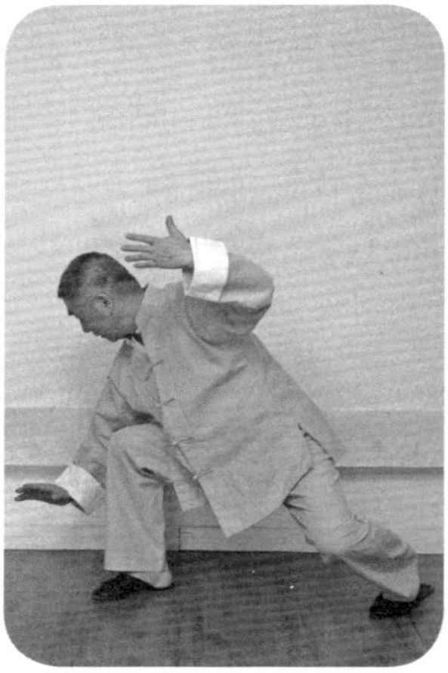
图 11–4–4–5

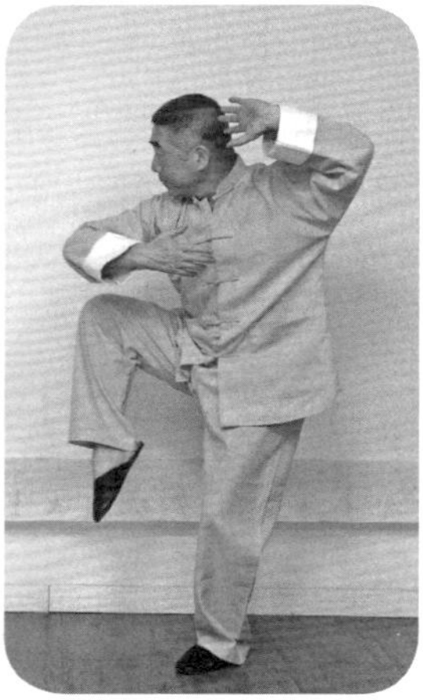
图 11–4–4–6

发势（拳式练法口诀要领：足发身静）

作“开势”以蓄足内在劲力，准备做“发”：身体微微下沉，从下而上，足为第一先，然后是左腿，左大臂和手腕最后发出。身体右转，右脚后撤，右臂带右掌掌心朝上下落，左臂左掌准备向推出，同时身体重心渐渐移至右腿，实则是右虚左实，左脚尖着地发力，所谓“足发身静”，左足足底发力，身体右转后即相对静止，手臂略泄后而动，如图 11–4–4–7 所示。

放势（拳式练法口诀要领：股送臂出）

右腿后落，左掌推出做“放”：足踏实不动，腿做左虚步的同时左左掌推出，掌心朝前，高与肩平，同时右臂带右掌掌心朝上下落于小腹前，手掌的速度是因腿而来的身体速度和手臂伸展速度的叠加，为左股送左臂出，如图 11–4–4–8 所示。

②右倒卷肱

接上式。身体左转，右手随左手掤出做擎，其下动作与左云手相同，惟左右相反。如此左右交替循环练习。

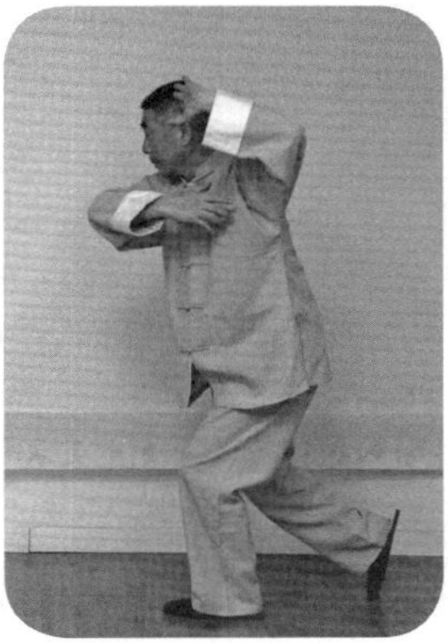

图 11–4–4–7

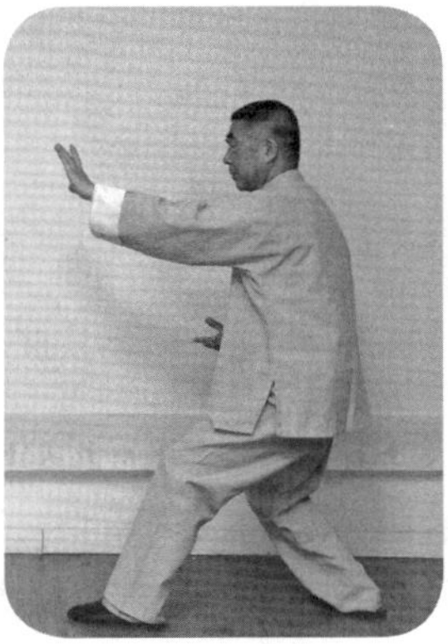

图 11–4–4–8

收式（动作参见搂膝拗步，如图 11–4–0–4 ～图 11–4–0–9 所示）

5. 第五式　野马分鬃

① 右野马分鬃（擎左手，松右手，发右手）

起式（同前，参考图 11–4–0–1 ～图 11–4–0–3）

太极行功八势第五式野马分鬃

擎势（拳式练法口诀要领：目出指粘）

身体左转，两脚相平，双手向左上擎起，左掌掌心朝外，右掌掌心朝内；左侧手指、手臂、大腿、踝粘上拔高，目光上扬，手指领向上，双手擎出。同时脚趾上节要有力，如图 11–4–5–1 所示。

拢势（拳式练法口诀要领：腹拥手拢）

接上势，身体重心松荡到前脚，归中，落于前脚掌掌心处，腹部拥上前，前出的双手圈拢回来，左掌掌心朝外，右掌掌心朝内；同时左手掌外翻外撑，右手掌圈拢，如图 11–4–5–2 所示。

粘势（拳式练法口诀要领：口转手研）

接上势，身体中下部微微后撤，肩臂保持空间不动名为留连，向外碾转（研，研磨）左掌，撑小臂，腕保持不动，弯背保持手臂少动，拱左膝撑右胯，抓趾保持大腿少动，在保持手腕少动的同时完成身体的后撤预动作，如图 11–4–5–3 所示。

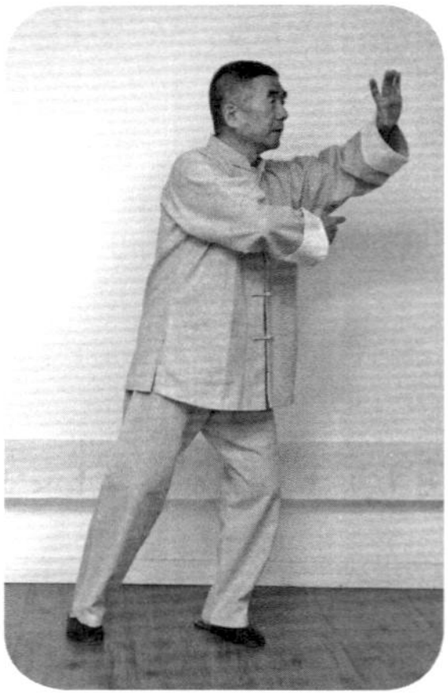

图 11-4-5-1

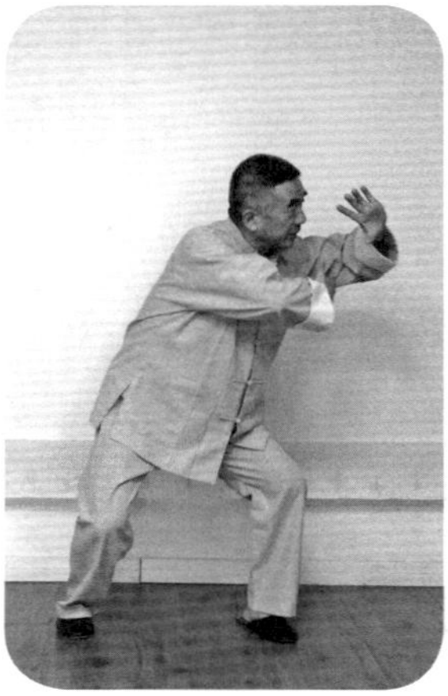

图 11-4-5-2

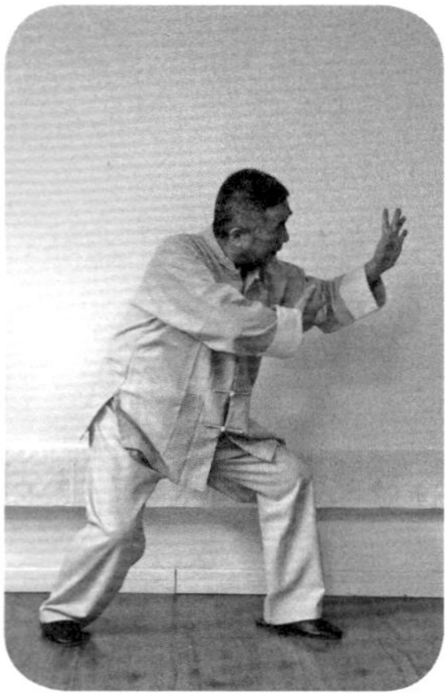

图 11-4-5-3

引势（拳式练法口诀要领：头带全身）

接上势，由头带动身体中下部向右一起后撤，左掌掌心朝下，右掌掌心朝上，做捋式；身体和腿开始时在后撤方向的前面领动，然后手超过身腿形成反荡，如图 11-4-5-4 所示。

松势（拳式练法口诀要领：竖耳下桩）

接上势，身体右转做“松”：身体重心移至右腿，腹贴右腿内侧，右腿内收，身体松胯下沉，右掌下落按于右小腿外侧，腰、膝提起来，身体向下飘落。同时，左掌掌心朝内，飘浮在原位置高度。双耳竖起会使飘落动作容易很多，如图 11-4-5-5 所示。

开势（拳式练法口诀要领：手扫身开）

身体松落至最低点不停，随即弹起，身体迅速向左转身站起做“开”：身体左转，左脚外掰，左腿微蹲，身体重心落于左腿，提右膝右脚至左踝内侧，带动右臂，右手在腹前自右向左横扫打开，掌心朝上，收于左腋下，两臂交叉于腹前；左臂在上，左掌掌心朝下，掩于右肩前，目视右前方。在蓄势的同时，为右掌打开力量前出的通道，如图 11-4-5-6 所示。

发势（拳式练法口诀要领：足发身静）

作“开势”以蓄足内在劲力，右掌右臂做“发”：右腿向右前方 45 度迈出，身体微微右转，右臂以大臂带小臂，带右掌向前发力（右臂右掌均未展开），同时，左臂下撑，左掌下按（右臂右掌也未展开），身体重心渐渐移至右腿。所谓“足发身静”，左足足底发力，身体右转后即相对静止，手臂略泄后而动，如图 11-4-5-7 所示。

放势（拳式练法口诀要领：股送臂出）

右腿前落，成右弓步，左掌下按，右臂向前横出做“放”：足踏实不动，左掌按于左胯外侧，右臂右掌放出，坠肘，掌心朝上，高与眉平。腿做弓步的同时送出手臂，手掌的速度是因大腿而来的身体速度和手臂伸展速度的叠加，为“股送臂出”，如图 11-4-5-8 所示。

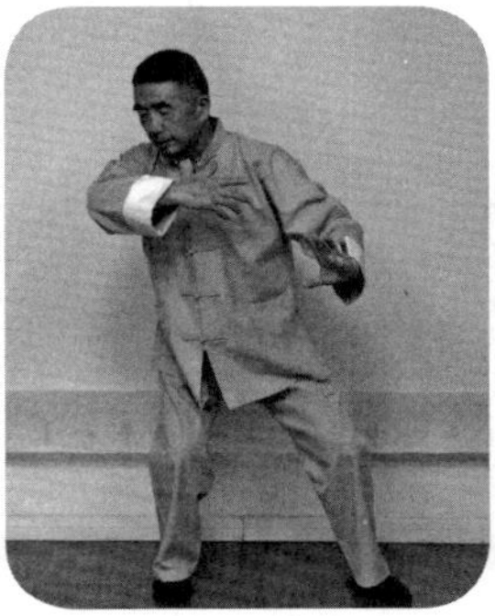

图 11-4-5-4

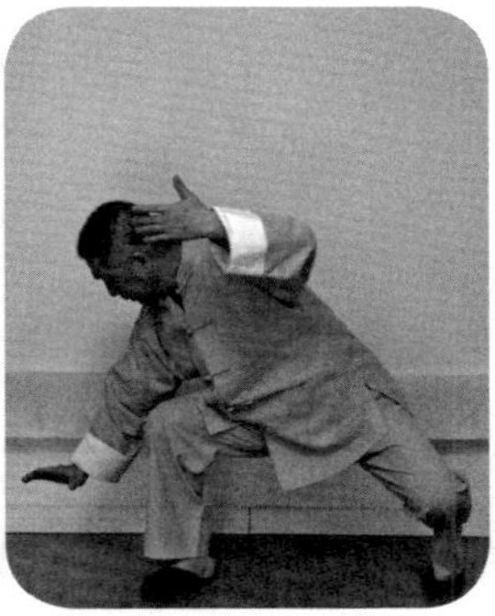

图 11-4-5-5

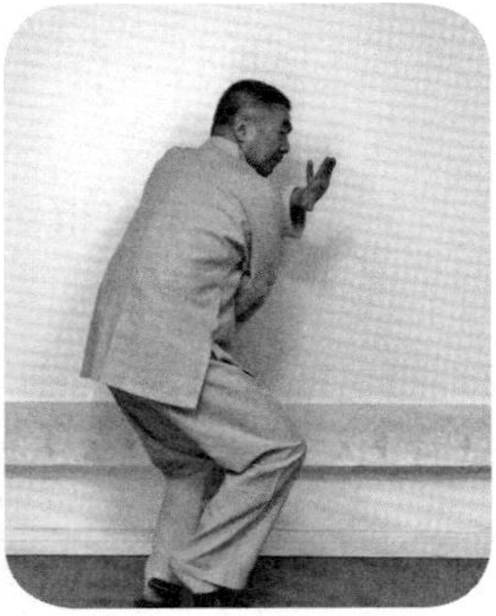

图 11-4-5-6A

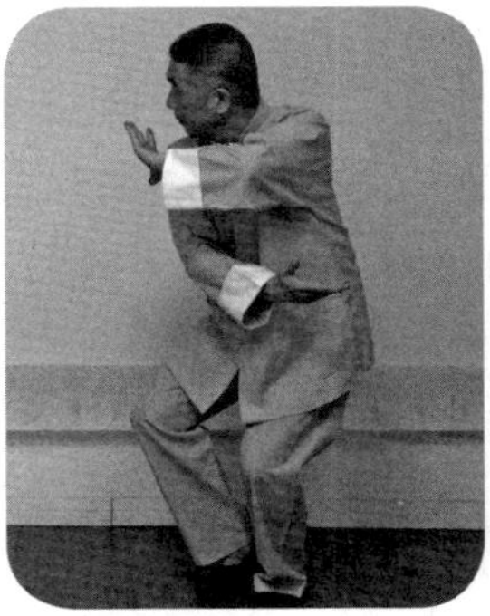

图 11-4-5-6B

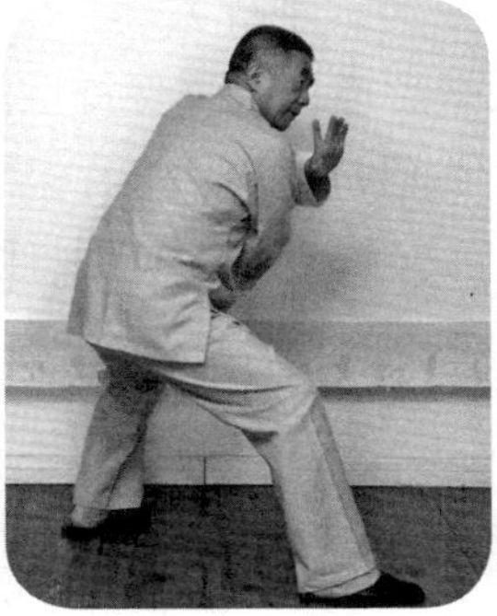

图 11-4-5-7A

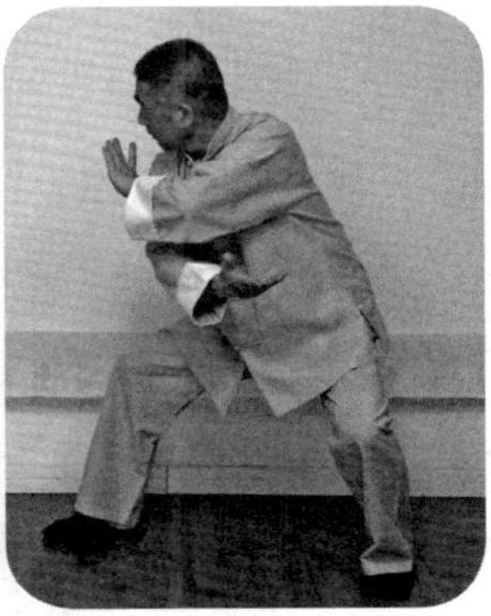

图 11-4-5-7B

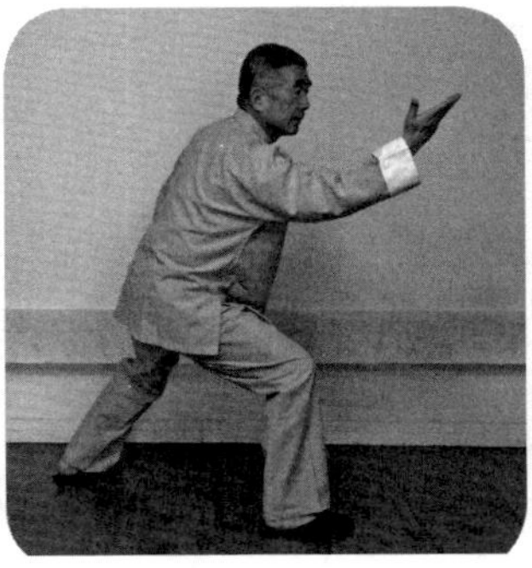

图 11-4-5-8A

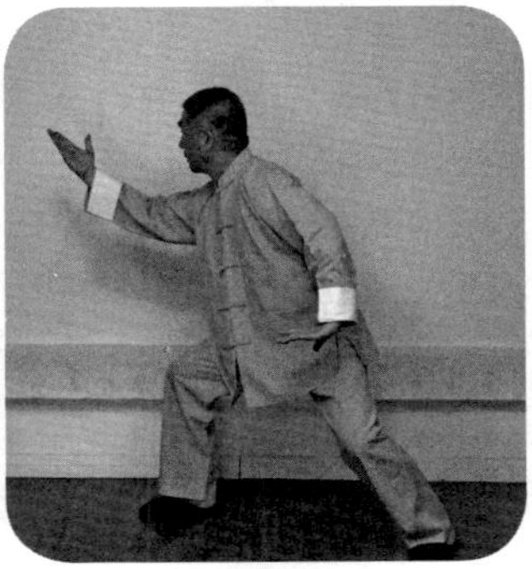

图 11-4-5-8B

②左野马分鬃

接上式。左手随右手掤出做擎，其下动作与右野马分鬃相同，惟左右相反。如此左右交替循环练习。

收式（动作参见搂膝拗步，如图 11-4-0-4 ～图 11-4-0-9 所示）

6. 第六式　玉女穿梭

太极行功八势第六式玉女穿梭

① 右玉女穿梭（擎左手，松右手，发左手）

起式（同前，参考图 11-4-0-1 ～图 11-4-0-3）

擎势（拳式练法口诀要领：目出指粘）

身体左转，两脚相平，双手向左上擎起，左掌掌心朝外，右掌掌心朝内；左侧手指、手臂、大腿、踝粘上拔高，目光上扬，手指领向上，双手擎出。同时脚趾上节要有力，如图 11-4-6-1 所示。

拢势（拳式练法口诀要领：腹拥手拢）

接上势，身体重心松荡到前脚，归中，落于前脚掌鱼眼处，腹部拥上前，前出的双手圈拢回来，左掌掌心朝外，右掌掌心朝内；同时左手掌外翻外撑，右手掌圈拢，如图 11-4-6-2 所示。

粘势（拳式练法口诀要领：口转手研）

接上势，身体中下部微微后撤，肩臂保持空间不动名为留连，向外碾转（研，研磨）左掌，撑小臂，腕保持不动，弯背保持手臂少动，拱左膝撑右胯，抓趾保持大腿少动，在保持手腕少动的同时完成身体的后撤预动作，如图 11-4-6-3 所示。

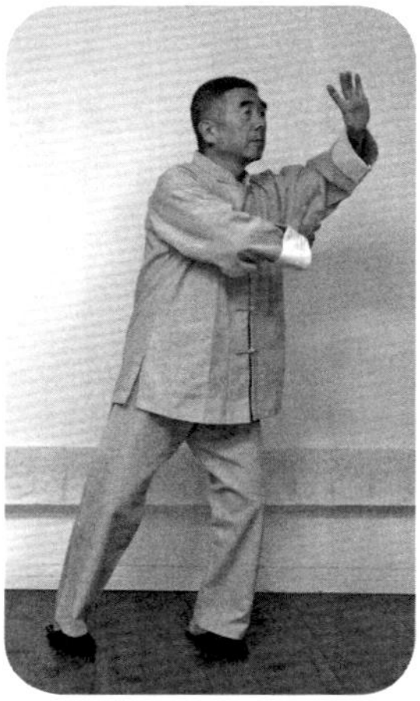
图 11-4-6-1

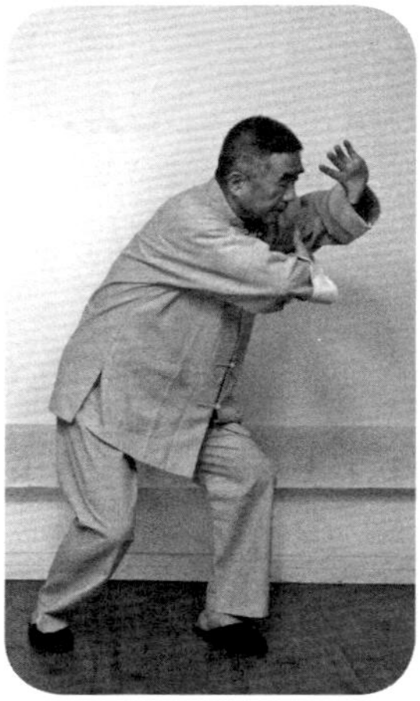
图 11-4-6-2

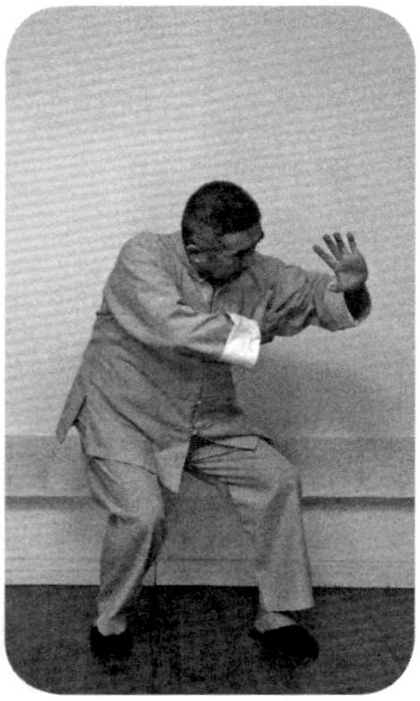
图 11-4-6-3

引势（拳式练法口诀要领：头带全身）

接上势，由头带动身体中下部向右一起后撤，左掌掌心朝下，右掌掌心朝上，做捋式；身体和腿开始时在后撤方向的前面领动，然后手超过身腿形成反荡，如图 11-4-6-4 所示。

松势（拳式练法口诀要领：竖耳下桩）

接上势，身体右转做“松”：身体重心移至右腿，腹贴右腿内侧，右腿内收，身体松胯下沉，右掌下落按于右小腿外侧，腰、膝提起来，身体向下飘落。同时，左掌掌心朝内，飘浮在原位置高度。双耳竖起会使飘落动作容易很多，如图 11-4-6-5 所示。

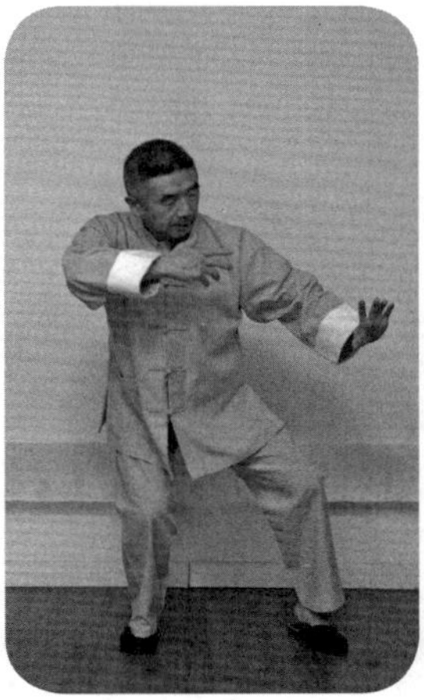

图 11-4-6-4

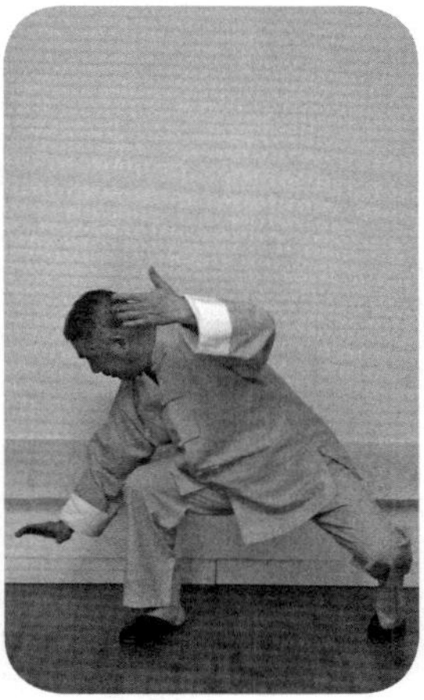

图 11-4-6-5A

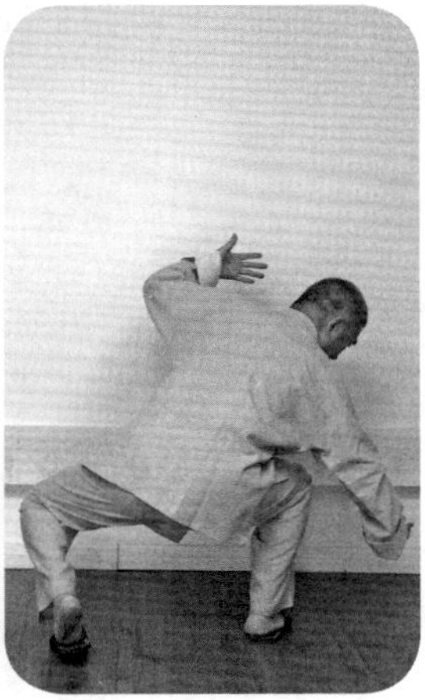

图 11-4-6-5B

开势（拳式练法口诀要领：手扫身开）

身体松落至最低点不停，随即弹起，身体迅速向左转身站起做“开”：身体左转，左脚外掰，左腿微蹲，提右膝右脚至左踝内侧，带动右臂，右手在腹前自右向左横扫打开，掌心朝内朝上，撑肘抱于腹前。身体重心落于左腿，左臂收于左肋侧，掌心朝前，目视前方。在蓄势的同时，为左掌打开力量前出的通道，如图 11-4-6-6 所示。

发势（拳式练法口诀要领：足发身静）

作“开势”以蓄足内在劲力，左掌准备推出做“发”：右腿向右前方 45 度迈出，身体微微右转，向上架右臂，左臂左掌发力向前，同时身体重心渐渐移至右腿。所谓“足发身静”，左足足底发力，身体右转后即相对静止，手臂略泄后而动，如图 11-4-6-7 所示。

放势（拳式练法口诀要领：股送臂出）

右腿前落，身体重心前移至右腿，成右弓步，右臂架起，右掌高于额头，掌心朝前，同时，左掌穿过身体，自胸前推出，掌心朝前，做“放”：足踏实不动，腿做右弓步的同时送出身、手，手掌的速度是因腿而来的身体速度和手臂伸展速度的叠加，为“股送臂出”，如图 11-4-6-8 所示。

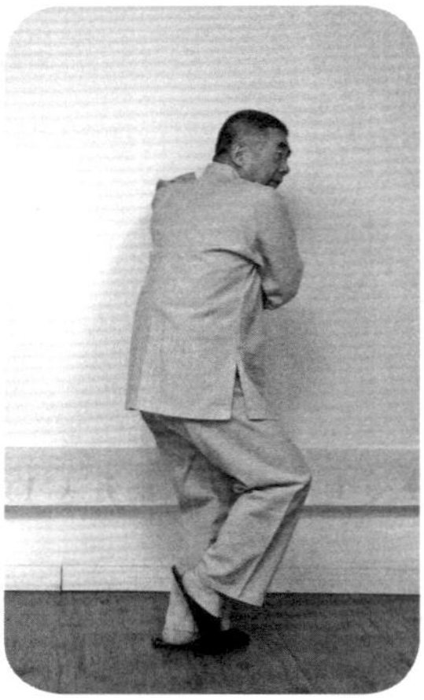
图 11-4-6-6A

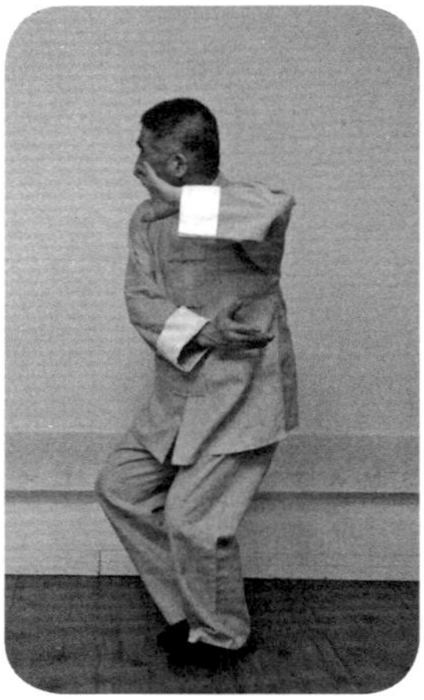
图 11-4-6-6B

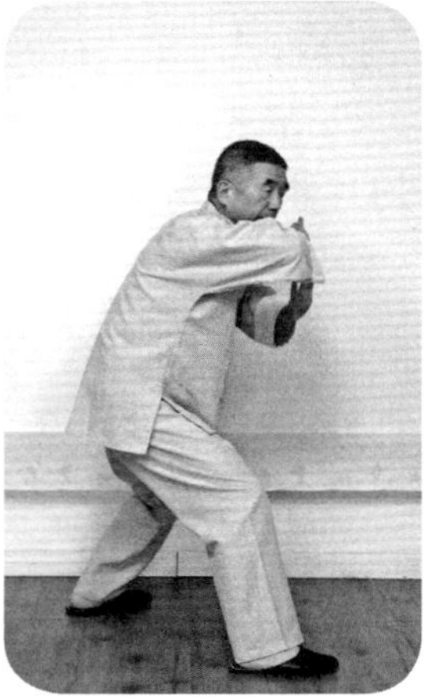
图 11-4-6-7A

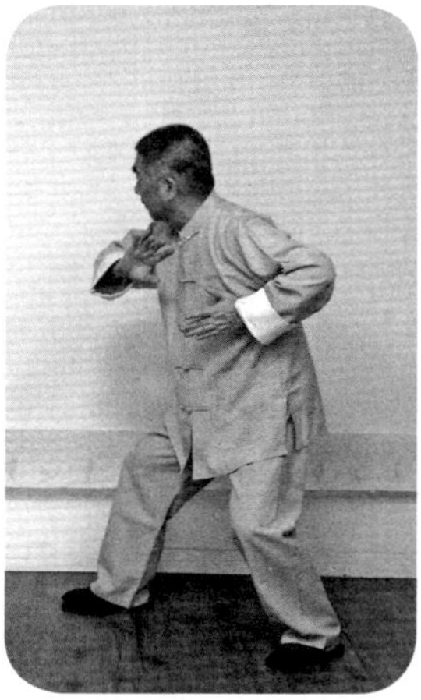
图 11-4-6-7B

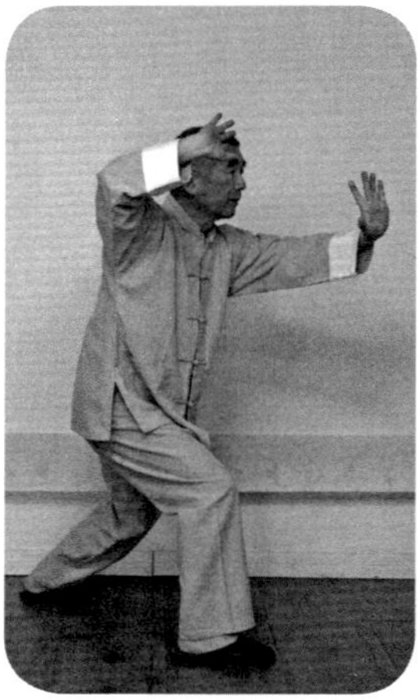
图 11-4-6-8A

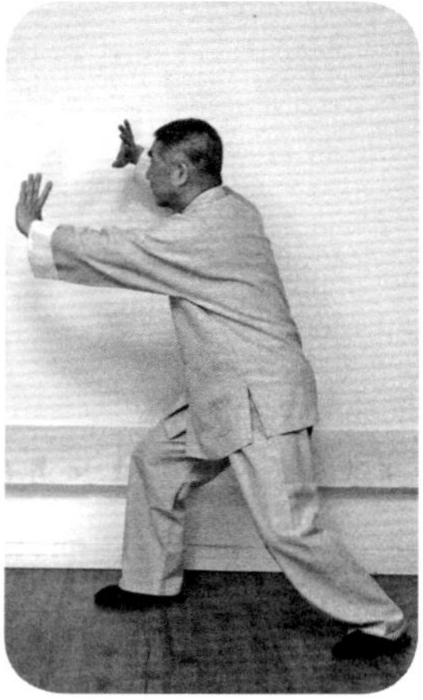
图 11-4-6-8B

②左玉女穿梭

接上式。左手随右手掤出做擎，其下动作与右玉女穿梭相同，惟左右相反。如此左右交替循环练习。

收式（动作参见搂膝拗步，如图 11–4–0–4 ～图 11–4–0–9 所示）

注：关于行功八势照片的特别说明

①太极拳每个动作都有一呼一吸，一开一合，一蓄一发的过程，八势正是对太极拳每一个动作过程作出的要领性且十分细微的描述；

②八势中依然是以“擎、引、松、放”四势为核心的，在“擎”和“引”之间加入了“拢”和“粘”二势，在“松”和“放”二势之间加入了“开”和“发”二势。动作变化十分细微，却是非常关键。不仔细观察，可能几乎看不出动作姿势的差异。

③拍照片时，为了让读者看清楚每势之间的变化，动作可能略显得有些夸张。准确过程可以参考本书中的二维码视频资料。

四、行功练习的三重境

从太极行功的基本形态与结构来看，行功的练习可以分为三个阶段和层次，故也可以称之为三重境界。

太极行功从众多太极拳的姿势动作中精选了其中最为普遍，最具有代表性，且易于单式独立练习的六个动作姿势，编整成为太极行功的基本形态和内容。其动作的架式形态是以动作舒展、清晰、松放的传统杨式太极拳的拳架作为基础拳架，并采用单式散手的练习形态，进行反复练习。太极行功的练习不受场地大小的限制，可以随意地酌情调整和变换。为了便于广大初习者能够通过太极行功的练习，尽快基本掌握和体悟太极拳的核心精髓与要领。同时将本套太极行功的练习方法分为三个阶段和层次来进行。

1. 基本动作及步法的基础练习阶段

该阶段要求习练者能基本掌握太极的基础站桩、准备活动、起式、收式、基本步法以及太极行功六个单式的基本动作。在这个阶段，动作比较像太极操，简单直接。阶段性要领的重点是掌握动作的基本路线轨迹，行走方向和步法。由于比较简单，即便是对于没有任何基础的学员，通常应该在 16 个学时内就可以基本掌握了。

2. 行功八势的入门练习阶段

在熟练掌握第一阶段行功基本动作的基础上，即可开始学习按照太极拳“八势”的要求进行行功“八势”的练习。

该阶段是学习和掌握太极拳之精髓，真正了解和体会太极之“阴阳相济”“相生相克”的阶段。基本上可以分辨并掌握每个动作中的阴阳虚实。同时，要把身上的各张“弓”逐步拉开，由简入深的学会蓄势、蓄劲，实现和体会动能与势能的相互转换。

这也是练习太极拳真正入门的最重要和关键的阶段，“八势”的练习正是太极拳入门的一个门径，也可以称之为“捷径”。因为许多有关太极拳的经典论著和拳经都十分精辟地讲述了太极拳的理论和要领，但是并没有给出如何改变日常的动作习惯，以及掌握该理论与要领的具体方法。“八势”用八个字及其口诀、练法要领、准确地描述了太极拳每一招一式的动作过程，以及要领之细节。“八势”就如同将时间轴拉长，放慢，向初习者讲述每一个动作过程的细微之处和特征要领。

该阶段的练习也可以分两步进行。

第一步，可先了解“八势”练习的基本概念和印象。此时不必过于强记“八势”每字的练法口诀和要领，先掌握“八势”动作的整体轮廓。这个阶段非常重要，需要习练者改变以往的动作习惯。特别是身体与四肢动作的相位变化，这恰恰是学会蓄劲的关键。

第二步，要认真熟记和领悟“八势”的口诀及练法要领。行功的每一式都要严格按照《太极拳每式中八势印合八卦的演序表》进行练习，认真体会每势的过程及用意。熟练后，更可对照《演序表》体会“八势”过程中所对应的阴阳五行及人体经脉之变换。

这一阶段行功八势的练习，要求拳架撑足，动作饱满到位，气势磅礴。拳速略快，动作到位即走，不留恋。可以说第二阶段是对第一阶段太极操的颠覆。这也是比较吃功夫的阶段。无论筋骨还是气力最能得以锻炼的。“足泵”将充分调动全身之气血，十分钟下来，心脏似有欲跳出来之感觉。

3. 行功八势的柔化练习阶段

如果把“八势”入门阶段的练习看作为“武拳”的话（因为其动作舒展、张力十足，而显得气势十分威猛，根本不像一般所见的太极拳）。那么在柔化这个阶段则要求开始将张扬的外形去掉，把劲力柔化内敛，逐渐收起来，练成外柔内刚的“文拳”。将“武拳”中“八势”动作舒展的大圈柔化收敛为小圈，注重意念与气血的运行，正所谓“意气君来骨肉臣”。

在这一阶段，重点已不再放在动作的外形上，而是将四肢的动作尽可能柔化到身体躯干，转化为整体内在的协调配合，做到“松而有力”，神情内敛，同时“八势”之内涵要领却愈见深刻。

行功经过第二个阶段，可以明显地把太极拳中的阴阳分清楚，通过蓄势与发放，把身上的弓拉开。到了第三个阶段则是把外形上的张扬，转化为内敛，把表现出的饱满刚劲，“百炼钢”转化为“绕指柔”。真正做到阴阳相济，注重于一呼一吸之间，真实地做到和体会拳经中讲的“意气君来骨肉臣”。显现出的是内在劲力的饱满，圆柔，真正做到“松而有力”。

完成行功三个阶段的练习后，再着手学习太极拳套路的练习，相对而言，将会比较轻松自然，得心应手了。

太极行功三阶段的练习，恰恰可以让练习者在这一过程中初步体悟武道修行中禅武合一的三重境界。

第一境界：“见山只是山，见水只是水。”“一拳就是一拳，一脚就是一脚。”

第二境界：“见山不是山，见水不是水。”“一拳不再是一拳，一脚不再是一脚。”

第三境界：“见山还是山，见水还是水。”“一拳还是一拳，一脚还是一脚。”

在这三重境界的修炼中，可以说每个阶段每一次的否定，都是对前者的超越。

值得提醒的是，太极行功中“武拳”和“文拳”的习练，既可以看作是两种不同的修炼境界，也可以看作是两种不同的习练方法。“武拳”偏重于身体动作、劲力的修炼，此时的表现不仅在于动作的饱满，更需要运劲于肢体动作中；“文拳”是在“武拳”的基础上过渡到意识精神，此时的表现在于意在动先，意动身自随，不假操控。在熟练掌握后，两者亦须兼顾交替练习，则非常有助于整体水平的提高。

太极行功的练习还有一个很大的特点和好处。由于行功是单式，是散手，而不是套路，故而练习者无需再去记套路中动作顺序的繁琐。

每个单式可以根据场地环境和自己的愿望随意变化，也可以将各个单式进行随意组合、转换，随机变换方向和步法，步随身换，式式相连，进退自如。也可以自设假想敌。自由进退，变换拳式、技法，随心所欲，即兴而为。既可以按照自己的感觉随意行练，也更接近于实战运用的练习。其形式似乎与大成拳的“健舞”有异曲同工之妙。这种练习，更可以练习太极拳在实战运用中的步法、身法和综合性训练，其中包括距离感和判断，灵敏性、灵活性与适应性等诸多综合素质的训练。

第五节　强身功法

自古相传，人体只有内在强健，才能保障整体气血顺畅，筋骨强盛。易筋经、运掌八法等武林中许多秘传功法的锻炼可使人的精神、形体和气息有效的结合起来，经过循序渐进，持之以恒地认真锻炼，可以使五脏六腑、十四经脉和奇经八脉都得到充分的调养，进而达到内充脏腑，外坚筋骨，抵御早衰，延年益寿的目的。

一、易筋经

《易筋经》版本也非常多，仅少林寺就流传了三十来个版本。本节所述《易筋经》为民间秘传功法中功效比较显著的一个版本。

1. 易筋经功法的作用与特点

易筋经练习过程中仍然以松静站立为基础，自然站立时“头顶虚悬，松腰塌胯，命门微鼓”就是起到让后背抻开的作用，而且这个状态始终贯穿于练习过程中，而这个形态也是调动人体阳气的一个状态。一呼一吸与躯体的一张一驰的过程也调动阳气输部于四肢末梢，内经上讲“阳气者，精则养神，柔则养筋”，阳气的充养使筋骨之间的筋膜得以强健，筋膜的强健也是外坚筋骨的根本。人体筋膜支架遍布全身表层，并深入各个组织器官之间形成间隔、间膜、被膜、各种外膜等，这些筋膜起着保护、支撑以及信息传递的作用。所以筋膜的强健不仅是单纯的外坚筋骨，还对生命整体的生命状态具有一种稳定的维护作用。

调息运动过程中可以降浊气，这个浊气是指的浊阴之气，这里可以理解成不好的体内物质。在练习易筋经的过程中可以促进体内的废物代谢快速排出体外。呼气时可以将浊气吐出。练功过程中的内在代谢也会加快，体内毒素也会很好的通过代谢排掉。毒素在体内停留的时间越少，量越少，当然对身体的健康就更好。

本套易筋经具有动作简单，易学易记，功效显著的特点，关键在于坚持。

2. 各式练习方法

本套易筋经共有十四个动作姿势，具体练习方法如下：

第一势

左右两脚平行分开同肩宽，自然立直，两臂下垂，两肘适度弯曲，两掌五指并拢伸开，掌心微收手腕挺直，向前下方挺点指尖 49 次，意在挺腕点指之中，如图 11–5–1–1 所示。

第二势

两掌指尖向上挑，同时以掌根下按 49 次，意在挑按之形中，如图 11–5–1–2 所示。

第三势

两手屈卷左右食指、中指、无名指和小指，独挺两拇指，指尖对准两胯，四指卷紧，向上翘挺拇指 49 次，如图 11–5–1–3 所示。

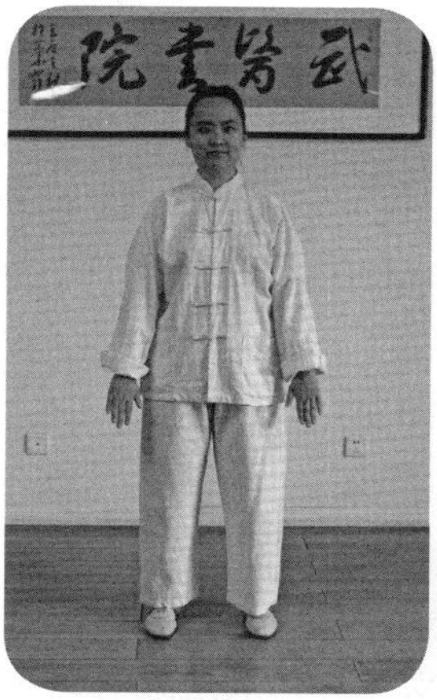

图 11–5–1–1

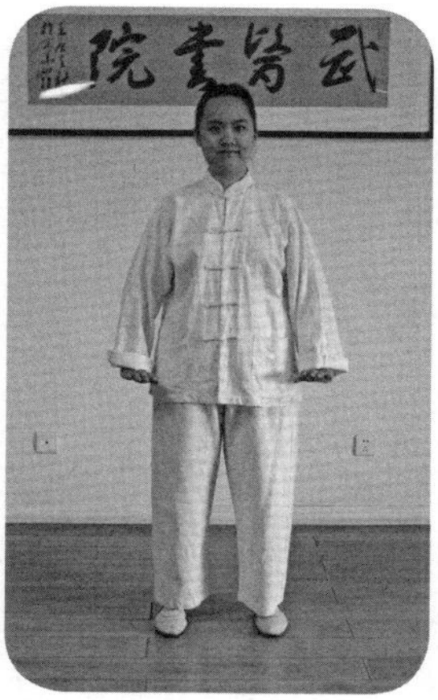

图 11–5–1–2

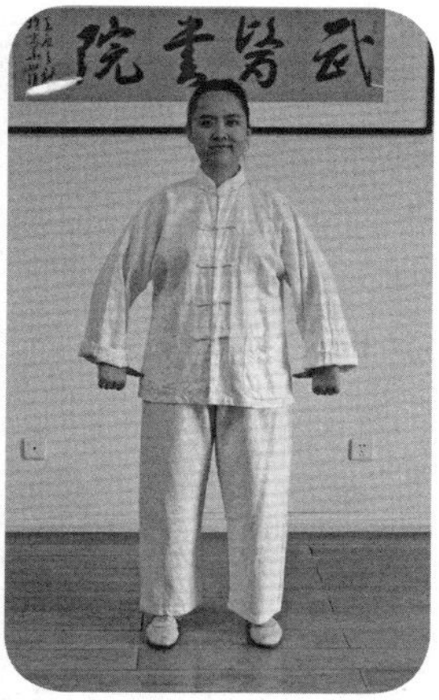

图 11–5–1–3

第四势

双手握拳，以拇指封压食指和中指中节，两臂下垂，拳面对地，同时拧肘撑拳 49 次，以意领动，如图 11–5–1–4 所示。

第五势

双手握拳，两臂向前平举，拳眼朝上，高低与肩平齐。拳前顶上翘 49 次，如图 11–5–1–5 所示。

第六势

双手握拳不变，屈肘向上举起，立于左右肩之上，拳面朝天，拳心向前，拳眼相对，以意领气，向上挺举 49 次，如图 11–5–1–6 所示。

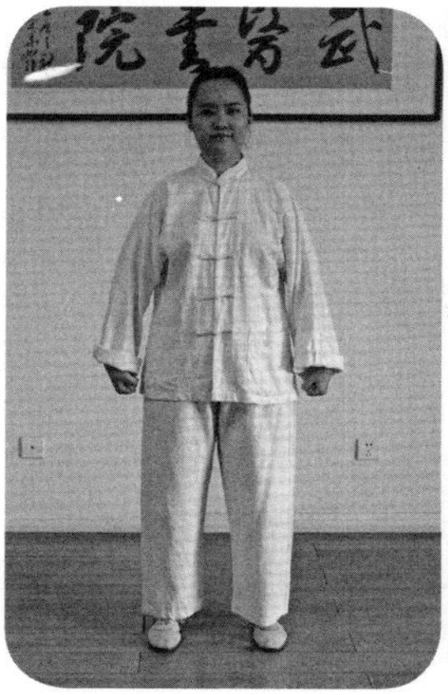

图 11–5–1–4

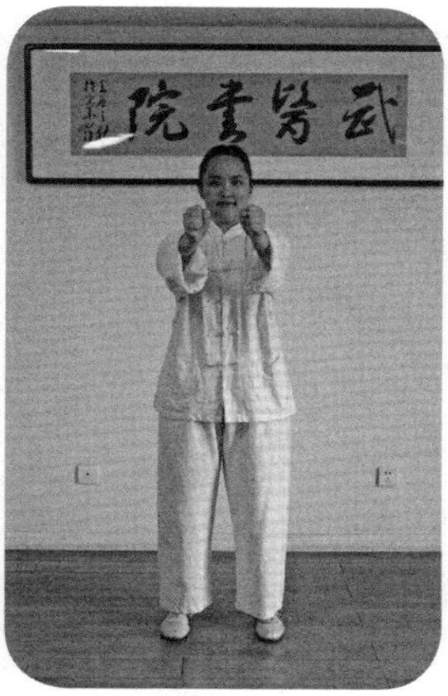

图 11–5–1–5

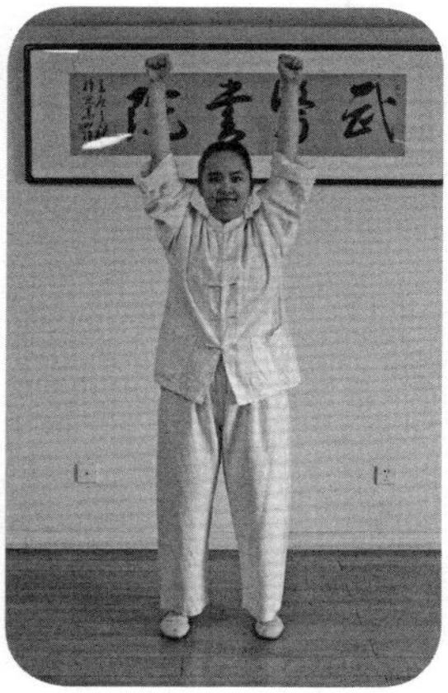

图 11–5–1–6

第七势

两臂屈肘分别向左右撑，双拳向下停至与耳际平，以拳面对耳。意贯肘尖撑肘紧拳 49 次，如图 11–5–1–7 所示。

第八势

两臂左右展开，肘微屈，拳眼朝天，手略高于肩位。向上跷足尖，以两足跟着地，左右两臂往后带劲，仰头向前上方远看，意在行中，默数 49 次，如图 11–5–1–8 所示。

第九势

向前合双拳，两拳间距一拳之时隔。拳眼朝上，肘微屈用意开合（两拳拉动）49 次，如图 11–5–1–9 所示。

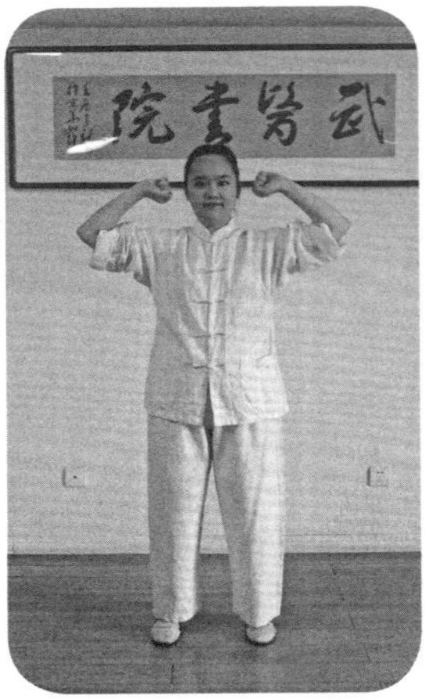

图 11–5–1–7

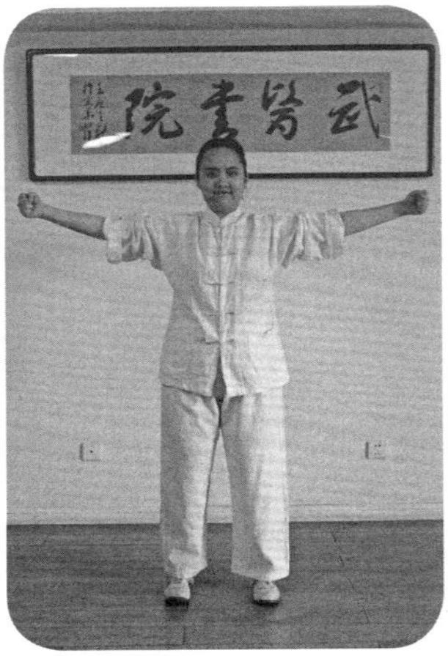

图 11–5–1–8

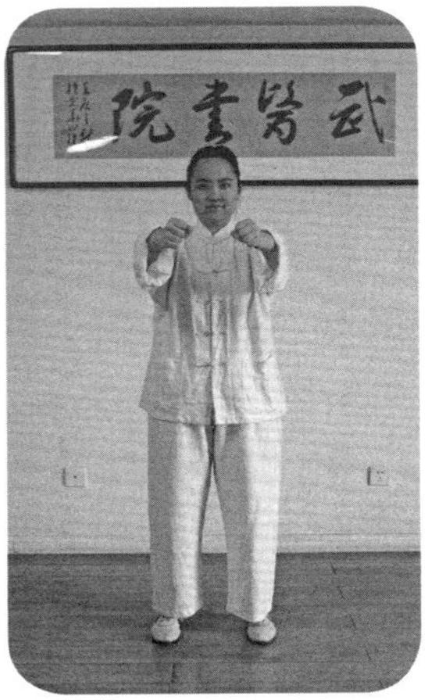

图 11–5–1–9

第十势

向上翻两腕，以食指根节对左右鼻沟侧。手肘连翻带向外撑，意领默数 49 次，如图 11–5–1–10 所示。

第十一势

向外顺肩同时向左右展开小臂，拳面朝天，两拳拳眼相对，直立于肘上。肘与左右肩齐平，依次向上举，撑肘上举 49 次，如图 11–5–1–11 所示。

第十二势

捲左右两拳四指，顺虎口方向挺拇指，两拳向下按于肚脐两旁。拇指竖立，拳尾下压，同时紧四指向上翘挺拇指 49 次，如图 11–5–1–12 所示。

第十三势

双手同时松开，指尖下垂，停息片刻之后，吞津气三口送入丹田。

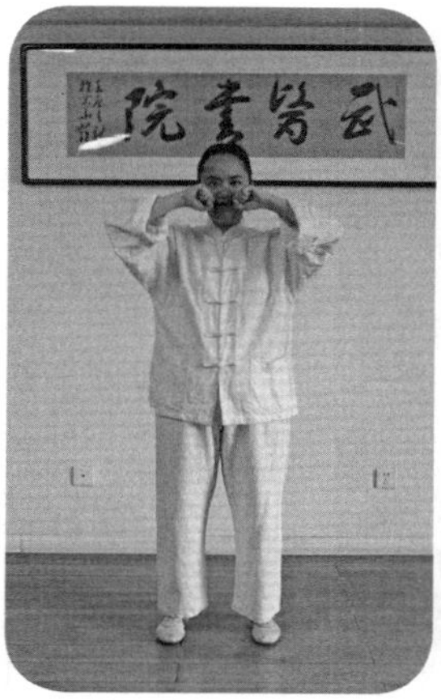

图 11-5-1-10

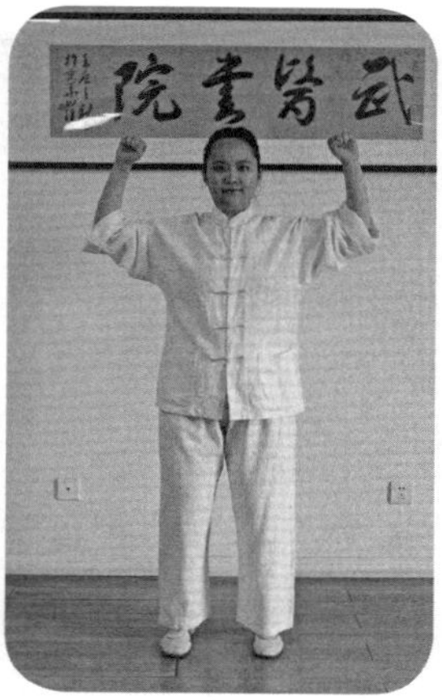

图 11-5-1-11

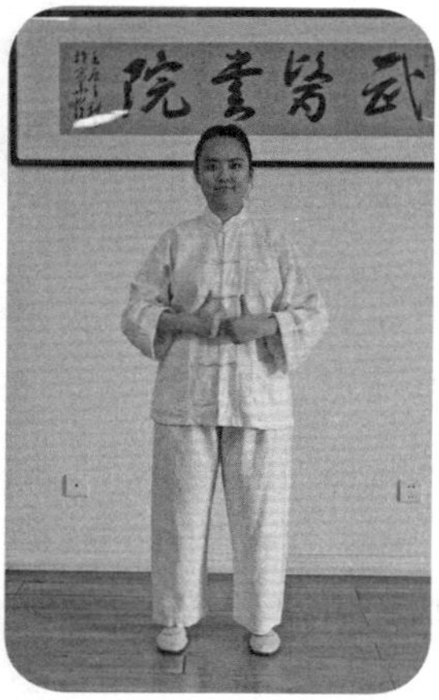

图 11-5-1-12

第十四势

双手掌心朝上，向上慢慢平托起，手向上平托时，以足掌着地跷起足跟，如图 11-5-1-13 所示。当双掌高过头顶之后停住，以掌心劳功穴对准头顶贯顶 30 秒左右，如图 11-5-1-14 所示。贯顶后掌背朝下落下，足跟着地落平。依法重复三次之后，双手自然下垂。

收功

稍停片刻之后，左蹬脚三次，再右蹬脚三次。

静养

坐式如图 11-5-1-15 所示。可单盘腿，也可以双盘坐，还可以自由坐。双掌掌心朝上，松垂于腹前，或自然放在两腿上，掌心朝上。两眼似闭非闭，敛心静气，排除杂念，守元归一。

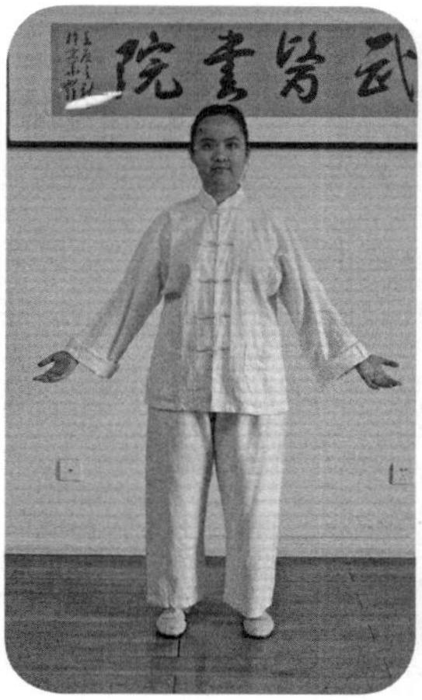

图 11-5-1-13

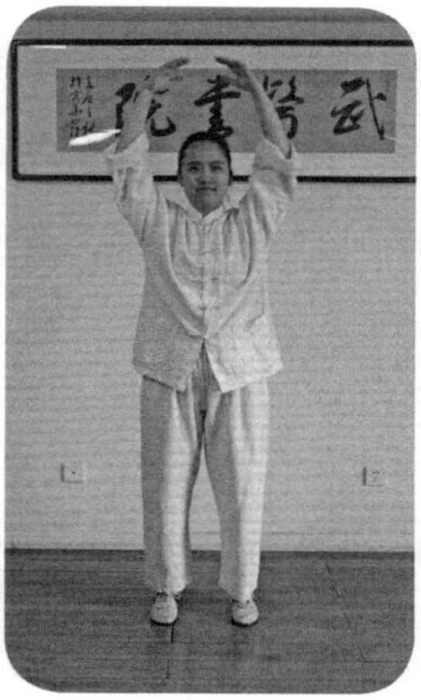

图 11-5-1-14

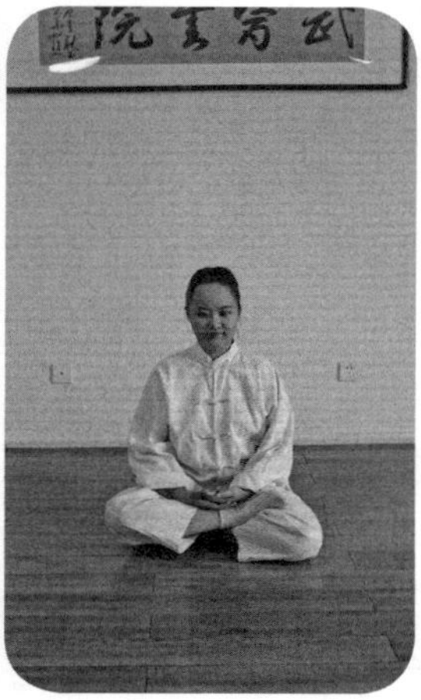

图 11-5-1-15

二、运掌八法

古人云“道，乃理，乃法”，“道”是一种自然的状态，自然的规律，有道则能和于阴阳，调于四时，这是养生全形的至高状态。追求道，就是从理、从法开始。修身练功，首先要使经脉通畅、胸腹舒畅，身之百骸灵而活。一动一静之间均要符合经脉的运行规则，适合筋骨之间的自然状态，以及遵循脏腑气血虚实的变化规律。一站一坐要符合桩功的特点，肢体的运动要体会下面讲述的“沉、浮、偏、侧、伸、屈、旋、平”的状态与变化规律，如此疏通气血的运行，顺应筋骨关节的变化，方能有效的疏通经脉平衡阴阳。

不仅练功要遵循八法，即使推拿手法、捶疗手法和针灸手法也当遵循其特点，才会于下手之处更有体会。这些功法以往都是密而不传之法，其原理方法看似简单，真可谓“真传一句话”。但是只有下功夫才能体会和掌握其中的奥妙与精华。希望练习者，珍惜此法，在自己身上发挥实效。练功和中医治疗紧密结合是武医的基础，在此基础上，付诸实践其调理效果会直线倍增。尤其是在推拿按掌中将起到事半功倍的效果。

运掌八法系戳脚翻子拳的秘传功法，练习尽可能选择在山水环绕，丛林草地背风处，在室内要打开门窗，切不可在空气浑浊的环境内练功。

1. 运掌八法特点

运掌八法包括沉、浮、偏、侧、伸、屈、旋、平。周身一动，融沉、浮、偏、侧、伸、屈、旋、平之动、之形、之法与呼吸协调配合，一动则全动。快慢适度，一呼一吸始于小腹，配合腋下之开合吞吐，气息细而长，均匀涨缩，顿荡往来，神明于心，方为得窍。全身整体协调，调动脏腑气血均匀运行达到修残不缺的目的。

2. 练习方法

（1）沉浮

运掌八法

立姿，双腿前后站立与肩同宽，两臂前伸。浮与沉是同时相对运动的，出掌时掌根要沉，十指如挑重物向上浮起，自然呼气。回掌时前沉后浮，自然吸气。前沉时指如挂丝，须扣掌心吸劲抽缩肩肘感觉能使丝抽拉而断。后浮时手腕背部向上提顶。掌之沉浮近似水中升降的浮木，如图 11–5–2–1 ～图 11–5–2–2 所示。

出掌时后沉前浮，后沉开胃健脾，前浮可以推动阴血运行。往回收掌时前沉后浮，前沉可以推动阳气运行，后浮能和胃纳气。往来沉浮呼吸之间，丹田之缩涨可以强腰肾，补元气。

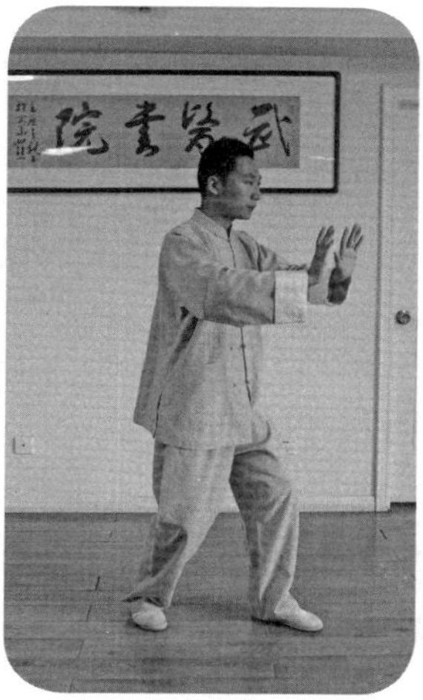

图 11–5–2–1

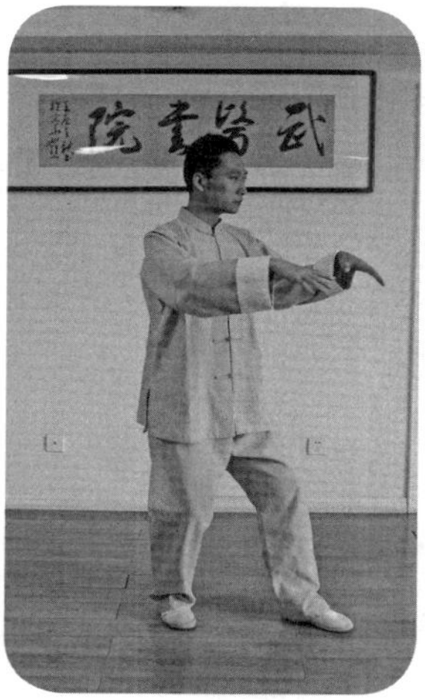

图 11–5–2–2

立姿，双腿前后站立与肩同宽，身体需要松紧自在，无论是上偏还是下侧总要以腰为轴据情而动，随行应势而转。上偏时一侧肩背随手向前推移，另一侧肩背同时往后错移。两胯顺势而错，两脚往外蹬撑。随手回而合裆合膝，脚心吸劲紧身使两脚欲拢而不合。演练时可以左右随意交替互换，道理相同。如图 11–5–2–3 ～图 11–5–2–4 所示。

掌之出归，身之偏侧总要提气降气，要合阴阳之道。上偏可以降阴护心神，下侧可以提阳气能舒展腰背筋骨。两脚站稳后应势合拢撑滑，循理而动，可开可合，灵活变化。

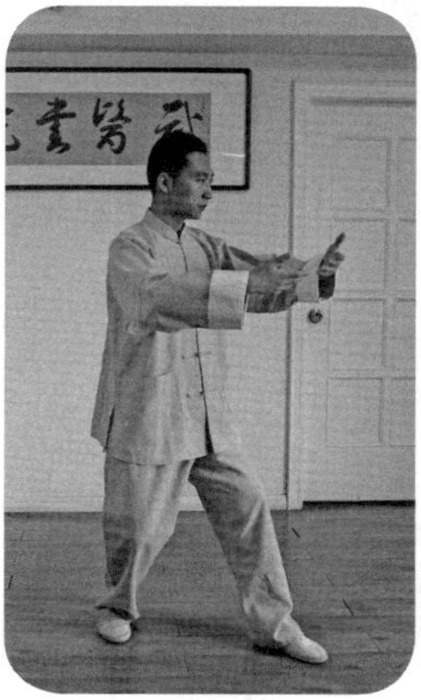

图 11–5–2–3

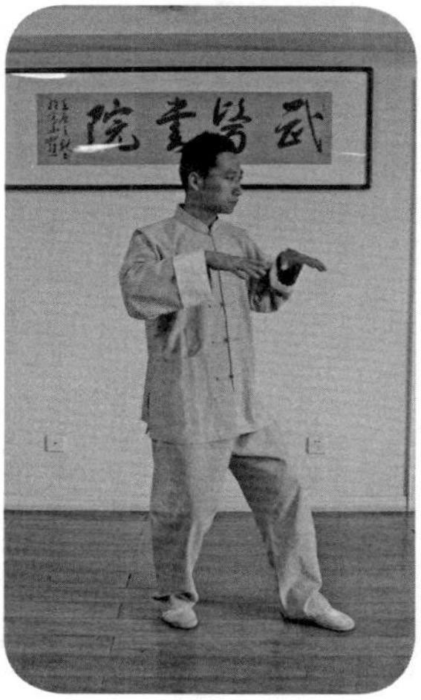

图 11–5–2–4

（3）伸屈

立姿，双腿前后站立与肩同宽，双掌掌心朝前，屈肘，自胸前推出。推出时，五指撑开，掌心劳宫穴似向外吐气。随后缓慢屈肘收回，五指弯曲，掌心内扣，似以劳宫穴吸气。所谓“前伸为纵，屈指为擒，纵以吐气，屈以聚气”。屈伸应达到节节相生相催，灵活变化不停滞。伸屈既能长又要兼备收缩之意。伸，使筋骨拉长，舒展胸腹扩大肺活量，强脏腑壮体魄。屈，能缩，能弯。屈指、屈肘、屈身、屈膝等，全身诸节随呼吸相呼应如图 11–5–2–5 ～ 11–5–2–6 所示。

由于身体收缩，小腹纳气必将充实，所谓屈能聚气，丹田的气一足，发放之势必猛。随运掌之动往来屈伸，伸长屈聚，擒放自如。

（4）旋平

立姿，双腿前后站立与肩同宽，两臂前伸平举，掌心向下。两掌以腕为轴翻掌，使掌心朝上。以肩为轴向两侧平分，肩与臂平，至两肩臂平直后，再以肩为轴合向原位，双掌以腕为轴翻转，使掌心向下至原位如图 11–5–2–7 ～ 11–5–2–8 所示。反复练习。而后以两臂前伸平举，掌心向上为预备式，仍以掌旋臂平而动。

旋为旋转、圈裹、拴缠等法的简称。指、手、腕、肘、肩、腰、胯、膝等应随掌之沉浮，身之偏侧、屈伸而均匀运动，旋转轻柔微动，但微动之中要能关照四周，微动之中能应势急动，做到意与动相契合，缓而不失机。

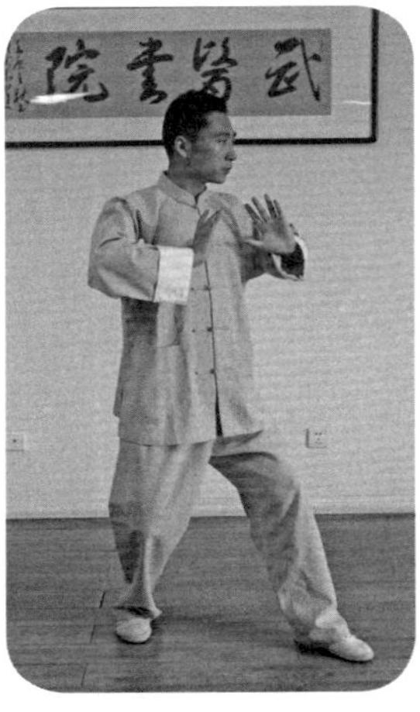

图 11–5–2–5

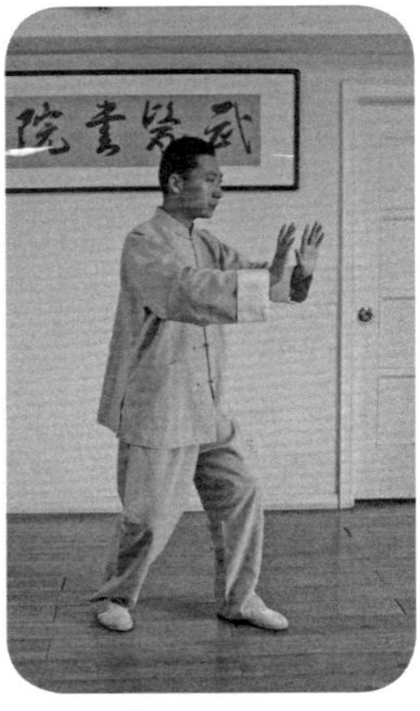

图 11–5–2–6

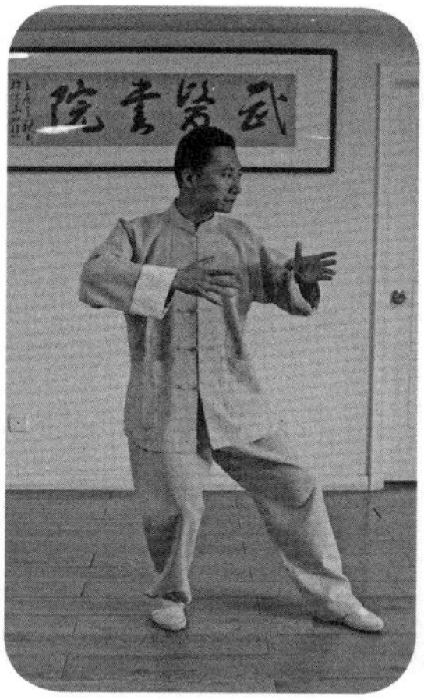

图 11-5-2-7

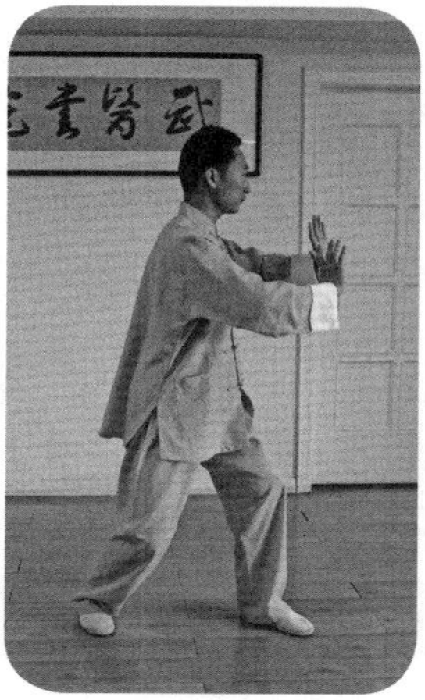

图 11-5-2-8

平要身正，身正心静，心平才能气和，动才能稳，身手才能轻灵，心才能感知四周。头、身、足随手出归而松紧，劲力与意识相配合，手的往来与身体配合，回手收劲吸气聚力，缠绵伸缩不骄不慢，和容悦色，和气定性，安然养神。

运掌八法的动作是连续运动的，是动中求静的功夫。可使周身筋脉舒畅，身体灵活，骨肉坚实，气血之行动随呼吸而贯注。意到之处气即赴之，可透表入内。

第六节　养生功法

一、六字诀养生保健法

六字诀养生保健法是在传统中医经络学和藏象学说及武术、气功的基础上创编的养生功法，也是行功的一种，流传至今已经有 1500 的历史了。被称之为“治脏不二之诀”。行此内功，阴阳调息，大道正心，诚意自乐，即是长生。其中有《太极行功歌》云：

肝若虚时目睁睛，肺知呬气手双擎。
心呵顶上连叉手，吹肾还知抱膝平。
脾症呼时须撮口，三焦客热莫生惊。
仙人嘻字真玄秘，日日行功体渐宁。

六字诀作为中华文化的非物质文化遗产也已经被国家体育总局纳入了全民健身的气功推广系列之中。目前流传的练习六字诀的方法版本较多，但都以“松静自然”为纲要。

（一）六字诀的作用特点

1. 可以深达脏腑 一般运动像跑步、体操等，基本上是消耗性的，只运动外在肌肉不易深入五脏六腑，此外运动时多半需要用力，身体容易紧绷，稍有不慎反而造成运动伤害，六字诀则无此虑，它是松中有动，动中有定，所以能深及脏腑能达到阴阳调和刚柔相济的效果。

2. 每个字可以牵动不同的脏腑 脏腑的内部活动和经络运行，受到人体内外不同作用力的影响而呼气时用不同的口型可以使唇、齿、舌、喉产生不同的形状及变化，从而造成脏腑内部不同的内在力，影响着不同的脏腑。古人长期从实践中总结出“嘘、呵、呼、呬（读 xià）、吹、嘻”六个字的口型分别影响肝心、脾、肺、肾、三焦。呼气时又用意念和动作导引体内气血循环，从而可取得治病延年的目的。六字诀使用六个字的发音口型，按五行相生相克的理论应四时之变化，以呼吸、动作、意念导引人体的内在血液循环，肌肉放松、精神放松与外在、形体、呼吸等等相协接配合而使整体保持一种平衡和谐的生理状态。进而达到疏通经络、散毒解结、修残补缺的目的。

3. 通过调身、调息、调心而使人体进入一种整体和谐状态 在练功过程中我们注重放松的状态，放松从调身、调息、调心一步一步深入的。

首先调身，是使形体放松，只有形体放松了即外在放松才能进一步保护呼吸平稳，血液循环在人体中畅通的运行。

其次是调息，及调整呼吸可以使人体保持在一个状态，这使通畅的状态可以促进真气的运行，是进一步的放松状态。

最后一步是调心，心身的放松是人体完全放松的最理想的状态，这时人体不会受到外在因素的影响，气血的运行纯任自然，此时才能做到练习气功的松静自然，也是自身自我修复功能最佳的时间段。

所以我们在练习的过程中掌握好方法，一步一步地进行放松状态，而达到调养身心的目的。

4. 持之以恒，渐进修补改善身体状况 正确的认识六字诀，正确认识自身的健康问题，正确认识传统文化中的导引法，正确认识六字诀的益处，体会到练习六字诀的乐趣，我们才会练好六字诀，才能让六字诀在我们身上发挥效益。

如同吃饭一样不可能吃一次以后就不吃了，六字诀的练习也是如此，为了保持人体的良好循环，最好每天坚持练习。

运动最重要的目的就是循环，身体循环好其他的状态跟着好，循环不好其他的都不用说了，每天只要花二十分钟练习，就能保持身体的循环，日久自然见效，若想更快看到成效就要增加练习时间。

（二）六字诀养生保健法的练习

六字诀的练习方法较多，自古以来，作为行气功法也曾被《太极行功歌》列为行功之列。因各家都有阐述，但在此以传统《动功六字延寿诀》和马礼堂先生公开传授的六字诀养生功动作为基础，结合诸家之所长，按照五行相生的顺序，按照有序的练习方法调动五脏，同时配合相应的动作导引不同经脉的气血运行。

在此不强调呼吸方法，自然放松即可；不强调强意念的经络导引，经络导引只做了解即可，不同的动作已经起到了经络导引的目的，反此都违背了“放松自然”的大原则。具体练习方法在《经络调理与眼保健》一书中已做了详细的说明，该功法在此只做简单介绍。

注：以下内容增加动作说明。

1. 预备式

（1）预备动作

预备式的基本要求须贯穿动功六字诀护眼法的全过程。人体只有在全身放松的状态下，身体内的气血运行才能自然通畅，如此人体新陈代谢所处的整个大环境才能达到最佳。

（2）调息

调息是通过做一些比较简单的动作来使人体的呼吸、动作以及内在的气血循环得到进一步的协调，使人体进一步的入境放松。

动作说明：在预备式的基础上，自然站立如图 11–6–1–1 所示。两臂从体侧缓缓抬起，手心向下，沉肩、坠肘、松腕，待腕与肩平时如，以肘为轴，外旋小臂使手心转而向上如图 11–6–1–2 所示，坠肘向中间划弧，收到鼻与眉毛之间如图 11–6–1–3 所示，手如按球之状由胸前缓缓下按至腹前，两臂自然下垂，恢复预备式。

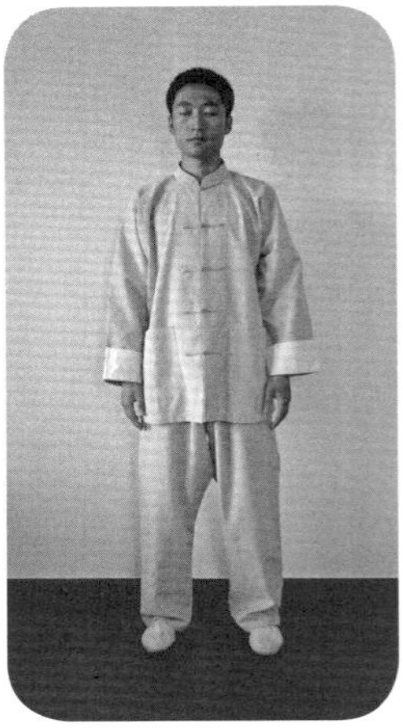
图 11–6–1–1

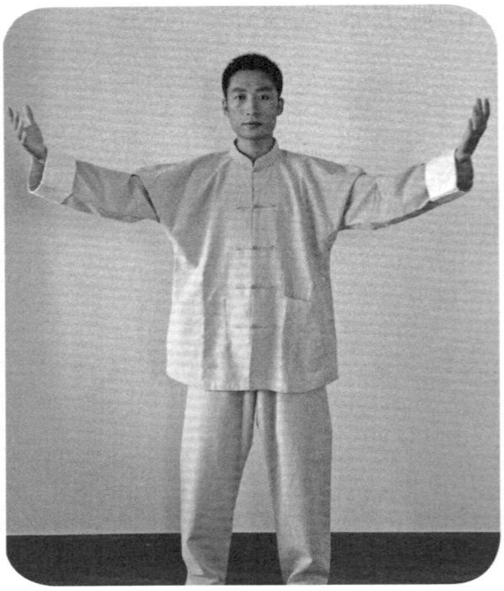
图 11–6–1–2

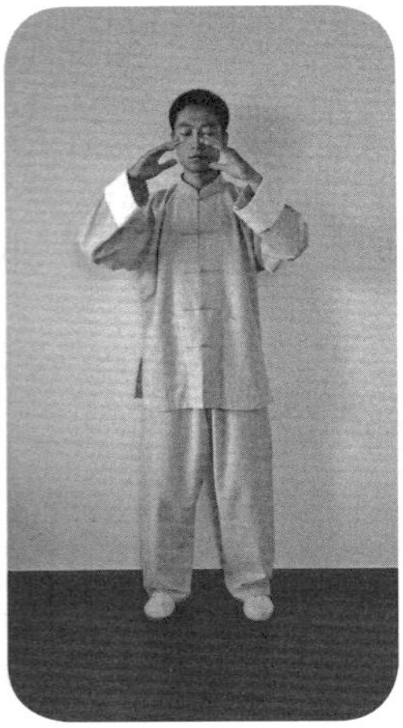
图 11–6–1–3

2. 嘘字功

嘘字功补肝气。本节动作主要是补肝养目。“肝气通于目”，在十二正经中，惟有肝经是本经直行脉直接上连于眼睛的。通过嘘字功的练习可以改善视力情况，同时对调节情绪不稳定、胸胁胀满等肝气不输的症状也有很好的效果。此节动作可以调动肝脏的精气，增强机体的调节能力。

嘘字功

动作说明：双手手背相对，四指向下，由腹股沟的“急脉”穴处循肝经路线上提，如图 11–6–1–4 所示，同时读“嘘——”双手经章门穴、期门穴至锁骨外端中府穴，然后大臂不动，小臂展开，如鸟张翼，手心向上如抱球状，如图 11–6–1–5 所示，导引气血沿肺经的路线到拇指内侧的少商穴。然后双目微闭，两唇轻合，舌抵上腭，自然呼吸，以肘为轴，外旋小臂使手心转而向面部，坠肘双手拂面而下，手延胃经的路线下行，到上腹部时，拇指相对，推至下腹部分开，自然垂于体侧，恢复预备式。

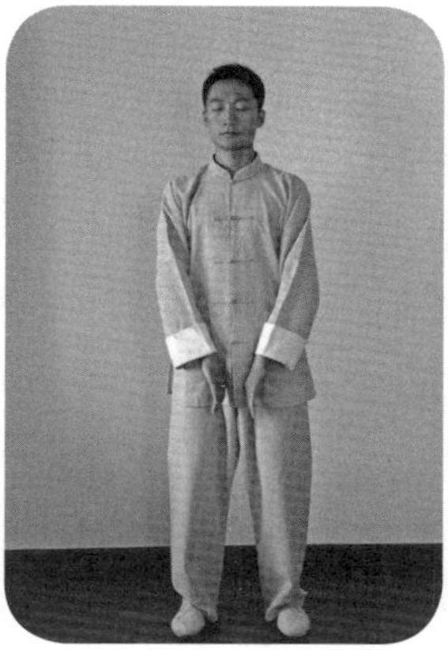

图 11-6-1-4

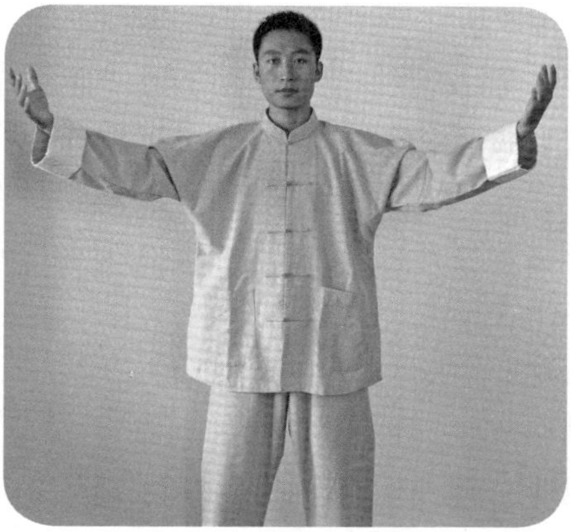

图 11-6-1-5

3. 呵字功

呵字功

呵字功补心气。本节动作目的在于健脾养心，补血安神。心主全身之血脉，脉中血液受心气之推动以循环于全身，滋养全身各处。心主神志，人的思维意识活动全仰赖与心气的推动，新的气血充足则精神活跃，睡眠安稳，如果心气虚则乏力倦怠，失眠多梦。呵字功补养心气，调动心经气血运行，可以增强气血对人体的滋养，可以平衡人体的思维意识活动。

动作说明：两手手心向上，手指相对，如图 11-6-1-6 所示，由冲门穴处沿脾经路线上提，读“嘻——”。经腹部至胸部大包穴处，手掌外旋翻转至两眼外侧，中指对准外眼角，如图 11-6-1-7 所示，气沿心经路线到小指指端的少冲穴。然后两唇轻合，舌抵上腭，坠肘，手掌与两臂内旋至面前，双手伏面而下，手经胸部腹部自然垂于体侧，导引气血延膀胱经的路线下行到脚，恢复预备式。

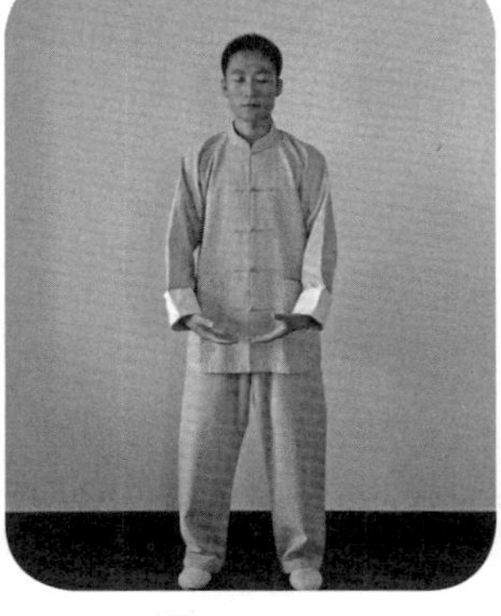

图 11-6-1-6

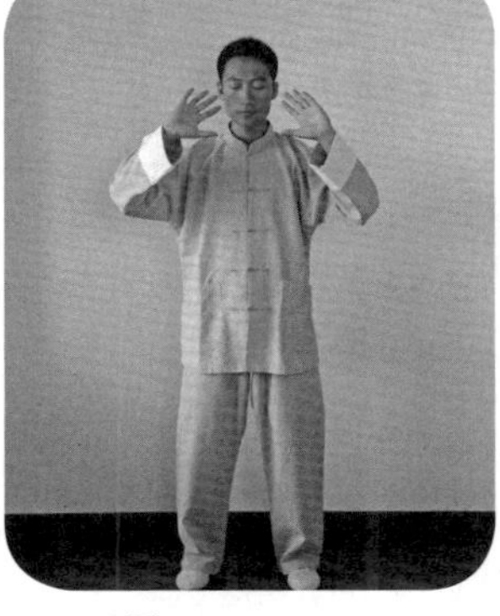

图 11-6-1-7

4. 呼字功

呼字功补脾气。疏导脾胃之气，“脾主升清，胃主降浊”，胃气下降疏导肠道中的食物残渣和毒素排出体外。“脾主运化，为后天之本。”“五脏六腑之精气皆禀受于脾。”脾主升清，脾气上升，才能将精微物质升运心肺，进而化生气血。脾统摄血液在经脉中流行，不出现外溢。脾气的正常对人体中血液的化生与输部有着重要的作用，只有气血充足，人体才能得到充足的濡养。

呼字功

动作说明：两手手心向上，手指相对，如图 11-6-1-8 所示，由冲门穴处沿脾经路线上提，读“呼——”。双手经腹部上提到胃脘部，转臂翻掌先下，然后左手上托至头顶，右手下按至小腹前，如图 11-6-1-9 所示。（在做第二个动作时右手上，左手下，两手交替运动）。两唇轻合，舌抵上腭，坠肘，翻转手心向内，左手拂面而下，右手上提，双手交叉与胸前的膻中穴相对，随即反转手心向下，手如按球之状由胸前徐徐下按至腹前，两臂自然下垂，恢复预备式。

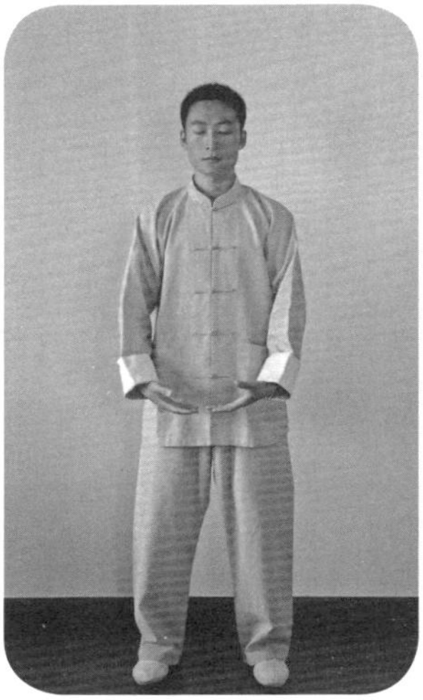

图 11-6-1-8

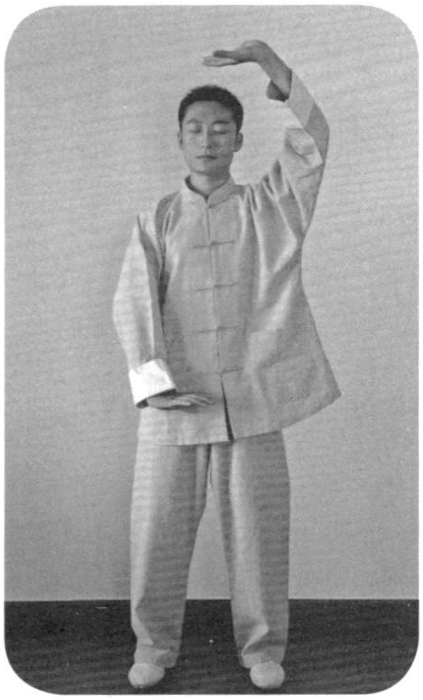

图 11-6-1-9

5. 呬字功

呬（发 xià 音）字功补肺气。“肺主气，气调，则营卫脏腑无所不治”（《类经·藏象类》注）。由于肺朝百脉，主一身之气，肺气调和，气血流畅，则脏腑功能正常，五脏六腑精阳之气充足，才能温养全身。肺主皮毛，肺气充足，毛孔开合有度，才能保障人体的第一道防护屏障的正常状态。

呬字功

动作：两手手心向上，手指相对，由急脉穴处沿肝经路线上提。经腹部至胸部膻中穴处，翻掌变为立掌，如图 11–6–1–10 所示。双手左右推开，宽胸推掌，如图 11–6–1–11 所示。同时读“呬——”导引气血沿肺经的路线到拇指内侧的少商穴。两唇轻合，舌抵上腭，自然呼吸，以肘为轴，外旋小臂使手心转而向上，坠肘向内划弧，收到鼻与眉毛之间，手如按球之状由胸前徐徐下按至腹前，两臂自然下垂，恢复预备式。

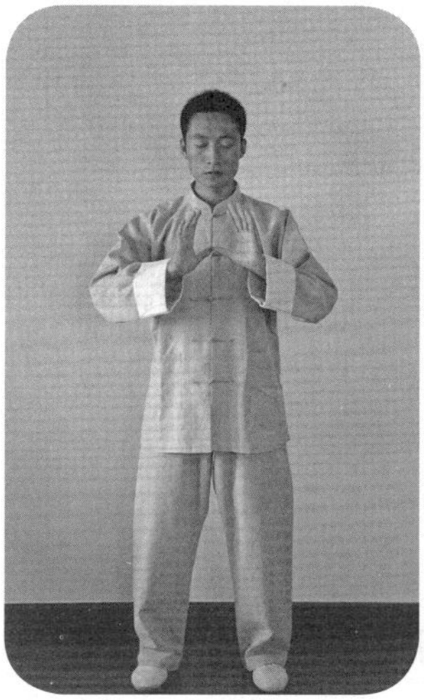

图 11–6–1–10

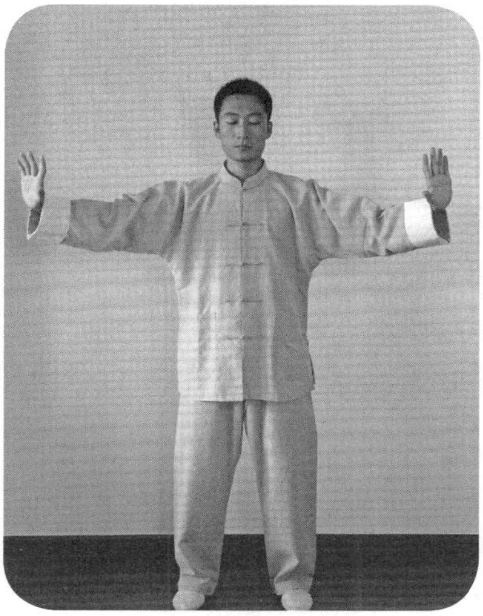

图 11–6–1–11

6. 吹字功

吹字功补肾气。肾为五脏之本，生命之源，肾藏精，精为生命活动的基本物质。肾精是一切脏腑生命活动的原动力，肾精充足则脏腑功能能够有序协作，体现出旺盛的生命力。肾精能生髓，脑为髓之海。肾精充沛，髓海丰满，若肾精亏虚，髓海不足，则头晕耳鸣，视物昏花。肾主水，体内一切水液的正常代谢都与肾有着密切的关系。

吹字功

动作说明：两手并放于后背骶骨处，手心向外，四指向下，如图 11–6–1–12 所示，两手上提经肾俞穴，至腋窝处向前平伸划弧，同时读“吹——”，手心朝里在胸前抱圆，同时两腿屈膝，如图 11–6–1–13 所示，注意屈膝时上身保持正直，膝盖与足尖垂直。气沿心包经到中指指端中冲穴。两唇轻合，舌抵上腭，屈肘双手至面，继而手如按球之状由胸前徐徐下按至腹前，两臂自然下垂，导引气经胆经路线下行至第四脚趾足窍阴穴，恢复预备式。

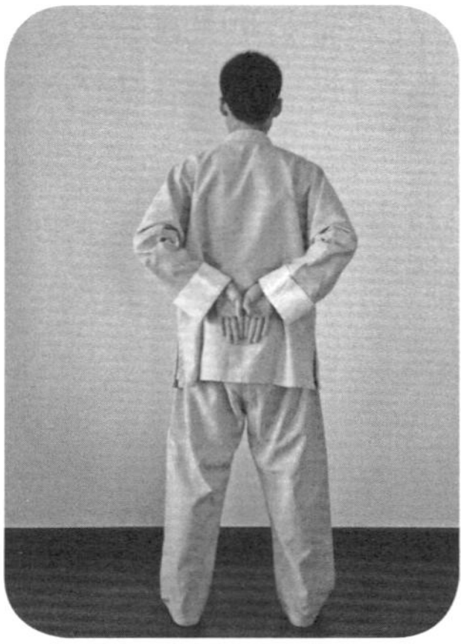

图 11-6-1-12

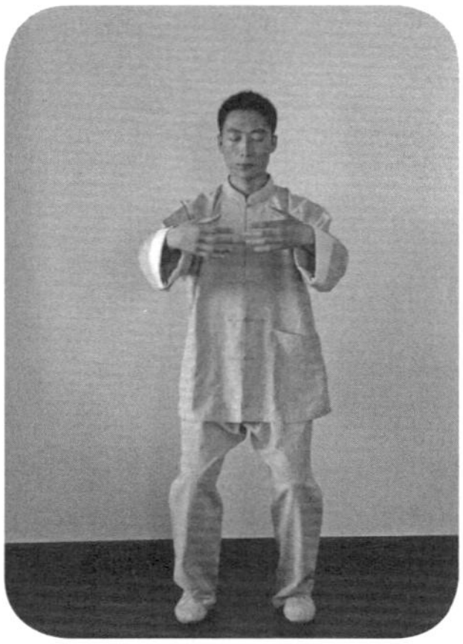

图 11-6-1-13

7. 嘻字功

嘻字功调理三焦之气。三焦主一身气的运行，有通行元气与运化水谷、疏通水道的功能，精、气、津液无不通过三焦。若三焦功能失常，致水谷精微之消化、吸收和输布、排泄紊乱或发生障碍，则可引各种不同的症状出现。

嘻字功

动作：两手手心向上，手指相对如图 11-6-1-14 所示，大臂不动，小臂上提，沿肾经路线引气上行，读“嘻——”。经腹部至胸部膻中穴处，手掌外旋翻转向上，双手托天至头顶如图 11-6-1-15 所示。两唇轻合，舌抵上腭，双手拂面经外眼角瞳子髎、耳后风池、肩部肩井、胸部日月、体侧京门、臀部环跳双手垂于体侧，导引气经胆经路线下行到脚，恢复预备式。

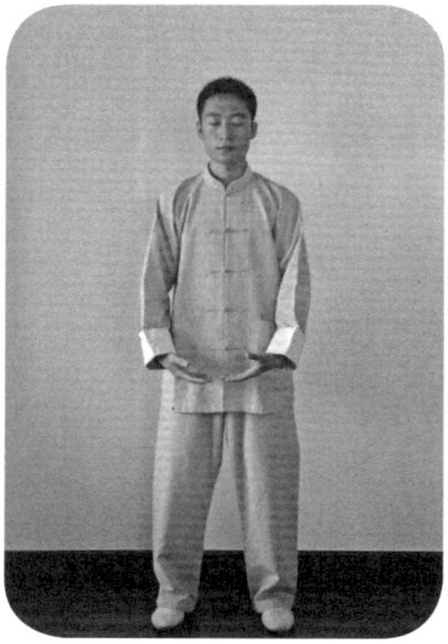

图 11-6-1-14

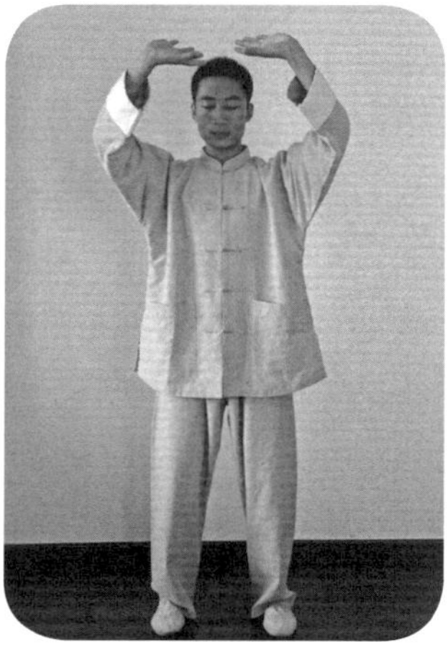

图 11-6-1-15

8. 收功

身体放松，调息一次。双手放于小腹前，两手重叠，男的把左手放在下面，女的把右手放在下面，大鱼际对准肚脐是，手掌心劳宫穴自然对准气海穴，意想小腹热，恢复预备式。

二、五行功

五行功属于行功的一种，马礼堂先生曾以形意拳的十二形为基础创编，分别取鹤、熊、虎、鼍、龙五种动物之象形。本文所述功法以此为基础，结合阴阳五行及中医理念略作调整，其中，取鹤之空灵开合之力；熊之沉稳竖项之力；鼍之活泼聚散之力；虎之勇猛擅扑之势；龙形之柔活搜骨之法。以阴阳之五行养五脏，牵动奇经八脉真气的运行，疏通经络，补养脏腑。同时亦可配合五音震动不同的脏腑，是一套以五行相生理念为基础，协调配合发音、动作、呼吸的养生功法。动作朴实大方，寻求放松自然的状态，长时间习练，可以起到内养脏腑外坚筋骨的目的。其中：

鹤行，既能起足跟之劲上升，又能收头顶之气下降，而且能疏导真气行于四肢，久练可以使头脑清醒，四肢轻灵。

熊行，取其外阴内阳之特性，在内能接阴气下降于丹田，在外可以使气布散于腰背，可以增强阴阳之气内收外散的能力。同时在躯体旋转升提的过程中又有助于脾胃的消化功能。

鼍行，鼍是水族中身体最灵活的动物，其行能活泼周身的筋络，又能化身体之拙气拙力，久练可以使筋骨弱者转而变强，筋骨柔着转而变刚。

虎行，发劲起于督脉，起落不见形，可以使清气上升，补脑壮髓；疏通督脉，牵引诸脉皆通。

龙行，发力起于任脉，动作灵活，能调整脊柱形态，牵引躯体，久练可以保养真阴，又能使心火下降。与虎行之气轮回相接。

（一）起势与“三体式”

三体式站桩是形意拳最重要的基本桩功，所有形意拳的动作都离不开这个姿势的基本法则。各种拳路尽管变化万端，但原理和要领与三体式都是一致的，所以有“万法出于三体式”之说。

1. 起势

动作说明

自然站立。

（1）身体向左扭转 45 度，两臂自然垂于体侧，目视左前方，如图 11–6–2–1 所示。

（2）两腿慢慢向下弯屈，身体成微微下蹲姿势，重心偏于右腿，两臂张开，双掌掌心向上，从体侧前慢慢托起，如图 11–6–2–2 所示；掌与肩同高时屈肘划弧内扣，双掌如按球之状徐徐下按至小腹前，如图 11–6–2–3 所示。

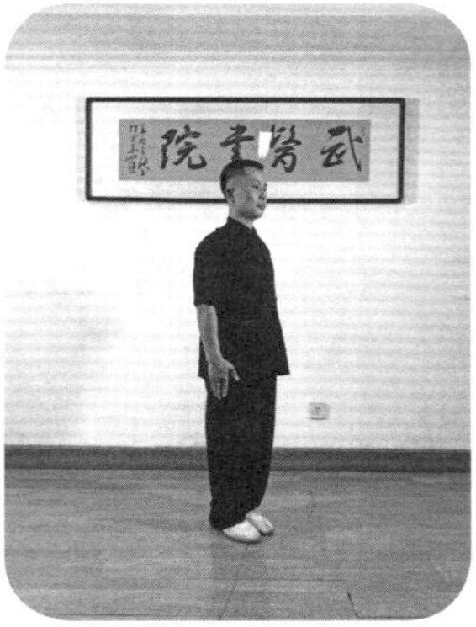

图 11–6–2–1

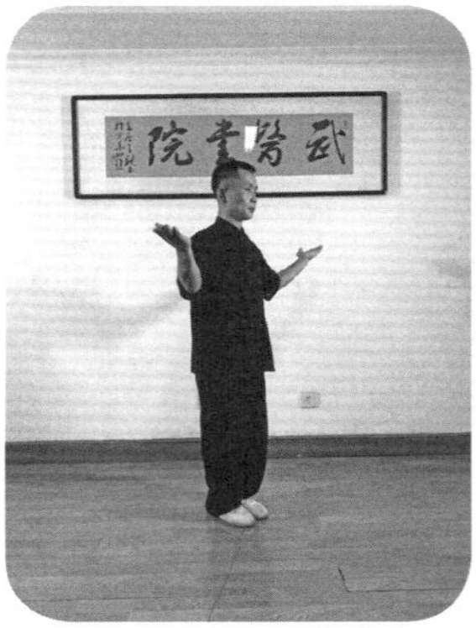

图 11–6–2–2

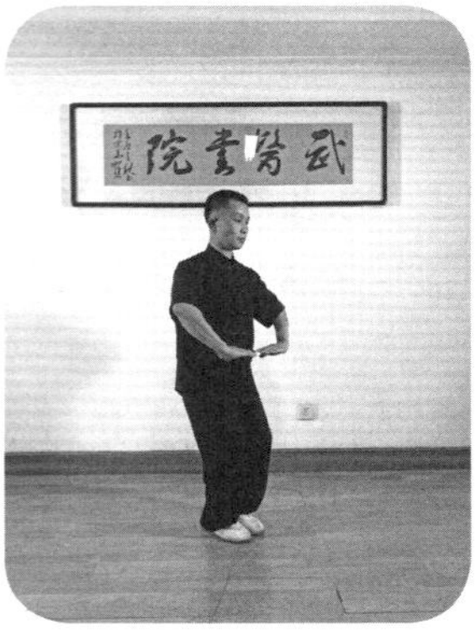

图 11–6–2–3

（3）身体方向不变，双手由掌变拳，左拳内扣拳心向下，右拳拳心向上，从左腕上钻出，与鼻同高，如图 11–6–2–4 所示；左脚向前迈出一步，左脚脚尖与后脚脚跟前后相对，相距约两脚长，两腿屈膝，重心落于右腿；同时，左掌掌心向上从右腕上钻出，紧贴右臂前伸，沉肩坠肘，掌心向前下方，五指分开，掌心内含，高与鼻尖相平；同时，右拳变掌，内扣后撤落于腹前，拇指根节紧贴于小腹，手腕向下塌，目视左掌食指前方，如图 11–6–2–5 所示。此处定式即为三体式。

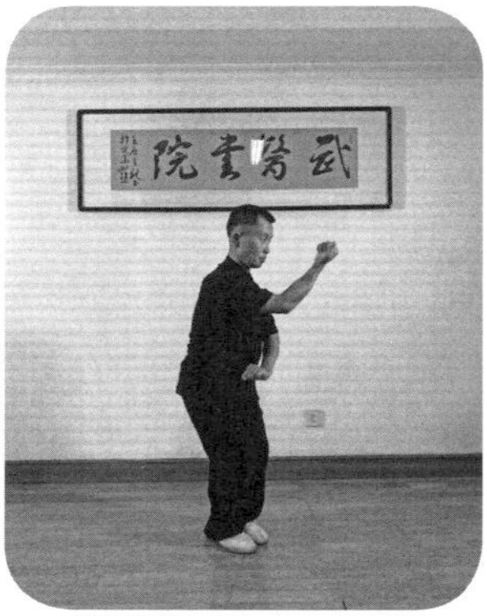

图 11–6–2–4

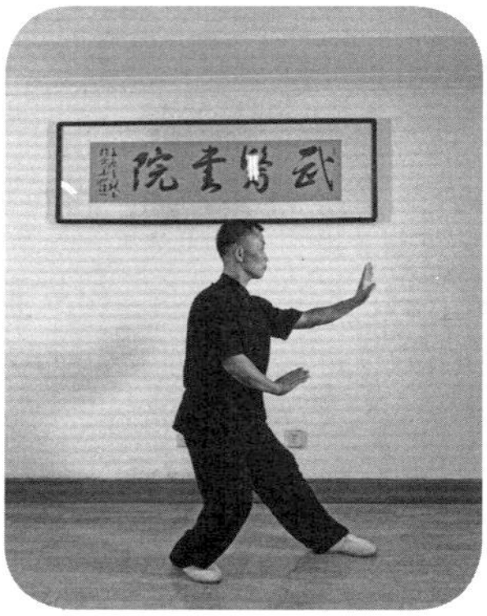

图 11–6–2–5

2. 三体式要点

上体要正直，不俯不仰，目视前方，头向上顶，颈要竖直，面部要自然，牙齿轻扣，下颏略向内收；两肩向下松垂，肩窝处略向后缩，左臂（前手）肘部下垂，不可伸直，左手食指要向上挑劲，拇指尽力向外撑开，虎口成半圆形，掌心内含，右前臂贴于腹部右侧，右手五指也要撑开，腕部要塌住；胸部略向内含，不要紧张用力，两肋肌肉舒展（束肋），心胸平静空虚，腹部自然充实（沉气），但不要故意鼓腹，背部肌肉尽力向两侧伸展（拔背），腰要塌住；臀部不可向外突出，肛门部位的括约肌注意向里收缩（谷道内提）；两胯略向后收缩（缩胯），两膝微向里扣，前膝屈弓不要超过踝关节；臀部与后脚跟上下相对；两脚脚趾扣地，重心偏重右腿；前腿既虚且实，承担少部体重；呼吸要自然，精神要集中，身体力求稳固。

以上各部的要点，练习时务要处处安排好，不可忽略某一部分。这个姿势对培养练习者的内在力量，调节呼吸很有帮助。更重要的是：它集中地体现了形意拳的基本要求和特点，初学者可以从这里体会到锻炼的要点，给以后的练习铺平道路。

（二）五行功的练习

五行功作为一种行功是以五个独立的单式单操练习的，均以三体式作为起势，循环往复，十分自由，也很容易出功夫。

1. 鹤行

鹤行

由三体式起。

左鹤行：

两臂带动双掌从身体两侧慢慢抬起，以腕领劲，小臂放松，掌心向下；同时左小腿慢慢上提以膝领劲，小腿放松，脚尖内扣，自然吸气，如图 11-6-2-6 所示。当两腕抬至与肩同高时，两臂缓缓下落，同时左腿向左前方 45°慢慢自然下落，左脚前进一步，小脚趾侧先着地，成左弓步，双手自然收于小腹前，自然呼气，随两臂下落口中发“嘎”的声音。目视前方，如图 11-6-2-7 所示。

右鹤行：

接上式，身体右转 45°，两臂带双掌上提，迈右脚，以腕领劲，小臂放松，掌心向下；同时右小腿慢慢上提以膝领劲，小腿放松，脚尖内扣，自然吸气，如图 11-6-2-8 所示。当两腕抬至与肩同高时，两臂缓缓下落，同时右腿向右前方 45°慢慢自然下落，右脚前进一步，小脚趾侧先着地，成右弓步，双手自然收于小腹前，自然呼气，随两臂下落口中发“嘎”的声音。目视前方，如图 11-6-

2–9 所示。

如此循环练习。

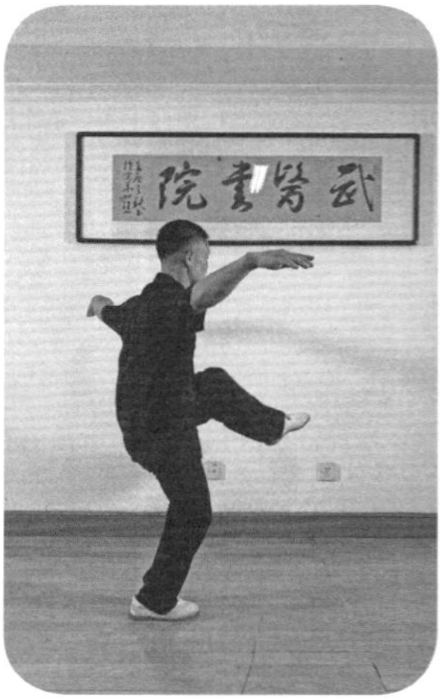

图 11–6–2–6

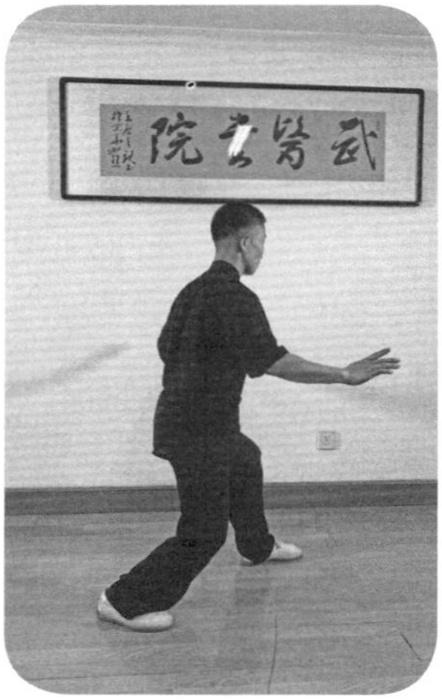

图 11–6–2–7

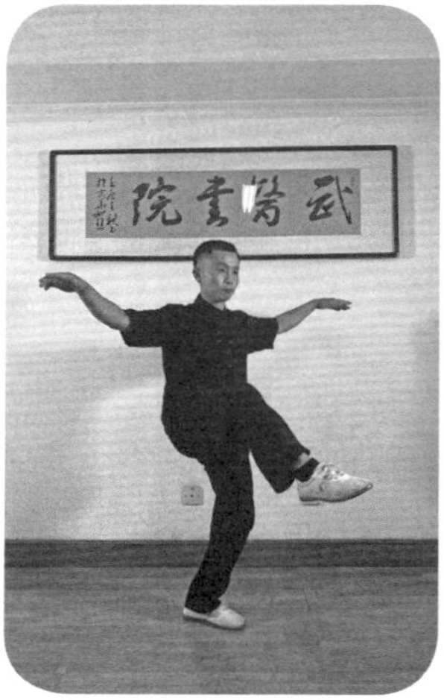

图 11–6–2–8

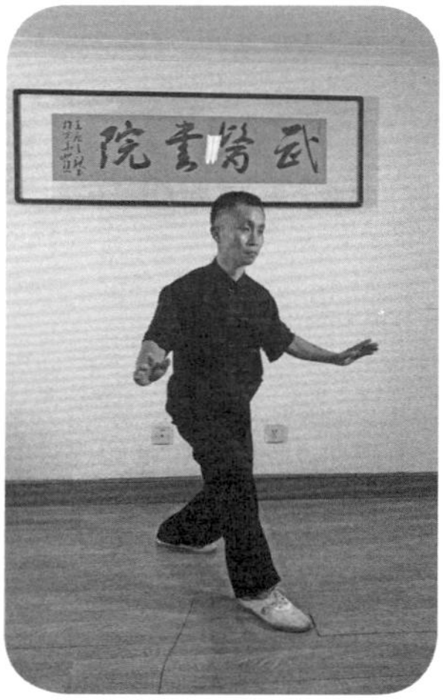

图 11–6–2–9

2. 熊行

熊行

由三体式起。

左熊行：

右脚上步，脚尖外掰向右，左脚脚尖向前，两脚成丁字；左掌变拳，由腹前收至拳位，拳心向上；同时右拳拳心向上从胸前钻出至与鼻同高，目视右拳，如图 11–6–2–10 所示。

左拳自拳位向左上摆起，随即内扣自胸前向下钻，拳心向外，至右脚内侧；同时身体右转，身体随即前屈 45°，右拳向右后划弧，再下钻，拳心向后，停于左脚跟上，随着左拳下落，鼻子发“嗯”的声音。目视左拳，自然呼气，如图 11–6–2–11 所示。

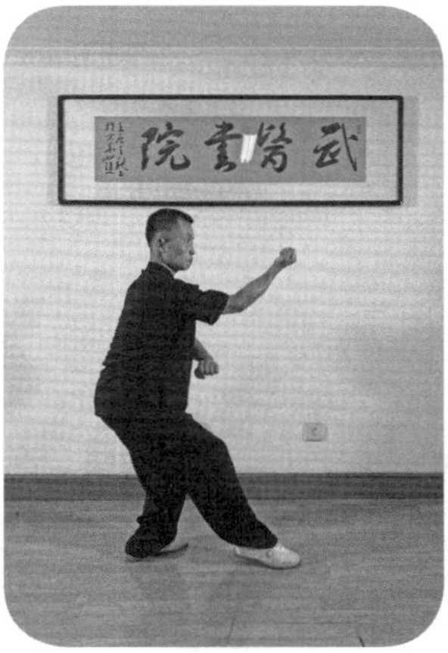

图 11–6–2–10

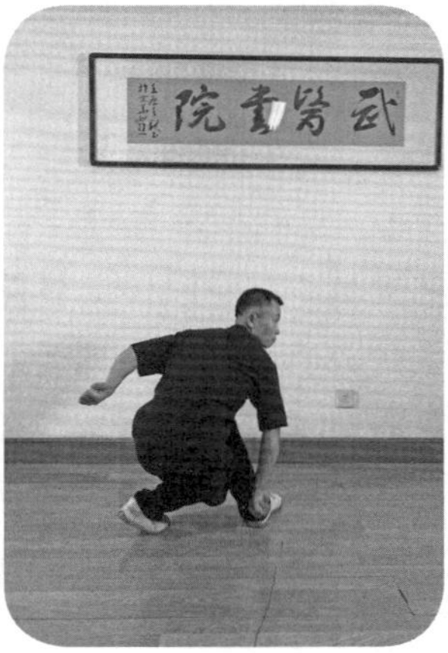

图 11–6–2–11

右熊行：

接上式，身体直起，左脚上步，脚尖外掰向左，右脚脚尖向前，两脚成丁字；右拳由腹前收至拳位，拳心向上；同时左拳拳心向上从胸前钻出至与鼻同高，目视左拳，如图 11–6–2–12 所示。

右拳自拳位向右上摆起，随即内扣自胸前向下钻，拳心向外，至左脚内侧；同时身体左转，身体随即前屈 45°，左拳向左后划弧，再下钻，拳心向后，停于右脚跟上，随着右拳的下落，鼻子发“嗯”的声音。目视右拳，自然呼气，如图 11–6–2–13 所示。

如此循环练习。

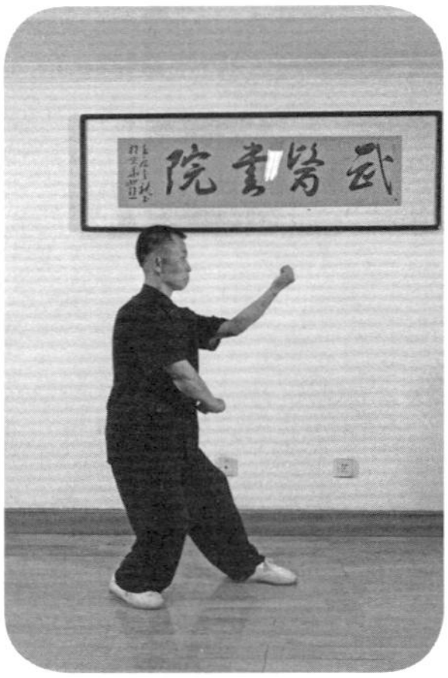

图 11-6-2-12

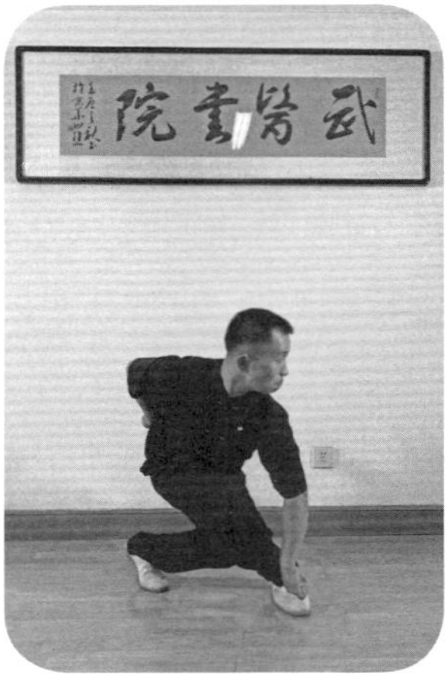

图 11-6-2-13

3. 鼍行

鼍行

由三体式起。

右鼍行：

两手由掌变拳。左拳内扣，拳心向下，停于腹前；右拳收回，由拳位经胸前从左腕钻出，高与鼻齐；同时，右脚跟进，脚尖着地，靠在左脚踝骨内侧，目视右拳，如图 11-6-2-14 所示。

右脚向右前方 45°迈出半步，左脚疾步跟进，重心偏重于右脚。同时，以腰发力带动两小臂外撑，两手由拳变鼍行掌，翻掌向下，虎口自然撑开；两臂同时振臂外撑，以右臂为主，既要自然灵活，两臂又不可太开，自然呼气，随着两臂外撑，口中发“huà”的声音。目视前方，如图 11-6-2-15 所示。

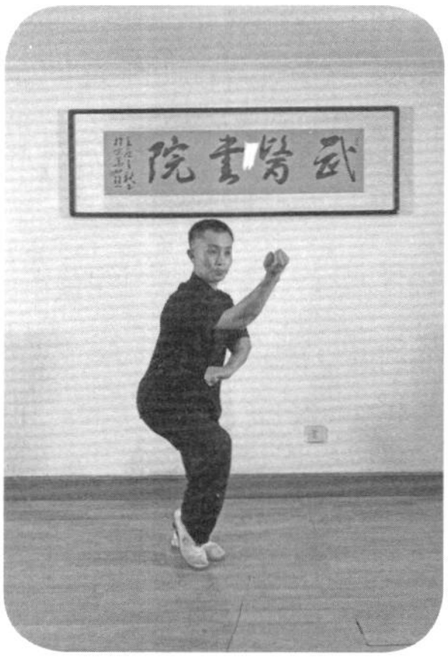

图 11-6-2-14

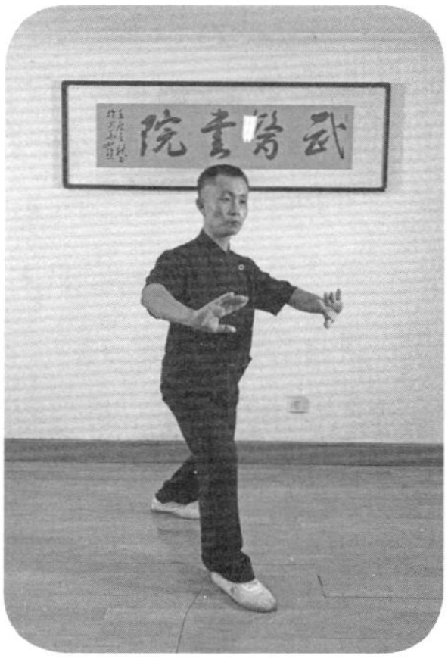

图 11-6-2-15

左鼍行：

接上式，两掌变拳。右拳内扣，拳心向下，停于腹前；左拳收回，由拳位经胸前从右腕钻出，高与鼻齐；同时，左脚跟进，脚尖着地，靠在右脚踝骨内侧，目视左拳，如图 11-6-2-16 所示。

左脚向左前方 45°迈出半步，右脚疾步跟进，重心偏重于左脚。同时，以腰发力带动两小臂外撑，两手由拳变鼍行掌，翻掌向下，虎口自然撑开；两臂同时振臂外撑，以左臂为主，既要自然灵活，两臂又不可太开，自然呼气，随着两臂外撑，口中发“huà”的声音。目视前方，如图 11-6-2-17 所示。

如此循环练习。

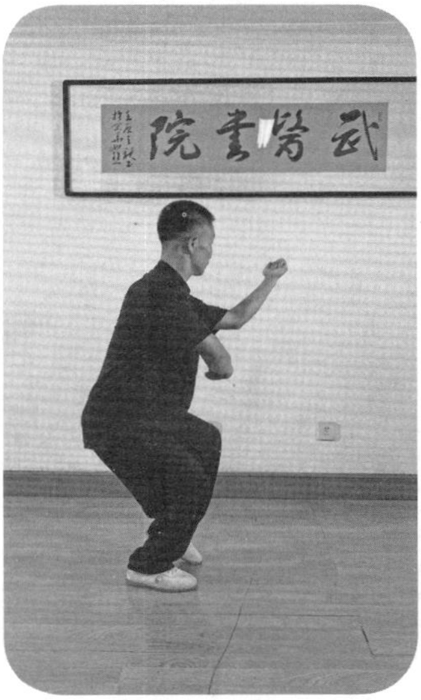

图 11-6-2-16

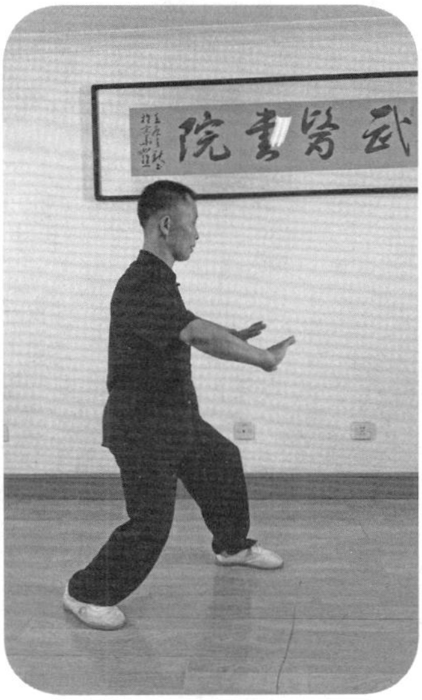

图 11-6-2-17

4. 虎行

由三体式起。

虎行

右虎行：

身体微微下蹲，上身猫腰，含胸拔背；双掌变拳，内卷收至小腹前，拳心向内，自然吸气，如图 11-6-2-18 所示。

右脚向右前方 45°迈出一步，左脚疾步跟进，重心主要落于右脚，两拳自胸前钻出，随即转臂内扣向前，同时双拳变掌，以腰带臂向前扑出，气势下沉，自然呼气。掌心朝前下方，虎口相对，与胸部相平，随着两臂向前扑出，口中发“(hoù)”的声音。目视远方，如图 11-6-2-19 所示。

左虎行：

接上式，身体左转，微微下蹲，上身猫腰，含胸拔背；双掌变拳，内卷收至小腹前，拳心向内，自然吸气，如图 11–6–2–20 示。

左脚向左前方 45°迈出一步，右脚疾步跟进，重心主要落于左脚，两拳自胸前钻出，随即转臂内扣向前，同时双拳变掌，以腰带臂向前扑出，气势下沉，自然呼气。掌心朝前下方，虎口相对，与胸部相平，随着两臂向前扑出，口中发“(hoù)”的声音。目视远方，如图 11–6–2–21 所示。

如此循环练习。

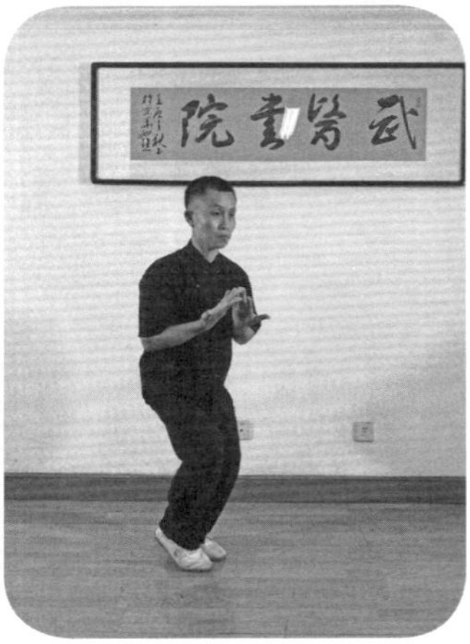

图 11–6–2–18

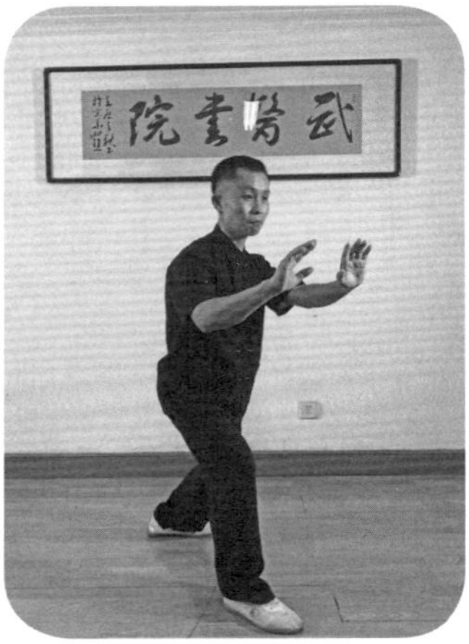

图 11–6–2–19

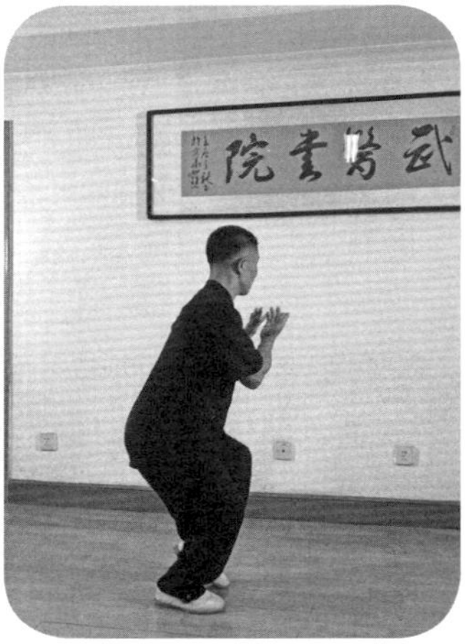

图 11–6–2–20

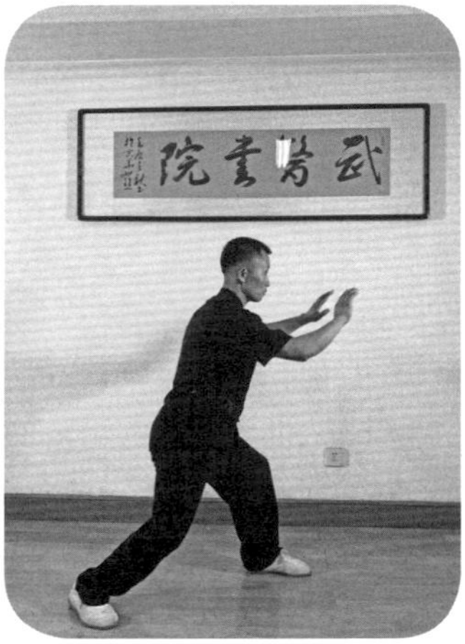

图 11–6–2–21

5. 龙行

由三体式起。

龙行

左龙行：

右脚提起，脚尖外掰向前蹬出；同时左拳内扣，拳心向下，收于小腹前；右拳拳心向上，从左腕上向前钻出，高与鼻齐，目视前方，自然吸气，如图 11–6–2–22 所示。

两拳变掌，右掌内扣后拉，掌心朝下，收至右肋侧；左掌掌心朝上，紧贴右腕上向前钻出，随即内扣，劈出下按；腰身后坐，前后抻筋拔骨，同时头部要保持竖颈之力。自然呼气，目随左手而行，随着双掌向下劈按，口中发“嘘”的声音。目视远，如图 11–6–2–23 所示。

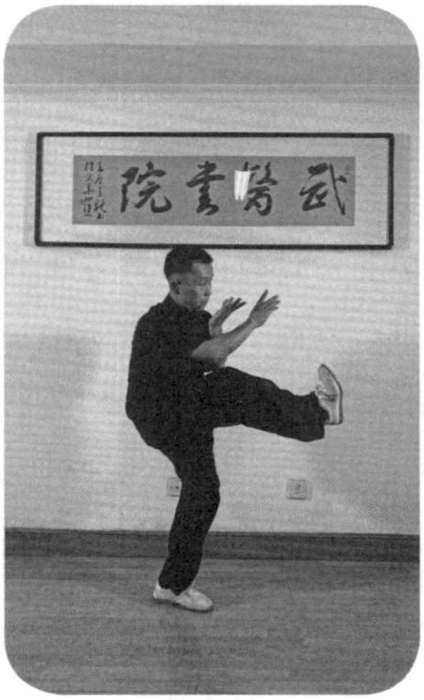

图 11–6–2–22

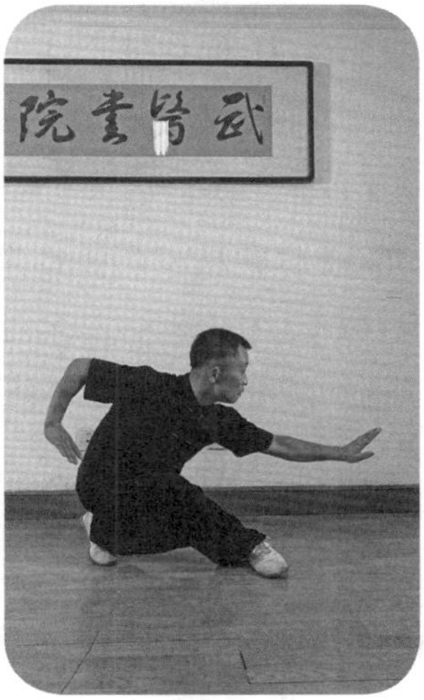

图 11–6–2–23

右龙行：

接上式，左脚提起，脚尖外掰向前蹬出；同时右拳内扣，拳心向下，收于小腹前；左拳拳心向上，从右腕上向前钻出，高与鼻齐，目视前方，自然吸气，如图 11–6–2–24 所示。

两拳变掌，左掌内扣后拉，掌心朝下，收至左肋侧；右掌掌心朝上，紧贴左腕上向前钻出，随即内扣，劈出下按；腰身后坐，前后抻筋拔骨，同时头部要保持竖颈之力。自然呼气，随着双掌向下劈按，口中发“嘘”的声音。目随右手而行，如图 11–6–2–25 所示。

如此左右交替循环练习。

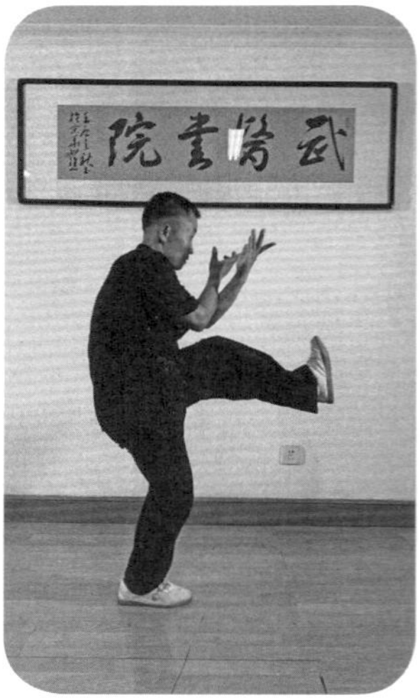

图 11-6-2-24

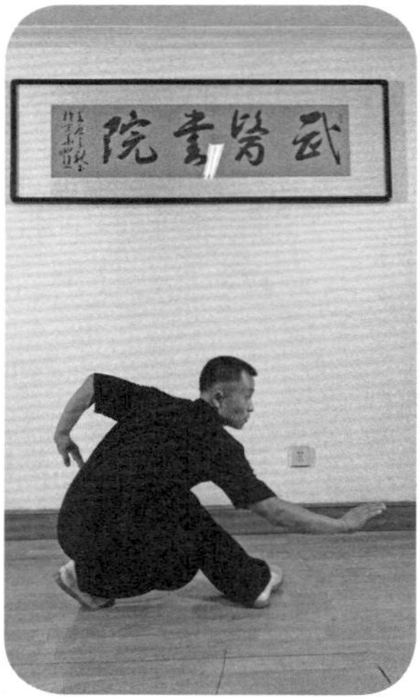

图 11-6-2-25

三、踮脚甩手功

20 世纪 60-80 年代甩手功曾经是公园里非常流行的一种老年人喜爱的锻炼活动方法。在传统武术中也有很多活动臂膀的技法和功法的。但是，由于甩手功动作十分简单，方法很多，也不统一，也算不上什么养生功法。故也无人重视对该方法进行科学的梳理和规范，更未见分析其中的健身原理。该方法流行到台湾后，经李凤山先生整理后，称之为“平甩功”，并通过新媒体得到了广泛的传播。

本踮脚甩手功对传统武术中的活臂法和流行的甩手功进行了科学的梳理，以中医经络等学说理论予以指导，结合千年传统养生功法要领对其动作作出了调整，严格规范其要求，使该功法动作简单，功效明显加倍，成为适合不同年龄层，老少皆宜，可在不同场合进行自我锻炼的一整套养生功法。

（一）功法练习一

踮脚甩手功一

1. 动作说明

① 预备式，两脚分开，平行站立，与肩同宽。两脚脚心空起，十趾轻轻抓地，双膝微屈，两臂放松，两掌掌心朝内，自然垂于体侧。

目光平视，两唇微合，舌抵上腭，上下齿自然叩合，如图 11-6-3-1 所示。

② 两臂伸直，向胸前平举，高与肩平，双掌掌心向下，目光平视前方，如图 11-6-3-2A/B 所示。

③ 两臂放松，自然直臂下落，经身体两侧，向身后摆动，双掌掌心向后向上，同时，两脚脚尖同步踮起，竖颈，头向上顶，目视前方，如图 11–6–3–3A/B 所示。

④ 两臂放松，保持伸直，自然回落下摆，经身体两侧，向胸前回摆，至高与肩平，双掌掌心向下。同时，两脚脚跟同步落下。目光保持平视前方，如图 11–6–3–2A/B 所示。

⑤ 继续动作② – ④，循环往复的持续摆动，同步有节奏地甩手、踮脚，保持舌抵上腭，用鼻腔进行自然呼吸。

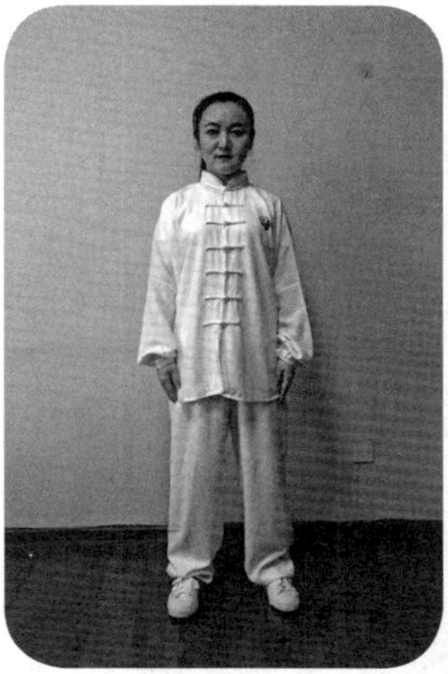

图 11–6–3–1

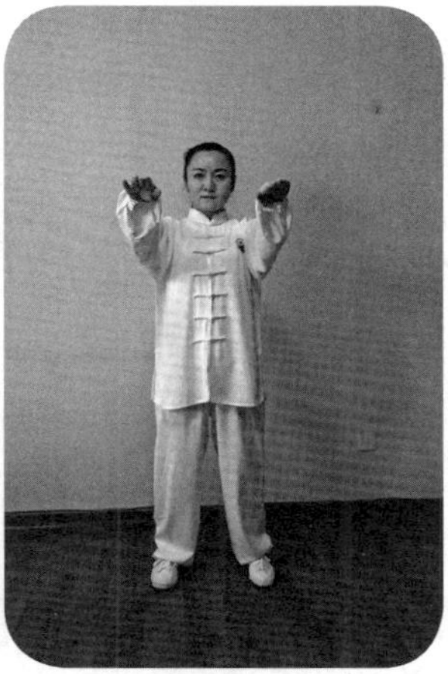

图 11–6–3–2A

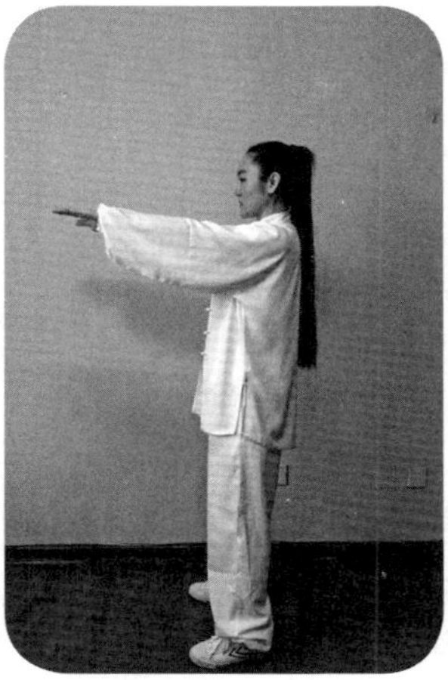

图 11–6–3–2B

2. 动作要领

① 全身保持放松，呼吸自然，保持舌抵上腭，以鼻呼吸。手臂后摆甩动时，呼半口气；手臂回摆时自然吸入半口气。

② 速度保持均匀，以 40 ～ 50 次 / 分钟左右为宜。年龄大的可以适当放慢速度和节奏。

③ 注意：在做动作③时，随着手臂的向后摆动，脚尖要尽可能的用力踮起（踮脚是本套功法非常重的要动作要领）；身体踮起时脊柱要拉直，挺腰、竖颈，头顶尽可能悬起（上顶）；手臂放松，在保持身体直立的状态下，尽可能自然向后用力甩动，力灌指尖。

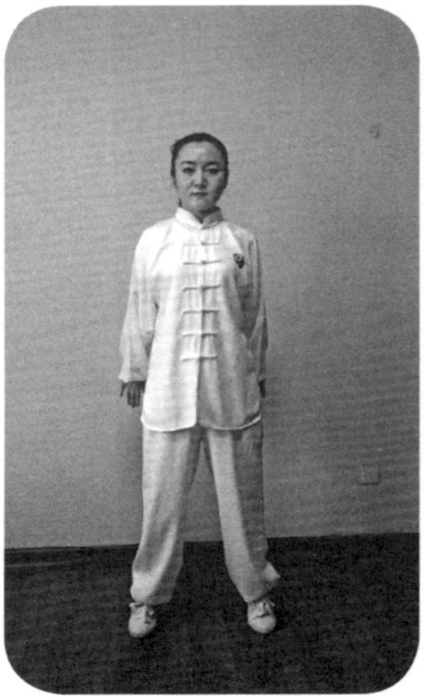
图 11–6–3–3A

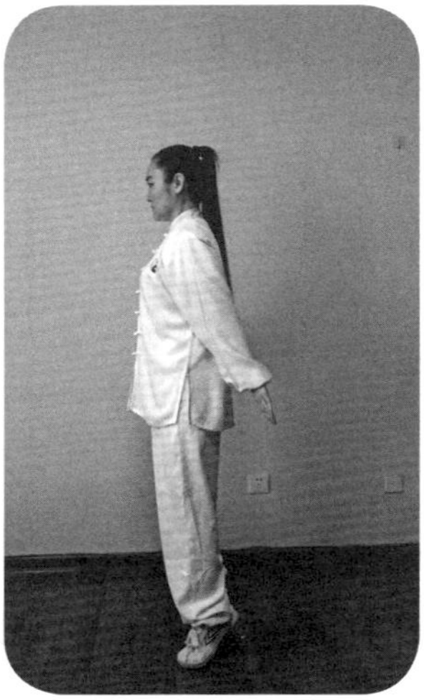
图 11–6–3–3B

（二）功法练习二

踮脚甩手功二

1. 动作说明

① 预备式，两脚分开，平行站立，与肩同宽。两脚脚心空起，十趾轻轻抓地，双膝微屈，两臂放松，两掌掌心朝内，自然垂于体侧。

目光平视，两唇微合，舌抵上腭，上下齿自然叩合，如图 11–6–3–1 所示。

② 两臂伸直，以双掌掌背为领，两臂直臂经胸前向上摆动，高至头顶，双掌掌心向前，掌心与掌背在头顶上方相叠，同时两脚脚跟踮起，目光平视前方，如图 11–6–3–4A/B 所示。

③ 两臂放松，自然直臂回落，经胸前落下，垂于身体两侧，向身后摆动，

双掌掌心向后向上，同时，两脚脚跟同步落下。目光保持平视前方，如图 11–6–3–2A/B 和图 11–6–3–3A/B 所示。

④ 继续动作② – ④，循环往复的持续摆动，同步有节奏地甩手、踮脚，保持舌抵上腭，以鼻腔进行呼吸。

2. 动作要领

① 全身保持放松，呼吸自然，保持舌抵上腭，以鼻呼吸。手臂在向上向后甩动时，呼半口气；手臂回摆时自然吸入半口气。

② 速度保持均匀，以 40 ～ 50 次 / 秒左右为宜，年龄大的可以适当放慢速度和节奏。

③ 注意：在做动作③时，随着手臂的向后摆动，脚尖要尽可能的用力踮起；身体脊柱拉直，挺腰、竖颈，头顶尽可能悬起（上顶）；手臂在保持身体直立的状态下，尽可能向后用力甩动，力灌指尖。

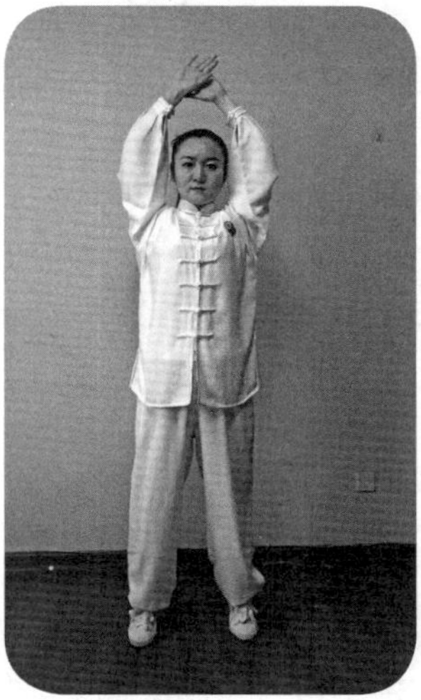

图 11–6–3–4A

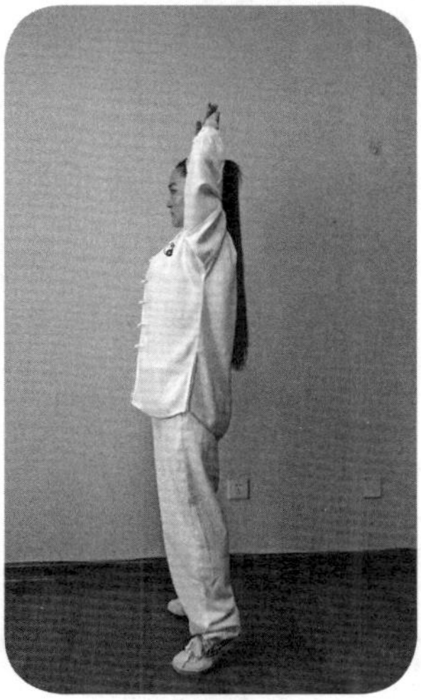

图 11–6–3–4B

（三）功法练习三

踮脚甩手功三

1. 动作说明

① 基本动作及要领均与功法练习一完全相同，但是在功法练习一的基础上增加了一个下蹲动作。

② 在重复功法练习一中的动作① – ③时，可以每 5 次下蹲一次。即在完成第 5 遍甩手后，当手臂回摆做动作④时，两腿弯曲下蹲。两臂保持与肩平，双

掌掌心向下，两脚脚跟落地后，脚后跟随即可微微踮起，以前脚掌支撑，保持平衡，目视前方，如图 11–6–3–5A/B 所示。

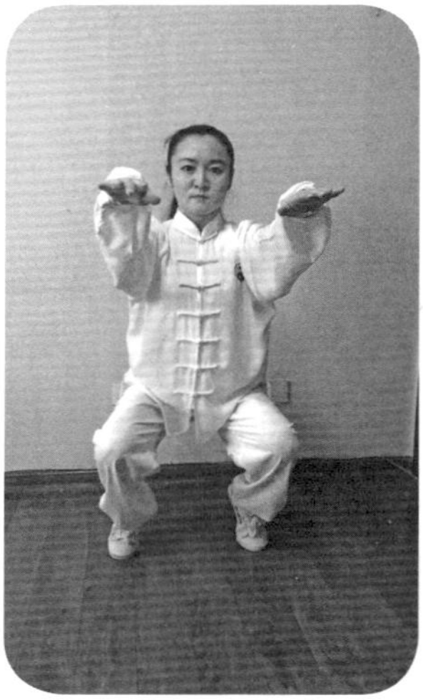

图 11–6–3–5A

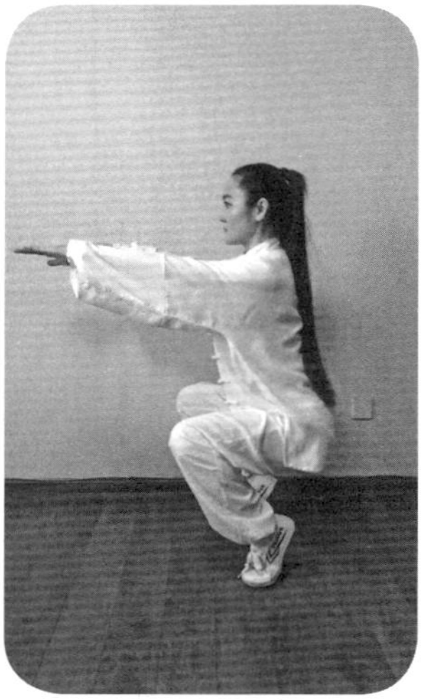

图 11–6–3–5B

③ 随后两腿站起，继续动作③的两臂后摆动作：两臂放松，自然直臂下落，经身体两侧，向身后摆动，双掌掌心向后向上，同时，两脚脚尖同步踮起，竖颈，头向上顶，目视前方。如图 11–6–3–3A/B 所示。

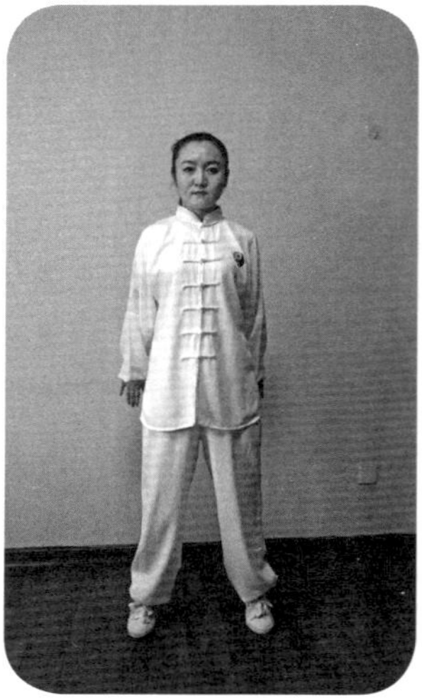

图 11–6–3–3A

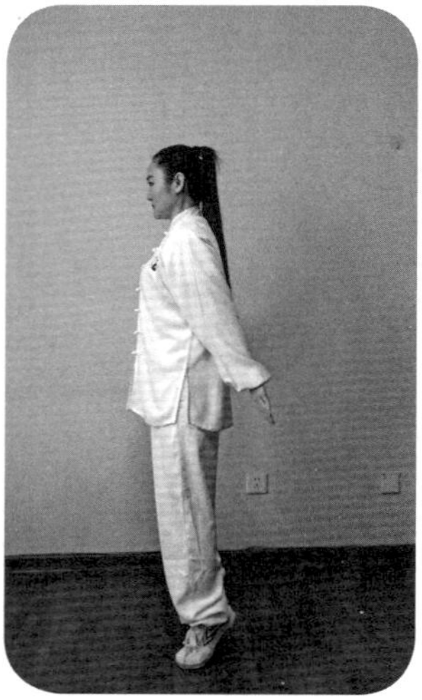

图 11–6–3–3B

2. 动作要领与注意事项

① 所有动作要领均与功法练习一相一致。

② 注意下蹲动作时的要领，两臂保持平举与肩同高，注意挺腰，身体上半部保持直立，两脚后脚跟要自然的微微抬起，保持全身平衡。两个膝盖微微撑开，分别与两脚的无名指相对应，从而有效避免身体的重量全部压在膝盖上（这点非常重要）。由于下蹲时，两脚踮起，改变了膝关节的角度，同时增强了两腿的肌肉力量，可有效保护膝盖，避免各种损伤。

③ 踮脚和下蹲动作看似简单，但是初练者可以从 5 ～ 10 分钟起步，逐步增加时间。因为，第一次大腿和小腿的肌肉可能会有一点酸痛，但是只要坚持，循序渐进就，定将收获明显的效果。

④ 为了安全起见，老年人比较适合功法一二的练习，中青年适合功法二三的练习。一般保健，每次练习应该在 10 分钟以上；如果希望达到调理治疗的效果的，应该每次达到 20 分钟以上。

（四）功法练习四

踮脚甩手功四

1. 动作说明

① 预备式，两脚自然分开，平行站立，两脚间隔一掌宽。两脚脚心空起，十趾轻轻抓地，双膝微屈，两臂放松，两掌掌心朝内，自然垂于体侧。

目光平视，两唇微合，舌抵上腭，上下齿自然叩合，如图 11–6–3–6 所示。

② 两臂伸直，以双掌掌背为领，两臂直臂经胸前向上摆动，高至头顶，双掌掌心向前，目光平视前方，如图 11–6–3–7 所示。

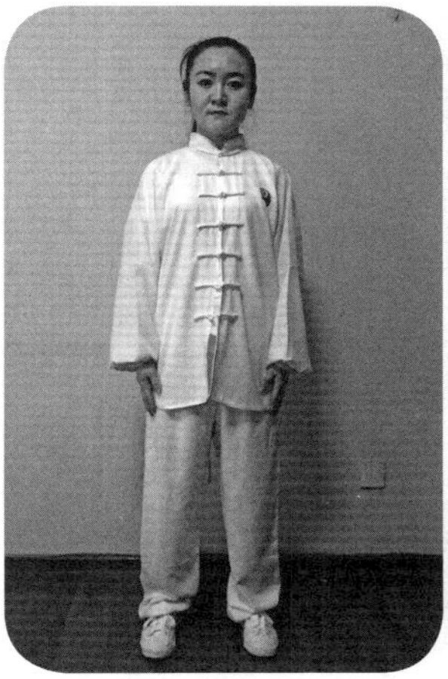

图 11–6–3–6

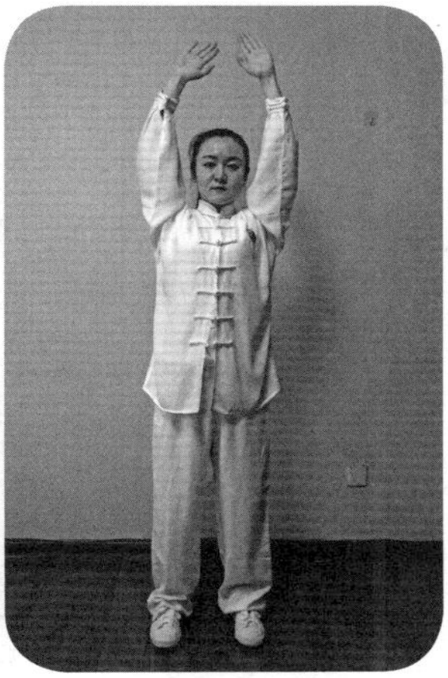

图 11–6–3–7

③ 身体微微向右转动，两臂放松，自头顶同步向前后分开。即：左臂直臂向前向下摆，至与肩平；右臂同步向后，右掌向后向下，直臂下摆至与肩平。目视右掌，如图 11–6–3–8A/B 所示。

④ 接上动不停，身体向回转动，两臂同步直臂继续下摆，即：左臂直臂掌心向下自身前向下摆动，至身体左侧；右臂直臂掌心向内，自身后向下摆动，至身体右侧，如图 11–6–3–9 所示。

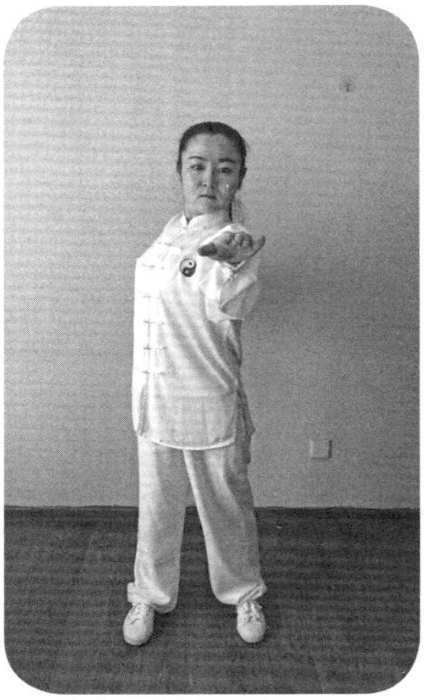

图 11–6–3–8A

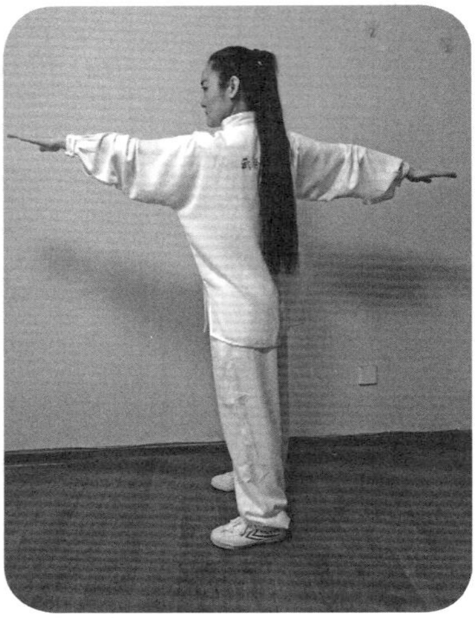

图 11–6–3–8B

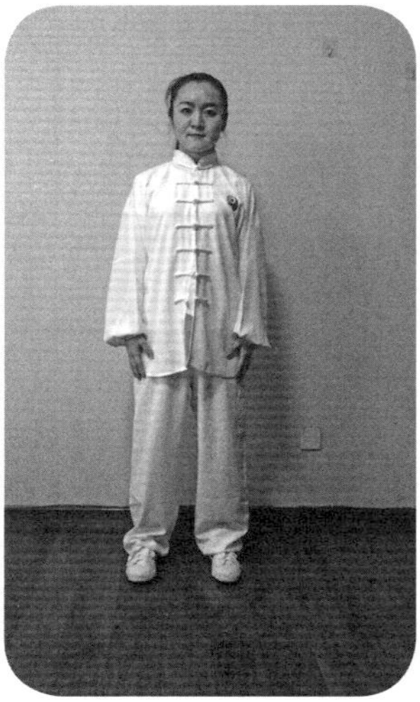

图 11–6–3–9

⑤ 接上动不停，身体向左转动，两臂同步直臂上举，即：左臂经身体左侧向身后摆动，掌心向下，至与肩平；右臂经身体右侧向身前摆动，掌心向下，至与肩平，目视左掌，如图 11–6–3–10A/B 所示。

⑥ 左右两臂继续直臂上举，即左臂自身后上举至头顶；右臂自身后上举至头顶；目视前方，如图 11–6–3–7 所示。

⑦ 继续重复③ – ⑥的动作，两臂伸直，一前一后不停向相反的方向抡臂摆动。

⑧ 两臂抡臂重复摆动若干次以后，可以同步更换方向，保持向相反的方向摆动。

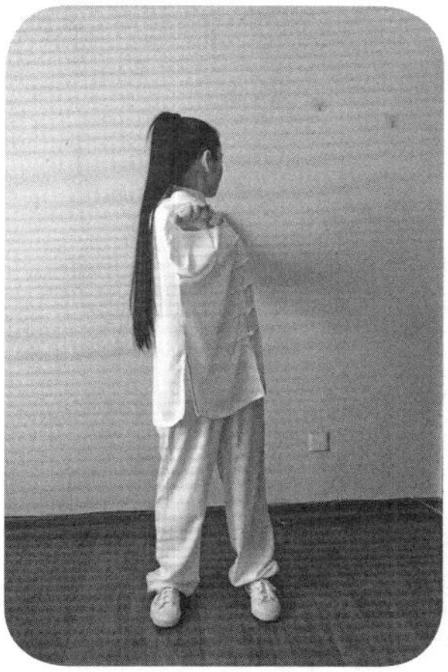

图 11–6–3–10A

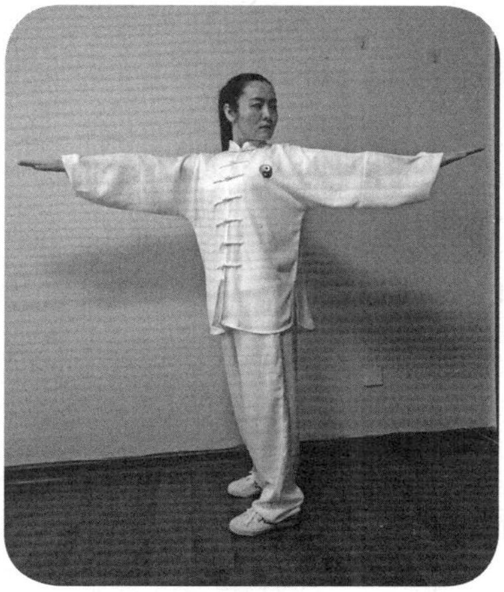

图 11–6–3–10B

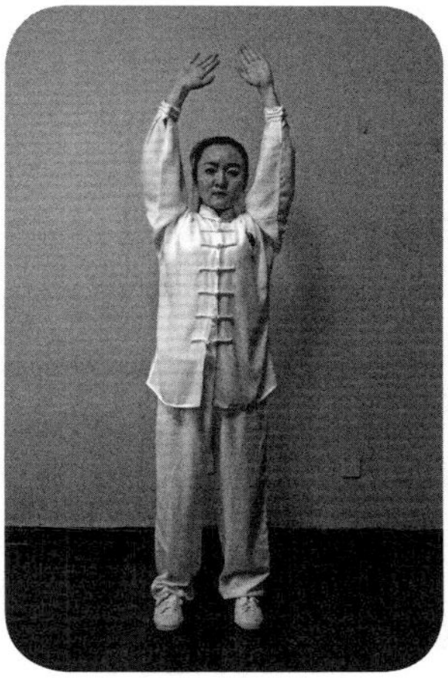

图 11–6–3–7

2. 动作要领与注意事项

① 本套活臂法是训练两臂协调反应能力的方法，训练小脑对身体各部分动作支配的协调能力。看似简单，对初习有一定的难度，很可能不适应，不协调。因此要循序渐进，由慢到快，可以从头顶部两臂的交叉点开始向不动方向运动，两臂保持同步运行。

② 运动中两肩两臂保持放松状态，在两臂划大圆圈摆动时，腰部随臂摆动自然转体，尽可能让两臂摆动轨迹的两个圆圈保持平行无交叉。

③ 可以先练习朝一个方向摆动，由慢而快。练习熟练了，再改换方向朝另一个方向摆动。呼吸保持自然状态即可。

④ 本功法不仅可以有效活动两臂臂膀和两肩，力灌指尖，还可以有效活动腰胯。最明显有效的是锻炼头脑的反应和对肢体的支配控制与协调能力。动作熟练后，可以即兴随时变换两臂的摆动方向。

（五）功法练习中的要领与原理解读

踮脚甩手功和活臂法虽然看上去都是一些非常简单的动作，实际上内含着有关人体内在自然规律的功法原理。如果能在这些功法拳理的指导下进行练习，不仅能提升对动作的理解，更可以提高练功的效果。

1. 四梢三心归一论

“舌为肉梢，选为骨梢，指（趾）为筋梢，发（毛孔）为血梢”。“四梢”理论是武术和中医练功中都十分注重讲究的理论。因此，在本功法中强调四梢要扣合。舌抵上腭搭“鹊桥”（指接通任、督二脉）则津液上注，气血流通；齿要叩，则气贯于骨髓；指（趾）要扣，则气注于筋；发要紧（竖颈，头顶悬），毛孔要紧。四梢一齐如法为之，无分先后迟速，四者缺一则气散而力怠。

人之一身，皆身四梢，筋梢、血梢、骨梢、肉梢。此四梢者，一动而能变化无常。

发为血梢，属心。心怒气生，气冲血动，血轮发转，精神勇敢。毛发虽微，怒能冲冠。气足血旺，力能撼山。

爪为筋梢，属肝。手脚指（趾）功，手抓脚蹬，气力兼并，爪生奇功。

齿为骨梢，属肾。化精填骨，骨关齿坚，保齿之道，最忌热凉。冷冬炎夏，唇包齿藏。年迈耆老，上下成行。

舌为肉梢，属脾。脾醒舌灵，胃健肉长。坤田气壮，肌肉成强。实充腑脏，刚柔悠扬。

三心者，手心、脚心、顶心是也，用之时手心要扣，脚心要悬，顶心要紧。

——《习功七论》（摘自《吴斌楼戳脚翻子全书》）

2. 十四经脉贯全身，气血直养脏腑功

踮脚、甩手的动作看似简单，若得其要领则可迅速调动人体的十四经脉。随着踮脚和甩手，将推动人体气血在十二经脉中的运行，力贯指（趾）尖。挺腰、竖颈、舌顶有助于任督二脉的畅通。人体经脉畅通，气血便可自然调养五脏六腑之功能。

（注：在马王堆出土的两千多年前的汉代养生功法中，便已有了踮脚的功法内容）。

3. 足，实为第二心脏，故有“足泵”之说。配合甩手踮脚，适时下蹲，踮起运功，有助于“足泵”的进一步发挥，可有效改善人体的血压。

踮脚甩手功虽然动作简单，却可以有效快速调动全身气血在十四经脉中的畅通运行，是一项方便大众易于普及的功法。其中有关“四梢三心归一论”“经脉、气血、脏腑”的理论和“足泵”之说，同样适用于很多传统功法，各家功法功效的关键恰恰在于对动作要领的理解和把握。

四、转脚运腿功

转脚运腿功是一种躺在床上锻炼的传统养生保健功法，非常适合于每天清晨起床前进行练习。俗话说“人老先老腿”，可见运腿溜腿的重要性。本套功法看似十分简单，功效却也十分显著。

转脚运腿功

练习准备

仰面平躺在床上，双脚伸出床沿，也可以躺在地板、瑜伽垫上练习。

1. 练习动作一

① 两腿伸直，两脚自然分开，两脚脚腕同时向内转动，如图 11-6-4-1 和图 11-6-4-2 所示。两脚如此连续反复转动 64 遍。

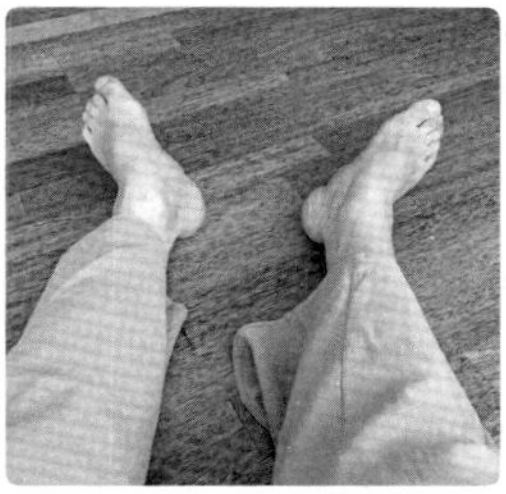

图 11-6-4-1

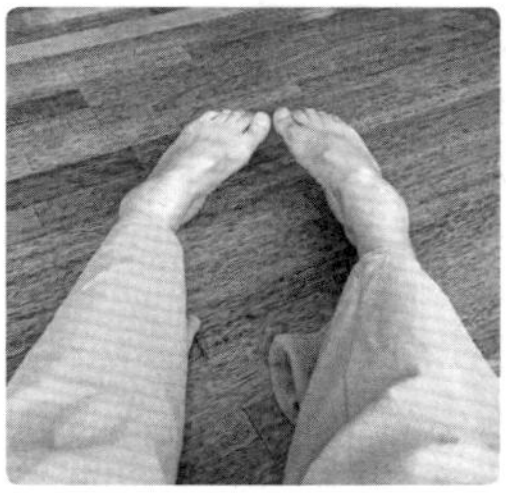

图 11-6-4-2

② 两腿伸直，两脚自然分开，两脚脚腕同时向外转动，如图 11-6-4-3 和图 11-6-4-4 所示。两脚如此连续反复转动 64 遍。

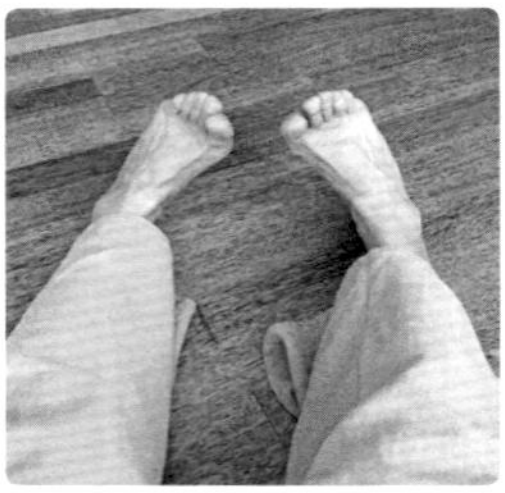
图 11-6-4-3

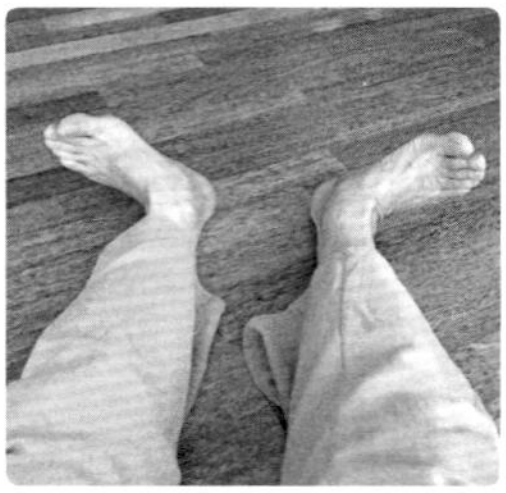
图 11-6-4-4

2. 练习动作二

① 两腿伸直，两脚自然分开，两脚十趾勾起，尽可能地张开，同时以前脚掌尽力向前抻出。如图 11-6-4-5 所示。

② 两腿伸直，双脚十趾抓拢，由双脚脚踝带动脚背尽力收回，如图 11-6-4-6 所示。

双脚十趾如此连续反复抓 64 遍。

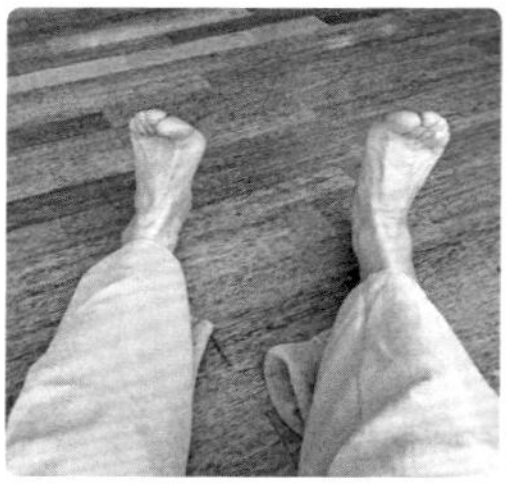
图 11-6-4-5

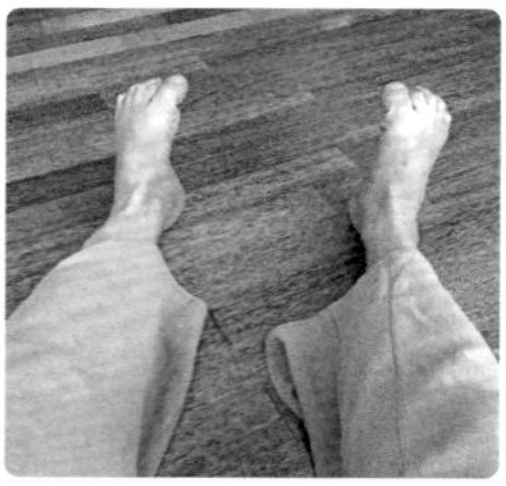
图 11-6-4-6

3. 练习动作三

双腿伸直，两脚自然分开，以臀部和腰骶部为支撑点，两腿及脚尖尽力崩直，双腿双脚同时悬空抬起 10 cm 左右，目视脚尖，如图 11-6-4-7 所示，然后放下。

双腿如此连续反复抬起 64 遍。

4. 练习动作四

双腿伸直，两脚自然分开，双腿伸直，两脚大拇趾和二趾，两脚趾交错用力弹动，如图 11-6-4-8 ～图 11-6-4-9 所示。

双腿两脚大拇趾和二趾，两脚趾交错用力反复弹动 64 遍。

5. 练习动作五

① 两腿伸直，两脚分开，勾脚尖，同时提膝收回到胸腹前，如图 11-6-4-10 所示。

② 两腿以脚跟为领，同时用力向前蹬出，如图 11-6-4-11 所示。

双腿同时连续反复收回、蹬踹 64 遍。

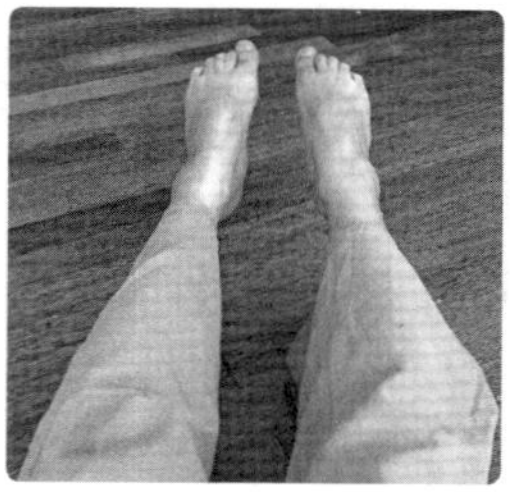

图 11-6-4-7

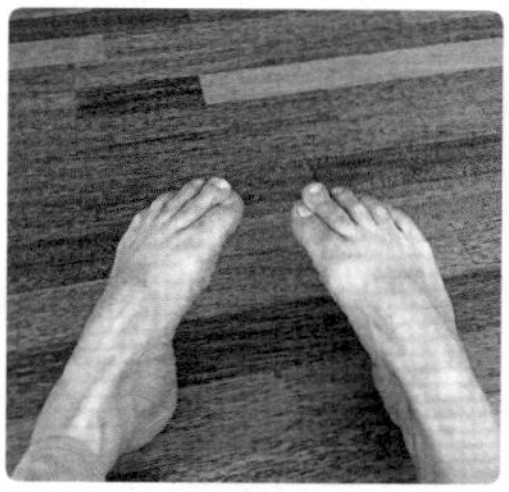

图 11-6-4-8

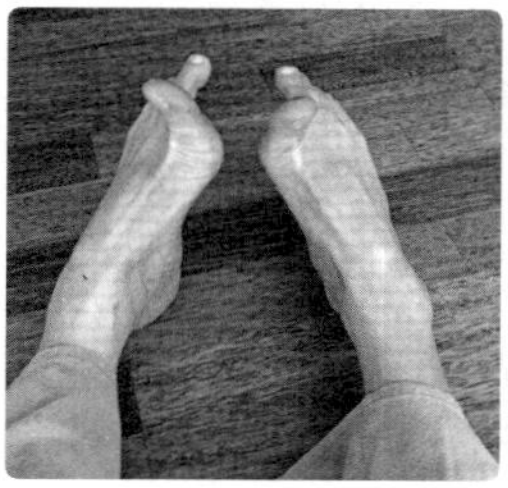

图 11-6-4-9

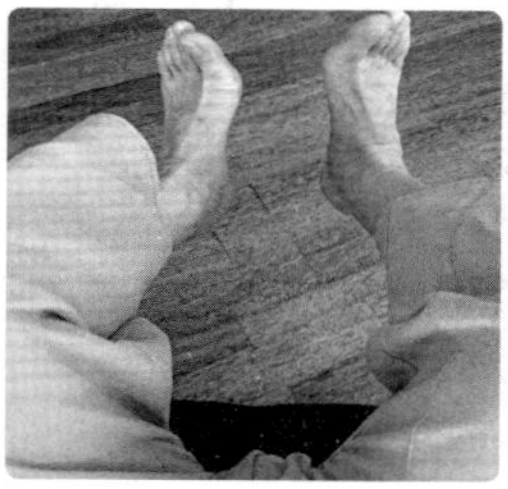

图 11-6-4-10

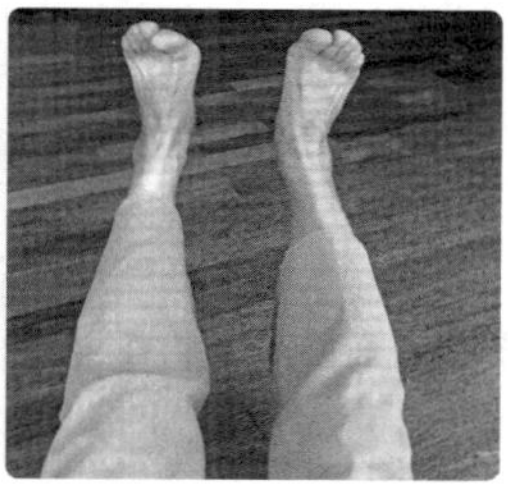

图 11-6-4-11

6. 动作要领与功效原理说明

① 在做动作一时，无论脚踝向内旋转还是向外旋转，脚踝都要尽最大幅度进行旋转。同时，脚趾也要配合脚踝随旋转尽最大幅度勾起和崩直，从而使转脚运腿起到最佳效果。

② 在做动作二时，要注意脚踝、脚掌以及脚趾的抻拉和收缩都要尽可能做到极限幅度。这样才能有效带动小腿和大腿，乃至腰部肌肉群的运动。

③ 做动作三，两腿崩直悬空抬起时，身体要尽可能保持平衡。有条件者在抬起时，可以尽可能多悬空一些时间，将有效提升腰腹部和腿部的肌肉力量。

④ 在做动作四时，交错弹动两脚大拇趾和二趾，不仅可以锻炼趾尖的力量和协调性。同时两趾也是足少阴脾经和足少阴肾经的起始点，十分有助于两条经脉气血的运行。

⑤ 在做动作五时，两腿收回、蹬踹要快速有力。

在《踮脚甩手功》的“四梢三心归一论”中讲到“爪为筋梢，属肝。手脚指（趾）功，手抓脚蹬，气力兼并，爪生奇功”。十趾同为筋梢，转脚运腿可以快速有效地调动全身气血在十四经脉中的畅通运行。特别是两腿内外各三阴三阳六条经脉，两脚也是所有经脉的末端和起始点，转脚运腿可有效带动周身气血的运行，以及腰部、腿部、踝部、十趾筋腱、腹肌各肌肉群的整体运动。该功法是一种非常适合每日清晨睡醒后的最好的苏醒运动。运动结束后，坐在床沿做上身其他保健功法的同时，也可以继续转动脚踝。

该功法看似腿部的梢节运动，实际上不仅活动了全身的经脉，特别是活动到了腿部所有关节、筋腱和肌肉群，从腰胯、腰背肌、腹肌、腿部到膝关节、踝关节肌肉群，直至趾关节。不仅是增强力量，也提高了灵活性和协调性。由于本功法属于非承重性训练，所以对各关节没有任何损伤，特别是对于行走运动比较困难的老年人，更是首选的运动养生保健方法。

全套功法完整（各 64 遍）做下来可能会比较累，其运动量和效果不亚于步行半小时以上。习练者可以因人而异，循序渐进，老年人或可适当减半练习。

五、八段锦及其他保健法

床上八段锦，床下六段功，以及洗髓筋等都是优秀的中国传统保健功法。八段锦在历代流传中形成许多练法和风格各具特色的流派，它动作简单易行，功效显著。古人把这套动作比喻为“锦”，意为动作舒展优美，如锦缎般优美、柔顺，又因为功法共为八段，每段一个动作，故名为“八段锦”。整套动作柔和连绵，滑利流畅；有松有紧，动静相兼；气机流畅，骨正筋柔。

八段锦的每个动作导引的经脉不同，调动不同的脏腑，同时配合均匀的呼吸使人体内外气血得到整体的调动，从而达到祛病强身的目的，流传最为广泛，学者可以根据自己的爱好选择相应功法进行练习。

八段锦分为坐功和站功，其作用原理和锻炼方法大同小异，在此只将八段锦功法口诀列载于下，具体方法不过多赘述。

八段锦功法口诀

双手托天理三焦，
左右开弓似射雕。
调理脾胃须单举，
五劳七伤向后瞧。
摇头摆尾去心火，
两手盘足固肾腰。
攥拳怒目增气力，
背后七颠百病消。

八段锦、六段功和洗髓筋等功法彼此都有许多相通和重叠之处，均属于自我保健按摩与吐纳导引相结合的自我保健功法。每个人可以根据个人身体状况、作息时间及个人喜好进行选择锻炼。

第七节　自我锻炼调理中的注意事项

在进行自我锻炼调理的过程中有几点需要注意的：

一、锻炼的过程要尽量做到放松，身体上放松，气血的运行才不受阻滞；心理上放松，调畅情志气血才能自然运行。

二、锻炼中有许多动作、神情、意念的要领是十分值得注意的。运气之说有二，一曰养气，二曰练气。

在著名秘传拳经《温家教育术》的《三心练气说》中称："三心要并，是顶心、手心、脚心。顶心要紧，手心要扣，脚心要扣。三者齐扣，使气会于一处。顶心不紧则张，气散意乱，气不能入于丹田。脚心不扣则张，下肢欲使进退，足根无力，步法则乱，气不能返于丹田。手心不收扣则张，上肢搏转无力，气不能收于丹田。三心齐扣，而气始可归于丹田。丹田之气足，发于脾脏，由脾脏发于四肢也。"

只有掌握该要领，才能做到"紧而不僵，松而不泄"。在意念方面，《六意连络论》中称："六意要连者，脑意、心意、气意、力意、筋意、血意，六者连而为一，即所谓内六合也。故六者，以脑为谋，以心为主，气为元帅，力为将士。筋能生津液，血能养气者，盖血不充则气不足，脑心虽有主谋亦无所用。故血养足，筋力练好，而后可以外帅筋力意，内应脑心意，六意之连，亦以气血为先者。"

三、自我锻炼的过程中要尽量避免过劳，循序渐进。练功环境要适宜，益选择空气流通，气候温和的场所，练功衣着要宽松。

四、按照要求应当每天坚持练习，日久则能见成效，信心自然增强。

五、饮食起居要有规律。保持每日三餐，重视早餐营养。按时作息，以待精气的补养。

第十二章

武医经络调理师综合素质修养

随着武医健康养生学学科的建立，以及这一新兴健康服务产业的形成，又一个新的职业产生了，这就是武医经络调理师。

武医经络调理师是我国新兴健康服务产业中的知识型、技能型的综合专业人才，符合当前时代的需求。作为中华传统文化武医之道的独特瑰宝，经络调理在中国有着几千年的悠久传统和文化内涵，具有理法兼备、兼容并蓄的特点。作为一名武医经络调理师，有必要对武医经络调理及其具体执业要求有一个完整的了解和认识。

第一节　武医经络调理师

一、什么是武医经络调理师

武医经络调理师是指能够运用中华传统武医和武医健康养生学中的理论知识与技能，对社会个体和群体的综合体质状况进行分析、评估和调理，通过综合性经络调理手段，促使不同体质人群的身体状况实现阴阳平衡，增进健康、延年益寿的专业技术人员，并能向大众传播、传授武医健康养生的理念与功法。

二、调理师修炼武功的重要性

中医的核心思想就是“扶正固本”，也就是说一切的治疗手段都是为让人体回归于先天本来的状态，否则就是背道而驰，必将带来相应的因果。人体本来就是“天”造的，先天的生命程序相当于一部由“精、气、神”组成的最先进的全自动化系统。自古中医讲究“医德”和“内观”，医者首先必须是“自医”者。只有中医祖先的智慧才能拯救我们自己，才能让我们还原回生命的本原。习武修身正是“扶正固本”，“正气存内，邪不可干”的最佳途径和方法。修身明德从正心开始，唯有正心才能修身，解决一切健康危机。《灵枢·天年》曰：“血气已知，荣卫已通，五藏已成，神气舍心，魂魄毕具，乃成为人。”“正心”是内求，是最简单、最显而易见的“治疗”手段。何为正心？就是无我，以“人类命运共同体”为心，心怀天下，与家、国、天下同心同德。有正心，自然就有正能量。这就是人体最强的免疫力，也就是最根本的“扶正固本”之源。唯有“正心本体”方能重塑我们的生命系统，重回本来的健康状态，自然能抵御一切“外邪”，并可驱使一切外邪皆归于正，这也是正本清源必经的过程。

众人皆知“正心、修身、齐家、治国、平天下”。而《礼记·大学》则言明："古之欲明明德于天下者，先治其国；欲治其国者，先齐其家；欲齐其家者，先修其身；欲修其身者，先正其心；欲正其心者，先诚其意；欲诚其意者，先致其知，致知在格物。物格而后知至，知至而后意诚，意诚而后心正，心正而后身修，身修而后家齐，家齐而后国治，国治而后天下平。"然而，切不可忽略其中的逻辑关系，唯有格物、知至、诚意在前，才有其后。修身、治国、平天下的基础在于格物和致知。习武练功可以说是"格物、致知、诚意、正心"，知天理而正心的最佳载体与途径。

武医经络调理师在长期的习武修身过程中，比较容易"扶正固本"，参悟天理，知行合一，渐入"天人合一"之境。"天人合一"是全人类应该达成的共识，也是全人类唯一的生存之道。武医经络调理师必将在拯救人类，共度危机中有所担当。

三、武医经络调理师的综合素质与社会价值

武医健康养生这一新兴服务产业具有区别于其他医疗与健康产业的鲜明特点，这就是武医健康养生产业可以不依赖于任何器材、设备、保健品和药物。该产业在武医健康养生学的技术、培训、考核、认证体系确立后，武医经络调理师的基本素质就成为决定的因素。武医健康养生产业兴旺与否，直接取决于武医经络调理师的综合素质。

因此，武医经络调理师首先需要通过强化培训，较系统地掌握武医健康养生学的基础理论、基本调理技法和养生功法，使自身的身体综合素质得到全面提高，同时还要建立起正确的人生价值观与健康养生理念，具有仁爱之心，以自身的健康体魄与所掌握的娴熟的调理技法，为众生送去健康的福音。

武医经络调理师是宣扬"天人合一"回归自然，树立健康生活与养生理念的传播者和践行者。大量武医经络调理师的问世，必将有效地改善全民的健康生活理念和体质。在解决大量人员就业的同时，还将大大缓解国家医保问题和社会老龄化带来的种种危机与压力，从而营造一个全民和谐的社会与世界。

随着武医健康养生学的成熟，在东西方文化的交流碰撞中，未来整体医学将在世界上被更加广泛的接受，武医经络调理师专业人才的需求也将愈加广泛。武医经络调理师人才的输出，将成为向全世界传播中华传统文化的使者，为世界人民送去武医健康养生这一中华文化之瑰宝，并将以此作纽带，造福全人类。

第二节　执业要素的培养

作为一名合格的武医经络调理师应该具备四项基本执业要素：高尚医德与仁爱之心，娴熟专业调理技法，扎实武医理论基础，武医兼修练用融合。

一、高尚的武道医德

武医调理师虽然不一定是医生，但却是为人们提供健康服务的，因此必须具备高尚的医德和一颗仁者之心，才能安定心志，为顾客精心调理，才能使气至病所，意到气至，达到调理的目的。

古今著名医家均有《医训》作为从事相关职业的行为准则和道德标准。

凡大医治病，必当安神定志，无欲无求，先发大慈恻隐之心，誓愿普救含灵之苦，若有疾厄来求救者，不得问其贵贱贫富，长幼妍媸，怨亲善友，华夷愚智，普同一等，皆如至亲之想。亦不得瞻前顾后，自虑吉凶，护借身命。见彼苦恼，若已有之，深心凄怆，勿避险恶，昼夜寒暑，饥渴疲劳，一心赴救，无作功夫形迹之心。如此可为苍生大医，反此则是含灵巨贼。

——古代大医家孙思邈《大医精诚》

一、医为仁术，济世活人，医家有割股之心，这是医界之美德，民族传统之美德。二、以仁爱之心，救死扶伤，扶贫济困，善心善意为病家服务。三、努力学习，虚心求教，不骄不躁，与人为善。四、弘扬华夏文化，积极继承祖国的医药学，使之发扬光大，屹立于世界，为人类健康做出贡献。

——当代中医泰斗吕炳奎《医训》

医训以仁术、爱心、读书、继承和发扬等方面告诫大家，习武行医做人的准则。语言通俗，易懂易记，做起来却并不容易。

“大慈恻隐之心”和“医家割股之心”是中华传统医家自我鞭策的基本信条，也充分体现武医调理师起心动念的基本守则。只有每一位调理师都建立起正确的人生价值观与健康养生理念，具有仁爱之心，才能真正以健康的身心体魄为大众送去正能量和健康。

二、娴熟的调理技法

技法娴熟是取得良好疗效的最基本保障，武医经络调理师最重要的是需要通过自己的施术帮助人们解除病苦及防治疾病的发生。如果技法不能达到娴熟的程度，很难解决问题，也不能增强顾客的调理信心，最终达不到良好的效果。

作为武医经络调理师必须在日常的基本功训练中非常熟练准确地掌握人体全身经络穴位的分布与走向，并能非常熟练地掌握和运用各种调理技法和手段，同时，还要能够辨证施治地灵活运用这些调理技法。欲达到技法娴熟的程度，就必须坚持和强化基本功的训练，逐步达到心念、气息与动作相应，自然地融为一体。

三、扎实的理论基础

武医经络调理不同于一般的保健养生调理，需要在理论知识的引导下，通过调理帮助人们改善和提高全身的健康状况。中医的藏象学说和经络学说等基础理论是发挥和灵活运用武医经络调理技法的基础，只有扎扎实实地掌握武医基础理论，娴熟的技法才能真正在实际应用中辨证施治，得以全面施展。

因此，不仅仅要在入门培训时进行武医基础理论的强化培训，在日常的调理工作依然需要不断保持和提高武医基础理论的水平，为成为健康生活与养生理念的传播者和践行者打下良好基础。

四、武医的兼修融合

武医经络调理师不同于一般的中医大夫和各类保健技师，不仅要有扎实的武医理论基础和娴熟的专业调理技法，还要具有扎实的武功基础。武医的密切结合，修炼与运用融合一体，既增强了调理的疗效也为调理师自身的健康打下良好基础。

作为经络调理师首先自身应该有一个强健的体魄和正能量，才有能力帮助别人疏通经络，获得健康。例如，经络调理师所要练习掌握太极行功、六字诀、运掌八法等多种功法。六字诀是通过调身、调息、调心而使人体进入一种整体和谐状态，心身的放松是人体完全放松的最理想的状态，这时人体不会受到外在因素的而影响，气血的运行纯任自然，此时也是自身自我修复功能最佳的时间段。六字诀最重要的目的就是调节循环，身体循环好了，其他的状态跟着好，循环不好其他的都不用说了。

运掌八法的训练强调肢体的运动要自然遵循沉、浮、偏、侧、伸、屈、旋、平的状态变化，一动一静之间均应符合经脉的运行、筋骨之间的开合状态、脏腑气血虚实的变化规律，日常一站一坐均应符合桩功的特点，遵循练功时的各项要点。长期如此，习惯自然地疏通气血的运行，顺应筋骨关节的变化，方能有效的疏通经脉，平衡阴阳。推拿、捶疗、针灸等各种调理手法也当遵循其特点，才会对下手之处更有体会。过去这些方法在属武林密而不传之法，其原理方法看似简单，但只有下功夫体会才能掌握其中的精华奥妙，练习者务必珍惜之，使其在自己身上发挥实效。

毋庸置疑，功夫已经成为检验武医经络调理师调理技能与水平的重要标识之一。所以，经络调理师每天必须进行相关功法的锻炼，让自己拥有一个强健的体魄。长期的习武练功还有助于养成良好的形体动作习惯，可以有效地保护自己，避免身体动作不当造成的，如腱鞘囊肿、颈椎和腰椎等职业病。在日常为他人调理身体，接触比较多的往往都是各种各样的负能量（患者身上的病气等），只有长期练功有了“金刚护体”，方能做到百邪不侵。

同时，作为武医健康养生文化的传播者和践行者，通过长期的文武兼修，脱胎换骨地改变自己的气质、形象和自信心，达到使自身成为健康的表率，并为调理水平与功效的提升积蓄正能量之双重目的。

第三节　其他综合素质与修养

一、调理师的服务对象和工作范畴

1. 服务对象

武医经络调理师的服务对象是不分年龄、不分性别、不分职业的，各行各业不同年龄段的人，从婴幼儿到耄耋老人，都会有各种各样的身体不适。大部分都是因为长期的伏案工作、学习、超负荷劳累以及长期不良生活习惯累积起来形成的，有的已经发展成了慢性病症，有的长期身体不适，使之处于亚健康状态。

但随着时代的发展人们都逐渐开始注意自己的身体，养生保健的方法也逐渐深入大家的日常生活了，人们在疲劳不适的时候来到调理机构，这时调理师的作用也就可以充分体现出来了。应该为需要调理的服务对象提供全面、热情、周到的服务，以此来缓解和改善调理服务对象的不适。

2. 传播弘扬健康理念与方法

每一位武医经络调理师都是崇尚自然健康生活理念的传播者和践行者，因此，无论在日常的工作和生活中都应当积极地宣传和倡导武医健康养生的基本理念和方法。向周边每个人传播主动调理实现自我健康养生的意识，培养健康的生活习惯、动作习惯和工作习惯，真正实现“上医治未病”的目标。

这种传播可分为在日常生活和社会交往中的交流，积极参与和组织武医健康养生的专题普及知识讲座与培训，以及在客户、患者进行在调理过程中的交流与沟通。这些发自内心无所不在的健康生活理念和正能量的传播，往往会在无意识中起到事半功倍的作用，使客户和患者与调理师之间形成积极的配合。

3. 个性化调理服务

成熟全面的武医经络调理师需要对客户的身体健康善进行基本的评估分析，同时根据其状况辨证施治地制定相应个性化调理方案。其中包括，调理手段与方式、调理周期，以及主动（自我）调理的建议等等。

在制定好调理方案后，调理师应当认真精心地进行调理，同时，也要掌握一定的心理学知识，在调理过程中酌情与客户进行良好的交流与沟通，也要注意观察客户的交流意愿，切不要强行灌输，以免引起不必要的反感。

4. 传授主动调理养生功法

武医经络调理师不仅是调理师，也是各种养生功法（主动调理法）的培训师，因此，要求每个武医经络调理师不仅要自己坚持练功，全面掌握各种功法，还要学会掌握相关功法的原理和要领，以及基本的教学方法，努力做到动作准确，口令清晰，耐心细致。

5. 健康档案的建立、维护与管理

武医经络调理师应当养成随时填写建立客户健康调理档案的习惯，健康调理服务档案的建立与维护，无论对于客户还是健康调理服务都具有十分重要的意义。一方面有利于全面和较长期的掌握客户健康状况的变化规律，以及调理过程中的细微变化，必要时可随时作出调整。另一方面，可以积累大量的临床数据和案例，有助于相关应用性和基础性的研究，有效提高调理的效果。

建档是基础，维护和管理也十分重要，应当养成随时进行整理维护的习惯。利用调理的空闲时间及时作整理，以保障第一手档案的准确性，并定期的对档案进行分类、归纳、统计整理和分析。

6. 武医经络调理师的职业要求

武医经络调理师的职业要求和工作范围可概括为：

（1）根据客户身体健康状态制订个性化的调理方案和健康养生计划；

（2）熟练掌握武医经络调理理论知识及基本调理手法；

（3）以武医经络调理手法为客户进行不适症状的调理和健康维护；

（4）为客户提供日常保健养生咨询和功法培训指导；

（5）对客户的健康和疾病状态进行健康检测与评估；

（6）建立、维护和管理客户的健康档案信息；

（7）积极参与和组织各类健康养生普及活动，传播武医健康养生文化；

（8）协助开展武医健康养生的研究开发以及应用成效评估。

二、调理师的形象气质与修养

武医经络调理师由于其训练方法和要求不同于一般的医生、保健师，因此在长期的修炼和修养之中，将会逐步养成一种独特的气质和形象。

1. 第一印象

在人际知觉过程中最初形成的印象起着重要的影响作用，亦即“先入为主”带来的效果，虽然这些第一印象并非总是正确的，但却是最鲜明，最牢固的，并决定和影响着以后双方交往的进程。通常所说“给人留下一个好印象”，一般就是指第一印象。第一印象的好坏，直接决定和影响着后续事情的发展，这是十分重要的。武医经络调理师给人们的第一印象是通过长期独特的礼乐教化及武道训练中逐步培养起来的，从而形成一种独特的气质与形象。

2. 关于礼仪与礼教

礼仪是人们在长期的社会交往中逐步形成的行为规范和准则，具体表现为礼、礼节、仪表、仪式。礼仪是人类文明延续的结果，是一个国家、民族、地区和一个社会及个人道德文化水平发达程度的重要标识，也是一个社会、团体、组织和与个人形象的反映。

礼仪是人类为维系社会正常生活而要求人们共同遵守的最起码的道德规范，它是人们在长期共同生活和相互交往中逐渐形成，并且以风俗、习惯和传统等方式固定下来。对一个人来说，礼仪是一个人的思想道德水平、文化修养、交际能力的外在表现。对一个社会来说，礼仪是一个国家社会文明程度、道德风尚和生活习惯的反映，重视、开展礼仪教育已成为道德实践的一个重要内容。

中国素以“礼仪大国”“礼仪之邦”的美誉著称于世，中国古代的教育思想，不但讲了教育的目的，而且讲了教育的内容。其中，礼被列为“六艺”之首。礼，主要指德育，“不学礼无以立”，不学礼，就站不起来，不能做人。中华文化的精神内涵体现在两个方面，一个是伦理的精神，另一个是艺术的精神，两者相依相存不可分割。中华文化的这种人文精神是通过长期的传统的礼乐教育养成的，礼乐教育中的礼教，指的就是一种伦理教育，体现出的正是伦理的精神，礼乐教育中的乐教，并非仅指音乐的教育，而指的是艺术的教育，体现出的是一种艺术精神。

这里所描述的艺术精神已不止于各门艺术与技艺教育之本身，它要比其本身宽泛得多，而是指体现艺术追求和境界的一种精神，这是一种超越具体艺术与技艺本身的一种精神，武医健康养生学所内含的境界正是值得追求的一门特有的技术和肢体表达艺术。

在中华文化“六艺”的教育中，礼教与乐教是并重的，两者又是紧密结合在一起的。“乐以治心”“礼以治躬”，也就是说乐是治心的，礼是治身的。乐是动于内的，礼是动于外的。在治心修身修内的同时，也要注重外在的形式，方可达到内外合一，内和而外顺了。通过礼乐教化可以使人成为一个真正的人、合格有素养的的人、具有高尚品德与情操的人；对于社会来说，将是一个非常和谐的社会了，而中华武医之道的修行恰恰是贯彻礼乐教化的最佳载体和途径。

在中国社会与国际化接轨的过程中，礼仪将继续为创造和谐的环境发挥巨大的作用。在当今社会中，“礼”是道德规范的重要组成部分，成为邦人之本。

三、仪态举止

众所周知，习武修文之人都十分注重礼仪、礼节，特别是习武行医之人十分强调武德和医德。同时，在日常的行、立、坐、卧之间都十分讲究，要求保持正确的姿式，并养成良好的习惯，行立坐卧见真功。经过长期训练，将练功融于生活之中，定可从每一个修炼者的言谈举止和仪态上看到习武行医之人特有的气质和品质。

主张内外兼修的教育家张伯苓当年曾为南开中学题词：“面必净，发必理，衣必整，纽必结；头容正，肩容平，胸容宽，背容直。”这恰恰可以作为对武医经络调理师仪表和言谈举止的要求的简要概括。

1. 谈话姿势

谈话的姿势往往反映出一个人的性格、修养和文明素质，所以，交谈时双方要互相正视、互相倾听，不能东张西望、看手机、看报、面显倦容、哈欠连天等，否则，会给人以心不在焉、傲慢无理等不礼貌的印象。

2. 站姿

站立是人最基本的姿势，是一种静态的美。习武人讲“站如松”，站立时，如同站桩，身体应与地面垂直，双膝微松重心放在两个脚掌心上，挺胸、收腹、收颏、抬头、两肩放松。两臂自然下垂或在体前交叉，目光平视。站立时不要歪脖、斜腰、屈腿等，在一些正式场合不宜将手插在裤袋里或交叉在胸前抱肘，更不要下意识地做些抖动等小动作，那样有失仪态的庄重。

3. 坐姿

坐，也是一种静态造型，端庄沉稳的坐，会给人以文雅、稳重、自然大方的美感。正确的坐姿应该是：腰背挺直，肩放松。女性应两膝并拢，男性膝部可适当分开一些，但不宜过大，一般不超过肩宽，双手自然放在膝盖上或椅子扶手上。不论何种坐姿，上身都要保持自然端正，要如古人所言的“坐如钟”。

4. 盘腿坐姿

在训练场地无论观看表演或示范需要席地而坐时，也要保持良好正确的姿势。两腿应先交叉站立，然后盘腿坐下。身体腰部要挺直，含胸拔背，抬头收颏，目光平视前方，双手掌心朝下，自然抚于两膝之上，同样应当保持一种“坐如钟”的感觉。

5. 走姿

行走是人生活中的主要动作，走姿是一种动态的美，习武之人讲究“行如风”就是用风行水上来形容轻快自然的步态。正确的走姿是：轻而稳，胸要挺，头要抬，两肩放松，两肩胛骨向后微微收拢，两眼平视，两臂自然摆动。

四、常用礼仪

礼仪的主要功能，一是有助于提高人们的自身修养，二是有助于美化自身、美化生活，三是有助于促进人们的社会交往，改善人们的人际关系，还有助于净化社会风气。

从个人修养的角度来看，礼仪可以说是一个人内在修养和素质的外在表现。

从交际的角度来看，礼仪可以说是人际交往中适用的一种艺术，一种交流方式或交际方法，是人际交往中逐步形成的示人以尊重、友好的习惯做法。

礼仪、礼节、礼貌内容丰富多样，但具有自身的规律性，其基本的礼仪原则有四点，一是敬人的原则，即：施礼要以敬人为首，敬人要由心而发，表里合一，心诚意达；二是自律的原则，即：在交往过程中要求克己、慎重、积极主动、自觉自愿、礼貌待人、表里如一，自我对照，自我反省，自我要求，自我检点，自我约束，不能妄自尊大，口是心非；三是适度的原则，适度得体，掌握分寸；四是真诚的原则，诚心诚意，以诚待人，不逢场作戏，言行如一。

本节中仅选择适于武医之道并与之相关联的一些常用礼仪作简要介绍。

1. 注目礼

在会所、场馆或课堂上，以站姿听课、接受训话或观看表演等场合时使用。身体站立，与地面垂直，两腿自然分开与肩同宽，挺胸、收腹、收颏、抬头、双肩放松。双臂自然交叉在体前（或双手背于身后），以右掌搭放在左手掌背之上，目光平视或注视演讲者。

2. 鞠躬礼

行鞠躬礼，应两腿立正，双目凝视受礼者，然后上身弯腰前倾。男士两臂自然下垂双手可自然贴放于身体两侧裤线处，女士则应两臂自然下垂双手搭放在腹前。下弯的幅度越大，所表示礼敬的程度就越大，通常向前倾斜幅度以45度左右为宜，主要用于向客人、教练和老师行比较正式的礼。若向老师、教练、领导行礼，应当还礼，可示点头礼，鞠躬礼在其他场合主要适用于向长者表示敬重、向他人表示感谢、领奖或讲演之后。

3. 合十礼

合十礼，亦称合掌礼，即双手十指相合为礼。具体做法是双掌十指在胸前相对合，五手指并拢向上，两掌之间掌心微微虚空，指尖与指尖，掌根与掌根相触，掌尖与鼻尖基本持平。双腿并直站立，中身微欠，头微低。

合十是人类原始时代就形成的神圣手式，俗称“合十为礼”，是人们见面和道别的礼节，也是“和平友好”的象征。双手合十可使人心平气合，可让对方消除戒备和恐惧。

4. 握手礼

握手是见面最常用的礼仪，使用时要注意掌握握手的动作要领：

身体直立，伸出右手与对方的右手握拢，左手可自然扶于身前衣襟下摆处。

与人握手时应面含笑意，注视对方双眼，神态要专注、热情、友好而自然。若在非训练场合，口中的问候，也是必不可少的。与人握手无分男女不可以不用力，更不可只伸四个手指（或半个手）给对方。否则会使对方感到缺乏热忱和诚信；同样也不可以过于用力，否则会给对方以示威、挑衅或粗鲁的意味，更不要迟迟不握他人早已伸出的手，握手的时机、分寸和次序也是很有讲究的。

5. 抱拳礼

抱拳礼，是在正式场合以习武人身份面向公众行使的正式礼节，通常在正式比赛、表演、讲话之前后使用。

行礼时要求身体直立，两腿并拢，抬头、挺胸、收腹，两肘撑圆，右手握拳，左手为掌，左掌抚抱于右拳之上，拳眼朝内，目视受礼者。

抱拳礼在当前是习武人最常用的代表性礼节，由于该礼节在行使中与施礼者的心态、表情密切相关，给对方的感觉差异也很大，故主张行礼时要求行礼者要根据场合努力做到，既要精神饱满，又要神情内敛，中和适度。

6. 其他常用礼仪

除上述礼仪之外，还有一些通用礼节也是可以参考适当使用的。

点头礼：也就是颔首礼。点头礼的做法是头部向下轻轻一点，同时面带笑容。注意不要反复点头不止，点头的幅度不宜过大。点头礼适用的范围很广，如在单位内遇同事或客人不宜交谈时；路遇熟人或与熟人、朋友在公众场合不宜交谈之处见面，以及遇上多人而又无法一一问候之时，都可以点头致意。

举手礼：行举手礼的场合，与点头礼的场合大致相似，最适合向距离较远的熟人打招呼。行举手礼的正确做法是右臂向前方伸直，右手掌心向着对方，其他四指自然并齐、拇指叉开，轻轻向左右自然摆动。不要将手上下摆动，也不要在手部摆动时用背朝向对方。

五、武医礼仪的使用

“文规武礼，文武是一家，文以安邦，武以定国”。在武医之道中十分注重对礼仪的培养和教育，要求习武行医者无论在平时的训练、工作和生活中都要懂规矩、识规矩，自觉养成时时遵守规矩的习惯。武道医德的修炼是始终贯穿于武医之道的修行和教育之中的，这也是武医区别于其他技艺学科的一大特点。在武医群体中长期以来形成的对习武行医者的自身行为规范的要求，协调着彼此之间的人际关系，影响着习武行医者自身以及各类的社会活动，礼仪是武医文化氛围的重要体现。

一种行为规范的培养，并不是一蹴而就的，特别是在这一群体中作为人的伦理道德的修养，是要求修行者在长期的修行磨炼中逐步养成的，其武医水平也往往与其武道医德的修养和境界是密不可分的。

以上是武医之人规定使用和大家在日常生活中也可使用的礼节，使用之时，应当看对象、等级、时间及场合不同，正确选择使用。作为受礼者也不要因中国传统的谦虚的习惯而推辞，过于谦虚的习惯恰恰会让人忘掉这个传统，忘掉人与人之间的这种长幼、等级等关系。该接受的礼就不可推辞，同时也应当还礼过去。这样，彼此都知道并慢慢地习惯规矩后，社会的人伦关系也就能正常地建立起来了。

无疑，武道修行与武德教育的传播与弘扬对整个社会伦理道德的规范，以及和谐文化的构建均具有十分主要的作用和意义。

六、身体素质修炼

作为武医经络调理师，自身的健康和包括心理素质在内的综合素质状态是十分重要的。身体的综合素质经常潜在地表现在人们的工作、生活、学习和交流之中，自然也表现在体育锻炼方面。一个人身体素质的好坏虽然与遗传有关，但与后天的营养及锻炼、修养及生活习惯的关系更为密切。健壮的体魄和良好的精神面貌与身体综合素质会为周边的群体、同仁及客户带来正能量，特别是有助于增强患者对调理师的信任和康复的信心。选择正确的方法和适当的锻炼，可以从各个方面提高身体的素质水平。

训练培养武医经络调理师过程中所选择安排的各项武功和养生功法的修炼正是最好最有效的的锻炼方法，可以使每个调理师的体质由内而外地得到全面提升和改善。同时，在习武练功的过程中由于其训练之艰苦，对于其意志品质的磨炼和塑造也将起到十分重要的作用，特别是在这种阳刚文化的长期熏陶下，对一个人一生的影响是深远的。

附录一：

十二经脉与任督二脉穴位的定位

	名称	定位
手太阴肺经	中府	位于胸外侧部，云门下 1 寸，平第 1 肋间隙，距前正中线 6 寸
	云门	位于胸外侧部，肩胛骨喙突上方，锁骨下窝凹陷处，距前正中线 6 寸
	天府	位于上臂内侧面，肱二头肌桡侧缘，腋前纹头下 3 寸处
	侠白	位于上臂内侧面，肱二头肌桡侧缘，腋前纹头下 4 寸
	尺泽	位于肘横纹中，肱二头肌腱桡侧凹陷处
	孔最	位于前臂掌面桡侧，当尺泽与太渊连线上，腕横纹上 7 寸处
	列缺	位于前臂桡侧缘，桡骨茎突上方，腕横纹上 1.5 寸，当肱桡肌与拇长展肌腱之间
	经渠	位于前臂掌面桡侧，桡骨茎突与桡动脉之间凹陷处，腕横纹上 1 寸
	太渊	位于腕掌侧横纹桡侧，桡动脉搏动处
	鱼际	位于手拇指本节（第 1 掌指关节）后凹陷处，约当第 1 掌骨中点桡侧，赤白肉际处
	少商	位于手拇指末节桡侧，距指甲角 0.1 寸
手厥阴心包经	天池	位于胸部，当第 4 肋间隙，乳头外 1 寸，前正中线旁开 5 寸
	天泉	位于臂内侧，当腋前纹头下 2 寸，肱二头肌的长、短头之间
	曲泽	位于肘横纹中，当肱二头肌腱的尺侧缘
	郄门	位于前臂掌侧，当曲泽与大陵的连线上，腕横纹上 5 寸
	间使	位于前臂掌侧，当曲泽与大陵的连线上，腕横纹上 3 寸，掌长肌腱与桡侧腕屈肌腱之间
	内关	位于前臂掌侧，当曲泽与大陵的连线上，腕横纹上 2 寸，掌长肌腱与桡侧腕屈肌腱之间
	大陵	位于腕掌横纹的中点处，当掌长肌腱与桡侧腕屈肌腱之间
	劳宫	位于手掌心，当第 2、3 掌骨之间偏于第 3 掌骨，握拳屈指的中指尖处
	中冲	位于手中指末节尖端中央

续表

	名称	定位
手少阴心经	极泉	位于腋窝顶点，上臂外展，腋动脉搏动处
	青灵	位于臂内侧，当极泉与少海的连线上，肘横纹上 3 寸，肱二头肌的尺侧沟中
	少海	位于屈肘，当肘横纹内侧端与肱骨内上髁连线的中点处
	灵道	位于前臂掌侧，当尺侧腕屈肌腱的桡侧缘，腕横纹上 1.5 寸
	通里	位于前臂掌侧，当尺侧腕屈肌腱的桡侧缘，腕横纹上 1 寸
	阴郄	位于前臂掌侧，当尺侧腕屈肌腱的桡侧缘，腕横纹上 0.5 寸
	神门	位于腕部，腕掌侧横纹尺侧端，尺侧腕屈肌腱的桡侧凹陷处
	少府	位于手掌面，第 4、5 掌骨之间，握拳时，当小指尖处与无名指指端之间
	少冲	位于小指末节桡侧，距指甲角 0.1 寸
足厥阴肝经	大敦	位于足大趾末节外侧，距趾甲角 0.1 寸
	行间	位于足背侧，当第 1、2 趾间，趾蹼缘的后方赤白肉际处
	太冲	位于足背侧，当第 1 跖骨结合部前方凹陷处
	中封	位于足背侧，当足内踝前，商丘与解溪连线之间，胫骨前肌腱的内侧凹陷处
	蠡沟	位于小腿内侧，当足内踝尖上 5 寸，胫骨内侧面的中央
	中都	位于小腿内侧，当足内踝尖上 7 寸，胫骨内侧面的中央
	膝关	位于小腿内侧，当胫骨内上髁的后下方，阴陵泉后 1 寸，腓肠肌内侧头的上部
	曲泉	位于膝内侧，屈膝，当膝内侧横纹头上方凹陷中，股骨内侧髁的后缘，半腱肌、半膜肌止端的前缘凹陷处
	阴包	位于大腿内侧，当股骨上髁上 4 寸，股内肌与缝匠肌之间
	足五里	位于大腿内侧，当气冲直下 3 寸，大腿根部，耻骨结节的下方，长收肌的外缘
	阴廉	位于大腿内侧，当气冲直下 2 寸，大腿根部，耻骨结节的下方，长收肌的外缘
	急脉	位于耻骨结节的外侧，当气冲外下腹股沟股动脉搏动处，前正中线旁开 2.5 寸
	章门	位于侧腹部，当第 11 肋游离端的下方
	期门	位于胸部，当乳头直下，第 6 肋间隙，前正中线旁开 4 寸

续表

	名称	定位
足太阴脾经	隐白	位于足大趾末节内侧，距趾甲角 0.1 寸
	大都	位于足内侧缘，当足大趾本节（第 1 跖趾关节）前下方赤白肉际凹陷处
	太白	位于足内侧缘，当足大趾本节（第 1 跖骨关节）后下方赤白肉际凹陷处
	公孙	位于足内侧缘，当第一跖骨基底部的前下方，赤白肉际处；在太白后约 1 寸
	商丘	位于足内踝前下方凹陷中，当舟骨结节与内踝尖连线的中点处
	三阴交	位于小腿内侧，当足内踝尖上 3 寸，胫骨内侧缘后方
	漏谷	位于小腿内侧，当内踝尖与阴陵泉的连线上，距内踝尖 6 寸，胫骨内侧缘后方
	地机	位于小腿内侧，当内踝尖与阴陵泉的连线上，阴陵泉下 3 寸
	阴陵泉	位于小腿内侧，当胫骨内侧踝后下方凹陷处
	血海	位于屈膝，在大腿内侧，髌底内上缘上 2 寸，当股四头肌内侧头的隆起处
	箕门	位于大腿内侧，当血海与冲门连线上，血海直上 6 寸
	冲门	位于腹股沟外侧，距耻骨联合上缘中点 3.5 寸，当髂外动脉搏动处的外侧
	府舍	位于下腹部，当脐中下 4 寸，冲门上方 0.7 寸，距前正中线 4 寸
	腹结	位于下腹部，大横下 1.3 寸，距前正中线 4 寸
	大横	位于腹中部，距脐中 4 寸
	腹哀	位于上腹部，当脐中上 3 寸，距前正中线 4 寸
	食窦	位于胸外侧部，当第 5 肋间隙，距前正中线 6 寸
	天溪	位于胸外侧部，当第 4 肋间隙，距前正中线 6 寸
	胸乡	位于胸外侧部，当第 3 肋间隙，距前正中线 6 寸
	周荣	位于胸外侧部，当第 2 肋间隙，距前正中线 6 寸
	大包	位于侧胸部，腋中线上，当第 6 肋间隙处

续表

	名称	定位
足少阴肾经	涌泉	位于足底部，卷足时足前部凹陷处，约当第 2、3 趾趾指缝纹头端与足跟连线的前 1/3 与后 2/3 交点上
	然谷	位于足内侧缘，足舟骨粗隆下方，赤白肉际
	太溪	位于足内侧，内踝后方，当内踝尖与跟腱之间的凹陷处
	大钟	位于足内侧，内踝下方，当跟腱附着部的内侧前方凹陷处
	水泉	位于足内侧，内踝后下方，当太溪直下 1 寸，跟骨结节的内侧凹陷处
	照海	位于足内侧内踝尖下方凹陷处
	复溜	位于小腿内侧，太溪直上 2 寸，跟腱的前方
	交信	位于小腿内侧，当太溪直上 2 寸，复溜前 0.5 寸，胫骨内侧缘的后方
	筑宾	位于小腿内侧，当太溪与阴谷的连线上，太溪上 5 寸，腓肠肌肌腹的内下方
	阴谷	位于腘窝内侧，屈膝时，当半腱肌肌腱与半膜肌肌腱之间
	横骨	位于下腹部，当脐中下 5 寸，前正中线旁开 0.5 寸
	大赫	位于下腹部，当脐中下 4 寸，前正中线旁开 0.5 寸
	气穴	位于下腹部，当脐中下 3 寸，前正中线旁开 0.5 寸
	四满	位于下腹部，当脐中下 2 寸，前正中线旁开 0.5 寸
	中注	位于下腹部，当脐中下 1 寸，前正中线旁开 0.5 寸
	肓俞	位于腹中部，当脐中旁开 0.5 寸
	商曲	位于上腹部，当脐中上 2 寸，前正中线旁开 0.5 寸
	石关	位于上腹部，当脐中上 3 寸，前正中线旁开 0.5 寸
	阴都	位于上腹部，当脐中上 4 寸，前正中线旁开 0.5 寸
	腹通谷	位于上腹部，当脐中上 5 寸，前正中线旁开 0.5 寸
	幽门	位于上腹部，当脐中上 6 寸，前正中线旁开 0.5 寸
	步廊	位于胸部，当第 5 肋间隙，前正中线旁开 2 寸
	神封	位于胸部，当第 4 肋间隙，前正中线旁开 2 寸
	灵墟	位于胸部，当第 3 肋间隙，前正中线旁开 2 寸
	神藏	位于胸部，当第 2 肋间隙，前正中线旁开 2 寸
	彧中	位于胸部，当第 1 肋间隙，前正中线旁开 2 寸
	俞府	位于胸部，当锁骨下缘，前正中线旁开 2 寸

续表

	名称	定位
手阳明大肠经	商阳	位于手食指末节桡侧，距指甲角 0.1 寸
	二间	位于微握拳，当手食指本节（第 2 掌指关节）前桡侧凹陷中
	三间	位于微握拳，在手食指本节（第 2 掌指关节）后，桡侧凹陷处
	合谷	位于手背，第 1、2 掌骨间，当第 2 掌骨桡侧的中点处
	阳溪	位于腕背横纹桡侧，手拇指向上翘时，当拇短伸肌腱与拇长伸肌腱之间的凹陷中
	偏历	位于屈肘，在前臂背面桡侧，当阳溪与曲池连线上，腕横纹上 3 寸处
手阳明大肠经	温溜	位于屈肘，在前臂背面桡侧，当阳溪与曲池连线上，腕横纹上 5 寸处
	下廉	位于前臂背面桡侧，当阳溪与曲池连线上，肘横纹下 4 寸处
	上廉	位于前臂背面桡侧，当阳溪与曲池连线上，肘横纹下 3 寸处
	手三里	位于前臂背面桡侧，当阳溪与曲池连线上，肘横纹下 2 寸处
	曲池	位于肘横纹外侧端，屈肘，当尺泽与肱骨外上髁连线中点
	肘髎	位于臂外侧，屈肘，曲池上方 1 寸，当肱骨边缘处
	手五里	位于臂外侧，当曲池与肩髃连线上，曲池上 3 寸处
	臂臑	位于臂外侧，三角肌止点处，当曲池与肩髃连线上，曲池上 7 寸处
	肩髃	位于臂外侧，三角肌上，臂外展或向前平伸时，当肩峰前下方向凹陷处
	巨骨	位于肩上部，当锁骨肩峰端与肩胛冈之间凹陷处
	天鼎	位于颈外侧部，胸锁乳突肌后缘，当结喉旁，扶突与缺盆连线中点
	扶突	位于颈外侧部，结喉旁，当胸锁乳突肌前、后缘之间
	口禾髎	位于上唇部，鼻孔外缘直下，平水沟穴
	迎香	位于鼻翼外缘中点旁，当鼻唇沟中间
手少阳三焦经	关冲	位于手环指末尺侧，距指甲角 0.1 寸
	液门	位于手背部，当第 4、5 指间，指蹼缘后方赤白肉际处
	中渚	位于手背部，当环指本节（掌指关节）的后方，第 4、5 掌骨间凹陷处
	阳池	位于腕背横纹中，当指总伸肌腱的尺侧缘凹陷处
	外关	位于前臂背侧，当阳池与肘尖的连线上，腕背横纹上 2 寸，尺骨与桡骨之间

续表

	名称	定位
手少阳三焦经	支沟	位于前臂背侧，当阳池与肘尖的连线上，腕背横纹上 3 寸，尺骨与桡骨之间
	会宗	位于前臂背侧，当腕背横纹上 3 寸，支沟尺侧，尺骨的桡侧缘
	三阳络	位于前臂背侧，腕背横纹上 4 寸，尺骨与桡骨之间
	四渎	位于前臂背侧，当阳池与肘尖的连线上，肘尖下 5 寸，尺骨与桡骨之间
	天井	位于臂外侧，屈肘时，当肘尖直上 1 寸凹陷处
	清冷渊	位于臂外侧，屈肘时，当肘尖直上 2 寸，即天井上 1 寸
	消泺	位于臂外侧，当清冷渊与臑会连线中点处
	臑会	位于臂外侧，当肘尖与肩髎的连线上，肩髎下 3 寸，三角肌的后下缘
	肩髎	位于肩部，肩髃后方，当臂外展时，于肩峰后下方呈现凹陷处
	天髎	位于肩胛部，肩井与曲垣的中间，当肩胛骨上角处
	天牖	位于颈侧部，当乳突的后下方，平下颌角，胸锁乳突肌的后缘
	翳风	位于耳垂后方，当乳突与下颌角之间的凹陷处
	瘛脉	位于头部，耳后乳突中央，当角孙与翳风之间，沿耳轮连线的中、下 1/3 的交点处
	颅息	位于头部，当角孙与翳风之间，沿耳轮连线的上、中 1/3 的交点处
	角孙	位于头部，折耳廓向前，当耳尖直上入发际处
	耳门	位于面部，当耳屏上切迹的前方，下颌骨髁状突后缘，张口有凹陷处
	耳和髎	位于头侧部，当鬓发后缘，平耳廓根之前方，颞浅动脉的后缘
	丝竹空	位于面部，当眉梢凹陷处
手太阳小肠经	少泽	位于小指末节尺侧，距指甲角 0.1 寸
	前谷	位于手掌尺侧，微握拳，当小指本节（第 5 指掌关节）前的掌指横纹头赤白肉际
	后溪	位于手掌尺侧，微握拳，当小指本节（第 5 指掌关节）后的远侧掌横纹头赤白肉际
	腕骨	位于手掌尺侧，当第 5 掌骨基底与钩骨之间的凹陷处，赤白肉际
	阳谷	位于手腕尺侧，当尺骨茎突与三角骨之间的凹陷处

续表

	名称	定位
手太阳小肠经	养老	位于前臂背面尺侧，当尺骨小头近端桡侧凹缘中
	支正	位于前臂背面尺侧，当阳谷与小海的连线上，腕背横纹上 5 寸
	小海	位于肘内侧，当尺骨鹰嘴与肱骨内上髁之间凹陷处
	肩贞	位于肩关节后下方，臂内收时，腋后纹头上 1 寸
	臑俞	位于肩部，当腋后纹头直上，肩胛冈下缘凹陷中
	天宗	位于肩胛部，当冈下窝中央凹陷处，与第 4 胸椎相平
	秉风	位于肩胛部，冈上窝中央，天宗直上，举臂有凹陷处
	曲垣	位于肩胛部，冈上窝内侧端，当臑俞与第 2 胸椎棘突连线的中点处
	肩外俞	位于背部，当第一胸椎棘突下，旁开 3 寸
	肩中俞	位于背部，当第七颈椎棘突下，旁开 2 寸
	天窗	位于颈外侧部，胸锁乳突肌的后缘，扶突后，与喉结相平
	天容	位于颈外侧部，当下颌角的后方，胸锁乳突肌的前缘凹陷中
	颧髎	位于面部，当目外眦直下，颧骨下缘凹陷处
	听宫	位于面部，耳屏前，下颌骨髁状突的后方，张口时呈凹陷处
足阳明胃经	承泣	位于面部，瞳孔直下，当眼球与眶下缘之间
	四白	位于面部，瞳孔直下，当眶下孔凹陷处
	巨髎	位于面部，瞳孔直下，平鼻翼下缘处，当鼻唇沟外侧
	地仓	位于面部，口角外侧，上直对瞳孔
	大迎	位于下颌角前方，咬肌附着部前缘，当面动脉搏动处
	颊车	位于面颊部，下颌角前上方约 1 横指（中指），当咀嚼时咬肌隆起，按之凹陷处
	下关	位于面部耳前方，当颧弓与下颌切迹所形成的凹陷中
	头维	位于头侧部，当额角发际上 0.5 寸，头正中线旁 4.5 寸
	人迎	位于颈部，喉结旁，当胸锁乳突肌的前缘，颈总动脉搏动处
	水突	位于颈部，胸锁乳突肌的前缘，当人迎与气舍连线的中点
	气舍	位于颈部，当锁骨内侧端的上缘，胸锁乳突肌的胸骨头与锁骨头之间

续表

	名称	定位
足阳明胃经	缺盆	位于锁骨上窝中央，距前正中线 4 寸
	气户	位于胸部，当锁骨中点下缘，距前正中线 4 寸
	库房	位于胸部，当第 1 肋间隙，距前正中线 4 寸
	屋翳	位于胸部，当第 2 肋间隙，距前正中线 4 寸
	膺窗	位于胸部，当第 3 肋间隙，距前正中线 4 寸
	乳中	位于胸部，当第 4 肋间隙，乳头中央，距前正中线 4 寸
	乳根	位于胸部，当乳头直下，乳房根部，当第 5 肋间隙，距前正中线 4 寸
	不容	位于上腹部，当脐中上 6 寸，距前正中线 2 寸
	承满	位于上腹部，当脐中上 5 寸，距前正中线 2 寸
	梁门	位于上腹部，当脐中上 4 寸，距前正中线 2 寸
	关门	位于上腹部，当脐中上 3 寸，距前正中线 2 寸
	太乙	位于上腹部，当脐中上 2 寸，距前正中线 2 寸
	滑肉门	位于上腹部，当脐中上 1 寸，距前正中线 2 寸
	天枢	位于腹中部，平脐中，距脐中 2 寸
	外陵	位于下腹部，当脐中下 1 寸，距前正中线 2 寸
	大巨	位于下腹部，当脐中下 2 寸，距前正中线 2 寸
	水道	位于下腹部，当脐中下 3 寸，距前正中线 2 寸
	归来	位于下腹部，当脐中下 4 寸，距前正中线 2 寸
	气冲	位于腹股沟稍上方，当脐中下 5 寸，距前正中线 2 寸
	髀关	位于大腿前面，当髂前上棘与髌底外侧端的连线上，屈髋时，平会阴，居缝匠肌外侧凹陷处
	伏兔	位于大腿前面，当髂前上棘与髌底外侧外侧端的连线上，髌底上 6 寸
	阴市	位于大腿前面，当髂前上棘与髌底外侧端的连线上，髌底上 3 寸
	梁丘	屈膝，大腿前面，当髂前上棘与髌底外侧端的连线上，髌底上 2 寸
	犊鼻	屈膝，在膝部，髌骨与髌韧带外侧凹陷中
	足三里	位于小腿前外侧，当犊鼻下 3 寸，距胫骨前缘一横指（中指）

续表

	名称	定位
足阳明胃经	上巨虚	位于小腿前外侧，当犊鼻下 6 寸，距胫骨前缘一横指（中指）
	条口	位于小腿前外侧，当犊鼻下 8 寸，距胫骨前缘一横指（中指）
	下巨虚	位于小腿前外侧，当犊鼻下 9 寸，距胫骨前缘一横指（中指）
	丰隆	位于小腿前外侧，当外踝尖上 8 寸，距胫骨前缘二横指（中指）
	解溪	位于足背与小腿交界处的横纹中央凹陷处，当拇长伸肌腱与趾长伸肌腱之
	冲阳	位于足背最高处，当拇长伸肌腱和趾长伸肌腱之间，足背动脉搏动处
	陷谷	位于足背，当第 2、3 跖骨结合部前方凹陷处
	内庭	位于足背当第 2、3 跖骨结合部前方凹陷处
	厉兑	位于足第 2 趾末节外侧，距趾甲角 0.1 寸
足少阳胆经	瞳子髎	位于面部，目外眦旁，当眶外侧缘处
	听会	位于面部，当耳屏间切迹的前方，下颌骨髁突的后缘，张口有凹陷处
	上关	位于耳前，下关直下，当颧弓的上缘凹陷处
	颔厌	位于头部鬓发上，当头维与曲鬓弧形连线的上四分之一与下四分之三交点处
	悬颅	位于头部鬓发上，当头维与曲鬓弧形连线的中点处
	悬厘	位于头部鬓发上，当头维与曲鬓弧形连线的上 3/4 与下 1/4 交点处
	曲鬓	位于头部，当耳前鬓角发际后缘的垂线与耳尖水平线交点处
	率骨	位于头部，当耳尖直上入发际 1.5 寸，角孙直上方
	天冲	位于头部，当耳根后缘直上入发际 2 寸，率谷后 0.5 寸
	浮白	位于头部，当耳后乳突的后上方，天冲与完骨的弧形连线的中三分之一与上三分之一交点处
	头窍阴	位于头部，当耳后乳突的后上方，天冲与完骨的弧形连线的中三分之一与下三分之一交点处
	完骨	位于头部，当耳后乳突的后下方凹陷处
	本神	位于头部，当前发际上 0.5 寸，神庭旁开 3 寸，神庭与头维连线的内三分之二与外三分之一交点处

续表

	名称	定位
足少阳胆经	阳白	位于前额部，当瞳孔直上，眉上 1 寸
	头临泣	位于头部，当瞳孔直上入前发际 0.5 寸，神庭与头维连线的中点处
	目窗	位于头部，当前发际上 1.5 寸，头正中线旁开 2.25 寸
	正营	位于头部，当前发际上 2.5 寸，头正中线旁开 2.25 寸
	承灵	位于头部，当前发际上 4 寸，头正中线旁开 2.25 寸
	脑空	位于头部，当枕外隆凸的上缘外侧，头正中线旁开 2.25 寸，平脑户
	风池	位于项部，当枕骨之下，与风府相平，胸锁乳突肌与斜方肌上端之间的凹陷处
	肩井	位于肩上，前直乳中，当大椎与肩峰端连线的中点上
	渊腋	位于侧胸部，举臂，当腋中线上，腋下 3 寸，第 4 肋间隙中
	辄筋	位于侧胸部，渊腋前 1 寸，平乳头，第 4 肋间隙中
	日月	位于上腹部，当乳头直下，第 7 肋间隙，前正中线旁开 4 寸
	京门	位于侧腰部，章门后 1.8 寸，当 12 肋骨游离端的下方
	带脉	位于侧腹部，章门下 1.8 寸，当第 12 肋骨游离端下方垂线与脐水平线的交点上
	五枢	位于侧腹部，当髂前上棘的前方，横平脐下 3 寸处
	维道	位于侧腹部，当髂前上棘的前下方，五枢前下 0.5 寸
	居髎	位于髋部，当髂前上棘与股骨大转子最凸点连线的中点处
	环跳	位于股外侧部，侧卧屈股，当股骨大转子最凸点与骶管裂孔连线的外 1/3 与中 1/3 交点处
	风市	位于大腿外侧部的中线上，当腘横纹上 7 寸；或直立垂手时，中指尖处
	中渎	位于大腿外侧，当风市下 2 寸，或腘横纹上 5 寸，股外肌与股二头肌之间
	膝阳关	位于膝外侧，当阳陵泉上 3 寸，股骨外上髁上方的凹陷处
	阳陵泉	位于小腿外侧，当腓骨小头前下方凹陷处
	阳交	位于小腿外侧，当外踝尖上 7 寸，腓骨后缘
	外丘	位于小腿外侧，当外踝尖上 7 寸，腓骨前缘，平阳交

续表

	名称	定位
足少阳胆经	光明	位于小腿外侧，当外踝尖上 5 寸，腓骨前缘
	阳辅	位于小腿外侧，当外踝尖上 4 寸，腓骨前缘稍前方
	悬钟	位于小腿外侧，当外踝尖上 3 寸，腓骨前缘
	丘墟	位于外踝的前下方，当趾长伸肌腱的外侧凹陷处
	足临泣	位于足背外侧，当足 4 趾本节（第 4 趾关节）的后方，小趾伸肌腱的外侧凹陷处
	侠溪	位于足背外侧，当第 4、5 趾间，趾蹼缘后方赤白肉际处
	地五会	位于足背外侧，当足 4 趾本节（第 4 跖趾关节）的后方，第 4、5 跖骨之间，小趾伸肌腱的内侧缘
	足窍阴	位于第 4 趾末节外侧，距趾甲角 0.1 寸
足太阳膀胱经	睛明	位于面部，目内眦角上方凹陷处
	攒竹	位于面部，当眉头陷中，眶上切迹处
	眉冲	位于头部，当攒竹直上入发际 0.5 寸，神庭与曲差连线之间
	曲差	位于头部，当前发际正中直上 0.5 寸，旁开 1.5 寸，即神庭与头维连线的内 1/3 与中 1/3 交点上
	五处	位于头部，当前发际正中直上 1 寸，旁开 1.5 寸
	承光	位于头部，当前发际正中直上 2.5 寸旁开 1.5 寸
	通天	位于头部，当前发际正中直上 4 寸，旁开 1.5 寸
	络却	位于头部，当前发际正中直上 5.5 寸，旁开 1.5 寸
	玉枕	位于后头部，当后发际正中直上 2.5 寸，旁开 1.3 寸，平枕外粗隆上缘的凹陷处
	天柱	位于项部，大筋（斜方肌）之外缘后发际中，约当后发际正中旁开 1.3 寸
	大杼	位于背部，当第一胸椎棘突下，旁开 1.5 寸
	风门	位于背部，当第二胸推棘突下，旁开 1.5 寸
	肺俞	位于背部，当第三胸椎棘突下，旁开 1.5 寸
	厥阴俞	位于背部，当第四胸椎棘突下，旁开 1.5 寸

续表

	名称	定位
足太阳膀胱经	心俞	位于背部，当第五胸椎棘突下，旁开 1.5 寸
	督俞	位于背部，当第六胸椎棘突下，旁开 1.5 寸
	膈俞	位于背部，第七胸椎棘突下，旁开 1.5 寸
	肝俞	位于背部，当第九胸椎棘突下，旁开 1.5 寸
	胆俞	位于背部，当第十胸椎棘突下，旁开 1.5 寸
	脾俞	位于背部，当第十一胸椎棘突下，旁开 1.5 寸
	胃俞	位于背部，当第十二胸椎棘突下，旁开 1.5 寸
	三焦俞	位于腰部，当第一腰椎棘突下，旁开 1.5 寸
	肾俞	位于腰部，当第二腰椎棘突下，旁开 1.5 寸
	气海俞	位于腰部，当第三腰椎棘突下，旁开 1.5 寸
	大肠俞	位于腰部，当第四腰椎棘突下，旁开 1.5 寸
	关元俞	位于腰部，当第五腰椎棘突下，旁开 1.5 寸
	小肠俞	位于骶部，当骶正中嵴旁开 1.5 寸，平第一骶后孔
	膀胱俞	位于骶部，当骶正中嵴旁 1.5 寸，平第二骶后孔
	中膂俞	位于骶部，当骶正中嵴旁 1.5 寸，平第三骶后孔
	白环俞	位于骶部，当骶正中嵴旁 1.5 寸，平第四骶后孔
	上髎	位于骶部，当髂后上嵴与后正中线之间，适对第一骶后孔处
	次髎	位于骶部，当髂后上棘内下方，适第二骶后孔处
	中髎	位于次髎内下方，适对第三骶后孔处
	下髎	位于骶部，当中髎内下方，适对第四骶后孔处
	会阳	位于骶部，尾骨端旁开 0.5 寸
	承扶	位于大腿后面，臀下横纹的中点
	殷门	位于大腿后面，当承扶与委中的连线上，承扶下 6 寸
	浮郄	位于腘横纹外侧端，委阳上 1 寸，股二头肌腱的内侧
	委阳	位于腘横纹外侧端，当股二头肌腱的内侧
	委中	位于腘横纹中点，当股二头肌腱与半腱肌腱的中间

续表

	名称	定位
足太阳膀胱经	附分	位于背部，当第二胸椎棘突下，旁开 3 寸
	魄户	位于背部，当第三胸椎棘突下，旁开 3 寸
	膏肓俞	位于背部，当第四胸椎棘突下，旁开 3 寸
	神堂	位于背部，当第五胸椎棘突下，旁开 3 寸
	譩譆	位于第六胸椎棘突下，旁开 3 寸
	膈关	位于背部，当第七胸椎棘突下，旁开 3 寸
	魂门	位于背部，当第九胸椎棘突下，旁开 3 寸
	阳纲	位于背部，当第十胸椎棘突下，旁开 3 寸
	意舍	位于背部，当第十一胸椎棘突下，旁开 3 寸
	胃仓	位于背部，当第十二胸椎棘突下，旁开 3 寸
	肓门	位于腰部，当第一腰椎棘突下，旁开 3 寸
	志室	位于腰部，当第二腰椎棘突下，旁开 3 寸
	胞肓	位于臀部，平第二骶后孔，骶正中嵴旁开 3 寸
	秩边	位于臀部，平第四骶后孔，骶正中嵴旁开 3 寸
	合阳	位于小腿后面，当委中与承山的连线上，委中下 2 寸
	承筋	位于小腿后面，当委中与承山的连线上，腓肠肌肌腹中央，委中下 5 寸
	承山	位于小腿后面正中，委中与昆仑之间，当伸直小腿或足跟上提时，腓肠肌肌腹下出现尖角凹陷处
	飞扬	位于小腿后面，当外踝后，昆仑穴直上 7 寸，承山外下方 1 寸处
	跗阳	位于小腿后面，外踝后，昆仑穴直上 3 寸
	昆仑	位于足部外踝后方，当外踝尖与跟键之间的凹陷处
	仆参	位于足外侧部，外踝后下方，昆仑直下，跟骨外侧，赤白肉际处
	申脉	位于足外侧部，外踝直下方凹陷处
	金门	位于足外侧，当外踝前缘直下，骰骨下缘处
	京骨	位于足外侧，第五跖骨粗隆下方，赤白肉际处
	束骨	位于足外侧，足小趾本节（第五跖趾关节）的后方，赤白肉际处
	足通谷	位于足外侧，足小趾本节（第五跖趾关节）的前方，赤白肉际处
	至阴	位于足小趾末节外侧，距趾甲角 0.1 寸（指寸）

续表

	名称	定位
督脉	长强	位于尾骨端下，当尾骨端与肛门连线的中点处
	腰俞	位于骶部，当后正中线上，适对骶管裂孔
	腰阳关	位于腰部，当后正中线上，第四腰椎棘突下凹陷中
	命门	位于腰部，当后正中线上，第二腰椎棘突下凹陷中
	悬枢	位于腰部，当后正中线上，第一腰椎棘突下凹陷中
	脊中	位于背部，当后正中线上，第十一胸椎棘突下凹陷中
	中枢	位于背部，当后正中线上，第十胸椎棘突下凹陷中
	筋缩	位于背部，当后正中线上，第九胸椎棘突下凹陷中
	至阳	位于背部，当后正中线上，第七胸椎棘突下凹陷中
	灵台	位于背部，当后正中线上，第六胸椎棘突下凹陷中
	神道	位于背部，当后正中线上，第五胸椎棘突下凹陷中
	身柱	位于背部，当后正中线上，第三胸椎棘突下凹陷中
	陶道	位于背部，当后正中线上，第一胸椎棘突下凹陷中
	大椎	位于后正中线上，第七颈椎棘突下凹陷中
	哑门	位于项部，当后发际正中直上 0.5 寸，第一颈椎下
	风府	位于项部，当后发际正中直上 1 寸，枕后隆凸直下，两侧斜方肌之间的凹陷中
	脑户	位于头部，后发际正中直上 2.5 寸，风府上 1.5 寸，枕外隆凸的上缘凹陷处
	强间	位于头部，当后发际正中直上 4 寸（脑户上 1.5 寸）
	后顶	位于头部，后发际正中直上 5.5 寸（脑户上 3 寸）
	百会	位于头部，当前发际正中直上 5 寸，或两耳尖连线中点处
	前顶	位于头部，当前发际正中直上 3.5 寸（百会前 1.5 寸）
	囟会	位于头部，当前发际正中直上 2 寸（百会前 3 寸）
	上星	位于头部，当前发际正中直上 1 寸
	神庭	位于头部，当前发际正中直上 0.5 寸
	素髎	位于面部，当鼻尖的正中央
	水沟	位于面部，当人中沟的上 1/3 与中 1/3 交点处
	兑端	位于面部，当上唇的尖端，人中沟下端的皮肤与唇的移行部
	龈交	位于上唇内，唇系带与上齿龈的相接处

续表

	名称	定位
任脉	会阴	位于会阴部，男性当阴囊根部与肛门连线的中点。女性当大阴唇后联合与肛门连线的中点
	曲骨	位于前正中线上，耻骨联合上缘的中点处
	中极	位于下腹部，前正中线上，当脐中下 4 寸
	关元	位于下腹部，前正中线上，当脐中下 3 寸
	石门	位于下腹部，前正中线上，当脐中下 2 寸
	气海	位于下腹部，前正中线上，当脐中下 1.5 寸
	阴交	位于下腹部，前正中线上，当脐中下 1 寸
	神阙	位于腹中部，脐中央
	水分	位于上腹部，前正中线上，当脐中上 1 寸
	下脘	位于上腹部，前正中线上，当脐中上 2 寸
	建里	位于上腹部，前正中线上，当脐中上 3 寸
	中脘	位于上腹部，前正中线上，当脐中上 4 寸
	上脘	位于上腹部，前正中线上，当脐中上 5 寸
	巨阙	位于上腹部，前正中线上，当脐中上 6 寸
	鸠尾	位于上腹部，前正中线上，当胸剑结合部下 1 寸
	中庭	位于胸部，当正中线上，平第五肋间，即胸剑结合处
	膻中	位于胸部，当前正中线上，平第四肋间，两乳头连线的中点
	玉堂	位于胸部，当前正中线上，平第三肋间
	紫宫	位于胸部，当前正中线上，平第二肋间
	华盖	位于胸部，当前正中线上，平第一肋间
	璇玑	位于胸部，当前正中线上，胸骨上窝中央下 1 寸
	天突	位于颈部，当前正中线上，胸骨上窝中央
	廉泉	位于颈部，当前正中线上，结喉上方，舌骨上缘凹陷处
	承浆	位于面部，当颏唇沟的正中凹陷处

附录二：

部分参考文献

[1] 郭茂珍 . 西医内科学 [M]. 北京：人民卫生出版社，2005.

[2] 汪安宁 . 针灸学 [M]. 北京：人民卫生出版社，2005.

[3] 清吴濂等 . 医宗金鉴 [M]. 北京：人民卫生出版社，1957.

[4] 田代华 . 黄帝内经素问 [M]. 北京：人民卫生出版社，2005.

[5] 田代华，刘更生 . 灵枢经 [M]. 北京：人民卫生出版社，2005.

[6] 钟海明主编；金明主审；朱鹤亭顾问 . 经络调理与眼保健 [M]. 北京：中医古籍出版社，2012.

[7] 张大为，洪志田，钟海明 . 吴斌楼戳脚翻子全书 [M]. 北京：人民体育出版社，2003.

[8] 马礼堂 . 马礼堂养气功荟萃 [M]. 湖南：湖南科学技术出版社，1988.

[9] 韦以宗 . 中国整脊学 [M]. 北京：人民卫生出版社，2006.

[10] 钟海明，马若愚 . 中华武道概论 [M]. 北京：中国民主法制出版社，2009.

[11] 沈国权 . 脊柱推拿的理论与实践——脊柱微调手法体系 [M]. 北京：人民卫生出版社，2015.

[12] 韦贵康 . 脊柱相关疾病与手法治疗 [M]. 北京：人民卫生出版社，2005.

[13] 吕明 . 中医整脊学 [M]. 北京：中国中医药出版社，2009.

[14] 韦以宗 . 中国整脊学 [M]. 北京：人民卫生出版社，2005.

[15] 中华中医药学会 . 中医整脊常见病诊疗指南 [M]. 北京：中国中医药出版社，2012.

[16] 钟士元 . 脊柱相关疾病治疗学 [M]. 广州：广东科技出版社，2012.

[17] 王遵来 . 特色脊诊整脊 [M]. 天津：天津科学技术出版社，2007.

[18] 王洪权等 . 整脊保健学 [M]. 北京：海洋出版社，2009.

[19] 宋少军等 . 颈椎整脊学 [M]. 北京：海洋出版社，2009.

[20] 张跃全等 . 胸椎整脊学 [M]. 北京：海洋出版社，2009.

[21] 吕立江等 . 腰椎整脊学 [M]. 北京：海洋出版社，2009.

[22] 范德辉 . 龙氏治脊疗法 [M]. 广州：广东科技出版社，2015.

[23] 伯格曼等 . 美式整脊技术原理与操作：第 3 版 [M]. 王平，译 . 天津：天津科技翻译出版公司，2013.
[24] 邵湘宁 . 刘氏小儿推拿传真 [M]. 北京：人民卫生出版社，2017.
[25] 马融 . 中医儿科学 [M]. 北京：中国中医药出版社，2009.

武医健康养生学

下册 治疗篇

主编 钟海明 邵湘宁

中医古籍出版社
Publishing House of Ancient Chinese Medical Books

目录 CONTENTS

第十三章 小儿推拿疗法

概 述

小儿推拿是运用各种不同的手法在患儿体表上进行点、面、线的操作，从而疏通经络，活利关节，畅通气血，扶正祛邪，调整脏腑功能，增加机体的自然抗病能力，以达到预防和治疗儿科疾病目的的一种绿色自然疗法。它属于中医儿科外治法范畴。

小儿推拿的优点很多：一是经济简便，小儿推拿治病不需要医疗设备，不受过多场所条件的限制，在医院、社区及家庭均可进行；二是易于掌握，小儿推拿易于学习，只要刻苦练习、反复实践，就能熟练地掌握这种技术；三是安全可靠，小儿推拿是一种比较安全的治疗方法，只要诊断正确，并能辨证选用恰当穴位和手法，又能耐心细致地按操作规范施术，一般不会发生不良反应和医疗事故；四是疗效显著，目前小儿推拿应用于临床，治疗小儿疾病的范围越来越广，对小儿常见病、多发病，如感冒、夜啼、泄泻等疗效尤其显著。

小儿推拿治疗疾病范围广泛：一是常见病症，推拿对小儿发热、咳嗽、呕吐、厌食、便秘、疳证、泄泻、惊风、夜啼、遗尿、近视等常见病症均有较好的治疗效果；二是疑难病症，小儿脑性瘫痪、小儿肌性斜颈、小儿多动症等亦可用推拿治疗，但需结合其他疗法和康复训练；三是预防保健，小儿体质虚弱，常施以推拿能起到保健防病作用，如经常摩腹、按揉足三里、捏脊，能促进消化，增强食欲，强壮体质，达到防病保健作用。

小儿推拿虽适应范围广，安全度大，但有些病证使用推拿治疗不仅无效，反而加重病情，故此类病证要禁用推拿治疗；有些病证可使用推拿治疗，但操作不当，会给患儿带来不必要的痛苦或造成不应有的医疗事故，此类病证要慎用推拿治疗。因此，临床上要严格掌握推拿的禁忌证。一般认为，以下病证宜禁用或慎用推拿治疗：一是各种急性传染病，如急性肝炎、白喉、肺结核、流行性乙型脑炎等；二是各种感染性疾病，如骨髓炎、化脓性关节炎、脑脓肿等；三是诊断不明者，如骨折、骨裂、关节脱位等，在明确诊断之前，不要轻易施以推拿；四是某些严重疾病，如器质性心脏病、小儿白血病、恶性肿瘤、脓毒血症等；五是某些急腹症，如胃、十二指肠急性穿孔等；六是各种出血症，如外伤出血、便血、尿血等；七是烧伤、烫伤及溃疡性皮炎的局部；八是久病体虚、过饥过饱，暂不宜推拿。

小儿推拿有各种流派，本章主要介绍湘西刘氏小儿推拿。湘西刘氏小儿推拿是传统中医小儿推拿与湘西苗族推掐术结合的一种诊疗法，由清朝咸丰年间京城名医刘杰勋及后代所创。历经数代传承，已发展成为我国小儿推拿最重要的流派之一，且获批国家中医药管理局首批中医药流派传承工作室。作为传统医药的一种诊疗方法，其理论体系相对完善，技法体系十分丰富，在儿科疾病的临床应用中表现出巨大的应用价值。

第一节　小儿生理病理特点

小儿的生理与病理特点都与成人有所不同，历代儿科医家对此有很多论述。其生理特点主要有两个方面：脏腑娇嫩，形气未充；生机旺盛，发育迅速。按照阴阳学说来概括，即阳既未盛，阴又未充。生理是其常，病理是其变。其病理特点主要表现为“易虚易实，易寒易热”。虽发病容易，传变迅速，但脏气清灵，易趋康复。掌握这些特点，对小儿的预防保健和疾病的诊断、治疗都有极其重要的意义。

一、小儿生理特点

1. 脏腑娇嫩，形气未充

脏腑娇嫩是指小儿机体各个系统和器官的发育不全和脆弱，形气未充是指小儿形态和功能均未发育完善。脏腑娇嫩和形气未充概括了小儿生理特点的一个方面，在这一方面，历代医学家有较多的论述。如《灵枢·逆顺肥瘦》提出小儿体质特点说：“婴儿者，肉脆血少气弱也。”《小儿药证直诀》说：“五脏六腑，成而未全……全而未壮。”吴鞠通《温病条辨·解儿难》说：“小儿稚阳未充，稚阴未长者也。”综上所述，小儿生理特点可以归纳为：脏腑娇嫩，气血未充；脾胃薄弱，肾气未充；肌肤柔嫩，腠理疏松；神气怯弱，筋骨未坚。

2. 生机旺盛，发育迅速

生机旺盛，发育迅速是小儿生理的另一个特点，这和上述特点是一个问题的两个方面。由于脏腑娇嫩，形气未充，所以在生长发育过程中，其体格、智力及脏腑功能，均不断向完善成熟方面发展。年龄越小，生长发育的速度越快，古代医家对小儿的这种生理现象称为“纯阳”。《颅囟经·脉法》首先提出“凡孩子三岁以下，呼为纯阳，元气未散”。《温病条辨·解儿难》也说：“古称小儿纯阳，此丹灶家言，谓其未曾破身耳，非盛阳之谓。”所谓“纯阳”，是指小儿在生长过程中，表现为生机旺盛，蓬勃发展，好比旭日之初生，草木之方萌，蒸蒸日上，欣欣向荣之势，并非说正常小儿是有阳无阴，阳亢阴亏之体。

总之，我国历代儿科医学家通过长期的观察和临床实践，提出“稚阴稚阳”和“纯阳”之体的两个理论观点，概括了小儿生理特点的两个方面。前者是指小儿机体柔弱，阴阳两气均较幼稚不足；后者则是指在生长发育过程中，生机蓬勃，发育迅速，与成人迥然不同。

二、小儿病理特点

1. 发病容易，传变迅速

小儿脏腑娇嫩，形气未充，体质和功能较脆弱，因而对疾病的抵抗能力也较差；加上寒暖不能自调，饮食不知自节，因此外易为六淫所侵，内易为饮食所伤，肺、脾两脏尤易患病，常见伤风感冒和消化不良、腹泻等，小儿对突然发生的强烈刺激往往不能忍受而容易出现惊厥。先天禀赋不足或后天喂养失调等因素，常可引起小儿发育障碍，出现解颅、五迟、五软、智力不足等病态。在小儿疾病的发展与转归过程中，寒热虚实转换比成人快，一方面小儿病情变化迅速，具体表现为易虚易实，易寒易热，若调治不当，护理失宜，病情容易由轻变危。如偶患感冒，可瞬即转为肺炎，出现咳嗽、气急、鼻扇、涕泪皆无等肺气闭塞之象。若不及时予以开宣肺气，则又可迅速出现正虚邪陷，心阳不振，气滞血瘀，虚中有实之象。

2. 脏气清灵，易趋康复

在小儿疾病的发展过程中，其生机旺盛，发育迅速，活力充沛，患病以后容易恢复，这是有利条件。小儿的病理有寒热虚实易变，病情易转恶化的一面；但其生机蓬勃，组织再生和修补的过程较快，且病因比较单纯，在疾病过程中又少七情影响，所以轻病容易治愈，重病只要及时治疗，护理得宜，比成人好转得快，也容易恢复健康。即使出现危重症候，只要以分秒必争，全力以赴的精神，积极进行各种综合措施的抢救，预后也往往是比较好的。如小儿肺脾疾病及感染性疾病虽为多见，但大都病程短，恢复得快；又如病程较长的疳证（干疳），皆由脾气虚致全身衰弱，形体消瘦，如皮包骨，经健其脾胃，调其饮食，适其寒热后，患儿大多可体重不断增加，慢性病也能早日恢复健康。正如《景岳全书·小儿则》所说“……且其脏气清灵，随拨随应，但能确得其本而撮取之，则一药可愈，非若男妇损伤、积痼痴顽者之比，余故谓其易”，是对儿科生理、病理及治疗特点的概括。

三、小儿五脏特点

明代儿科名医万全根据钱乙“脏腑虚实辨证”理论，提出小儿“五脏之中肝有余，脾常不足肾常虚，心热为火同肝论，娇肺遭伤不易愈”。这一论述明确提出小儿五脏特性是：肺脏娇嫩，脾常不足，肾常虚，肝常有余，心常有余，即所谓小儿五脏“三不足两有余”的理论，所以万全在《万氏育婴秘诀·五脏证治总论》中谈到“有余为实，不足为虚”。

1. 心的生理功能与特性

（1）主血脉　指心气推动和调控血液在脉管中运行，流注全身，发挥其营养和滋润作用。心主血的内涵，是心气推动血液运行，以输送营养物质达于全身脏腑形体官窍，维持其生理功能和生命活动。

（2）藏神　又称主神明或主神志，指心有统率全身脏腑、经络、形体、官窍的生理活动和主司精神、意识、思维和情志等心理活动的功能。人体之神有广义和狭义之分。心所藏之神，既是主宰生命活动的广义之神，又是统领包括精神、意识、思维、情志等的狭义之神。

心主血脉与藏神功能密切相关，血液是神志活动的物质基础之一，心血充足则能化神、养神而使心神灵敏不惑。心神清明，则能驭气并调控心血的运行，以濡养全身及心脉自身。

（3）心的生理特性　小儿阴常不足，木火同气，心肝之火易亢。肾阴之水不足，水不制火，心少克制，心火易炎，因此小儿心气旺盛有余，故有“心常有余”的生理特点。然心之有余又是相对的、稚弱的，并非强实的、成熟的、完善的，小儿气血尚未成熟，故心血不足，心主血脉，心藏神功能稚弱。

（4）心的病理特性　小儿患病心火易炎，邪易内陷心包，上扰神明，临床表现为烦躁不安，甚至蒙蔽心包，发生神志昏迷。

2. 肺的生理功能与特性

（1）主气司呼吸　包括主呼吸之气和主一身之气两方面。肺主呼吸之气，亦称“肺司呼吸”。肺是体内外气体交换的场所，通过肺的呼吸，吸入自然界的清气，呼出体内的浊气，以实现体内外气体的交换。肺不断地进行体内外气体交换，吐故纳新，促进了宗气的生成，并调节着气机，从而保证了人体新陈代谢的正常进行。肺要保持其司呼吸功能的正常，除肺阴起着滋润作用外，主要依赖于肺气的宣发和肃降作用。首先，体现于宗气的生成方面，宗气是人体气的一部分，它是依靠脾运化的水谷之精气与肺吸入的自然界清气相结合而生成，通过心脉而布散到全身。其次，体现于气机的调节方面。人身之气是运动不息的。气的运动叫作气机。气机的调畅与否，除与肝的疏泄功能密切相关外，肺气的调节作用亦十分重要。含有水谷精微的血液，从心通过经脉而汇聚于肺，经过肺的呼吸功能进行气体变换，然后再通过经脉仍回到心，最后输布到全身。

（2）主行水　肺主行水，是指肺气的宣发、肃降作用，能够推动和调节全身水液的输布和排泄。一是通过肺气的宣发作用，将脾气转输至肺的水液和水谷精气中的轻清部分，向上向外布散，上至头面诸窍，外达皮毛肌腠，以濡养之，并在卫气的作用下化为汗液排出体外。二是通过肺气的肃降作用，将水液及水谷精微中的较稠厚部分，向内向下输送至各脏腑以濡润之，并将脏腑代谢所产生的浊液（废水），下输至肾和膀胱，成为尿液，故说“肺为水之上源”。

（3）朝百脉，主治节　朝，即聚会之意。肺朝百脉，是指全身的血液，都要通过经脉而聚会于肺，通过肺的呼吸，进行体内外清浊气体交换，然后通过肺气的宣降作用，将富含清气的血液通过百脉而输布于全身。

（4）肺的生理特性　肺本为娇脏，难调而易伤。小儿肺常不足，包括肺的解剖结构尚未完善，生理功能活动尚未健全，加之小儿寒暖不知自调，家长护养常有失宜，故易形成易患肺系疾患的内因外因。肺为华盖，主一身之表。六淫外邪入侵，不管从口鼻而入还是皮毛而入，均先犯于肺，故有“肺常不足”的生理特点。脾与肺为母子关系，肺气的充足需脾气的充养，小儿“脾常不足”，抗病功能较弱，难以充养肺气，故肺气亦不足，卫外不固，此即生理之肺脏娇嫩。

（5）肺的病理特性　生理上肺的卫外功能相对不足，加之小儿寒暖不知自调，稍有护养失宜，则每易为外邪、时疫之邪所侵，不论从口鼻而入，还是从皮毛而受，均易先犯于肺，而发感冒、咳嗽、肺炎喘嗽、哮喘等肺系疾病。

3. 脾的生理功能与特性

（1）主运化　脾主运化，是指脾有对饮食物进行消化，吸收其中的精微（即谷精）和津液（即水精），并转输至心肺，布达于全身的功能。

（2）主统血　脾主统血，是指脾有统摄血液在脉管之中流行，防止其逸出脉外的功能。

（3）脾的生理特性　脾为后天之本，气血生化之源。小儿脾常不足，包括脾胃之体成而未全，脾胃之用全而未壮，乳食的受纳、腐熟、传导，与水谷精微的吸收、传输功能均显得和小儿的迅速生长发育所不相适应。小儿饮食不知自调，家长喂养常有不当，就形成了易患脾系疾病的内因外因，加之小儿肝常有余，脾受克制，故有“脾常不足”的生理特点。

（4）脾的病理特性　小儿脾胃运化能力相对较弱，加之小儿乳食不知自节，稍有喂养失当，则易为乳食所伤而患伤食、食积、呕吐、腹痛、泄泻、疳症等脾胃病证。

4. 肝的生理功能与特性

（1）主疏泄　肝主疏泄，是指肝气具有疏通气机，使之畅达的功能。一是促进血液运行和津液代谢：血液的运行和津液的代谢，均有赖于气的推动作用和气机的调畅。二是促进脾胃运化和胆汁分泌排泄：脾胃是具有消化功能的主要脏器，而肝的疏泄功能，对脾胃的消化起着协助作用。三是调畅情志活动：情志活动属于心所主管，但与肝的疏泄功能密切相关。这是因为正常的情志活动依赖于气机的调畅，而肝能疏通气机，所以肝具有调畅情志活动的功能。四是通调排精与排卵：女性月经的来潮和周期、经量等正常与否，以及男子的排精等，均与肝的疏泄功能关系密切。

（2）主藏血　肝藏血，是指肝具有贮藏血液、调节血流量和防止出血的生理功能。其藏血的生理意义，有涵养肝气、调节血量、濡养肝及筋目、为经血之源及防止出血五方面。

（3）肝的生理特性　肝主人体生发之气，肝气生发则五脏俱荣。小儿生机蓬勃，精气未充，肝阳易旺，肝风易动，故有"肝常有余"的生理特点。但此有余为生长之气自然之有余，不是指小儿肝阳亢盛；此有余又是相对有余，是稚弱之有余，是相对其他脏腑而言，并非强实成熟之说。

（4）肝的病理特性　"肝常有余"的生理特点预示着小儿病理上容易出现肝火上炎，肝阳上亢，肝气横逆，肝风内动的实证与虚证。

5. 肾的生理功能与特性

（1）藏精，主生长发育生殖与脏腑气化　一是藏精：指肾具有贮存、封藏精气的生理功能。二是主生长发育和生殖：指肾精及其所化精气的生理作用。三是推动和调节脏腑气化：脏腑气化，是指脏腑之气的升降出入推动和调控着脏腑形体器官的功能，进而推动和调控着机体精气血津液各自的新陈代谢及其与能量相互转化的功能活动。

（2）主水　肾主水，是指肾气具有主司和调节全身水液代谢的功能。主要体现在两方面。一是肾气对参与水液代谢的脏腑的促进作用：机体水液的吸收、输布与排泄，是在肺、脾、肾、胃、小肠、大肠、三焦、膀胱等脏腑的共同参与下完成的，而肾气及肾阳、肾阴对水液代谢过程中各脏腑的气化功能，尤其是脾肺之气的运化和输布，具有重要的促进和调节作用。二是肾气的生尿和排尿作用：尿的生成和排泄，是人体水液代谢的重要环节。

（3）主纳气　肾主纳气，是指肾气有摄纳肺所吸入的自然界清气，保持吸气的深度，防止呼吸表浅的作用。

（4）肾的生理特性　肾为先天之本，元阴元阳之腑。小儿肾常虚，是指小儿脏腑虚弱，气血未充，肾中精气尚未旺盛，骨气未成，加之小儿生长发育，以及骨骼、脑髓、发、耳等外观与功能均与肾有密切关系。而小儿先天之肾精又须赖于后天脾胃生化之气的充养，才能逐步充盛，小儿未充之肾气又常与其迅速生长发育的需求显得不相适应，故有“肾常虚”的生理特点。

肾的病理特性由于先天肾精未充，故小儿常见与先天肾气不足有关的疾病，如五迟、五软、遗尿、解颅等。后天患病之后，日久则较成人更易发生肾气虚衰之证。

四、小儿生长发育特点

生长和发育是小儿时期特有的生理现象，也是不同于成人的基本特点。生长指小儿形体的增长，发育表示各种功能的演进。生长发育的整个过程，形态和功能的不断成熟、完善，反映了小儿的生理特点。

小儿生长发育，不论在总的速度上，或是各系统、器官的先后顺序上，都具有全人类共同的规律性，同时也有种族、地区、民族或个体的差异。认识其总的规律性，有助于正确地判断和评价小儿发育情况。现将其发育标准分述如下。

1. 体重

体重是衡量小儿生长发育和营养状况的指标，也是临床给药、输液的根据。

足月新生儿出生时体重平均为 3 kg，体重在婴儿期增长迅速，1 岁后逐渐减慢，2 岁至青春期稳步增长。

各年龄大约体重可用下列公式计算：

1 ～ 6 个月　体重（kg）= 出生时体重 +0.7 × 月龄

7 ～ 12 个月 体重（kg）= 7+0.5 ×（月龄 –6）

1 ～ 10 岁　 体重（kg）= 8+2 × 年龄

正常情况下，同一年龄小儿体重具有个体差异，其波动范围不应超过 ±10%。如体重增长过速，应注意有无疾病存在，如肥胖症、巨人症等。如体重低于标准 15%，应考虑营养不良、慢性消耗性疾病及内分泌疾病等。

2. 身长

身长是反映骨骼发育的重要指标之一。

出生时平均身长为 50 cm，生后前半年每月平均长 2.5 cm，后半年每月长 1.5 cm，第一年平均增长 25 cm，第二年平均增长 10 cm，2 岁后身长每年增长 5 ～ 7 cm，可按以下公式计算 2 岁后至 12 岁儿童的升高：

身长（cm）=70+7× 年龄

在衡量小儿身长时应考虑到遗传、种族、营养、疾病等因素。身长低于正常 30% 者，应考虑侏儒症、克汀病、营养不良等。

3. 头围

头围是反映脑和颅骨发育程度的指标。

新生儿头围平均 34 cm，生后前半年增加 8 cm，后半年增加 4 cm，第二年内又增加 2 cm，约为 48 cm，15 岁时已接近成人。

头围过小多为脑发育不良；过大则可能为脑积水等。

4. 胸围

胸围主要反映胸廓、胸背肌肉、皮下脂肪及肺的发育程度。

出生时胸围比头围小 1 ～ 2 cm，平均为 32 cm，1 周岁时头围与胸围基本相等，平均为 46 cm。2 周岁后胸围大于头围。

胸围异常也可反映疾病，如胸围过小可见于营养不良，胸廓畸形见于佝偻病、肺气肿及心脏病等。

5. 囟门

囟门有前囟、后囟。后囟关闭时间在出生后 2 ～ 4 月（部分出生时已关闭），前囟为额骨和顶骨形成的三角形间隙，出生时大小约 1.5 ～ 2.0 cm（对边中点连线），6 个月时逐渐缩小，12 ～ 18 个月时关闭。

囟门早闭见于小头畸形，晚闭多见于佝偻病、呆小病或脑积水。前囟饱满见于颅内压增高者，是婴儿脑膜炎、脑炎的重要体征，囟门凹陷常见于脱水及极度消瘦小儿。

6. 牙齿

小儿出生后 5 ～ 10 个月开始出乳牙，于 20 ～ 30 个月出齐 20 颗乳牙，6 岁后开始换为恒牙，并长出第 1 恒磨牙，12 岁左右长出第 2 恒磨牙，18 岁以后开始出现第 3 恒磨牙（智齿）。恒牙共 32 个，一般于 20 ～ 30 岁时出齐，也有第 3 恒磨牙终生不出者。6 ～ 24 个月正常小儿牙齿数，可用下列公式计算：

牙齿数 = 月龄 – 4 或 6

7. 呼吸、脉搏、血压

（1）呼吸、脉搏　年龄越小，呼吸、脉搏越快。

表 13–1　小儿呼吸、脉搏正常范围表

	脉搏（次 / 分）	呼吸（次 / 分）
新生儿～ 1 岁	120 ～ 160	30 ～ 45
1 ～ 5 岁	90 ～ 120	25 ～ 30
6 ～ 9 岁	80 ～ 100	20 ～ 25
10 ～ 12 岁	70 ～ 90	18 ～ 20

（2）血压　小儿年龄越小，血压越低，1 岁以上小儿血压可按下列公式计算：

收缩压（mmHg）=80+2× 年龄

舒张压 = 收缩压 ×2/3

8. 动作发育

动作的发育直接与肌肉的发育，尤其是中枢神经系统的发育有密切关系。发育顺序是由上到下，由不协调到协调，由粗到细地进行。

表 13–2　小儿动作发育顺序表

年龄	动作
1 个月	无规律不协调动作
2 个月	直立位及俯卧时能抬起头
3 个月	俯卧时抬胸用手摸东西
4 个月	向前抓物，试翻身
6 个月	试独坐，用手摇玩具
8 个月	会爬，独坐，扶之能站
10 个月	扶物能站稳，拇食指对指取物
12 个月	自己站立，能独走
15 个月	会蹲着玩，能叠两块积木
18 个月	自由行走，拉一手能上台阶，从瓶里倒出小珠子
2 岁	能双脚跳，手的动作更准确
3 ～ 4 岁	两脚交替上下楼梯，会一只脚跳
5 岁	会双脚并跳，能跑，会系鞋带

9. 语言发育

小儿语言的发育，除了与神经发育有密切关系外，还需有正常的听觉和发音器官，并与后天教养有关。语言发育的顺序是发音阶段、咿呀作语阶段、单语单句阶段、成语阶段。详见下表：

表 13-3　小儿语言发育顺序表

年龄	语言
1 个月	会哭
2 个月	会发出和谐的喉音
3 个月	咿呀发音
4 个月	笑出声
6 个月	能发出单调音节
8 个月	发出“爸爸”“妈妈”等复音
10 个月	模仿大人的声音，开始用单词
12 个月	能用简单的词表达自己的意思
15 个月	能说出几个词和自己的名字
18 个月	能认识指出身体各部分
2 岁	能用简单的语言，如“我吃饭”
3 ～ 4 岁	能交谈、唱歌、数几个数
5 岁	开始识字

第二节　小儿推拿诊法特点

望、问、闻、切合称“四诊”，是中医诊断疾病的主要方法，在临床上，这四个方面不可偏废，不可孤立地看待某一方面，应该四诊合参，相互配合。推拿治疗小儿疾病，如同治疗成人疾病或采用其他疗法一样，必须通过四诊和各种辨证方法。但由于小儿有其生理、病理的特点，生长发育和病情反应均与成人有别，且乳婴儿不会言语，年龄较大的小儿亦往往不能正确诉说病情，加上就诊时常啼哭叫扰，影响脉象气息，给诊断造成困难。所以历代儿科医家都很重视望诊，在这一方面也积累了较丰富的经验，使临床辨证手段更加丰富和全面。

一、望诊

望诊是通过医生的视觉来观察病人神色、形、态、指纹、舌象等外部的异常变化，经过分析判断提出疾病的所在属性的一种方法。望诊在诊断小儿疾病的过程中极为重要，历代医家将其列为四诊之首，故不可忽视。望诊时医者应态度和蔼，以防婴儿惊恐哭啼，使其尽量保持自然状态，这样有利于观察病情，获得的病情资料准确性才高。

1. 望神色

这是指观察小儿的精神状态和面部及诸穴位的色泽。

（1）观神：精神的好坏，反映正气的盛衰。若目光有神，反应灵敏，精力充沛，神态活泼，是正气足无病之象，虽病亦轻，易治；反之，若目光暗淡无神，反应迟钝，疲乏易睡，精神萎靡，呼吸不均等，是有病之象，表示正气已伤，病情较重，不可麻痹大意。

（2）察面色与诸穴部位：观察患儿的面色与面部诸穴位的颜色是察色的主要方面，观察面色的润泽和枯槁以及面部诸穴位的颜色变化，可以推测疾病所在，病情的轻重和变化。具体如下：

1）面部病色主病

面白：主寒、主虚。多为肺病，若面白浮肿为阳虚水泛，常见于阴水；面色惨白，四肢厥冷，多为阳气暴脱，可见于脱证；面白无华，唇色淡白，多为血虚，见于贫血；外感初起，风寒束表，也可见面色苍白。

面红：主热、主火。多为心病，面红耳赤，为风热外感；午后颧红，多为阴虚内热；若见两颧艳红，面光肢厥，冷汗淋漓，为虚阳上越，是阳气欲绝的危重证候。新生儿面色嫩红，为正常肤色，不属病态。

面黄：主湿、主虚。多为脾病，腹膨大者为脾胃功能失调，见于疳证；面黄无华，并伴有白斑，常为肠寄生虫病；面目色黄而鲜，为湿热内蕴之阳黄；面目黄而晦暗者，为寒湿阻滞的阴黄。

面青：主惊、主痛、主瘀、主寒。多为肝病，面色青白并见愁苦皱眉，为里寒腹痛；面赤而晦暗，神昏抽搐，每见于惊风和癫痫发作之时；面赤而唇紫，呼吸急促，为肺气闭塞，气血瘀阻。

面黑：主寒、主痛。或内有水湿停饮，多为肾病；面色青黑，手足逆冷，多为阴寒证候；面色晦暗不华，兼有腹痛呕吐，可为药物或食物中毒；面色青黑惨暗，则为肾气衰竭，不论新病久病，皆属危重。如果小儿肤色红黑润泽，体强无病，是先天肾气充足之象。

2）诸穴部病色主病

《石室秘录》曰：“看病必须察色，察色必须观面，面各有部位，不可不知。”所以，除了上述观察面部色泽变化外，还应根据面部色诊定位，来判断疾病所在。

小儿面部五脏定位：左颊部属肝，右颊部属肺，额上属心，鼻准属脾，颏下部属肾，其他名称，如图 8–2–1 所示。

额部：额间赤色者，主心经有热，多有烦躁惊惕，时时哭叫不安。

印堂：印堂色见淡白者，多为脾气虚弱；色见青黑者，多有腹痛夜啼。

上眼睑：青而浮肿为寒兼湿；若见红纹显现，即是风热滞留于肠胃。

两颊部：左颊红色者为肝热；右颊红色者为肺热。

山根：青为惊、为痛；蓝为喘、为咳；蓝中现红纹患内热泄泻，若见赤乌之色一团，多为正患赤白痢疾；色青而暗滞不华，并向两侧蔓延扩大到眼眶周围而呈蝶形青暗色者，多因食郁日久，为疳证虚弱之状，或有虫证，兼有生冷杂物所伤而成诸疳者。

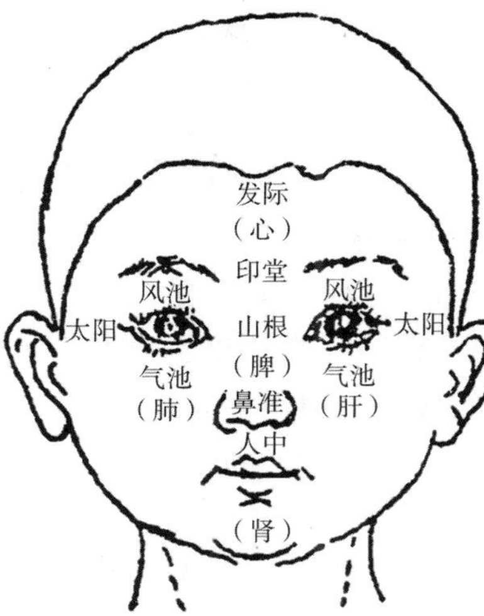

图 8–2–1　面部色诊定位图

年寿：现红纹乃属热郁久留于肠胃。

鼻准：若见黄色，定是久患大便秘结；青色者，多为脾土虚寒。

唇环：口唇色赤而干燥者，乃多有脾经热遏，多伴有口干喜冷饮，烦躁不安，大便不通等症；唇口周围均现青色者，多为血虚脾寒，常伴有面白无华；唇周现黄色，多属脾有热，常伴有口臭不舒；环口见黑色，即色黑而晦暗不荣，为真脏色现，为肾绝之象，属危笃之证。

颏部：颏部赤色者，主肾与膀胱有气滞热结，而小便不通。

太阳：如见青筋暴露，是为消化不良已成疳积之征。

2. 望形态

这是指观察病儿的形体和动态，即从小儿的形体强弱、肥瘦和活动的状态来推测疾病的变化。

小儿形体的望诊包括头囟、躯体、四肢、肌肤、毛发、指（趾）甲，检查时应按顺序观察。发育正常，筋骨坚强，肌毛肤润，姿态活泼，毛发润泽，活动自如等均为健康的表现；若形体消瘦，头发萎黄，筋骨软弱，皮肤干燥，神情呆滞，颅囟逾期不合者，多属先天不足，或后天喂养失调而形成的病态。凡形体强壮者，不易感受病邪，即使有病也较易治疗而迅速康复，反之形体瘦弱的小儿容易感染病邪，治疗亦较难迅速见效。

小儿在不同疾病中有不同姿态，如小儿俯卧者，为乳食内积；喜蜷卧者，多为腹痛；喜侧卧者，多为胸肋疼痛；仰卧少动，两目无神，多为久病、重病，体质已虚；颈项强直，手指开合，四肢拘急抽搐，角弓反张，乃属惊风；若翻滚不安，呼叫哭吵，两手捧腹，多为腹痛所致；端坐喘促，痰鸣哮吼，多为哮喘；咳逆鼻扇，胁肋凹陷，呼吸急促，常见于肺炎喘嗽。

3. 审苗窍

苗窍是指舌为心之苗，肝开窍于目，脾开窍于口，肺开窍于鼻，肾开窍于耳及前后二阴。苗窍和脏腑的关系密切，脏腑一旦有病，每能反映于苗窍，故审查苗窍也是诊断中的重要环节。

（1）目睛："目为肝之窍"，实乃五脏精华之所在，一身神气荟萃之处。故察目除可候肝脏病变外，亦可候其他脏腑之病变，若见目赤，多为热、为火；目睛发黄，多为湿阻；若见青色，多主肝风；多泪为风热；目瞪少转或白膜遮多是疳积重症；昏不识人，瞳孔散大或缩小已无反应者，是元阳离绝之征象；目倦神疲，睡时露睛为气虚液脱之重症；目瞪呆视、直视、窜视或斜视为惊风之症。

（2）望鼻窍："鼻为肺之窍"，是肺之门户。临床若见鼻流清涕，为肺经感受风寒之邪，伤风感冒尚轻；涕浊而黄为风热入肺，若干枯无涕为肺闭邪毒较重；壮热喘息而鼻翼煽动则为肺热炽盛之征。

（3）望耳："耳为肾之窍"。耳红多为风热；耳青多主惊风；色白乃为血虚甚；色黑干枯为危重证候；耳内疼痛流脓，为肝胆火盛，如聍耳；耳背络脉隐现红色，耳尖发凉，兼身壮热，多泪，常为麻疹之先兆；若以耳垂为中心的弥漫肿胀，则为痄腮的表现。

（4）望舌："舌为心之苗"，又为脾之外候。由于舌通过经络直接或间接地联系许多脏腑，所以脏腑的精气可上营于舌，脏腑的病变亦可从舌质与舌苔的变化反映出来，从而推断出疾病的性质、部位及正邪的消长情况。小儿疾病中常见的病态舌质与舌苔列述如下：

1）舌质（舌体）：正常的舌色为淡红。舌质淡白为气虚；舌质鲜红为热邪由表入里；舌尖红为心火上炎；鲜红并起芒刺，多为心火亢盛；舌边红为肝胆火旺；舌质绛红，多为热邪入营血；舌红少苔，甚则无苔而干者，则为阴虚火旺；舌质紫黯或紫红，为气血瘀滞；舌起粗大红刺，状如杨梅者，常为烂喉痧的舌象；舌体干燥是津液枯涸之象；臃肿肥厚为水湿内蕴之征。

2）舌苔：正常的舌苔应有一层薄薄白苔，干湿适中，不燥不滑。若见白苔为外感表证；薄黄苔多见热邪由表入里；黄苔为热甚；黄腻为湿热；黄燥带黑为热极。舌面无苔称光舌，多属阴虚；舌苔花，经久不愈，状如"地图"，多数为胃之气阴不足或兼湿热之证；若见舌苔厚腻垢浊，伴便秘腹胀者，为宿食内滞，中焦气机阻塞，这种舌亦称“霉酱苔”。

4. 看指纹

指纹是指虎口直到示（食）指内侧的桡侧浅表静脉，可分为风、气、命三关，第一节为风关，第二节为气关，第三节为命关，诊察时可用手指轻轻从小儿示（食）指的命关推向风关，使指纹容易显露。观察指纹应将小儿抱向光亮之处，以便于观察指纹的变化。三关部位见图 8–2–2。

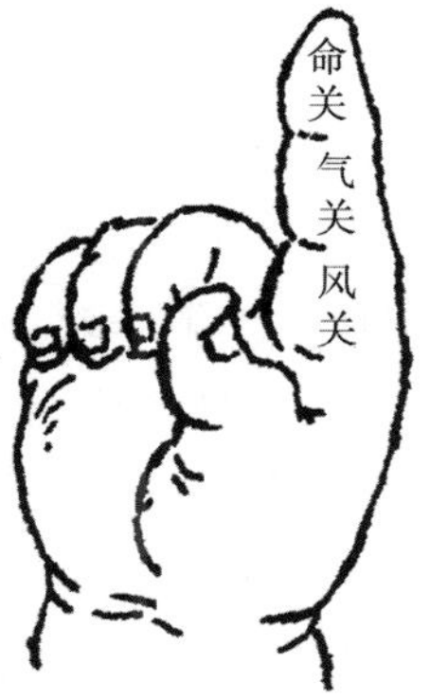

图 8–2–2

看指纹是古代医家对 3 岁以内的小儿用以代替脉诊的一种辅助诊断方法，用来辨别乳幼儿疾病的病因、性质及估计疾病的预后等。正常小儿的指纹多数应该是淡紫隐隐而不显于风关以上。若发生疾病，那么指纹的浮沉、色泽、部位等都能随之而发生变化。

（1）指纹的浮沉：浮主表，沉主里。

（2）指纹的色泽：红主寒，紫主热，青主惊，黑主瘀。如纹色鲜红为外感风寒；暗紫为邪热郁滞；紫黑为热邪深重或气滞血瘀；青色为惊风或属疼痛。指纹色淡，不论何种颜色，新病还是久病，都是虚证的表现。

（3）指纹的部位：指纹现于风关，病多轻浅而易治；现于气关，病情较重，邪已进一步深入；现于命关，病情危重。如果直透指甲，称“透关射甲”，病多危殆。

此外，指纹瘀滞，推之不畅，亦属实证。

看指纹是古代流传下来的一种辅助诊断方法，但临床实践说明它与疾病的符合率不及舌诊和脉诊。脉症不符时，可以“舍脉从症”或“舍证从脉”，当指纹与症不符时，同样可以“舍纹从症”，以确保疾病诊断的正确性。

二、闻诊

闻诊是医者用听觉和嗅觉诊察患儿声息和气味等，以帮助诊断疾病的一种方法。

小儿哭声响亮，语声和谐，咳声均匀，无特殊气味等为正常。哭声尖锐而高多有疼痛；哭声嘶哑，呼吸不利，多为喉痛或喉头水肿；哭而无泪多属病重。语声低微，多属虚证、寒证；语声噪扰，狂言谵语，多属实证、热证。口臭为胃热；吐酸为饮食停滞；小便短赤，气味臊臭多为膀胱湿热；小便清长少臭，常为脾肾虚寒。大便酸臭而稀，多为伤食；大便臭秽为肠中积热；下利清谷，无明显臭味，为脾肾两虚。

三、问诊

问诊主要是通过询问家属或其他陪诊者，以了解病情的一种诊察方法。

1. 问寒热

凡小儿蜷缩就睡，喜投怀抱多属虚寒；哺乳时觉其口舌热，多为发热；发热恶寒、恶风，多见外感之表证；高热不恶寒，多属内热；夏季久热不退，汗闭，口渴，尿多且清，多为暑热所致（小儿夏季热）。

2. 问汗

表证无汗，多属外感寒邪；表证有汗，多属外感风邪。经常汗出不止，活动后更甚者是自汗，多为气虚卫阳不固所致；入睡汗出，醒后汗止，谓之盗汗，多为阴虚所致；汗出如珠，四肢厥冷，属危重病症。

3. 问饮食

包括纳食和饮水两个方面。在纳食方面，小儿能按时乳食，食量正常而不吐泻，是正常现象；若不思饮食，所食不多，为脾胃薄弱的表现；腹胀满不思饮食，为伤食积滞；腹泻而不思饮食，为脾不健运；食谷不化，形体消瘦，多见于疳证。在饮水方面，若渴喜饮冷，则为热证；渴喜饮热，或口不渴则为寒证；频频引饮，口唇干燥，为胃阴不足，津液亏耗；渴不欲饮，则为中焦有湿。

4. 问头身

小儿哭闹摇头或用手摸头，多为头痛。小儿肢体伸屈不宁而呻吟者，多为肢体疼痛。头仰不能俯，颈项强直，多为惊风等。

5. 问二便

大便干燥难解，多属胃肠实热；大便时哭叫，多为腹痛；便溏完谷不化，多属脾胃虚寒；下痢赤白，里急后重，为痢疾；水泻带黄色或蛋花样，多为热证；水泻带绿色，多属寒证；小便色清而长为寒；量少而黄为热；小便混浊，多为膀胱湿热或疳证。

6. 问胸腹

年龄较大的儿童，询问其胸腹的疼痛与胀满等，在诊断时有一定意义。胸胀满而频咳，为风邪束肺，肺气失宣；胸部闷塞，哮喘痰鸣，为痰阻肺络，如哮喘；胸痛发热，咳嗽而气促，可为肺炎喘嗽；胸闷心悸，面青气促，为心阳不振，心血瘀滞；心悸胸闷，头晕乏力，常为心之气阴不足；脘腹饱胀多为伤食积滞；腹痛隐隐，以脐周为主，多见于蛔虫证；上腹或右肋胀痛，面目黄染，为湿热黄疸等。此外，小儿急性腹痛，痛势剧烈，须注意外科疾患。

7. 问睡眠

正常小儿睡眠总以安静为佳，年龄越小，睡眠时间越长。烦躁少睡，盗汗，发稀，可见于维生素 D 缺乏症（佝偻病）；睡中磨齿，多为蛔虫证；夜间睡眠不宁，肛门瘙痒，多为蛲虫证；嗜睡和昏睡，在温热病多为邪入心包，或痰蒙心窍所致。

四、切诊

切诊包括脉诊和按诊两个方面，也是诊断儿科疾病的辅助手法。

1. 脉诊

由于小儿啼哭吵闹，不易合作，致使呼吸加快，影响脉象，因而小儿脉搏的迟、数、浮、沉变化较大，故 3 岁以下的小儿之脉搏难以为凭。小儿寸口脉位短，可采用一指定三关。小儿脉象较成人为快，年龄越小，脉搏越快，切脉时应注意。

小儿诊脉重点以浮、沉、迟、数辨别其表、里、寒、热；以有力无力辨别虚、实。浮脉为表证，沉脉为里证，迟脉为寒证，数脉为热证；脉有力为实证，脉无力为虚证。

2. 按诊

包括按压和触摸头囟、颈腋、四肢、皮肤、胸腹等。

（1）头囟：正常小儿前囟在 18 个月内关闭，若逾期不闭，则为肾气不足，发育欠佳的表现；囟门凹陷，名“囟陷”，可见于泻甚失水；囟门凸起，名“囟填”，伴壮热、呕吐，为肝风内动之征；囟门不能应期闭合，囟门宽大，头缝开解，则为解颅。

（2）颈腋：颈项、腋下等处有许多小结节，质软不粘连，是正常现象。若结节肿大，伴发热压痛，则为痰毒；若病程迁延，结节大小不等，连珠成串，质地较硬，推之不易活动，则为瘰疬。

（3）四肢：四肢厥冷，多属阳虚；四肢挛急抽动，为惊风之征；一侧或双侧肢体细弱，不能活动，可见于小儿麻痹症的后遗症。

（4）皮肤：主要了解寒、热、汗的情况。肤冷汗多，为阳气不足；肤热无汗，为实热所致；手足心灼热为阴虚内热；皮肤按之凹陷，为水肿之征；皮肤干燥而松弛，常为吐泻失水之征。

（5）胸腹：胸骨高突为“鸡胸”；脊柱高突，按之不痛为“龟背”。心尖搏动处，古书称为“虚里”，是宗气会聚之处，若搏动太强，或节律不均，是宗气外泄，病情严重；若动之虚弱，触之不甚明显，此为宗气内虚；若搏动过速，伴有喘急，此为宗气不济，病情危重；胸肋触及串珠，两肋外翻，可见于佝偻病。若左胁肋下按之有痞块，属脾之肿大，右胁肋下按之有痞块，明显增大，则属肝之肿大。

小儿腹部柔软温和，按之不胀不痛为正常。腹痛喜按，按之痛减为虚痛、寒痛；腹痛拒按，按之胀痛加剧为里实腹痛；脐周腹痛，按之有条索状包块，按之痛减者，多属蛔虫证；腹胀形瘦，腹部青筋显露，多为疳证；腹部胀满，叩之鼓声，多为气滞腹胀；腹部胀满，叩之有液体波动之感，多为腹内积水。腹部有压痛时，检查从无痛处开始，最后才能触及痛处，以免小儿腹部肌肉突然收缩，影响检查，在检查时还须注意小儿表情，以推测痛处。

第三节　小儿推拿辨证施治特点

辨证，就是辨识分析疾病的证候，是医者认识和诊断疾病的方法之一。辨证的过程，就是运用医学理论和方法，将四诊收集到的症状、体征等资料加以归纳和分析，从临床表现的内在联系中来判断疾病发生的部位、性质和邪正盛衰的情况，继而推断病情变化趋势的过程。施治，就是根据辨证结果，确定相应的治疗方法。临诊时只有把握这一过程，才能全面、客观地认识疾病，才能正确地确定推拿治疗方案。用于小儿推拿的辨证方法，主要有八纲辨证和脏腑辨证，现分述如下：

一、八纲辨证

八纲，即阴、阳、表、里、寒、热、虚、实八类证候。八纲辨证，就是通过对四诊所取得的资料进行综合分析，进而用以上八类证候归纳说明病变的部位、性质及疾病过程中邪正盛衰等情况的一种辨证方法。

疾病的证候尽管极其复杂，但其类别，不属于阴证，便属于阳证；病位的深浅，不属于表证，便属于里证；疾病的性质，不属于寒证，便属于热证；邪正的盛衰，邪气盛为实证，正气衰为虚证。所以，掌握八纲辨证，在诊断疾病的过程中，就能将错综复杂的证候加以概括，起到执简驭繁，提纲挈领的作用。因此，八纲辨证可作为一切辨证的总纲。

1. 阴阳辨证　阴阳是概括疾病症候类别和性质的总纲，可以统括其余六个方面，即表、实、热属阳，里、虚、寒属阴。

2. 表里辨证 是辨别病变部位和病势轻重的一种方法。病邪侵犯人体，病症首先反映在肌表，经络者属表证；病邪入里或从内而生，使脏腑、气血等受病所表现的病症属里证。小儿因抵抗能力比成人差，故小儿疾病很容易由表入里，而以里证多见。

（1）表证特点：恶寒、发热、头痛、项强、鼻塞、流涕、肢痛、有汗或无汗、舌苔薄白、指纹显现、脉浮等。

（2）里证特点：壮热或潮热、烦躁、口渴、腹痛便秘或大便泄泻、呕吐、胸闷、舌质红、舌苔黄厚、唇干赤、指纹色紫、脉沉等。

3. 寒热辨证 是辨别疾病属性的一种辨证方法。凡感受寒邪，或阳虚阴盛，功能衰退所产生的证候属寒证；凡感受热邪或阳盛阴虚，功能亢盛所产生的证候属热证。

（1）寒证特点：畏寒，口不渴或不多饮，喜食热食，手足发冷，面色苍白，小便清长，大便稀溏，舌淡苍白，指纹浅红带青色，脉沉迟等。

（2）热证特点：发热，口渴，喜冷饮，潮热烦躁，面红目赤，小便赤，大便干，舌质深红，舌苔干黄，指纹紫红色，脉数等。

4. 虚实辨证 是辨邪正盛衰的一种辨证方法。虚者是指正气虚，即体质虚弱，功能低下或衰退；实者是指邪气实，即外邪盛而病者体质强壮；正气足是指生理功能旺盛。

（1）实证特点：新病急起，高热，谵语，角弓反张，躁动不安，面红目赤，大便秘结，腹胀痛而拒按，小便赤短，舌红苔黄燥，指纹深紫，脉洪大有力等。

（2）虚证特点：久病不愈，潮热，盗汗，面色苍白无华，两颊带红，倦怠乏力，腹胀腹痛而喜按，大便稀溏，小便清长而频数，舌淡苔白或为光舌，津液干涸，指纹淡红或色青，脉沉迟或细数无力等。

在具体运用“八纲”辨证时，对疾病的归类，并不是截然分割的，而是互相有着密切的联系。例如：表有表寒、表热、表虚、表实；里有里寒、里热、里虚、里实；也有表寒里热，表热里寒，表虚里实，表实里虚，或表里俱虚，表里俱热等。这就说明表里与寒热虚实，寒热与表里虚实，虚实与表里寒热，都有着错综复杂的联系。阴阳也是如此，阴中有阳，阳中有阴，从阴转阳，由阳转阴等。当然对于疾病的诊断，还需进一步结合脏腑辨证。

二、脏腑辨证

五脏六腑的生理活动及其病理变化都有着不可分割的联系。某一脏腑患病，往往影响其他脏腑；而其他脏腑有病，也可影响这一脏腑。由于脏腑之间存在着相互制约、相互依存的关系，所以在脏腑辨证中不仅要重视病的寒热虚实，还应注意相关脏腑疾病的传变。只有这样才能做出正确的诊断和制定出有效的治疗措施。

所谓脏腑辨证，是以脏腑患病后所显示出来的证候为依据，进行辨证的一种方法。临诊时采用脏腑辨证进行归经施治是小儿推拿治疗的特点。

1. 脾病辨证 脾与胃相表里，开窍于口唇。脾主运化水谷，具有消化吸收，输送营养及水分，主肌肉，统血等主要生理功能，故称“脾为后天之本”。小儿脾病的证候，主要体现在水谷代谢功能的紊乱和与胃的关系失调两方面，常见证候如下：

（1）脾气虚：气短无力，食后闷胀，肢体倦怠，大便稀薄，舌质淡，脉虚。

（2）脾阳虚：面黄肌瘦，倦怠嗜睡，食谷不化，肢冷，大便稀溏，或久泻不止，甚则浮肿，洞泄，舌质淡白，指纹浅红或隐而不显，脉沉迟无力。

（3）脾胃实热：高热气急，面红唇干赤，烦渴狂饮，舌质红，苔黄燥，脉数急。

（4）乳食积滞：食欲减少，或不思乳食，嗳嗝酸馊，腹胀痛而拒按，大便酸臭或夹有未消化之物，或有低热，舌苔厚腻，指纹紫滞，脉数。

（5）湿热困脾：证见胃脘痞满，食欲减退，身重体困，面目身黄，小便黄赤，大便溏薄，或有低热，唇红，舌苔厚腻，指纹红，脉滑数。

2. 肝病辨证 肝与胆相表里，开窍于目。肝主疏泄，藏血，主筋，其性刚强喜条达，并能调节人的精神情志。小儿肝病症候的出现，主要为以上生理功能的改变和与胆的关系失调，常见证候如下：

（1）肝火上炎：面红灼热，头晕头痛，两胁肋痛，口干口苦，呕吐黄苦水，心烦善怒，啼哭不安，目赤肿痛，耳鸣耳聋，小便黄赤，大便秘结，舌边红，指纹青紫，脉弦数。

（2）肝风内动：眩晕欲仆，筋肉牵掣或麻木不仁，四肢痉挛抽搐，角弓反张，舌质红苔薄黄，指纹青色，脉弦细而数。

（3）肝胆不宁：虚烦不寐，或噩梦惊恐，易惊或善恐，短气乏力，目视不明，口舌苔白，指纹蓝或青色，脉弦细。

3. 心病辨证 心与小肠相表里，开窍于舌。心主血脉，主人的精神思维活动，故为人体生命活动的中心。小儿心病的证候，主要体现在以上生理功能的改变和与小肠关系失常等方面，常见证候如下：

（1）心火上炎：心悸不寐，烦热目赤，口舌糜烂疼痛，小便短赤，舌尖红，指纹深红，脉数急。

（2）痰火内扰：高热，昏迷不省人事，或如痴如醉，哭笑无常，癫狂，舌质红少津，舌苔黄腻，指纹紫蓝，脉滑数。

（3）心气虚：心悸气短，乏力，嗜睡，自汗（若为阳虚还可见畏寒、肢冷），舌淡白，指纹淡红，脉虚细而弱。

（4）心血虚：面色苍白无华，体倦无力，舌质淡红无苔，脉细，若心阴虚兼有内热，还可见面色潮红，五心烦热，盗汗，舌质光红，指纹淡红，脉细而数。

4. 肺病辨证 肺与大肠相表里，开窍于鼻。肺主气，司呼吸，主宣发与肃降，肺主皮毛。外邪入侵首先犯肺，五脏之中肺为娇脏，不耐寒热。小儿的肺病症候，多体现在以上生理功能的改变和与大肠的关系失调等方面，常见证候如下：

（1）风寒束肺：恶寒发热，头痛身痛，鼻塞流涕，咳嗽痰白，舌苔薄白，指纹鲜红，脉浮紧。

（2）风热闭肺：发热咳嗽，气急痰鸣，鼻翼煽动，甚则胸高气促，颜面苍白，口唇发绀，神气闷乱，舌质红，苔黄燥，指纹深红，脉数急。

（3）痰浊壅肺：咳嗽气喘，甚则不能平卧，喉中痰鸣，痰液黏稠，舌苔黄腻，脉滑。

（4）阴虚肺燥：干咳少痰或无痰，时有痰中带血丝，午后潮热，两颧发红，口干鼻燥，盗汗，虚烦不眠，舌红少苔，指纹淡红或紫蓝，脉细数。

5. 肾病辨证 肾与膀胱相表里，开窍于耳及二阴，肾主骨生髓，肾藏精，为生殖发育之源，其功能极为重要，故称“肾为先天之本”，实为生命之根。小儿肾病症候，虽然也体现在其生理功能的改变和膀胱的关系失常等方面，但以虚证多见，故推拿治疗时，以补法为主，这是区别于其他脏腑的主要方面，常见证候如下：

（1）肾阴虚：头晕耳鸣，腰酸足软，形体虚弱，口渴咽干，健忘失眠，舌红少苔，脉细弱；若颧红唇红，骨蒸劳热，五心烦热，虚烦不寐，小便赤，大便秘，指纹淡红，脉细数，则为阴虚内热。

（2）肾阳虚：面色㿠白和黝黑，畏寒肢冷，腰酸腿软，尿频而清，甚则失禁，夜尿增多，遗尿，舌质胖淡，舌苔白，指纹淡红，脉沉弱（细）。

（3）肾虚水泛：周身浮肿，下肢尤甚，按之没指，腹胀满，尿少，水泛为痰则咳逆上气，痰多稀薄，气促，动则喘息，舌质胖嫩，舌淡苔白，脉沉细或沉滑。

（4）肾不纳气：气促喘逆，动则加重，咳逆汗出，面色浮白，舌苔淡白，脉虚弱。

三、小儿推拿治则

小儿疾病的治疗法则与成人基本一致，由于小儿生理病理特点，刘氏小儿推拿在具体治疗过程中特别强调以下治则。

1. 归经施治的治则

根据各类疾病的症状不同，病因各异，因此在临床上将一系列疾病的症状归属到某一经脉上加以治疗，这叫作归经施治。使用脏腑的分症归经治疗，先要辨其寒热虚实，然后采取清、补手法及配合适当穴位进行治疗，现将各类症状分归经脉如下：

咳嗽、流涕、气喘、痰鸣、发热等，属于肺经。

呕吐、腹泻、腹痛、食谷不化、痢疾、便秘等，属于脾经。

心悸、怔忡、贫血、弄舌、高热昏迷、直视等，属于心经。

抽搐、烦躁、气逆、胁痛、口苦等，属于肝经。

腰痛、下肢萎软、小便赤涩、遗尿、盗汗等，属于肾经。

根据脏腑表里关系，肺与大肠、脾与胃、心与小肠、肝与胆、肾与膀胱互为表里，所以治疗上亦表里兼治或论经施治。

2. 五经相助与相制的治则

刘氏小儿推拿治疗上首选五经（脾经、肝经、心经、肺经、肾经），意在通过推五经、调五脏达到治疗疾病的目的。五脏在生理上相互协调、相互促进，在病理上必然相互影响，因此在运用五经推治来调整脏腑功能时，同样不能只单纯考虑一个脏腑，而应注意调整脏腑之间的关系。因此，刘氏小儿推拿运用五行生克制化理论，结合小儿病理生理特点，创立了独特的五经相助与相制的治则，并由此形成五经配伍推治法。

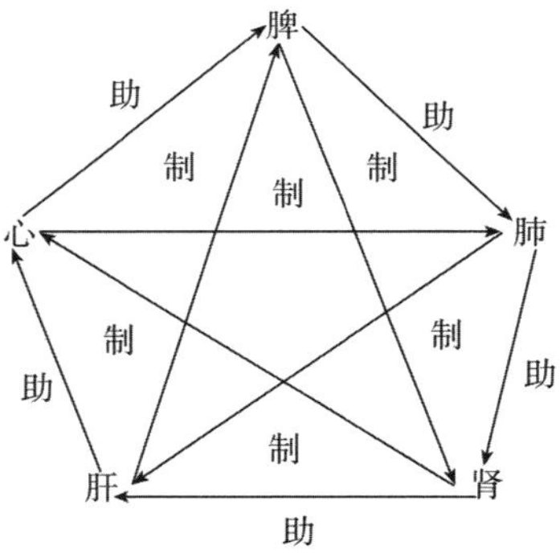

图 13-3-2　五行助制

（1）五经助制的关系

脾助肺，肺助肾，肾助肝，肝助心，心助脾。

脾制肾，肾制心，心制肺，肺制肝，肝制脾。

如图所示：五经循环为相助，隔一为相制，但在相制中，心肝两脏为阴中阳脏，心易动火，肝易动风，在病理情况下，其对肺脾两经的制约为损伤性制约。故推治时，清脾必清肝，清肺补肺必清心。其他各经制约关系均属制约性的，无病理意义。

（2）五经助制原则的治疗意义　相助和相制，是治疗中主补、主泻，或兼补、兼泻的依据，医者根据这些规律在治疗上进行对标、对本的治疗。例如：

脾病　虚证：主补脾，兼补心，补后要加清法调和，更补肺，稍清肝，这样的取穴治法叫“补三抑一法”。实证：主清脾，兼清肺，次清肝，稍清心。

肝病　虚证：主补肝，兼补肾，更补心，稍清肺。实证：主清肝，次清心，稍补脾。

心病　虚证（血虚）：主补心，再补脾，略补肾。实证（实热）：主清心，次清肝，再清肺，稍清脾，略补肾，这样的取穴治法叫“清四补一法”。

肺病　虚证：主补肺，次补脾，再补肾，稍清心。实证：主清肺，次清心，兼清肝。

肾病　虚证：主补肾，次补肺，略补脾。实证：主清肾，兼清肝。

（3）注意事项　①五脏中脾、肺二经的虚证，可用补三抑一法，心、肝二经不一定要用，因为此二脏是阴中之阳脏，故要灵活掌握；②脾经是后天的根本，故宜补不宜清，用了清法后可加补法，使其不伤及脾胃；③肝经宜用清法，应用补法时需要警惕肝风妄动；④心经宜用清法，不宜用补法，若用补法后，要加清法调和。

运用推拿治疗不要固守陈规，最重要的是辨证施治，以治本为主，治标为辅。诊断正确，补泻适当，才能恰到好处，收到较好的疗效。切忌操之过急，大肆补泻，超限突围，不但无益反而有损。因此治疗时应随时注意和慎重取穴，同时务必注意整体观念，全面兼顾，在辨症状、原因和得出正确诊断后，才能决定施治法。

3. 急救治则

（1）昏迷不醒应先开窍，取刺激性较强的穴位，如掐揉人中、掐十宣、掐合谷、掐老龙、拿肩井、掐揉仆参等。

（2）惊风、抽搐应以先镇惊为要。如掐运小天心、掐合谷、掐拿委中、掐拿昆仑、掐揉仆参等。

（3）高烧不退者应先以退热为主，如海底捞明月、大清天河水、打马过天河、推脊等。

（4）腹痛不解者在排除禁忌证后先以解痉止痛为主，如掐揉一窝风、揉腹、摩脐、拿肚角等。

（5）呕吐频繁者先以降逆止呕为主，如掐运板门、推上七节骨、揉端正、揉中脘等。

第四节　小儿推拿常用手法

刘氏小儿推拿手法特色主要体现在两个方面，一是刘氏小儿推拿十法，二是刘氏小儿推拿复式操作法。首先，在基本手法方面刘氏小儿推拿根据临床需要在”古八法”基础上，增加了两法，且逐渐形成以推、揉为主，拿、按为次，兼以摩、运、搓、摇、掐、捏的手法运用特点，简称“刘氏小儿推拿十法”；其次，刘氏小儿推拿在吸取前人经验的基础上，以实用、有效为原则，形成了独具特色的复式操作手法，如推胸法、推背法、推腹法、水底捞月、大推天河水、打马过天河等。

刘氏小儿推拿手法操作次数的多寡，具有类似药物剂量的特点，在手法操作次数或时间上也有明显的差异，一般而言，年龄大，病情重的，操作次数多，时间长；年龄小，病情轻的，则操作次数少，时间短；尤其是五经穴的操作，刘开运教授总结了幼儿不同年龄阶段的五经“清、补”手次表。此外，刘氏小儿推拿手法，比较重视补泻，补泻的手法基本上按照手法操作方向和手法的轻重缓急来定的，如推五经时直推为清，旋推为补；摩腹时缓摩为补，急摩为泻等。

刘氏小儿推拿手法看来简单易学，但要做到熟练灵活、运用自如、得心应手，却非一日之功，需要认真地学习和刻苦地锻炼，只有这样才能达到像《医宗金鉴·正骨心法要旨》中说的那样，“一旦临证，机触于外，巧生于内，手随心转，法从手出”。推拿手法总的要求是“持久、有力、均匀、柔和、深透”，但在小儿推拿中，则更要注意“轻快柔和、平稳着实”。手法选用的正确与否是推拿治病成败的关键之一，也是小儿推拿疗法的基本功之一，不可等闲视之，如若手法不行，就不能达到在体表推拿，体内有感应，“外浮内应”的目的。

一、基本手法

1. 推法

【手法操作】

（1）直推法　以拇指螺纹面或其桡侧缘着力，或食、中指伸直，以指面着力，做单方向的直线推动，频率约为每分钟 200 次（图 13–4–1、13–4–2）。

（2）旋推法　以拇指螺纹面着力，做顺时针方向的旋转移动，频率约为每分钟 200 次（图 13–4–3）。

（3）分推法　以双手拇指螺纹面或其桡侧缘着力，自穴位或部位的中间同时向两旁做“← →”直线或“↙↘”弧线推动。一般可连续分推 50 ～ 100 次（图 13–4–4）。

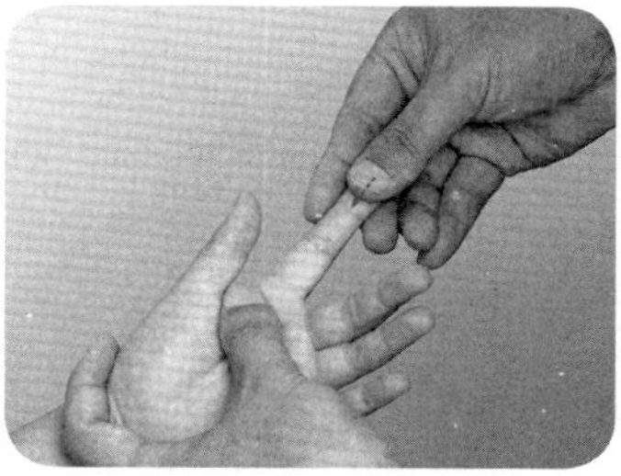

图 13–4–1　拇指直推法

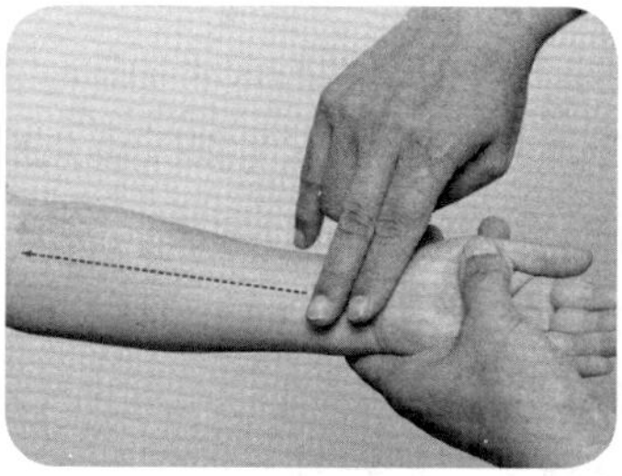

图 13–4–2　食中指直推法

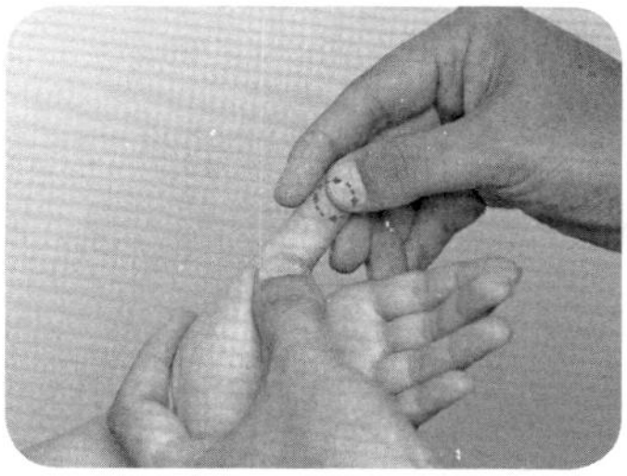

图 13–4–3　旋推法

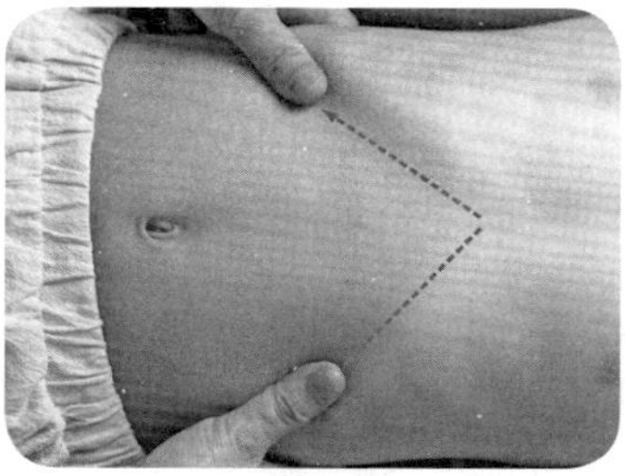

图 13–4–4　分推法

推法在操作时要注意以下几点：一是拇指着力作直推主要通过腕部带动拇指做主动的内收和外展活动；食、中指着力做直推时主要通过腕部带动肘部做适当的屈伸活动；直推时动作要轻快连续，一拂而过，如帚拂尘状，同时必须直线进行，不可歪斜。二是旋推主要通过拇指做小幅度的旋转推动；动作要轻快、连续、协调、均匀、柔和，犹如用拇指做摩法，仅在皮肤表面推动，不带动皮下组织。三是分推法操作时主要通过肘关节的屈伸活动带动指、掌着力部做横向直线分推；或通过腕部和拇指掌指关节的内收、外展活动带动拇指着力部做弧线分推；分推时双手用力均匀，动作要柔和而协调，节奏要轻快而平稳。

【临床运用】推法是刘氏小儿推拿的主要手法，其中直推法适用于小儿推拿特定穴中的线状穴位或五经穴，旋推法主要用于面状穴位，分推法运用于头面、胸腹、腕掌、背部特定穴位。本法的功能特点是推以通之，即开通关窍、疏通经络、祛除邪气、调节脏腑，临床适用于各种小儿病证治疗。其中，直推法重在祛邪，旋推法多为补虚，分推法调和阴阳。

2. 揉法

【手法操作】医者以指端着力，吸定于患儿治疗部位或穴位上，指端不离开接触的皮肤，做轻柔和缓的小幅度、顺时针或逆时针方向的环旋揉动，带动该处的皮下组织一起揉动。频率为每分钟 180 ～ 240 次（图 13–4–5）。

揉法在操作时要注意着力部不能与患儿皮肤发生摩擦运动，要吸定治疗部位或穴位，并带动该处的皮下组织一起揉动。

【临床运用】揉法也是刘氏小儿推拿的主要手法，揉法临床多与按法、掐法等相结合形成按揉法和掐揉法。揉法的功能特点是揉以散之，即具有理气导滞、活血化瘀、消肿止痛等功能，临床适用于各种小儿病证治疗。

3. 按法

【手法操作】按法有指按法和掌按法等，小儿按法以指端运用最多。

医者以拇指或中指指端或螺纹面用力，吸定在患儿治疗穴位上，垂直用力，向下按压，持续一定的时间，按而留之，然后放松，再逐渐用力向下按压，如此一压一放反复操作（图 13–4–6）。

按法操作时要注意按压的力量要由轻到重，切忌用迅猛的暴力，以免造成组织损伤；按法结束时，不宜突然撤力，而应逐渐减轻按压的力量，故“按以留之”。

【临床运用】指按法适用于全身各部的穴位，掌按法适用于面积大且较为平坦的部位，如胸腹部、腰背部等。按法的功能特点是按以止之，即有止痛、止呕、止咳、止泻等功能。小儿推拿临床此法单独运用较少，往往与揉法等结合使用。

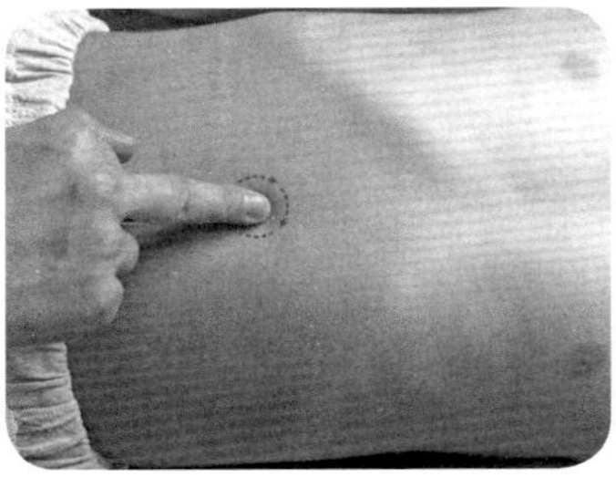

图 13–4–5　指揉法

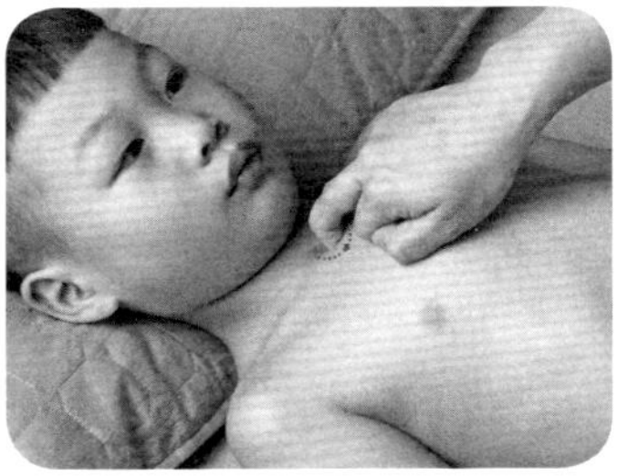

图 13–4–6　指按法

4. 摩法

【手法操作】摩法有指摩法和掌摩法之别，小儿更适合指摩法。

医者食、中、无名、小指四指并拢，掌指关节自然伸直，腕部稍悬屈，以指面着力，附着在患儿体表一定的部位或穴位上，前臂主动运动，通过腕关节做顺时针或逆时针方向的环形摩动（图 13–4–7）。

摩法操作时要注意腕关节自然屈曲在 30°左右，形成摩动的力量主要源于前臂，操作速度不宜太快，也不宜太慢；压力不宜过轻，也不宜过重；小儿推拿摩法更强调轻巧、快捷，频率约每分钟 120 次。

【临床运用】摩法主要适用于胸腹部。摩法的功能特点是摩以解之，即疏通气机、缓解疼痛、消食导滞。临床多用于气滞、食积、腹痛等消化系统病证治疗。

5. 掐法

【手法操作】医者手握空拳，拇指伸直，指腹紧贴在食指中节桡侧缘，以拇指指端着力，吸定在患儿的穴位或部位上，逐渐用力进行切掐（图 13-4-8）。

掐法是强刺激手法之一，操作时要注意不宜反复长时间应用，更不能掐破皮肤。掐后常继用揉法，以缓和刺激，减轻局部的疼痛和不适感。

【临床运用】掐法适用于头面部和手足部的穴位，临床多与揉法、运法相结合形成掐揉法、掐运法。掐法的功能特点是掐以醒之，即强心醒神，临床常用于高热、昏迷、抽搐等病证的治疗。

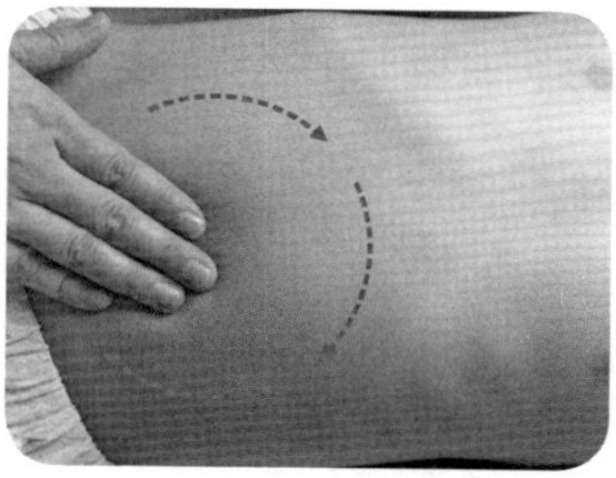

图 13-4-7　指摩法

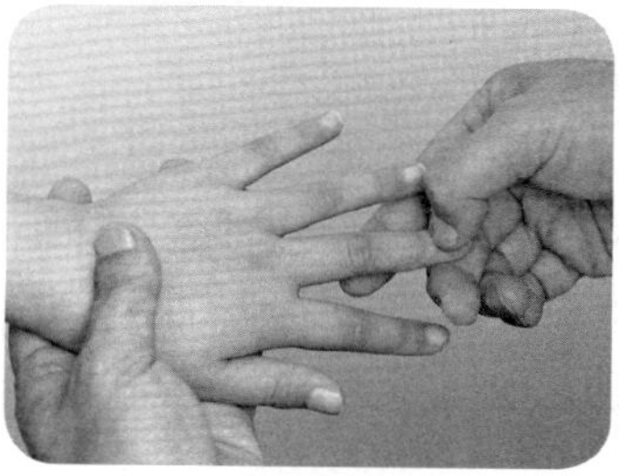

图 13-4-8　掐法

6. 捏法

【手法操作】常见的捏法操作形式有两种。

（1）患儿俯卧位，被捏部位暴露，医者以双手呈半握拳状，拳心向下，拳眼相对，用拇指指面吸定并顶住患儿肾俞穴两旁的肌肤，食、中指的指面前按，拇指、食指、中指三指同时用力将该处的皮肤夹持住并稍提起，然后双手交替用力，自下而上，一紧一松地挤压，并同时向前移动至肺俞穴处（图 13-4-9）。

（2）患儿俯卧位，被捏部位暴露，医者以双手呈半握拳状，拳心相对，拳眼向上，食指半屈曲，用其中指节的桡侧缘吸定并顶住患儿肾俞穴两旁的肌肤，拇指端前按，拇指、食指同时用力将该处的皮肤夹持住并稍提起，然后双手交替用力，自下而上，一紧一松地挤压，并同时向前移动至肺俞穴处（图 13-4-10）。

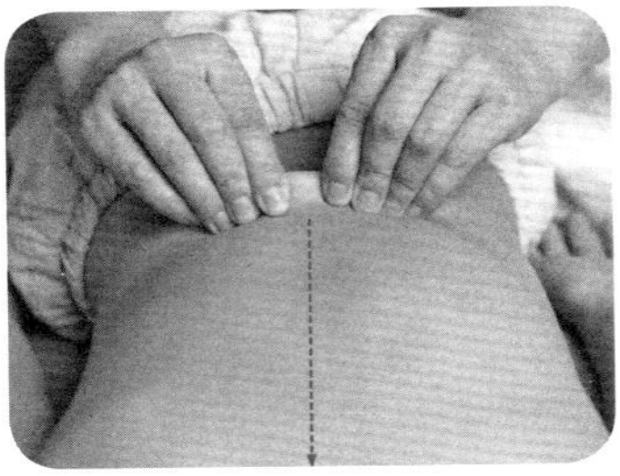

图 13-4-9　捏法一

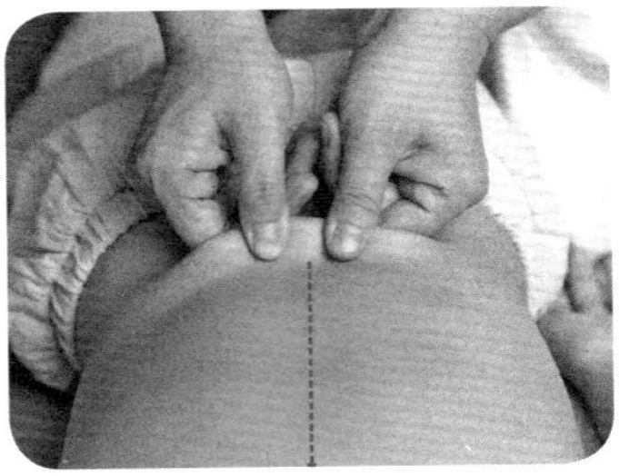

图 13-4-10　捏法二

捏法操作时要注意用指面着力，不能以指端着力挤压，也不能拧转肌肤，更不能指甲内扣，掐破皮肤；捏拿肌肤不可过紧，以防动作呆滞，不易向前推进，也不可过松，否则易滑脱；用力过重也易导致疼痛，过轻又不易得气；向前移动时，两手交替犹如波浪式呈直线推动，不可歪斜。捏法靠慢功奏效，不可急于求成。

【临床运用】小儿捏法主要为捏脊，也称“翻皮”。捏法的功能特点是捏以松之，即松络行气。临床主要用于胃肠道各种病证治疗，同时捏脊也是一种很好的保健手法。

7. 运法

【手法操作】医者一手托握住患儿手臂，使被操作的部位或穴位平坦向上，另一手以拇指或食指、中指的螺纹面着力，轻附着治疗部位或穴位上，做由此穴向彼穴的弧形运动或在穴周做周而复始的环形运动。频率为每分钟 60 ～ 120 次（图 13-4-11）。

运法操作时注意用力宜轻不宜重，作用力仅达表皮，只在皮肤表面运动，不带动皮下组织；运法操作较推法轻而缓慢，幅度较旋推法为大；运法的方向常与补泻有关，操作时应视病情需要而选用，操作频率宜缓而不宜急。

【临床运用】运法多施于上肢部穴位，且往往与掐法相结合形成掐运法。运法的功能特点是运以祛之，即运正祛邪。临床常用于脾肾不和或脾虚所致的泄泻、呕吐、便秘、遗尿等病证的治疗。

8. 拿法

【手法操作】医者以拇指与食、中指的螺纹面相对用力，稍夹持住某一部位或穴位处的肌筋，并进行一紧一松的、轻重交替的、持续不断的提捏动作（图 13-4-12）。

拿法操作时注意不能用指端与爪甲内扣；用力要由轻而重，不可突然用力或使用暴力，更不能拿捏过久；由于拿法的刺激较强，拿后继以揉法缓解拿后不适。

【临床运用】拿法主要适用颈项、肩、四肢部等。拿法的功能特点是拿以强之，即强心通络。临床主要用于小儿惊风、昏迷等危重病症的抢救，也可用于腹痛等症的治疗及推拿收尾。

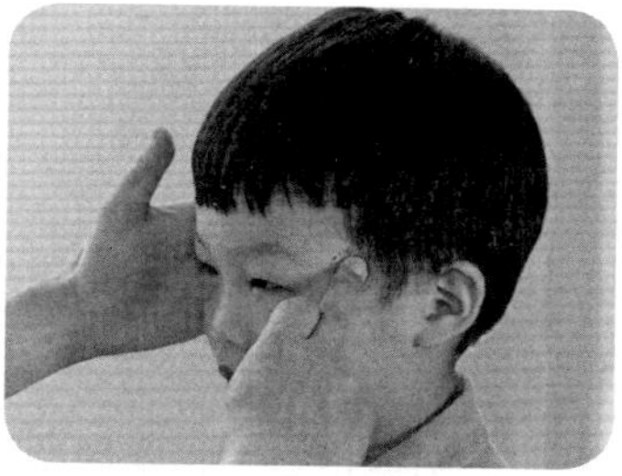
图 13–4–11　运法

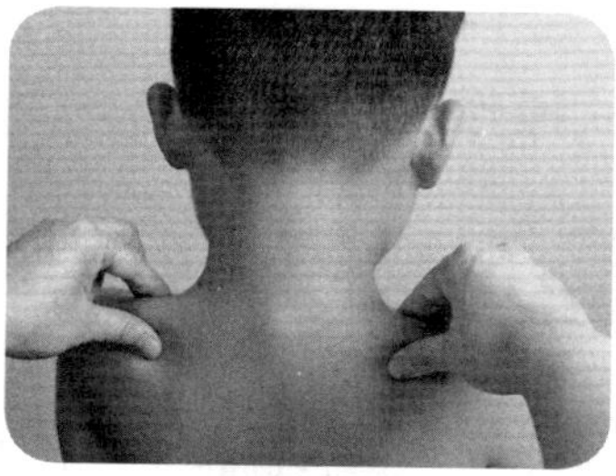
图 13–4–12　拿法

9. 搓法

【手法操作】患儿取坐位，医者双手指掌面着力，附着在肢体的两侧，相对用力夹持住患儿肢体，做方向相反的快速搓揉，并做上下往返移动（图 13–4–13）。

搓法操作时注意用力要对称而均匀，柔和而适中；不可用粗暴蛮力，以免搓伤皮肤；搓动要快，移动要慢，灵活而连续。

【临床运用】小儿搓法主要用于胁肋部。搓法的功能特点是搓以除之，即活筋脉、除麻木、健脾胃、消积滞。临床主要用于肝胆、脾胃病证治疗。

10. 摇法

【手法操作】医者一手托握住患儿需摇动关节的近端肢体，用另一手握住患儿需摇动关节的远端肢体，做缓和的顺时针或逆时针方向的环形旋转运动（图 13–4–14）。

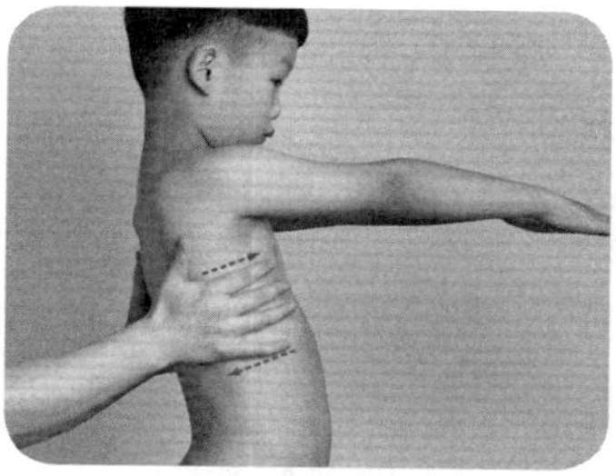
图 13–4–13　搓法

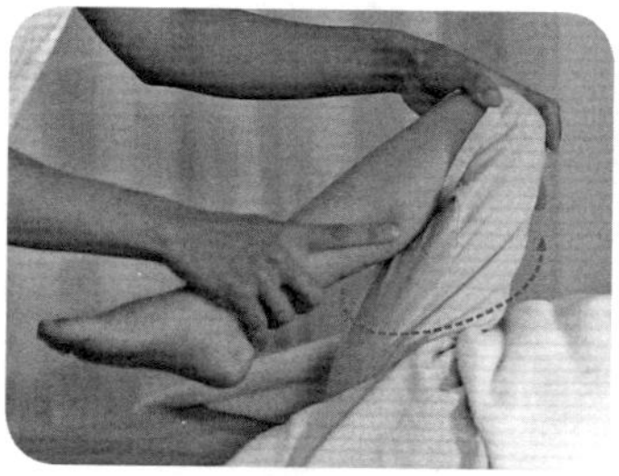
图 13–4–14　摇法

摇法操作时注意被摇关节要放松，摇动力量应直接作用于被摇关节，摇转的幅度应控制在人体生理活动范围内；力量由轻到重，幅度由小到大，速度由慢到快，做到因势利导，适可而止，尤其强调不宜使用暴力。

【临床运用】适用于肩、肘、腕及膝关节等。摇法的功能特点是摇以活之，即活利关节，临床主要用于四肢关节病证的治疗。

二、复式操作法

1. 推胸法

【手法操作】推胸法分别由按揉膻中、分推膻中、直推膻中、按压肋间四部分组成。

第一步患儿呈坐位或仰卧位，医者坐其身前，用拇指或中指指腹按在膻中穴上揉转 50 ～ 100 次，称按揉膻中（图 13–4–15）；第二步继用两手中指指腹，从膻中穴同时向左右分推至两乳头 30 ～ 50 次，称分推膻中（图 13–4–16）；第三步接着用食指、中指、无名指并拢，以三指指腹从小儿胸骨上窝向下直推经膻中至胸骨下角 30 ～ 50 次，称直推膻中（图 13–4–17）；第四步最后用食、中指分开，以两指腹按压小儿一至五肋间的前正中线与锁骨中线之间的部位 3 ～ 5 遍，称按压肋间（图 13–4–18）。以上四部操作一气呵成，称“推胸法”。

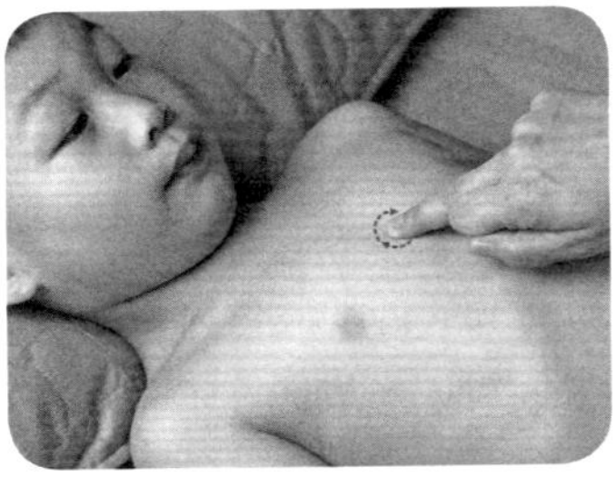

图 13–4–15　按揉膻中

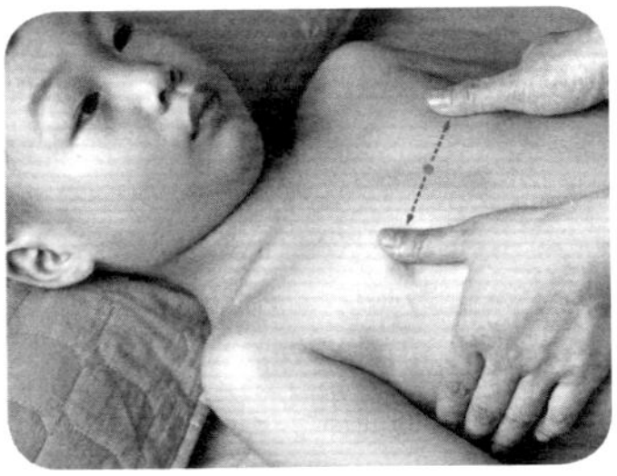

图 13–4–16　分推膻中

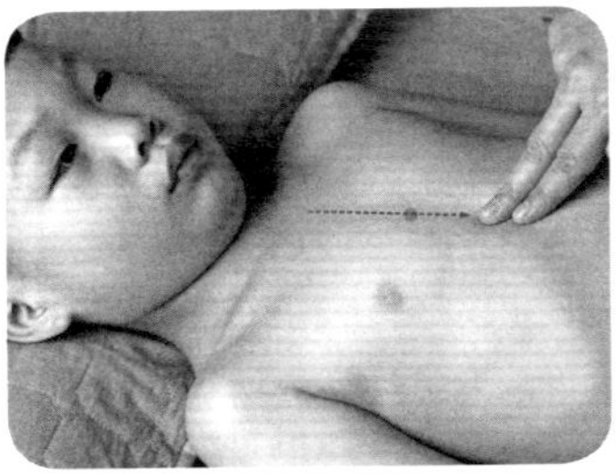

图 13–4–17　直推膻中

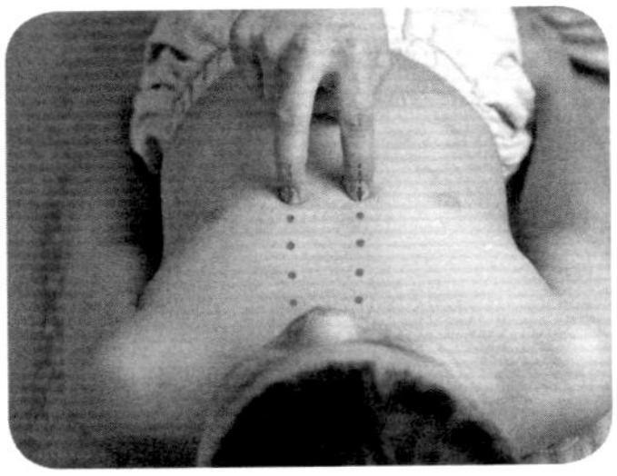

图 13–4–18　指压肋间

【临床应用】推胸法的功能特点是宽胸理气，止咳化痰，降逆止呕。膻中穴为气之会穴，居胸中，胸背属肺。推胸法临床用于各种原因引起的胸闷、气喘、咳嗽、呕逆等病症治疗。

2. 推腹法

【手法操作】推腹法有安中调中、补中和消导三种方法。其一患儿坐位或仰卧位，医者坐其身前。用中指指腹在中脘做顺时针方向揉转 100 ～ 200 次，称安中调中法（图 13–4–19）。其二用中指指腹做逆时针方向揉转 100 ～ 200 次，称补中法（图 13–4–20）。其三是先做安中调中法，继用食、中两指从小儿剑突下，轻轻直推至脐，次数为揉转次数的 1/2，称消导法（图 13–4–21）。以上三法功效不同，故使用有异，但总称“推腹法”。

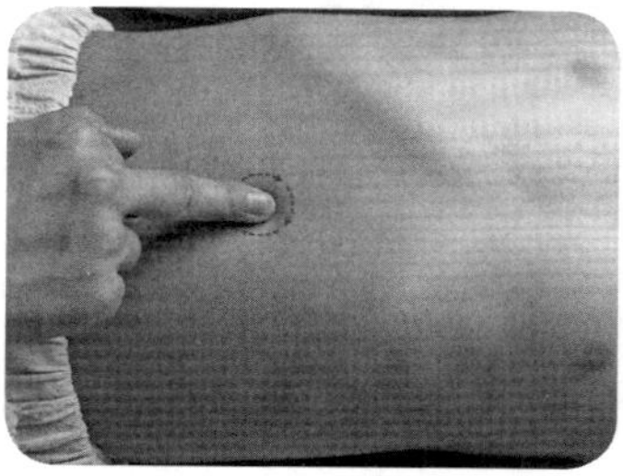

图 13–4–19　安中调中法

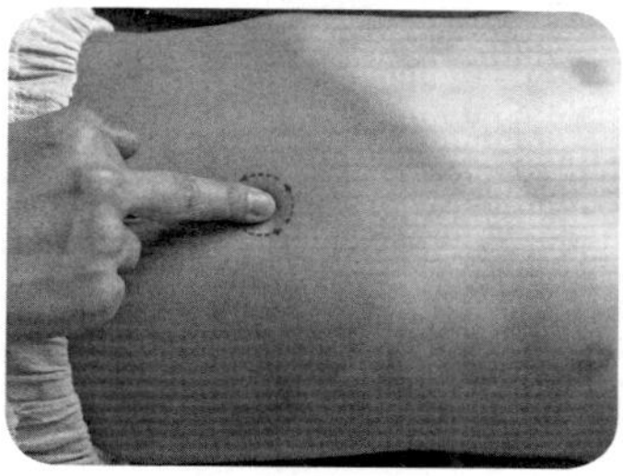

图 13–4–20　补中法

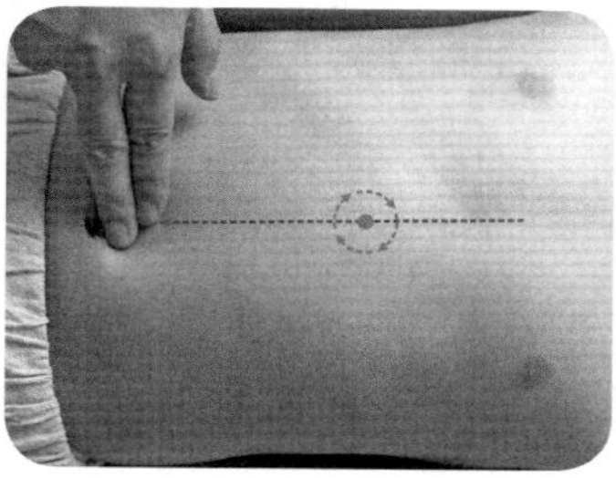

图 13–4–21　消导法

【临床应用】推腹法的功能特点是健脾和胃，消食导滞，补脾益气，降气通便。此穴三种操作方法，作用有别，临床运用时应注意辨证，对证使用。安中调中法具有调理脾胃，安抚中焦的功能，临床用于脾胃不和，中焦功能紊乱所致的各种病证治疗。补中法具有补脾益气，健胃助运的功能，临床用于脾胃虚弱、气血不足等病证治疗。消导法具有消积导滞，降气通便的功能，临床用于食滞不化、脘腹胀满、大便不通等胃肠里实证治疗。

3. 推背法

【手法操作】推背法分别由揉肺俞、推“介”字、盐擦“八”字三部分组成。第一步患儿坐位或俯卧位，医者坐其身前。用拇指或中指指腹分别置于两侧肺俞穴上，右顺时针，左逆时针揉按 50 ～ 100 次，称揉肺俞（图 13–4–22）；第二步用两拇指或中指从风门穴沿肩胛骨下缘，经肺俞向外下方斜推至两肩胛骨下角 50 ～ 100 次，推呈“八”字型；继而从肺俞直向下推至膈俞 50 ～ 100 次，推呈“||”型，称推“介”字（图 13–4–23）；第三步用中指指腹蘸盐粉或姜汁，沿肩胛骨内缘从上向下斜擦过肺俞，以皮肤发红为度，称盐擦“八”字（图 13–4–24）。以上诸法一气呵成，称“推背法”。

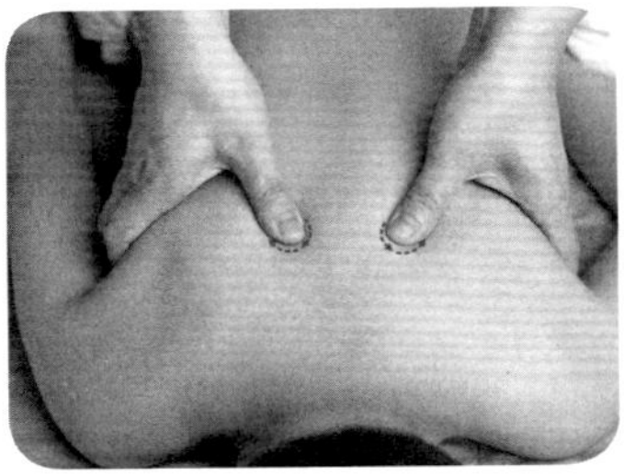

图 13–4–22　揉肺俞

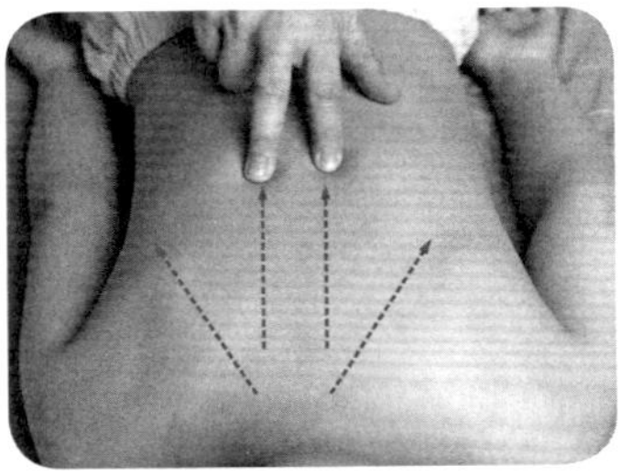

图 13–4–23　推介字

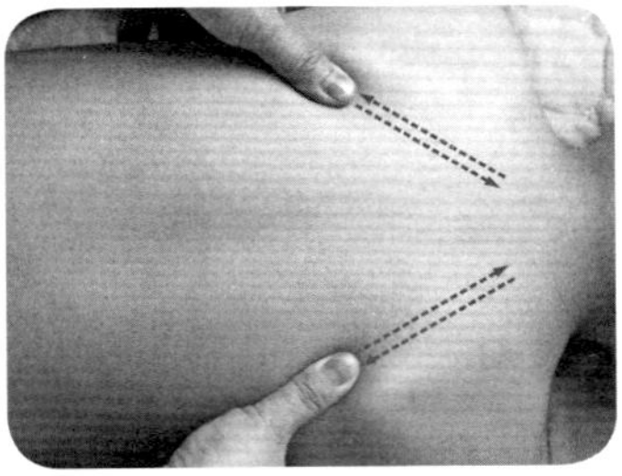

图 13–4–24　盐擦八字

【临床应用】推背法的功能特点是宣肺止咳，化痰退热，推背法是临床治疗小儿呼吸系统疾病常用手法，临床用于感冒、发热、咳嗽、气喘、多痰等病症治疗。

4. 揉脐及龟尾并擦七节骨

【手法操作】患儿仰卧位，医者用一手中指，或食、中、无名指三指螺纹面着力揉脐；患儿俯卧位，医者再用中指或拇指螺纹面揉龟尾穴；最后再用拇指螺纹面自龟尾穴向上推至命门穴为补，或自命门向下推至龟尾穴为泻。各操作 100 ～ 300 次（图 13–4–25、图 13–4–26、图 13–4–27）。

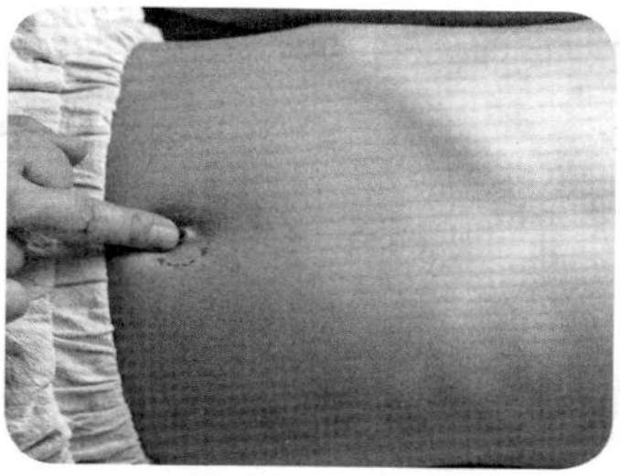

图 13-4-25　揉脐及龟尾并擦七节一

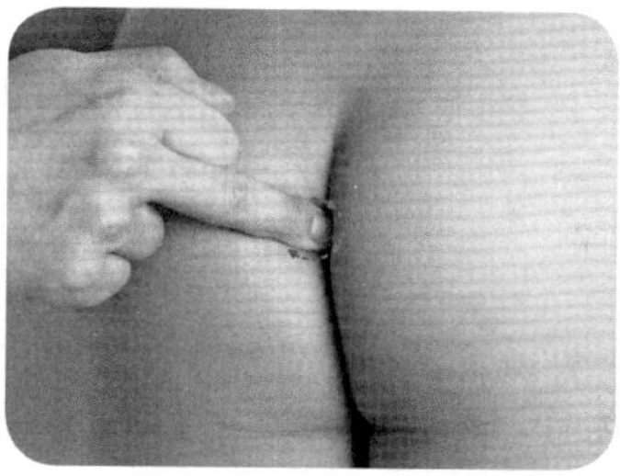

图 13-4-26　揉脐及龟尾并擦七节二

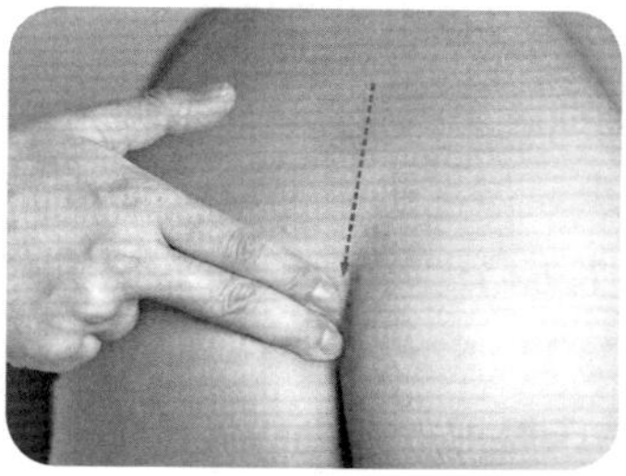

图 13-4-27　揉脐及龟尾并擦七节三

【临床运用】揉脐及龟尾并擦七节骨组合而用能通调任督、调理肠腑、止泻导滞，临床用于治疗泄泻、痢疾、便秘等病症。

5. 水底捞明月（退烧手法一）

【手法操作】患儿坐位或仰卧位，医者坐其身前。用一手握捏住患儿四指，将掌面向上，用冷水滴在患儿掌心，用另一手拇指螺纹面着力，紧贴患儿掌心并做运法，边推边用口对其掌心吹凉气（以不超过十八口气为限）（图 13-4-28）。

【临床运用】本法大凉，有清心、解热、泻火之功。临床用于治疗一切高热神昏、热入营血、烦躁不安、便秘等实热病证。

6. 大推天河水（退烧手法二）

【手法操作】患儿坐位或仰卧位，医者坐其身前。用一手握住患儿四指，使患儿掌面与前臂掌侧向上，另一手食、中指螺纹面并拢，蘸水自内劳宫穴经总筋沿天河水向上直推至洪池止（以不超过十八口气为限）（图 13-4-29）。

【临床运用】本法大凉，功效清热，临床用于治疗各种热病等病证。

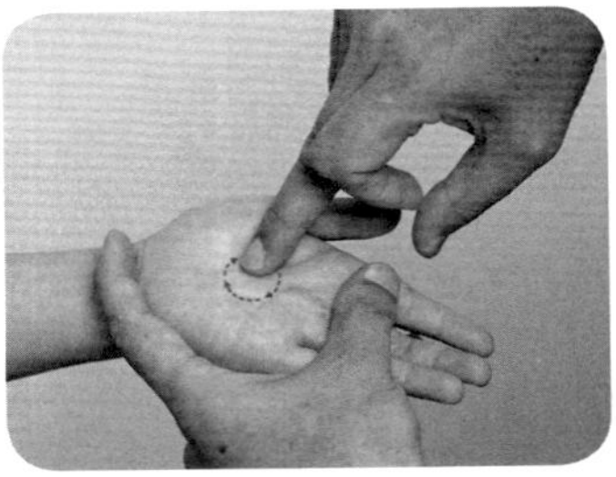

图 13-4-28　水底捞明月

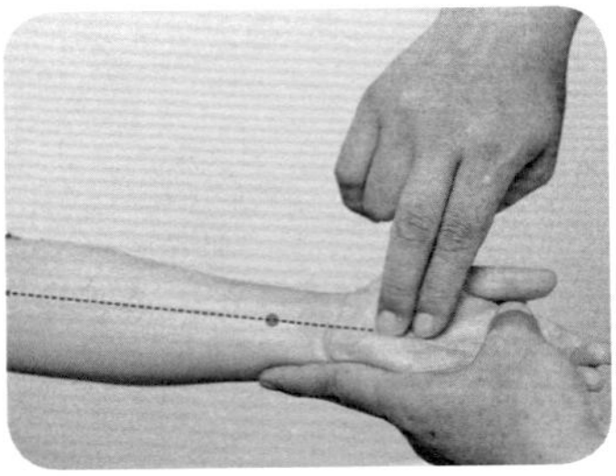

图 13-4-29　大推天河水

7. 打马过天河（退烧手法三）

【手法操作】患儿坐位或仰卧位，医者坐其身前。用一手捏住患儿四指，将掌心向上，另一手的中指指面运内劳宫后，再用食、中、无名指三指由总筋起沿天河水弹打至洪池穴，或用食、中指沿天河水弹击至肘弯处（以不超过十八口气为限）（图 13-4-30）。

【临床运用】本法功效清热通络、行气活血。临床用于治疗高热烦躁、神昏谵语、上肢麻木抽搐等实热病证。

8. 运水入土

【手法操作】患儿坐位或仰卧位，医者坐其身前。用一手握住患儿食指、中指、无名指、小指四指，使掌面向上，另一手拇指外侧缘着力，自患儿小指指根推起沿手掌边缘，经掌小横纹、小天心，推运至拇指指根，单方向反复推运 100 ～ 300 次（图 13-4-31）。

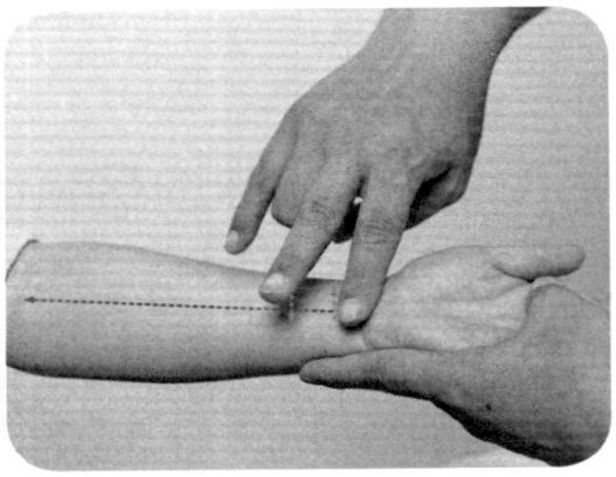

图 13-4-30　打马过天河

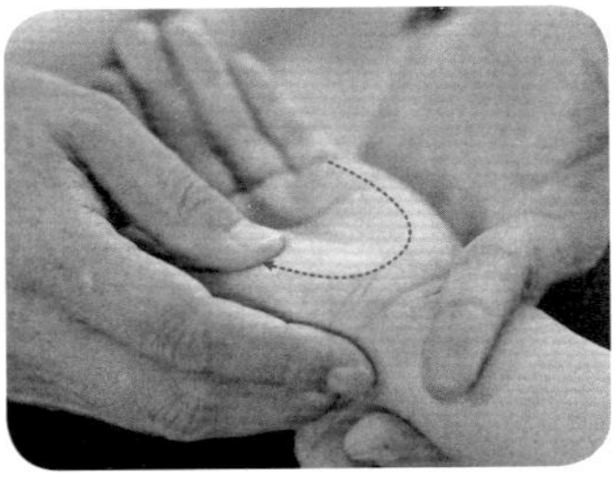

图 13-4-31　运水入土

【临床运用】本法功效健运脾胃、润燥通便，临床用于治疗脾胃虚弱的消化不良、食欲不振、便秘、腹胀、泻痢、疳积等病证。

9. 运土入水

【手法操作】患儿坐位或仰卧位，医者坐其身前。用一手握住患儿食、中、无名、小指四指，使掌面向上，另一手拇指外侧缘着力，自患儿拇指指根推起，沿小天心、掌小横纹，推运至小指指根止，呈单方向反复推运 100 ～ 300 次（图 13-4-32）。

【临床运用】本法功效滋补肾水、清脾胃湿热、利尿止泻，临床用于小便赤涩、频数、小腹胀满、泄泻、痢疾等病症治疗。

10. 总收法

【手法操作】患儿坐位，医者坐其身前。用双手拇指与食、中指相对用力，拿患儿肩井穴处肌肉皮肤 2 ～ 5 次（图 13-4-33）。

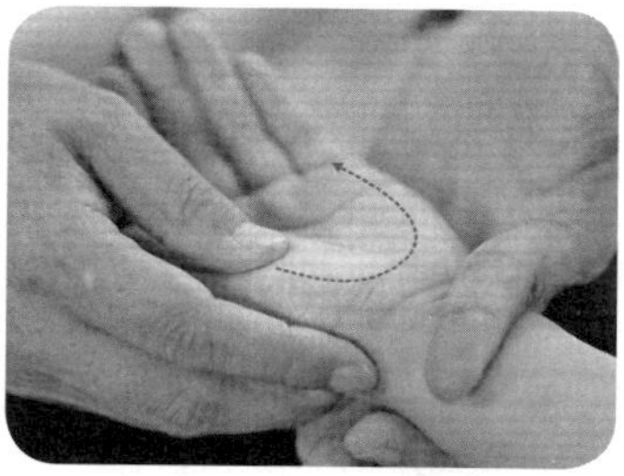

图 13-4-32　运土入水

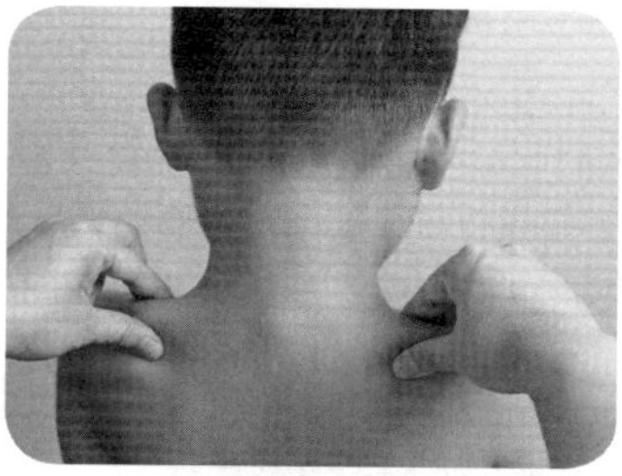

图 13-4-33　总收法

【临床运用】本法功效通行一身之气血、提神。临床用于治疗久病体虚，内伤外感等病证。推拿操作结束之前用本法收尾。

第五节　小儿推拿常用穴位（部）及手法操作

在小儿推拿穴位中，除了运用十四经及经外奇穴外，还有许多小儿推拿特定的穴位。这些特定穴，分布于全身各部，且以双手居多，正所谓“小儿百脉汇于两掌”。特定穴不仅有“点”状，而且还有“线”状和“面”状。

本节主要介绍刘氏小儿推拿常用穴位（部）及手法操作。其中穴位手法操作次数以治疗 3 岁左右的患儿为参考。临床具体应用时，还需根据患儿年龄大小、体质强弱和病情轻重进行增减。上肢穴位，一般不分男女，习惯于推拿左手，也可推拿右手，下肢亦同。

一、头面部

1. 天门（头部手法一）

【定位】两眉之间至前发际成一直线。

【操作】用拇指末节桡侧从两眉间向上，两手交替直推至前额发际 20 ～ 30

次，称开天门，又称推攒竹（图 13–5–1）。

【功效】发汗解表，镇惊安神，开窍醒神。

【应用】天门为刘氏小儿推拿首推穴，开天门为刘氏小儿推拿头部常规手法之一，临床用于治疗各种外感内伤病证。

2. 坎宫（头部手法二）

【定位】自眉心起至眉梢成一横线。

【操作】两拇指并列指间朝上，置于小儿两眉间，再沿眉棱骨上缘同时向两边分推至眉梢处 20 ～ 30 次，称推坎宫，又称头部分阴阳（图 13–5–2）。

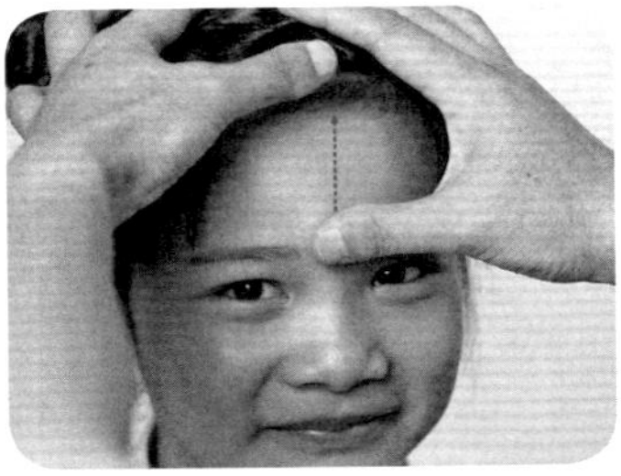

图 13–5–1　开天门

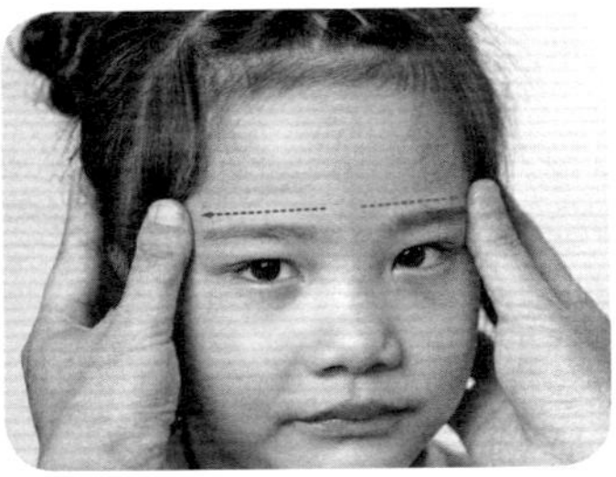

图 13–5–2　推坎宫

【功效】疏风解表，醒脑明目，止头痛。

【应用】推坎宫亦为刘氏小儿推拿头部常规手法之一，仅列开天门之后，临床用于治疗各种外感内伤病证。

3. 太阳

【定位】在头部，眉梢与目外眦中间，向后约一横指的凹陷中。

【操作】

（1）推太阳（头部手法三）　拇指末节桡侧面从小儿眉梢处向后下方经太阳穴直推至耳门穴 20 ～ 30 次，称推太阳（图 13–5–3）。

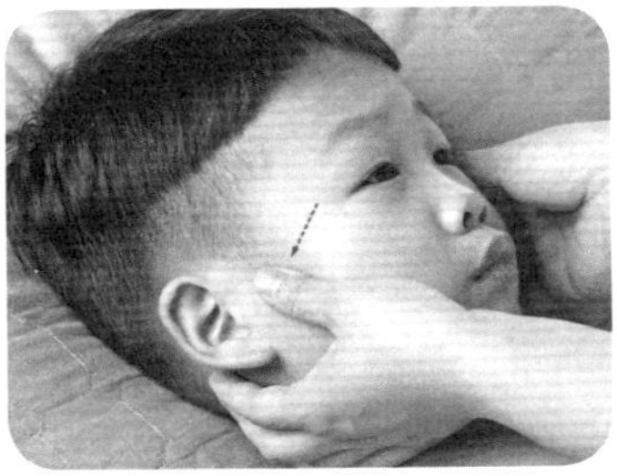

图 13–5–3　推太阳

（2）运太阳　拇指或中指端正面，按压于太阳穴，向眼方向运转 20 ～ 30 次为补法（图 13–5–4）；向耳的方向揉中加按，揉转 5 圈加按压 1 次，临床上称为一节，20 ～ 30 节为泻法（图 13–5–5），上述两法统称运太阳。

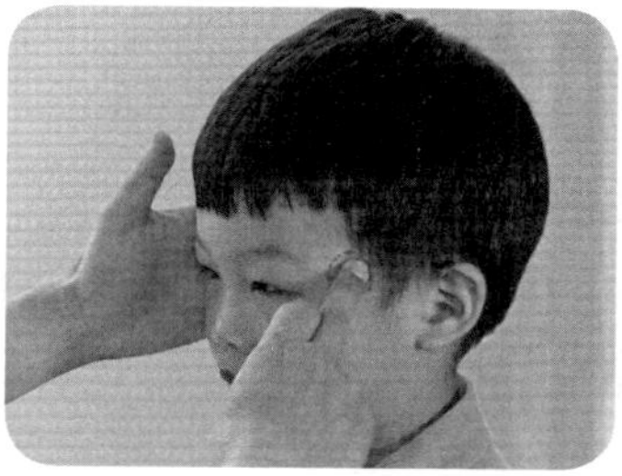

图 13-5-4　运太阳补法

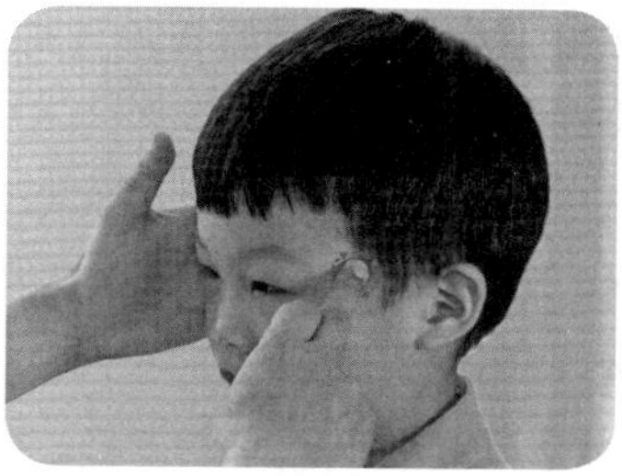

图 13-5-5　运太阳泻法

【功效】推太阳　祛风散寒，醒脑明目；运太阳　发汗解表，祛风止痛。

【应用】

（1）推太阳亦为刘氏小儿推拿头部常规手法之一；刘氏小儿推拿称开天门、推坎宫、推太阳为头部三法，三者合用为小儿推拿起始，临床用于治疗外感内伤诸证。

（2）运太阳为发汗手法，操作时男女有别；男：左太阳用泻法发汗，右太阳用补法止汗；女：左太阳用补法止汗，右太阳用泻法发汗。此穴能补能泻，能发汗能止汗，常用于外感表证。若外感表实无汗，头痛，热厥，目赤肿痛，用泻法；若外感表虚有汗，或自汗等症用补法。

4. 耳后高骨

【定位】耳后入发际，乳突后缘高骨下凹陷中。

【操作】用拇指或中指指端揉按两耳后高骨 30 ～ 50 次，称揉按耳后高骨（图 13-5-6）。

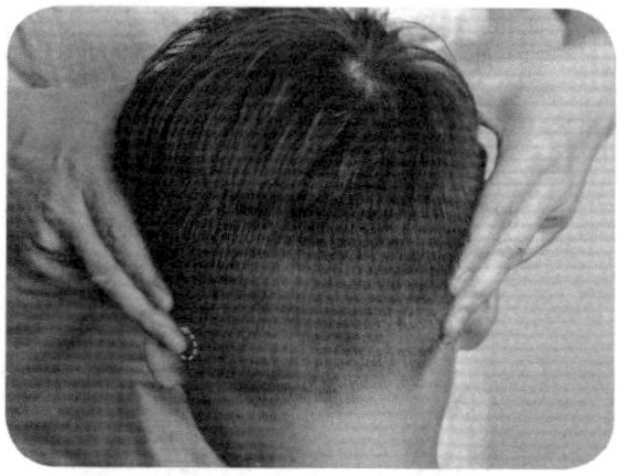

图 13-5-6　揉按耳后高骨

【功效】祛风散寒，发汗解表，化痰定惊，安神除烦。

【应用】临床用于治疗感冒、头痛、咳嗽、惊风，烦躁等病症。

5. 风池

【定位】在颈后区，枕骨之下，胸锁乳突肌上端与斜方肌上端之间的凹陷中。

【操作】用两中指端按两风池穴 3 ～ 5 次，按后加揉 10 ～ 20 次，称按揉风池（图 13-5-7）。或用拇与食指对拿风池，称拿风池。

【功效】发汗解表，祛风散寒，化痰定惊。

【应用】临床用于治疗感冒、头痛、咳嗽、惊风等病症，拿风池发汗效果较显著，常按揉风池可预防感冒。

6. 天柱骨

【定位】颈后发际正中至大椎穴，沿颈椎棘突成一直线。

【操作】用拇指或食指、中两指自上而下直推 50～100 次，称推天柱骨（图 13-5-8）。或用匙边蘸水自上向下刮，刮至皮下轻度瘀血即可。

【功效】降逆止呕，祛风散寒，定惊。

【应用】临床用于治疗恶心、呕吐、外感发热、项强等病症。此穴为刘氏小儿推拿止吐专用穴，操作时习惯用湘西当地的苗银手镯或瓷汤勺的边缘蘸水做刮法，单用刮法亦多用于治疗暑热发痧症。

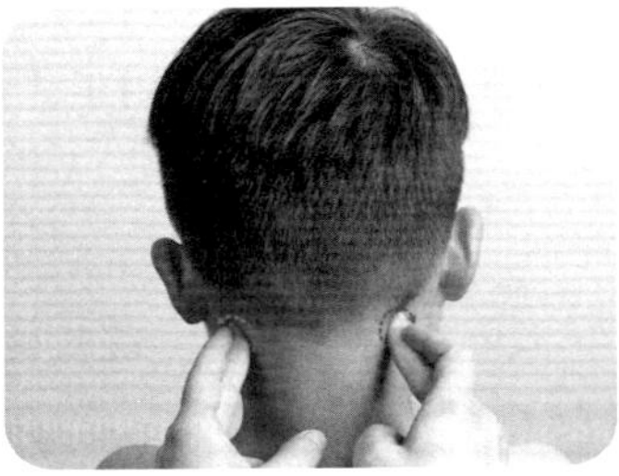

图 13-5-7　按揉风池

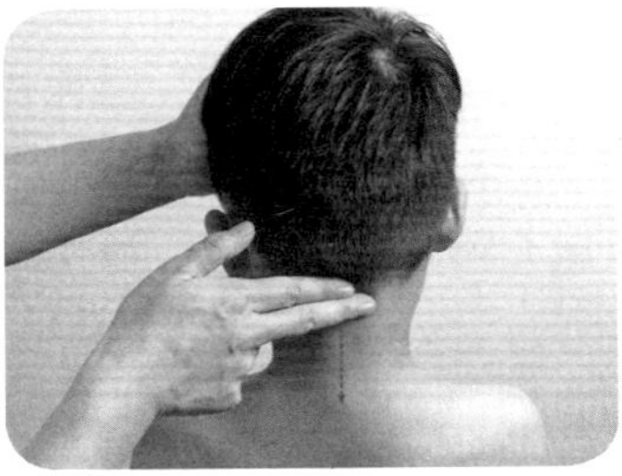

图 13-5-8　推天柱骨

7. 百会

【定位】在头部，前发际正中直上 5 寸。或：折耳，两耳尖向上连线的中点。

【操作】用拇指甲掐百会 3～5 次，掐后加揉 20～30 次，称掐揉百会（图 13-5-9）；或用拇指端或中指端按揉百会 20～30 次，称按揉百会（图 13-5-10）；亦可用艾条灸之，称灸百会。

【功效】通关开窍，镇惊安神，升阳举陷。

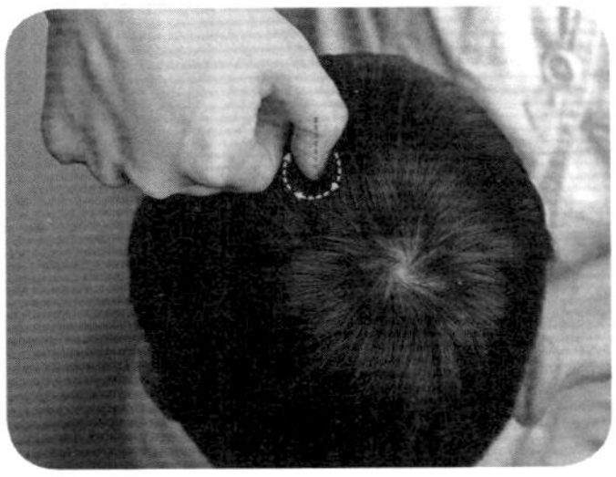

图 13-5-9　掐揉百会

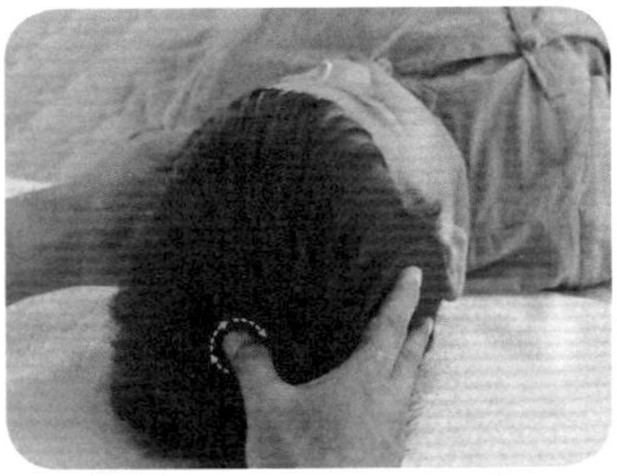

图 13-5-10　按揉百会

【应用】百会为诸阳之会，掐揉或按揉百会能通关开窍、安神镇惊、升阳举陷。掐揉法临床用于昏迷、惊风、抽搐等病症治疗；按揉法临床用于虚证之目眩、遗尿、脱肛、虚脱久泻等病症治疗。

8. 印堂

【定位】在头部，两眉毛内侧端中间的凹陷中。

【操作】用拇指甲掐或按印堂 3 ～ 5 次，掐按后加揉 20 ～ 50 次，称掐或按揉印堂（图 13–5–11）。

【功效】醒脑提神，祛风通窍。

【应用】按揉法临床多用于感冒，头痛等病症治疗；掐揉法临床用于抽搐，昏迷等病症治疗。印堂又名大天心，本流派刘氏小儿推拿常用掐印堂治疗小儿惊吓。

9. 人中

【定位】在面部，人中沟的上 1/3 与中 1/3 交点处。

【操作】用拇指甲掐人中 3 ～ 5 次，或掐之醒即止之，掐后加揉，揉 20 ～ 30 次，称掐揉人中（图 13–5–12）。

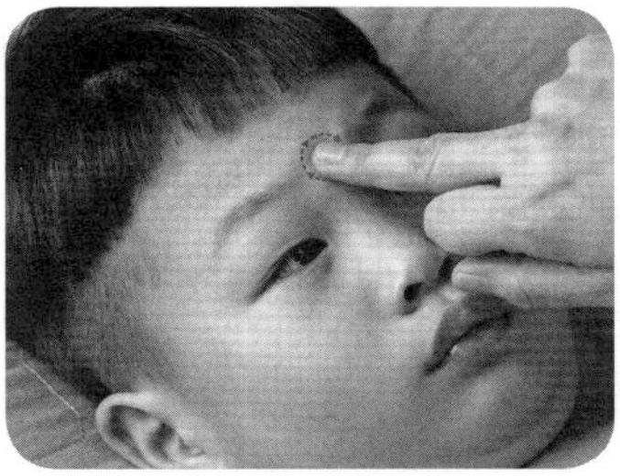

图 13–5–11　按揉印堂

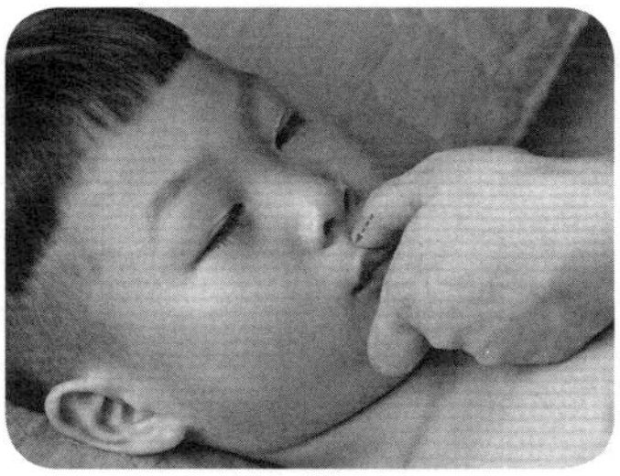

图 13–5–12　掐揉人中

【功效】通关开窍，定惊安神。

【应用】临床主要用于昏迷不醒、窒息、惊厥、抽搐时急救。

10. 迎香

【定位】在面部，鼻翼旁 0.5 寸，鼻唇沟中。

【操作】用食中二指揉 30 ～ 50 次，称揉迎香（图 13–5–13）。

【功效】宣肺气，通鼻窍。

【应用】临床主要用于感冒、慢性鼻炎等病症治疗。

11. 承浆

【定位】在面部，颏唇沟的正中凹陷处。

【操作】用拇指甲掐承浆 3 ～ 5 次，掐后加揉 20 ～ 50 次，称掐承浆（图 13–5–14）。

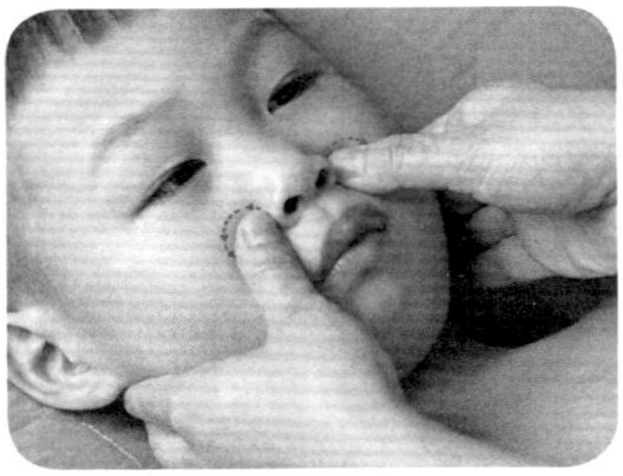

图 13–5–13　揉迎香

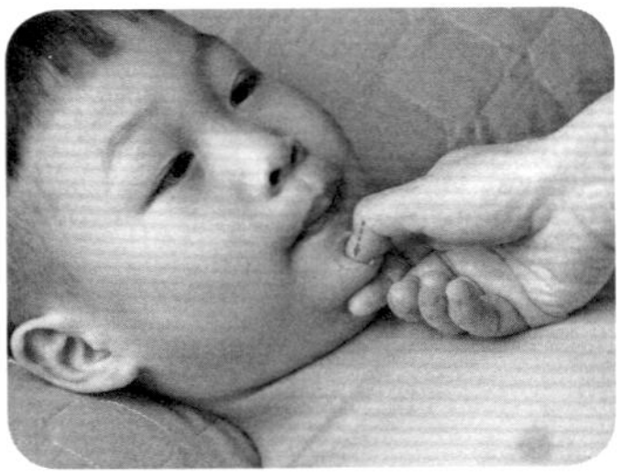

图 13–5–14　掐揉承浆

【功效】收敛津液，开窍醒神。

【应用】临床主要用于惊风、昏迷时急救，单用主要用于治疗流涎。

二、上肢部

1. 总筋

【定位】手臂内侧，腕掌横纹的中点。

【操作】以左手轻握小儿的手掌，右手拇指按在总筋处，与在腕背抵住的食指相对用力按揉 100 ～ 300 次，称按揉总筋（图 13–5–15）。或用拇指甲掐 3 ～ 5 次，掐后加揉 20 次，称掐揉总筋（图 13–5–16）。

【功效】清热息风止痉，通调全身气机。

【应用】总筋为推上肢的首推穴，揉按总筋为刘氏小儿推拿常规手法之一。掐总筋临床用于口舌生疮、夜啼、发热、惊风、抽搐等病症治疗。按揉总筋临床用于治疗口舌生疮、夜啼等实热证治疗。治疗惊风、抽搐时，可用掐揉法，其掐法操作手法宜快，并稍用力，增加刺激强度。

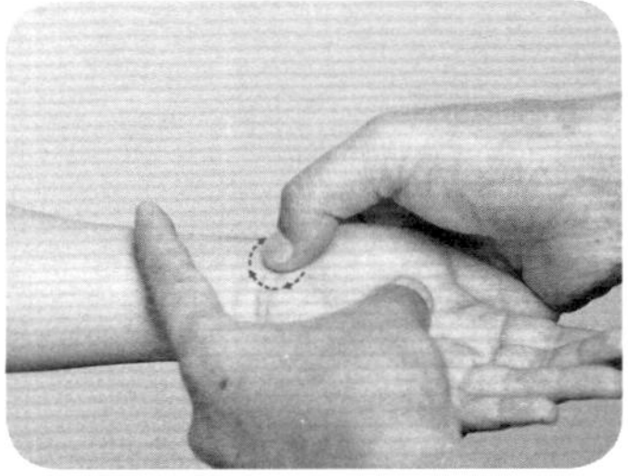

图 13–5–15　按揉总筋

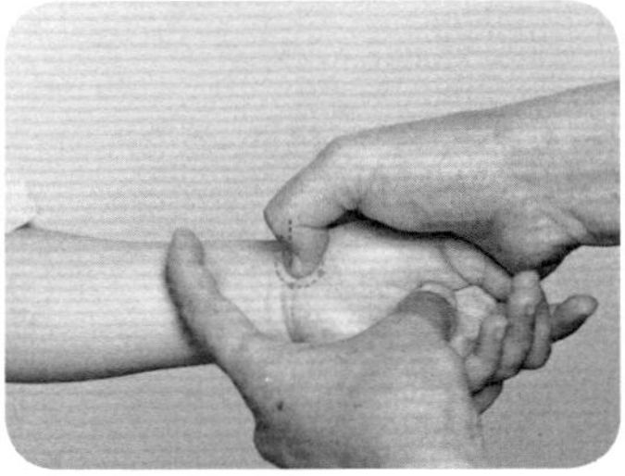

图 13–5–16　掐揉总筋

2. 阴阳

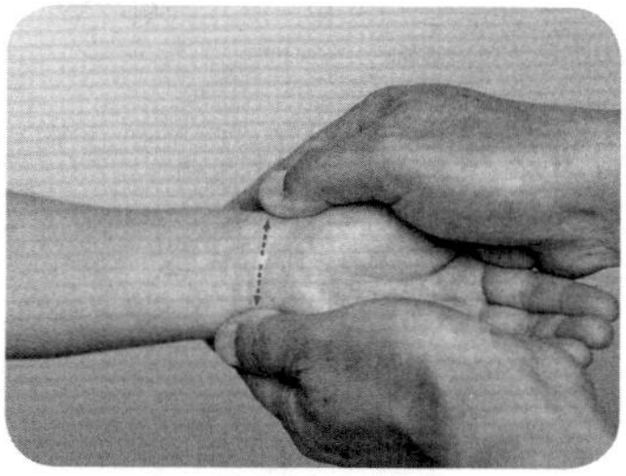
图 13–5–17　分推阴阳

【定位】总筋穴两旁，小指侧为阴，又称阴池；拇指侧为阳，又称阳池。

【操作】两手握住小儿手掌，两拇指并列，指面按在总筋穴上，朝左、右两边分推 20 ～ 30 次，称分推阴阳，又名手部分阴阳（图 13–5–17）。

【功效】平衡阴阳，调和气血，行气导滞。

【应用】临床多用于阴阳不调，气血不和而致的寒热往来、烦躁不安、食滞腹胀、呕吐腹泻等病症治疗。

手部分阴阳为刘氏小儿推拿常规手法之一，凡小儿推拿在头面部操作时须先开天门、推坎宫、推太阳；在上肢部操作时，须先揉按总筋、分推阴阳，此五者为常例，寓意推开治疗大门和疏通经络之意。

3. 脾经（脾土）

【定位】拇指末节螺纹面。

【操作】以右手食、中指夹住小儿拇指，用拇指螺纹面贴在小儿拇指螺纹面上做顺时针旋转推动为补，称补脾经（图 13–5–18）；由小儿拇指端直推向指根为清，称清脾经（图 13–5–19）。补脾经和清脾经统称为推脾经，100 ～ 500 次。

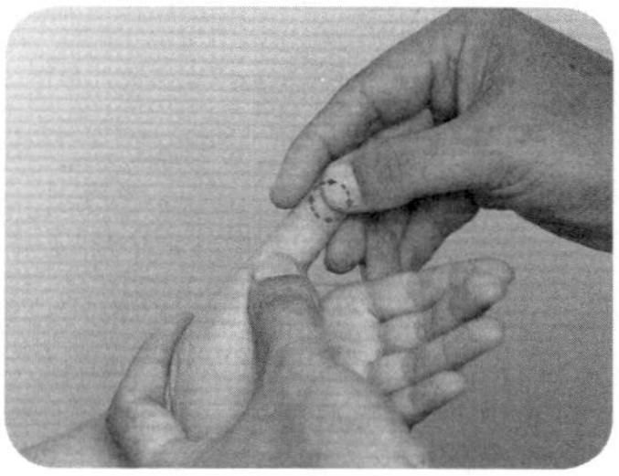
图 13–5–18　补脾经

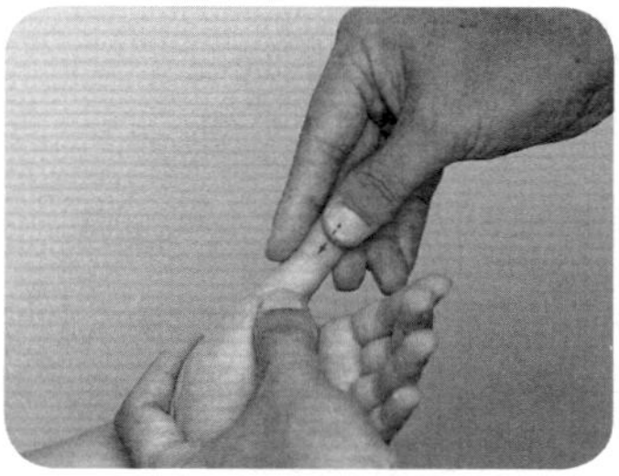
图 13–5–19　清脾经

【功效】健脾胃，补气血，清湿热，止吐泻。

【应用】补脾经临床主要用于脾胃虚弱、气血不足而引起的食欲不振、消化不良、形体消瘦等病症治疗。清脾经临床主要用于湿热内蕴、肌肤发黄、恶心呕吐、腹泻痢疾及热结便秘等病症治疗。因脾乃后天之本，小儿脾常不足，刘氏小儿推拿非常重视脾土的固护，故提出“脾经宜补不宜清”，若确属实证用清法需清后加补，补法操作次数为清法一半。

4. 肝经（肝木）

【**定位**】食指末节螺纹面。

【**操作**】以右手食、中指夹住小儿食指，用拇指螺纹面贴在小儿食指螺纹面上做顺时针旋转推动为补，称补肝经（图 13–5–20）；由小儿食指端直推向指根为清，称清肝经（图 13–5–21）。补肝经和清肝经统称推肝经，100 ～ 500 次。

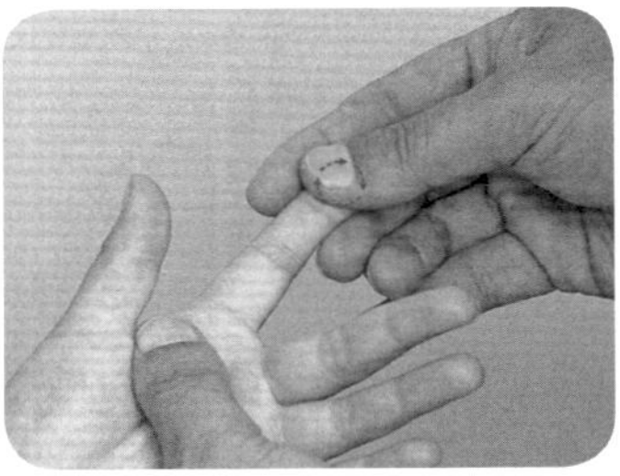
图 13–5–20　补肝经

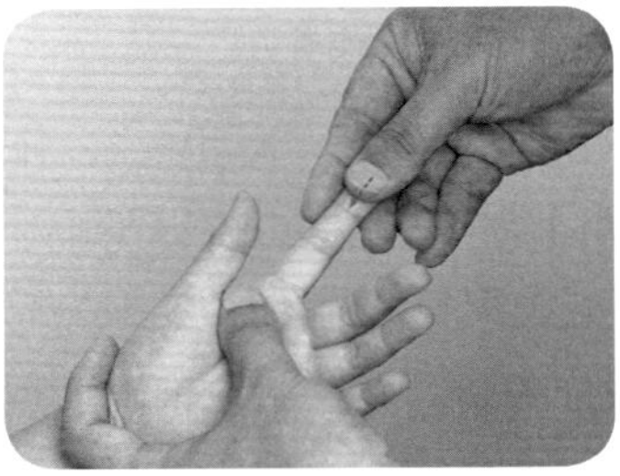
图 13–5–21　清肝经

【**功效**】平肝泻火，息风镇惊，解郁除烦。

【**应用**】清肝经临床常用于急惊风、抽搐、烦躁不安、五心烦热、目赤、口苦、咽干等病症治疗。因肝乃刚脏，小儿肝常有余，刘氏小儿推拿提出“肝经宜清不宜补”，故补肝经很少用，以免引动肝风。若确属肝虚，需补肝经时以补肾经代之，为补母实子法。

5. 心经（心火）

【**定位**】中指末节螺纹面。

【**操作**】以右手食、中指夹住小儿中指，用拇指螺纹面贴在小儿中指螺纹面上做顺时针旋转推动为补，称补心经（图 13–5–22）；由小儿中指端直推向指根为清，称清心经（图 13–5–23）。补心经和清心经统称推心经，100 ～ 500 次。

【**功效**】清心泻火，除烦安神，补益气血。

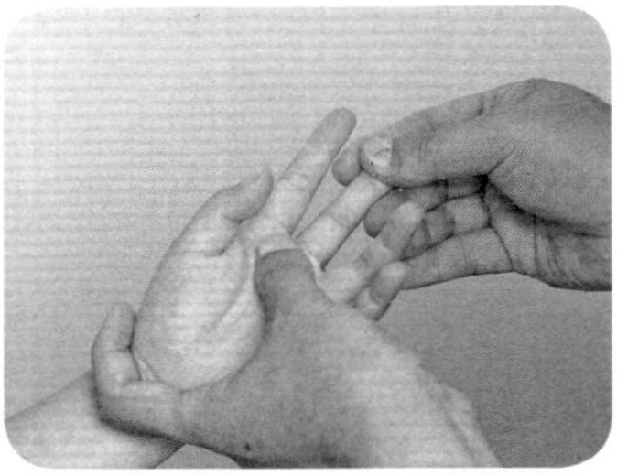
图 13–5–22　补心经

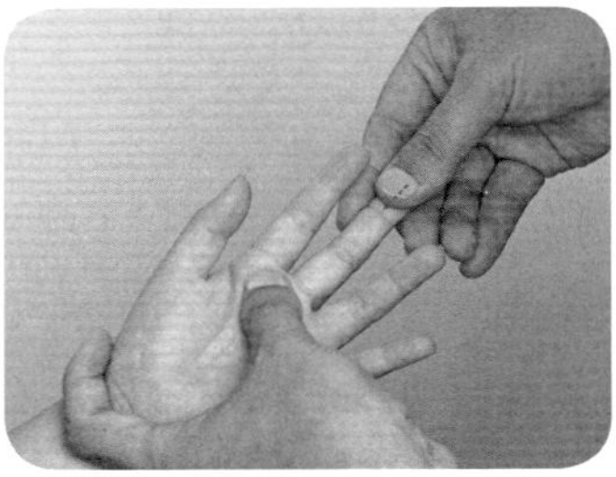
图 13–5–23　清心经

【应用】清心经临床常用于心火炽盛而引起的高热神昏、面赤、口疮、小便短赤等病症治疗。因心属火，小儿心常有余，刘氏小儿推拿提出“心经宜清不宜补，补心易动火，补后需加清”。若气血不足致面色无华、心烦不安、睡卧露睛等症需用补法时，可补后加清，清法操作次数为补法一半或以补脾经代之。

6. 肺经（肺金）

【定位】无名指末节螺纹面。

【操作】以右手食、中指夹住小儿无名指，用拇指螺纹面贴在小儿无名指螺纹面上做顺时针旋转推动为补，称补肺经（图 13-5-24）；由小儿无名指端直推向指根为清，称清肺经（图 13-5-25）。补肺经和清肺经统称推肺经，100 ～ 500 次。

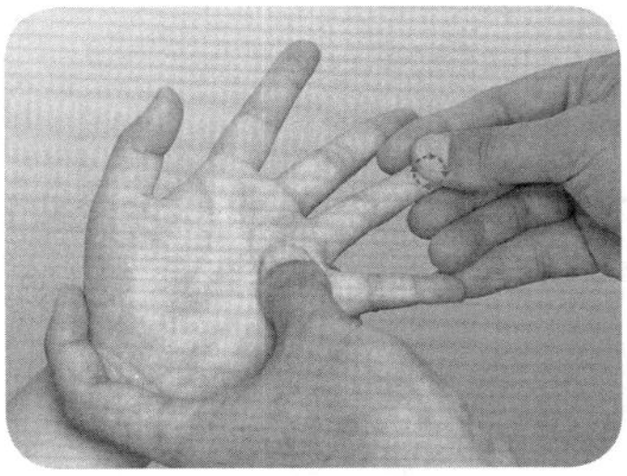

图 13-5-24　补肺经

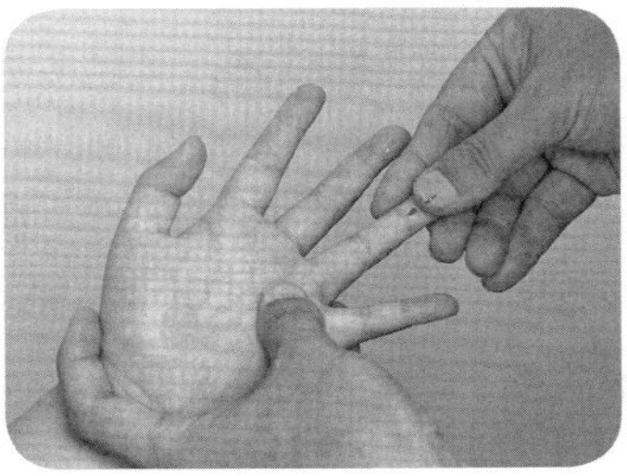

图 13-5-25　清肺经

【功效】补益肺气，宣肺清热，疏风解表，化痰止咳。

【应用】补肺经临床主要用于咳嗽、气喘、自汗怕冷、易感冒等肺气不足病症治疗，清肺经临床常用于感冒、发热、咳嗽、气喘痰鸣等肺经实证、热证治疗。因肺乃娇脏，不耐寒热，亦虚亦实，小儿肺常不足，刘氏小儿推拿提出根据临床具体辨证“肺经可补可清”。

7. 肾经（肾水）

【定位】小指末节螺纹面。

【操作】以右手食、中指夹住小儿小指，用拇指螺纹面贴在小儿小指螺纹面上做顺时针旋转推动为补，称补肾经（图 13-5-26）；由小儿小指端直推向指根为清，称清肾经（图 13-5-27）。补肾经和清肾经统称推肾经，100 ～ 500 次。

【功效】滋补肾阴，温养下元，清利下焦湿热。

【应用】补肾经临床主要用于先天不足、久病体虚、肾虚精亏所致的久泻，多尿，遗尿，虚喘等病症治疗。清肾经临床主要用于膀胱湿热、小便赤涩等病症治疗。因肾乃先天之本，小儿肾常虚，刘氏小儿推拿提出“肾经宜补不宜清”。若见膀胱湿热、小便赤涩等实证之象常以清后溪代之。

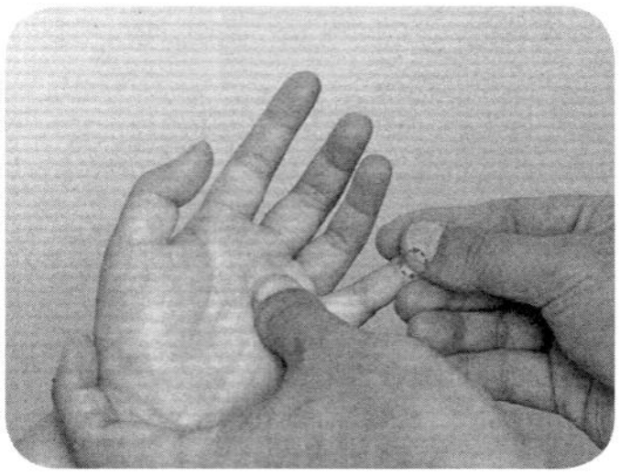

图 13-5-26　补肾经

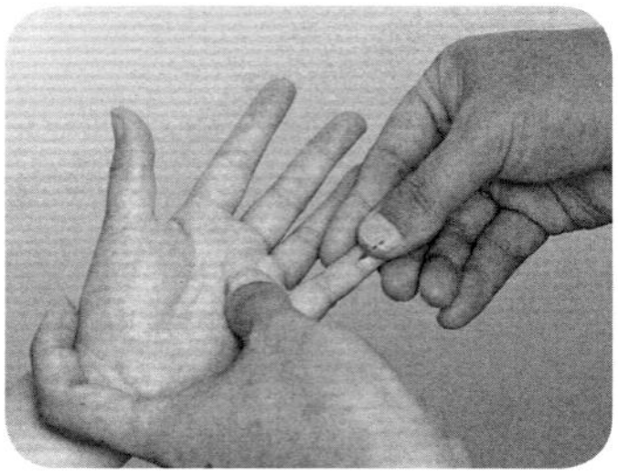

图 13-5-27　清肾经

8. 后溪

【定位】在手内侧，第 5 掌指关节尺侧近端赤白肉际凹陷中。或：半握拳，掌远侧横纹头（尺侧）赤白肉际处。

【操作】用拇指指面从小儿小指尺侧端沿赤白肉际朝掌根方向直推 100 ～ 300 次，称直推后溪，又名清后溪（图 13-5-28）。

【功效】清利下焦，泌别清浊。

【应用】临床常用于膀胱湿热下注所致的小便短涩赤痛、癃闭或水泻不止等病症治疗。若肾有湿热，可用推后溪以清利湿热，以防直接清肾经而伤肾。

9. 大肠

【定位】在食指桡侧缘，由食指尖斜向至虎口的一直线。

【操作】用右手食、中指两指抵住小儿拇指根部，以右手拇指末节桡侧面从小儿食指第一指节正面向上斜行直推至虎口 100 ～ 300 次，称清大肠（图 13-5-29）。

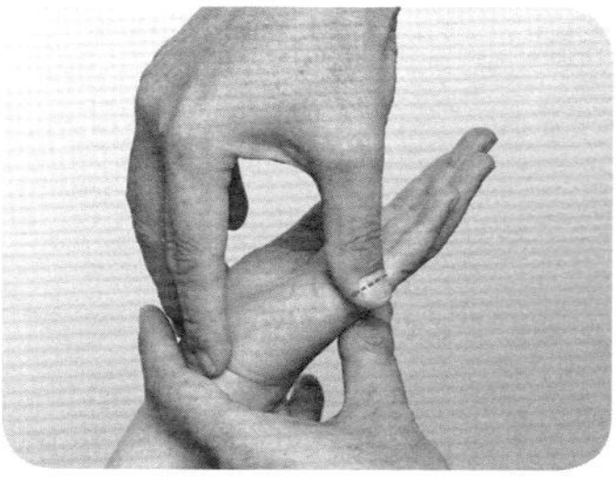

图 13-5-28　清后溪

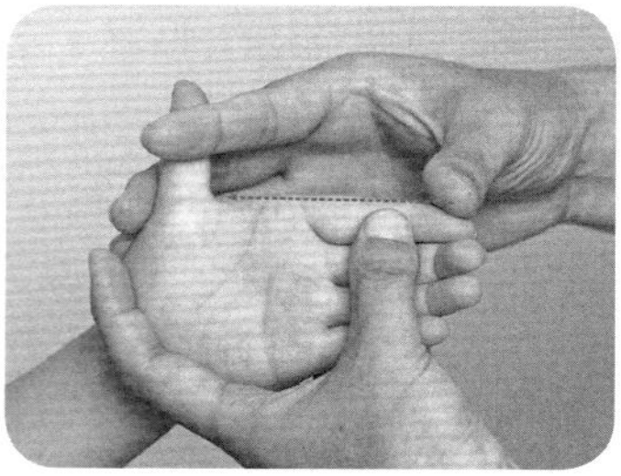

图 13-5-29　清大肠

【功效】消积导滞，清利湿热。

【应用】临床常用于湿热、积滞肠道所引起的腹痛、腹泻、泻痢，便秘，等病症治疗。

10. 小天心

【定位】内劳宫与总筋穴连线的中点。

【操作】用拇指指端或中指端揉按该穴 20 ～ 50 次，称按揉小天心（图 13-5-30）；用拇指甲由小天心掐运至内劳宫，称掐运小天心（图 13-5-31）。

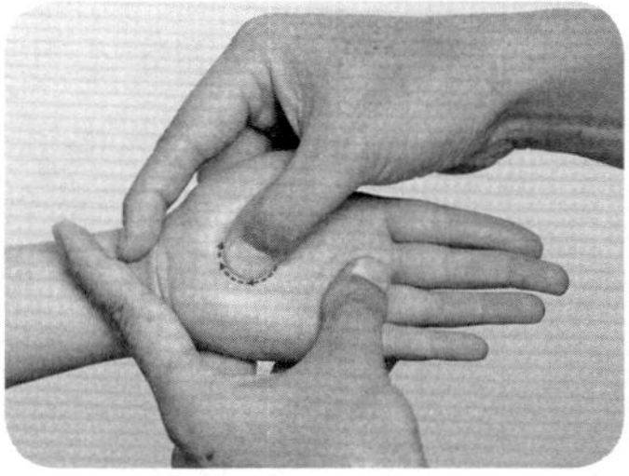
图 13-5-30　按揉小天心

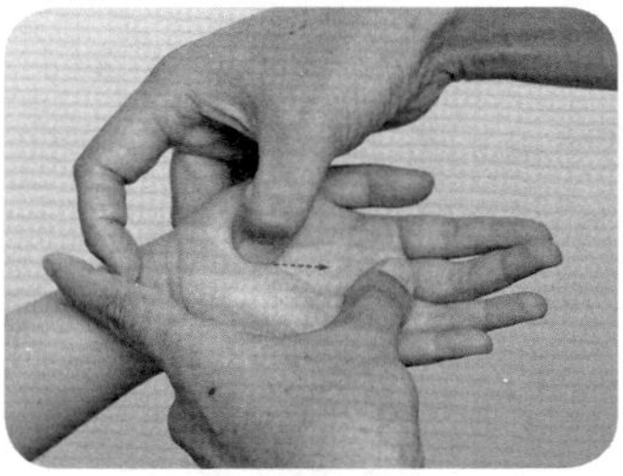
图 13-5-31　掐运小天心

【功效】镇惊息风，清心除烦，退虚热。

【应用】揉按小天心主要用于治疗心火亢盛的烦躁不安或阴虚内热、久热不退等病症治疗。掐运小天心主要用于惊风、抽搐、夜啼、惊惕不安等病症治疗。若见握拳眼上翻者，则由小天心掐运至内劳宫 3 ～ 5 次，能眼平手直；若眼向下翻者，则由内劳宫掐运至小天心 3 ～ 5 次。

11. 内劳宫

【定位】手掌心，握拳屈指时中指指尖处。

【操作】用拇指或中指按揉 200 ～ 300 次，称按揉内劳宫（图 13-5-32）；或用拇指甲掐 20 ～ 30 次，掐后加揉，称掐揉内劳（图 13-5-33）。另内劳宫滴一两滴凉水，并用中指在其周围旋运，同时结合以对其掌心吹凉气（以不超过十八口气为限），称水底捞明月。

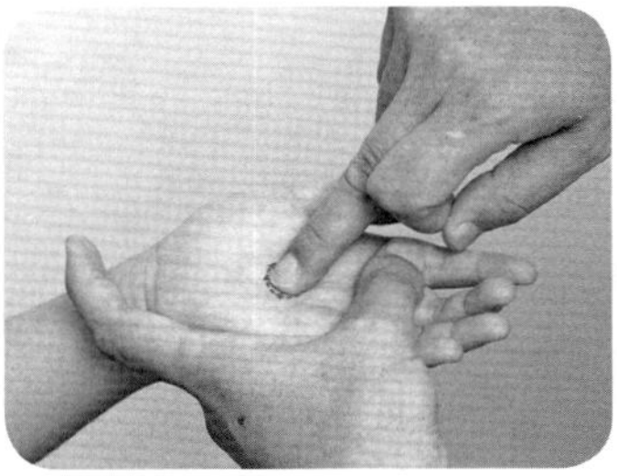
图 13-5-32　按揉内劳

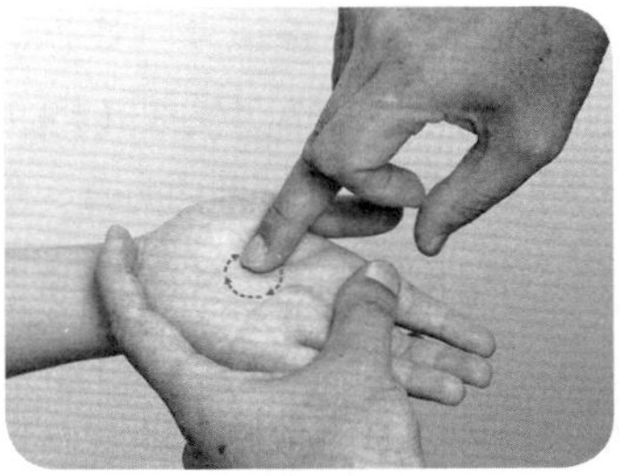
图 13-5-33　水底捞明月

【功效】清热除烦，退虚热。

【应用】按揉内劳临床常用于心经有热、阴虚内热而致的口舌生疮，发热，烦渴及潮热、盗汗等病症治疗。水底捞明月为刘氏退热手法一，临床用于各种热证。

12. 板门

【定位】第一掌指关节横纹经大鱼际最高点至小天心一条直线。

【操作】用拇指按大鱼际肌最高点，食指抵住患儿拇指背部相对用力按揉约1分钟，称按揉板门（图13–5–34）；以左手撑开小儿手掌，固定小儿五指，用右手拇指甲沿穴位直线掐运30～50次，再按揉板门10余次，称掐运板门（图13–5–35）。

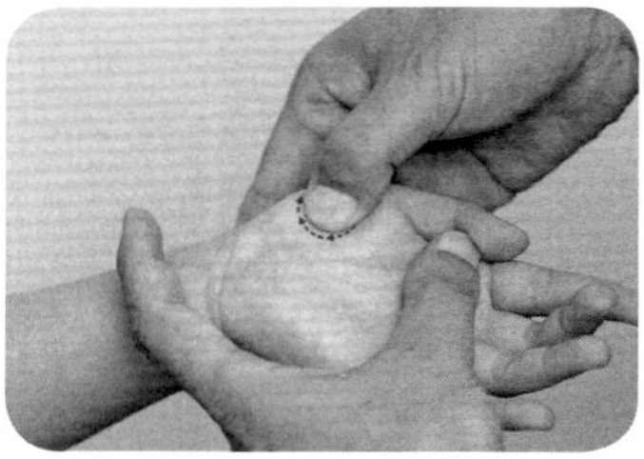
图13–5–34　按揉板门

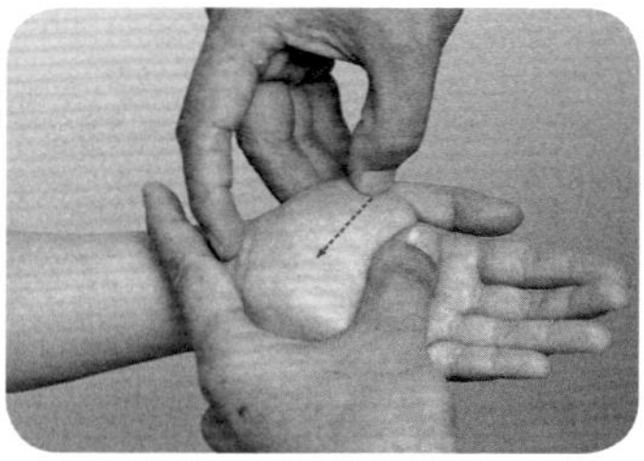
图13–5–35　掐运板门

【功效】止咳嗽，健脾胃，止吐泻。

【应用】按揉板门化痰止咳平喘，临床多用于咳嗽、痰多、气促等病症治疗。掐运板门有调理胃肠气机的作用，能止吐止泻，从小天心掐运至第一掌指关节横纹能止呕吐；反之，第一掌指关节横纹经大鱼际掐运至小天心能止泻；若吐泻兼作，则两个方向均掐运后加按揉数下。

13. 四横纹

【定位】手掌面食指、中指、无名指、小指第一指间关节横纹正中处。

【操作】用拇指甲各掐4～5次，掐后加各揉捻5～10次，称掐揉四横纹（图13–5–36）。

【功效】行气导滞，消积除满，清热除烦。

【应用】临床多用于疳积、腹胀、腹痛、消化不良、腹泻等病症治疗；也可用毫针或三棱针点刺本穴，挤黄色液体或少量血液治疗疳积腹胀，效果较好。

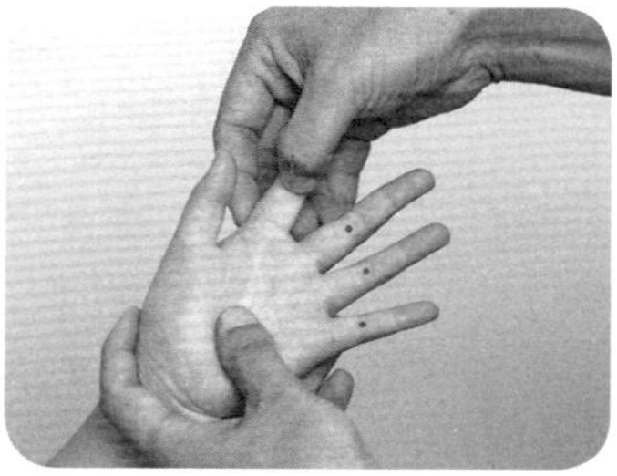
图13–5–36　掐揉四横纹

14. 十宣

【定位】手十指尖端，距指甲游离缘0.1寸，左右共10穴。

【操作】用拇指甲各掐5次，或醒后即止，称掐十宣（图13–5–37）。

【功效】开窍醒神，镇惊清热。

【应用】临床主要用于高热、昏迷、惊厥、抽搐等病症治疗。

15. 老龙

【定位】中指背，指甲根后 0.1 寸正中处。

【操作】用拇指甲掐之，称掐老龙（图 13-5-38）。

【功效】息风镇惊，开窍醒神。

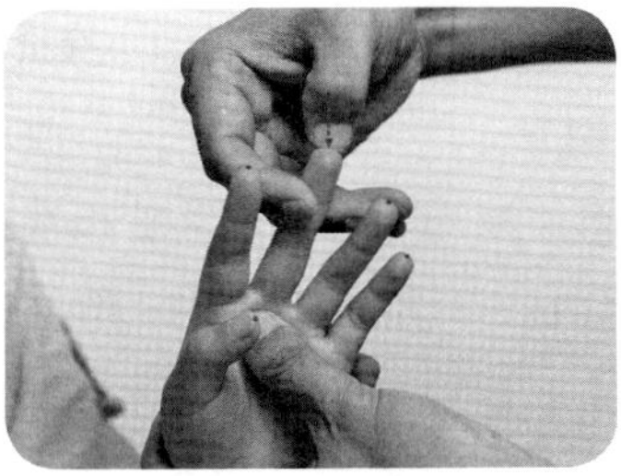

图 13-5-37 掐十宣

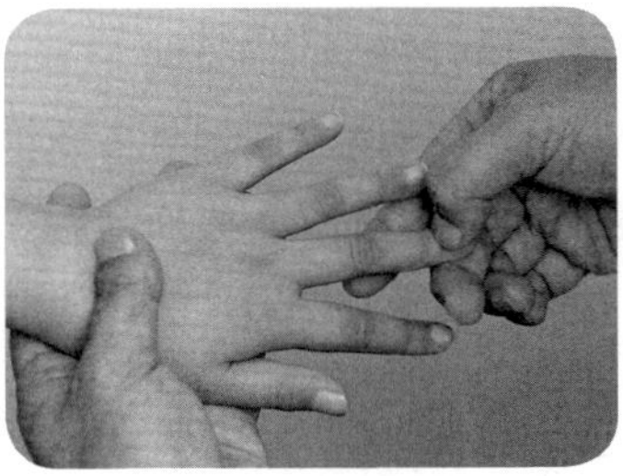

图 13-5-38 掐老龙

【应用】临床主要用于急救。若小儿急惊暴死或高热抽搐，掐之知痛有声者，一般可治；不知痛而无声者，一般难治。

16. 二扇门（左、右扇门）

【定位】手背中指掌指关节两旁凹陷处。

【操作】用拇指指甲掐 3 ～ 5 次，掐后加揉 20 ～ 30 次，称掐揉二扇门（图 13-5-39）；用拇指偏锋或食指、中指端按揉二扇门 100 次，称按揉二扇门（图 13-5-40）。

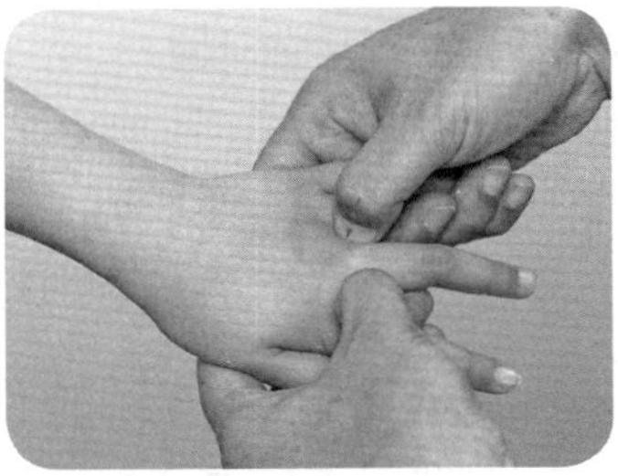

图 13-5-39 掐揉二扇门

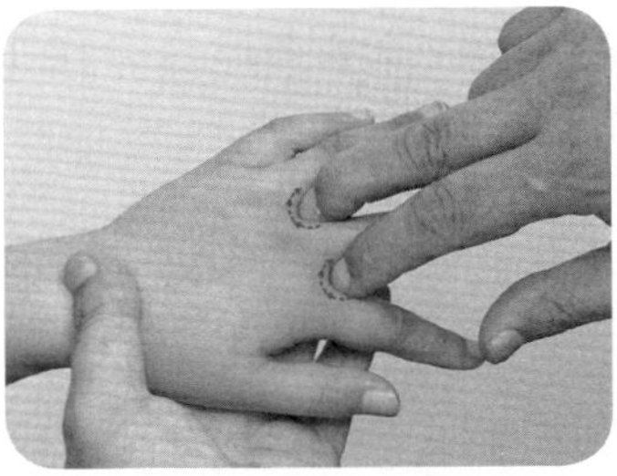

图 13-5-40 按揉二扇门

【功效】发汗解表，退热平喘，祛风解痉。

【应用】按揉二扇门是发汗之要穴，揉时要稍用力，速度宜快，临床多用于风寒外感、高热无汗等病症治疗。掐二扇门可用于急惊抽搐、口眼歪斜等病症治疗，若口眼歪斜向左掐右手穴；歪斜向右掐左手穴。

17. 外劳宫

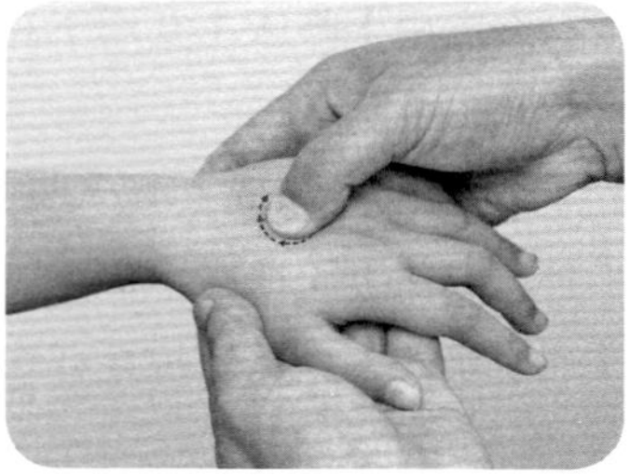

图 13-5-41 揉按外劳宫

【定位】手背第 2、3 掌骨交接处凹陷中，与内劳宫相对。

【操作】用拇指端或中指端揉按 100 ～ 150 次，称揉按外劳宫（图 13-5-41）。

【功效】温阳散寒，升阳举陷，散寒解表。

【应用】本穴性温，为温阳散寒，升阳举陷要穴，兼能散寒解表。揉按外劳宫主治一切寒证，不论外感风寒所致的头痛、恶寒、鼻塞、流涕等；还是脏腑积寒所致的完谷不化、肠鸣腹泻、寒痢腹痛、疝气等症皆宜；且能升阳举陷，故临床上可用于脱肛、遗尿等病症治疗。

18. 二人上马

【定位】在手背，第 4、5 掌指关节后方，当两掌骨间凹陷中。即中渚穴。

【操作】用拇指甲掐 3 ～ 5 次，掐后加揉 3 分钟。

【功效】滋阴补肾，利水通淋。

【应用】临床上可用于阴虚阳亢，潮热盗汗，小便赤涩淋沥等病症治疗。

19. 合谷

【定位】在手背，第 2 掌骨桡侧的中点处。

【操作】用拇、食指两指端对称掐 3 ～ 5 次，称掐合谷（图 13-5-42）；用拇、食指指腹相对拿 3 ～ 5 次，称拿合谷（图 13-5-43）。

【功效】发汗解表，开窍醒神。

【应用】掐、拿合谷临床常用于风寒感冒、牙痛、急惊风、昏迷等病症治疗。

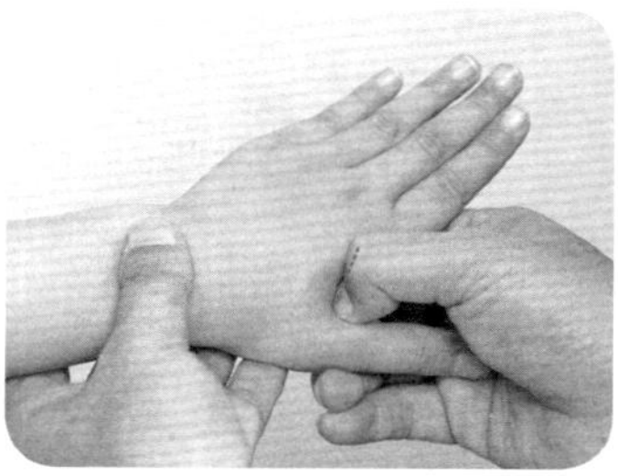

图 13-5-42 掐合谷

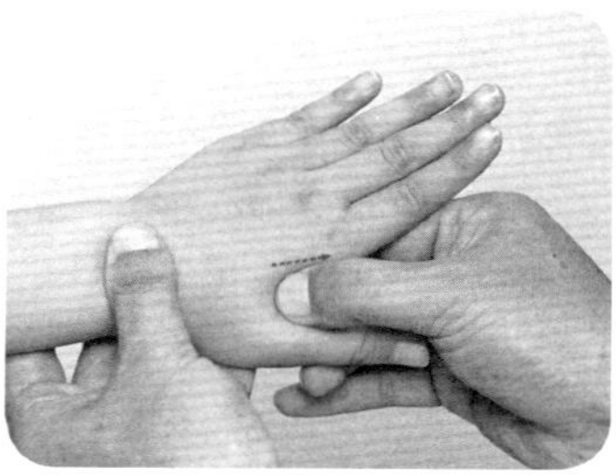

图 13-5-43 拿合谷

20. 一窝风

【定位】手背腕横纹正中凹陷处。

【操作】用拇指甲掐 3 ～ 5 次，掐后加揉 100 ～ 300 次，称掐揉一窝风（图 13–5–44）。

【功效】温中散寒，行气止痛。

【应用】本穴为治疗腹痛之要穴，操作时一般先掐 1 分钟，继而揉按 80 ～ 100 次。常用于受寒，食积等原因引起的腹痛等病症治疗，本法对寒滞经络引起的痹痛也有较好效果。

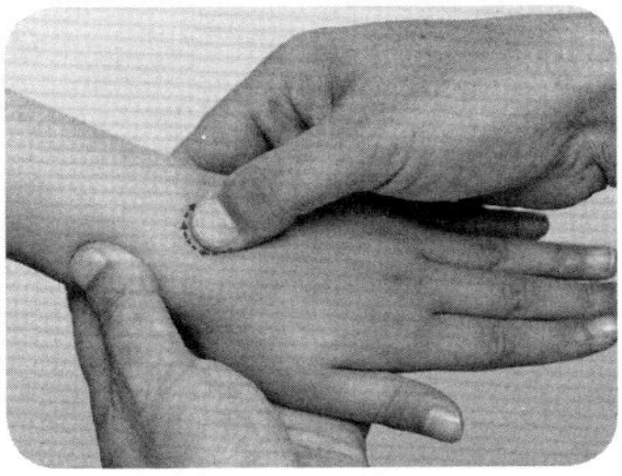

图 13–5–44　掐揉一窝风

21. 三关

【定位】前臂桡侧，腕背横纹正中至肱骨外上髁成一直线。

【操作】用拇指末节桡侧面或食、中指指面，从小儿腕背向肘方向推 100 ～ 300 次，称推上三关（图 13–5–45）；从肘部推向腕背 100 ～ 300 次，称推下三关（图 13–5–46）（按：男，推上三关；女，推下三关）。

【功效】发汗解表，温阳散寒，补气行气。

【应用】本穴性温热，主治一切虚寒证。临床上主要用于气血虚弱，命门火衰，下元虚冷，阳气不足引起的四肢厥冷、面色无华、食欲不振、疳积、吐泻等病症治疗。

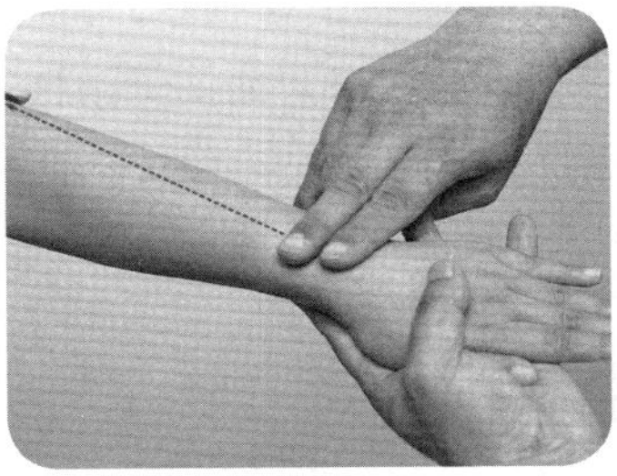

图 13–5–45　推上三关

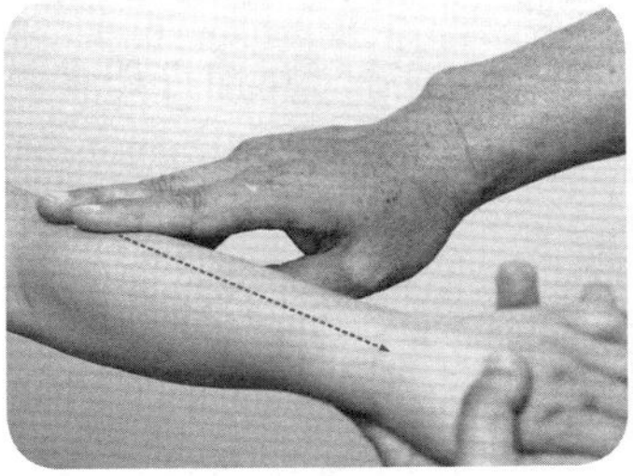

图 13–5–46　推下三关

22. 六腑

【定位】前臂尺侧，腕横纹正中（总筋穴）至肘横纹正中成一直线。。

【操作】用拇指末节桡侧面或食、中指指面，从小儿前臂内侧肘部推向腕部 100 ～ 300 次，或推至该处皮肤发凉为度，称退下六腑（图 13–5–47）。从前臂内侧腕部推向肘部 100 ～ 300 次，或推至该处皮肤发凉为度，称退上六腑（图 13–5–48）（按：男，退下六腑；女：退上六腑）。

【功效】清热凉血，泻火解毒。

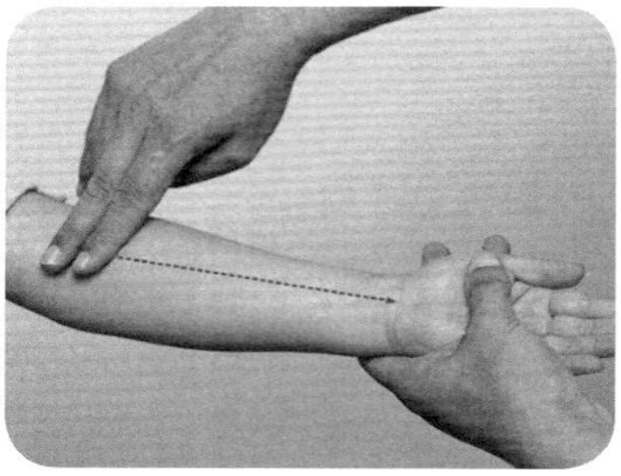

图 13-5-47　退下六腑

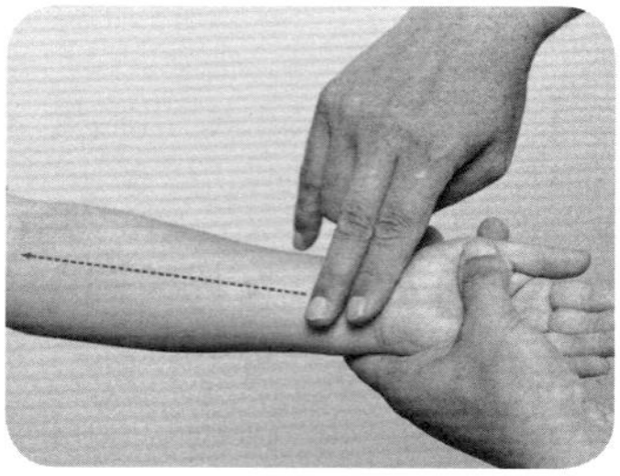

图 13-5-48　退上六腑

【应用】本穴性寒凉，常用于各种里、实、热证所引起的高热、烦渴、目赤咽痛、大便秘结等病症治疗。对温病邪入营血、脏腑郁热积滞、壮热烦渴、腮腺炎及肿毒等实热证也可应用。若患儿平素大便溏、脾虚腹泻者，本法慎用。

刘氏小儿推拿认为推三关与退六腑为大热、大寒之法，一表一里，一寒一热，各持一端，而为避免大寒大热，伤其正气，临床常两穴相伍为用，以平衡阴阳。如表证以推三关为主，退六腑为辅；里证以退六腑为主，推三关为辅；辅穴的操作次数为主穴的 1/3。

23. 天河水

【定位】前臂正中，总筋穴上方，相当于内关穴。

【操作】本穴有两种操作方法。方法一：用食、中两指指面蘸水，由内劳宫起经总筋直推至曲泽穴处，每轻推一次结合吹气一口，以不超过十八口气为限，称大推天河水（图 13-5-49）。方法二：用食、中两指指面蘸水，由总筋处起，食、中两指一起一落交互拍打如弹琴状，直拍打至曲泽穴处，每拍打一番结合吹气一口，以不超过十八口气为限，称打马过天河（图 13-5-50），两法移动速度宜慢不宜快。

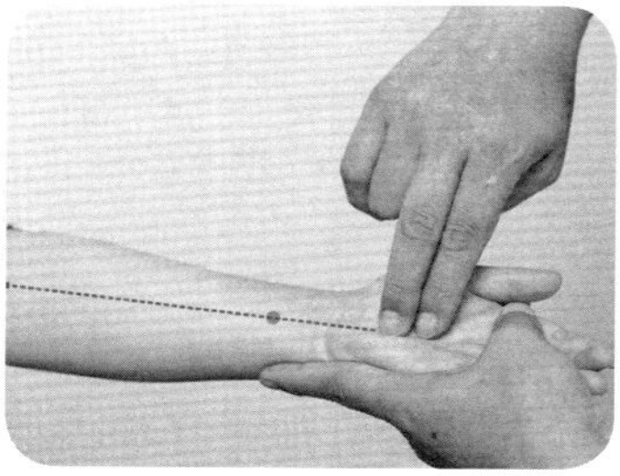

图 13-5-49　大推天河水

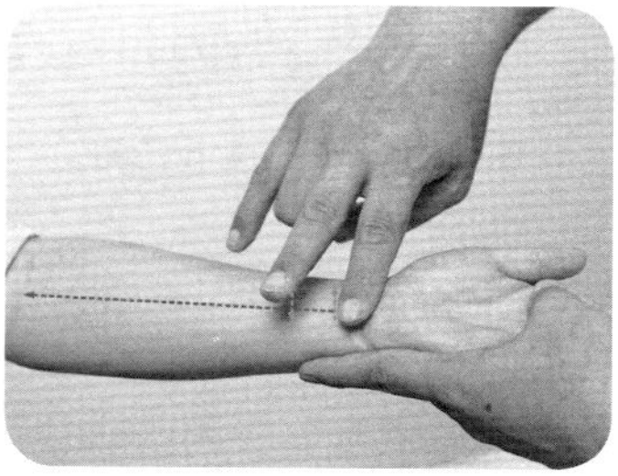

图 13-5-50　打马过天河

【功效】清热解表，泻火除烦。

【应用】本穴性凉，较平和，清热而不伤阴，临床多用于五心烦热、口燥咽干、口舌生疮、夜啼等病症治疗。打马过天河清热之力大于大推天河水，多用于实热、高热。大推天河水、打马过天河与月底捞明月合称为刘氏退烧三法；当持续高热不退时，三法合用效果更佳。

三、下肢部

1. 足三里

【定位】小腿前外侧，当犊鼻下 3 寸，距胫骨前缘一横指（中指）。

【操作】用拇指轻掐之半分钟后，中指端按揉 50 ～ 100 次，称掐揉足三里（图 13–5–51）。

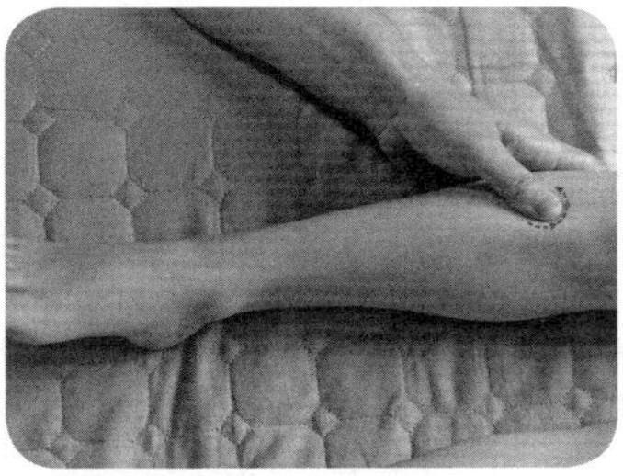

图 13–5–51　掐揉足三里

【功效】调理脾胃，通络导滞，强壮身体。

【应用】掐揉足三里临床多用于消化系统疾病治疗，也可用于小儿防病保健，常与捏脊，摩腹等合用。

2. 丰隆

【定位】小腿前外侧，当外踝尖上 8 寸，条口外，距胫骨前缘 2 横指（中指）。

【操作】用拇指或中指端揉按 50 ～ 100 次，称按揉丰隆（图 13–5–52）。

【功效】健脾化痰，止咳平喘。

【应用】本穴为化痰要穴，主要用于痰涎壅盛、咳嗽气喘等病症治疗。

3. 大敦（三毛）

【定位】足大趾末节外侧，距趾甲角 0.1 寸。

【操作】用拇指甲掐 3 ～ 5 次，掐后加揉 20 ～ 30 次，称掐揉大敦（图 13–5–53）。

【功效】解痉，开窍。

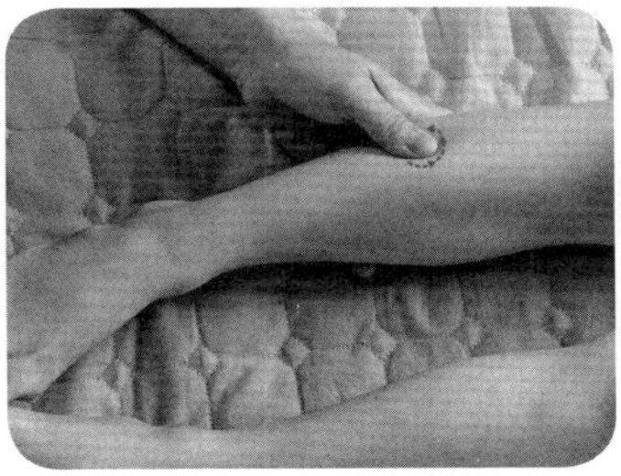

图 13–5–52　按揉丰隆

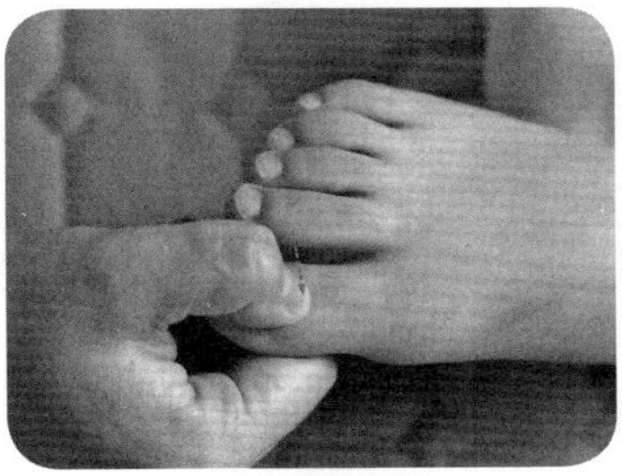

图 13–5–53　掐揉大敦

【应用】临床主要用于惊风抽搐、昏厥等病症治疗，本穴主要用于急救，醒后即止。

4. 委中

【定位】腘横纹中点，当股二头肌与半腱肌肌腱的中间。

【操作】用拇指甲掐 3 ～ 5 次，掐后加揉 20 ～ 30 次，称掐揉委中（图 13-5-54）；用拇、食指指腹对称拿揉 3 ～ 5 次，称拿揉委中（图 13-5-55）。

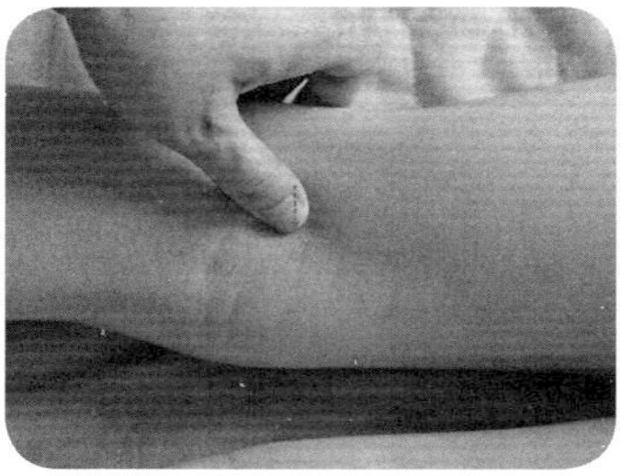

图 13-5-54　掐揉委中

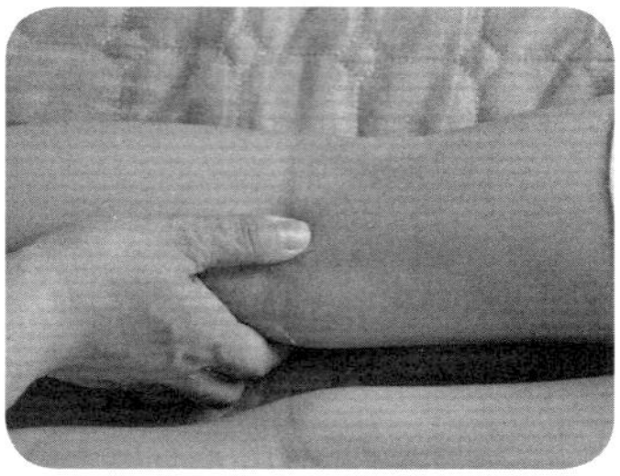

图 13-5-55　拿揉委中

【功效】解痉通络。

【应用】本穴临床用于急惊抽搐及下肢痿软无力等病症治疗。

5. 后承山（承山、鱼肚、后水）

【定位】小腿后面正中，委中与昆仑连线，当伸直小腿或足上提时腓肠肌肌腹下出现尖角凹陷处。

【操作】用拇指指面按揉 50 ～ 100 次，称按揉承山（图 13-5-56）；用拇、食两指拿两侧腓肠肌半分钟，称拿承山（图 13-5-57）。

【功效】止抽搐，通经络。

【应用】临床多用于治疗惊风抽搐、下肢痿软、腿痛转筋等病症治疗。

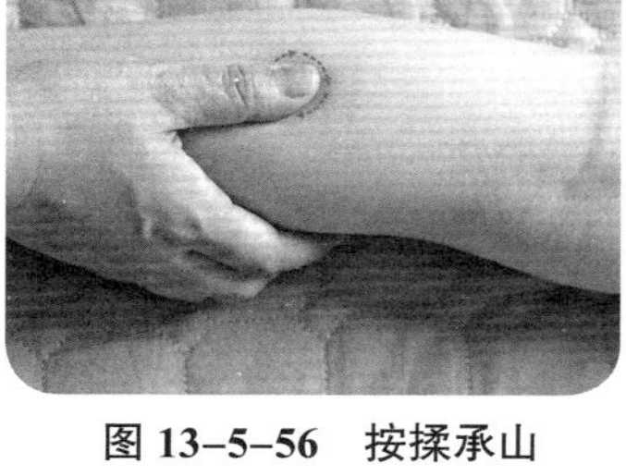

图 13-5-56　按揉承山

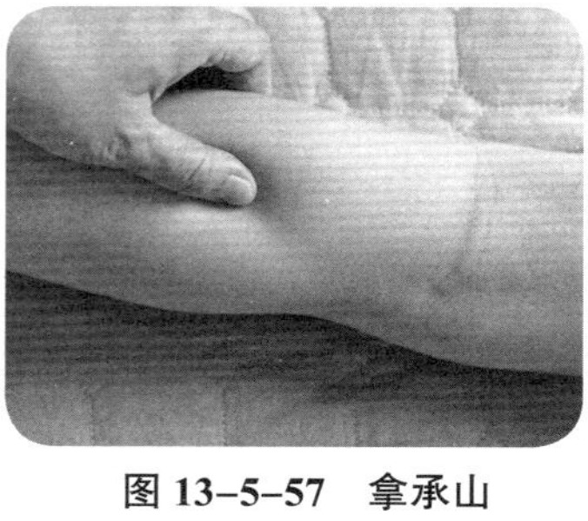

图 13-5-57　拿承山

6. 昆仑

【**定位**】足部外踝后方，当外踝尖与跟腱之间凹陷处。

【**操作**】用拇、食指指腹置于昆仑穴与太溪穴对称用力掐拿半分钟，掐拿后揉 50 ～ 100 次，称掐拿昆仑（图 13–5–58）。

【**功效**】解痉止痛，醒神开窍。

【**应用**】本穴为急救用，临床多用于惊风抽搐，昏迷不醒者救治。

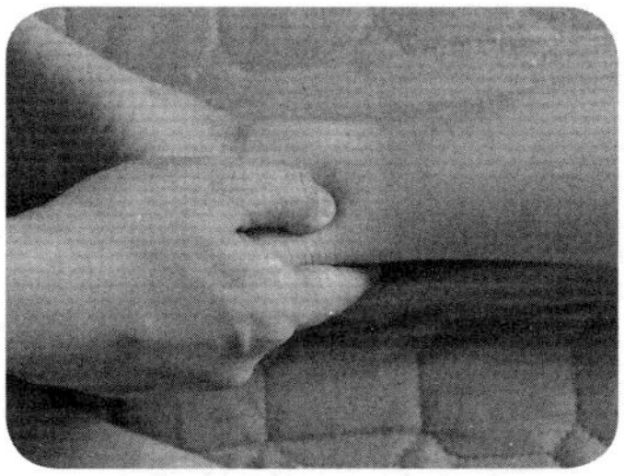

图 13–5–58　掐拿昆仑

7. 仆参

【**定位**】足外踝的后下方，昆仑穴直下，跟骨外侧赤白肉际处。

【**操作**】用拇指甲掐 3 ～ 5 次，掐后加揉 20 ～ 30 次，称掐揉仆参（图 13–5–59）。

【**功效**】开窍醒神。

【**应用**】本穴也属急救用穴，用于惊风昏迷不醒者治疗。

8. 涌泉

【**定位**】在足底，屈足卷趾时足心最凹陷中。

【**操作**】用拇指指腹揉中加按 50 ～ 100 次，称揉按涌泉（图 13–5–60）。

【**功效**】清热除烦，引火归元，退虚热，止吐止泻。

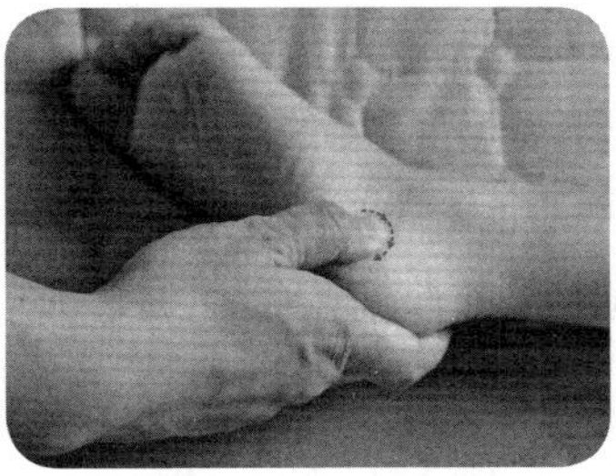

图 13–5–59　掐揉仆参

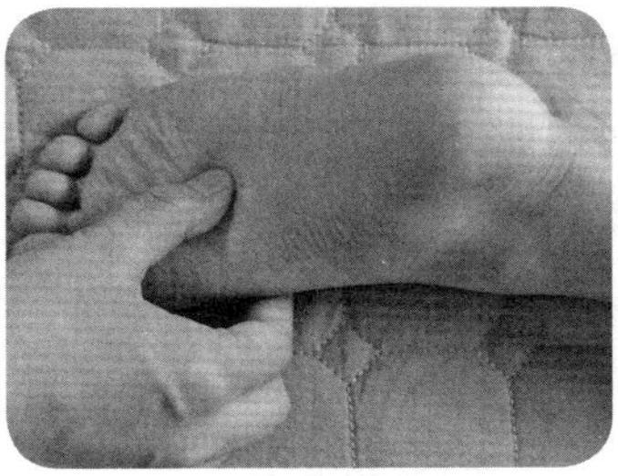

图 13–5–60　揉按涌泉

【**应用**】临床主要用于五心烦热、久热不退、烦躁不安等阴虚内热之证治疗。刘氏小儿推拿揉按涌泉有治疗呕吐、腹泻的功效，操作时男女有别；男孩：左揉转止吐，右揉转止泻；女孩：左揉转止泻，右揉转止吐；若吐泻兼作，则以左右揉按，且次数相等。

四、胸腹部

1. 天突

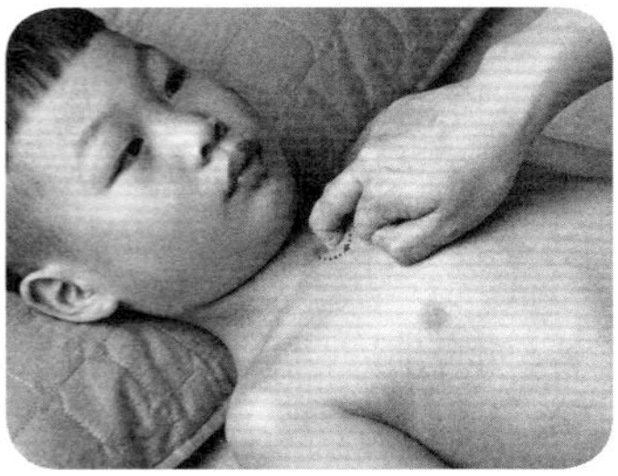

图 13-5-61　按揉天突

【定位】颈部，前正中线上，胸骨上窝中央。

【操作】用中指端钩点、按揉 20 ～ 30 次，称按揉天突（图 13-5-61）。

【功效】化痰平喘，降逆止呕。

【应用】临床主要用于气机不利，痰涎壅盛或胃气上逆所致之痰多、胸闷气喘、呕吐等病症治疗。刘氏小儿推拿按揉天突时，用食指或中指钩点法按揉，具有一定的镇咳作用。

2. 膻中（心演、演心、灵墟）

【定位】胸部，前正中线上，平第 4 肋间，两乳头连线中点。

【操作】此穴操作由四部分组成，分别为按揉膻中、分推膻中、直推膻中、按压肋间。用拇指或中指指腹按在穴位上揉转 50 ～ 100 次，称按揉膻中（图 13-5-62）；继用两手中指指腹，从膻中穴同时向左右分推至两乳头 30 ～ 50 次，称分推膻中（图 13-5-63）；继用食指、中指、无名指并拢，以三指指腹从小儿胸骨上窝向下直推至胸骨下角 30 ～ 50 次，称直推膻中（图 13-5-64）；接着用食、中指分开，以两指腹按压小儿 1 至 5 肋间的前正中线与锁骨中线之间的部位 3 ～ 5 遍，称按压肋间（图 13-5-65）。以上四步操作一气呵成，亦称“推胸法”。

【功效】宽胸理气，止咳化痰，降逆止呕。

【应用】膻中穴为气之会穴，居胸中，胸背属肺，对各种原因引起的胸闷、气喘、咳嗽、呕逆均有效。推胸法为刘氏小儿推拿独创的特色复式操作法，四步操作一气呵成，调气、理气、降气，宽胸而止咳化痰，专用于肺系疾病的治疗。

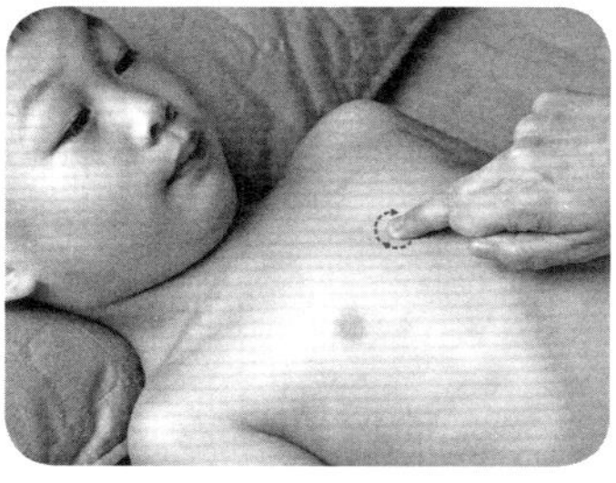

图 13-5-62　按揉膻中

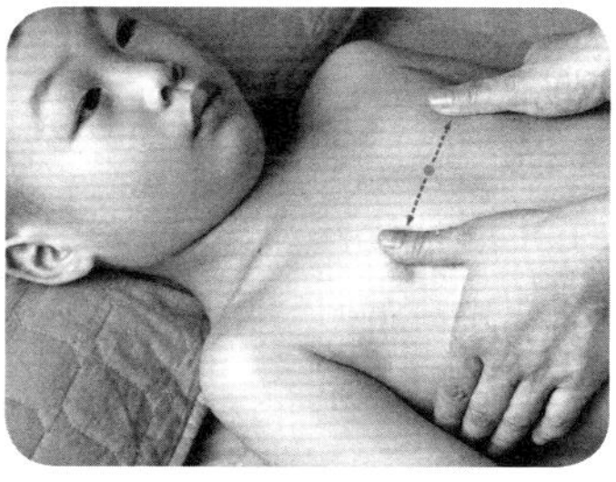

图 13-5-63　分推膻中

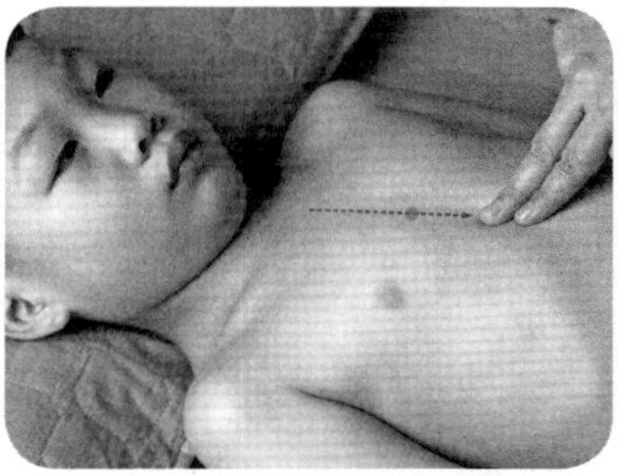

图 13-5-64　直推膻中

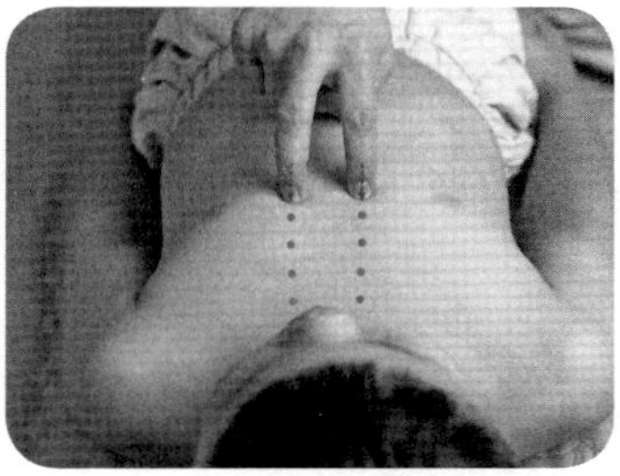

图 13-5-65　按压肋间

3. 乳旁

【定位】乳头外侧旁开 1 横指（0.2 寸），左右两穴。

【操作】用拇指或中指指腹按揉 20 ～ 30 次，称按揉乳旁（图 13-5-66）。

【功效】理气宽胸，止咳平喘，降逆止呕。

【应用】临床多用于肺系疾患咳喘症治疗。刘氏小儿推拿治疗小儿咳嗽有痰时，乳旁和乳根常配合运用。

4. 乳根

【定位】乳头直下，第 5 肋间隙中。

【操作】用中指或拇指的指腹按揉 20 ～ 30 次，称按揉乳根（图 13-5-67）。

【功效】宽心理气，止咳平喘。

【应用】临床多用于肺系疾患咳嗽、气喘、气逆等病症治疗。

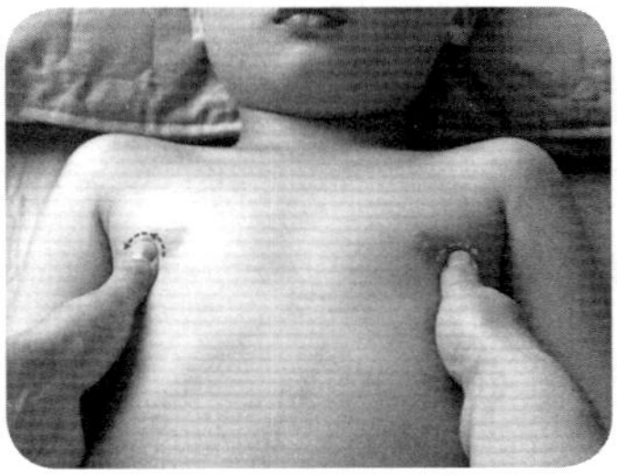

图 13-5-66　按揉乳旁

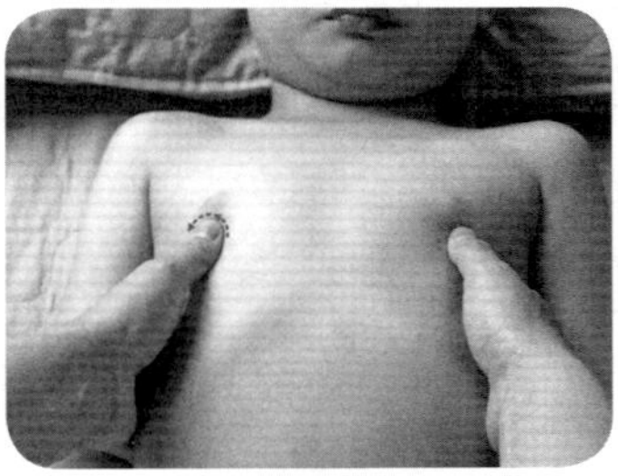

图 13-5-67　按揉乳根

5. 中脘（胃脘、太仓）

【定位】上腹部，前正中线上，当脐中上 4 寸。

【操作】此穴有三种操作方法，分别为安中调中法、补中法、消导法。用中指指腹做顺时针方向揉转 100 ～ 200 次，称安中调中法（图 13-5-68）；用中指指腹做逆时针方向揉转 100 ～ 200 次，称补中法（图 13-5-69）；先做安中调中法，继用食、中两指从小儿剑突下，轻轻直推至脐，次数为揉转次数的 1/2，称消导法（图 13–5–70）。以上三法总称“推腹法”。

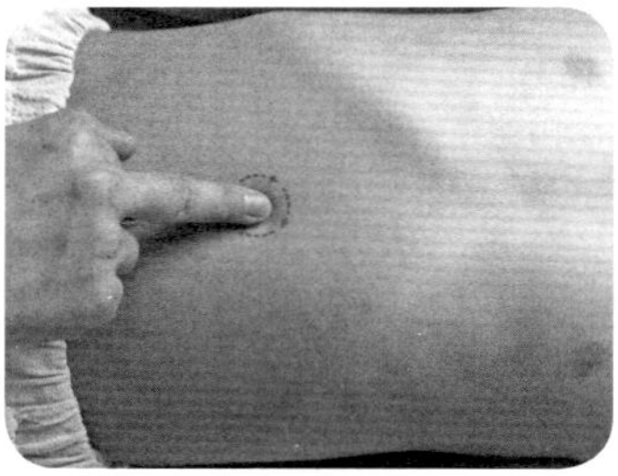
图 13–5–68　安中调中法

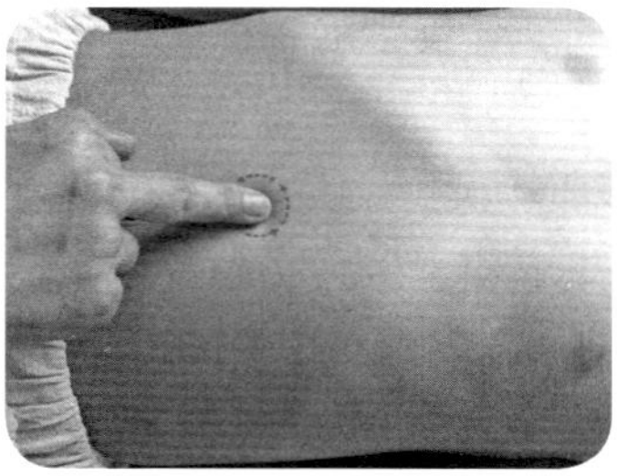
图 13–5–69　补中法

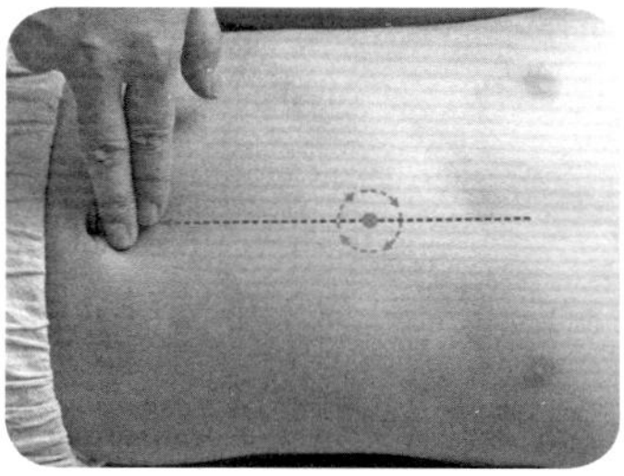
图 13–5–70　消导法

【功效】健脾和胃，消食导滞，补脾益气，降气通便。

【应用】安中调中法具有调理脾胃、安抚中焦的功能，用于脾胃不和，中焦功能紊乱所致的各种病症治疗；补中法具有补脾益气、健胃助运的功能，常用于脾胃虚弱，气血不足等病症治疗；消导法具有消积导滞，降气通便的功能，用于食滞不化、脘腹胀满、大便不通等胃肠里实证治疗。推腹法为刘氏小儿推拿又一独创的特色复式手法，专用于脾系疾病的治疗，此穴三种操作方法，作用有别，临床运用时应注意辨证使用。

6. 肚脐（神阙）

【定位】腹中部，脐中央。

【操作】用中指指腹揉 100 ～ 300 次，称揉肚脐（图 13–5–71），亦可用灸法。

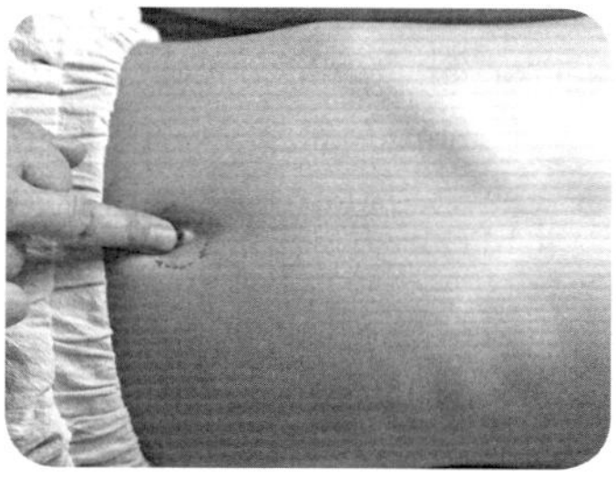
图 13–5–71　揉肚脐

【功效】温阳散寒，健脾和胃，消食导滞，涩肠固脱。

【应用】肚脐为止泻要穴，对脾胃疾病疗效亦佳，临床多用于腹泻，便秘，腹痛，积滞等病症治疗。临床上揉脐、摩腹、推上七节、揉龟尾常配合应用，简称“龟尾七节，摩腹揉脐”，治疗腹泻效果较好。另治疗小儿惊风时，刘氏小儿推拿常用灯火灸脐轮 6 穴。

7. 腹

【定位】腹部。

【操作】自剑突下到脐，用两拇指从中间向两旁分推 100 ～ 200 次，称分推腹阴阳（图 13–5–72），用掌或四指沿顺时针方向做摩法 3 分钟，称顺时针摩腹（图 13–5–73）；用掌或四指沿逆时针方向做摩法 3 分钟，称逆时针摩腹。

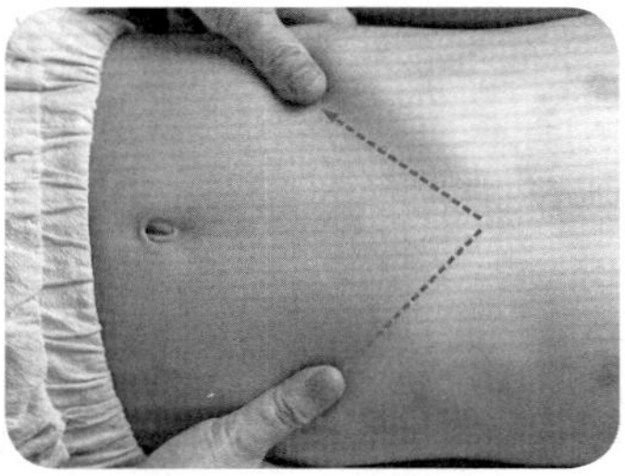

图 13–5–72　分推腹阴阳

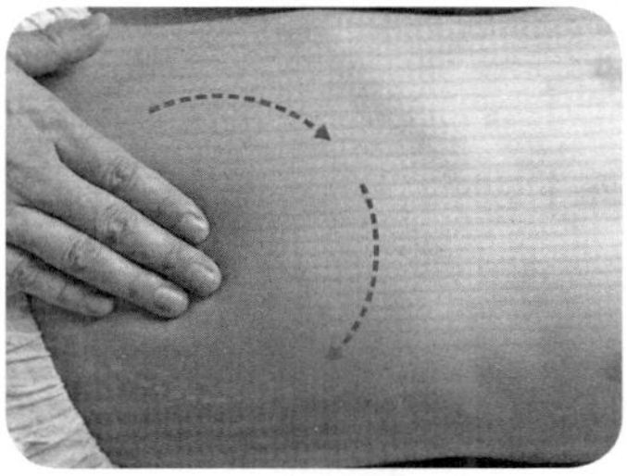

图 13–5–73　顺时针摩腹

【功效】消食理气。

【应用】分推腹阴阳能消食理气且降气，善治乳食停滞或胃气上逆引起的恶心、呕吐、腹胀等病症；顺时针摩腹能促进胃肠道蠕动，常与大肠、龟尾、七节骨等配伍使用，用于便秘、腹痛等病症治疗；逆时针摩腹能降低肠道的蠕动，常与大肠、后溪等配合，用于腹泻等病症治疗。

8. 胁肋

【定位】腋下两胁至两髂前上棘。

【操作】用两手掌从两胁下搓摩至髂前上棘处 50 ～ 100 次，称搓摩胁肋，又称按弦走搓摩（图 13–5–74）。

【功效】顺气化痰，除胸闷，消积滞。

【应用】临床主要用于小儿因食积、痰壅气逆所至的胸闷、腹胀、气喘等病症治疗。

9. 丹田

【定位】腹部，脐下正中线 2.5 寸。

【操作】用拇指或食、中两指指腹揉转 100 ～ 300 次，称揉丹田（图 13–5–75）。

【功效】温阳固脱。

【应用】临床常用于遗尿、尿闭等病症治疗。

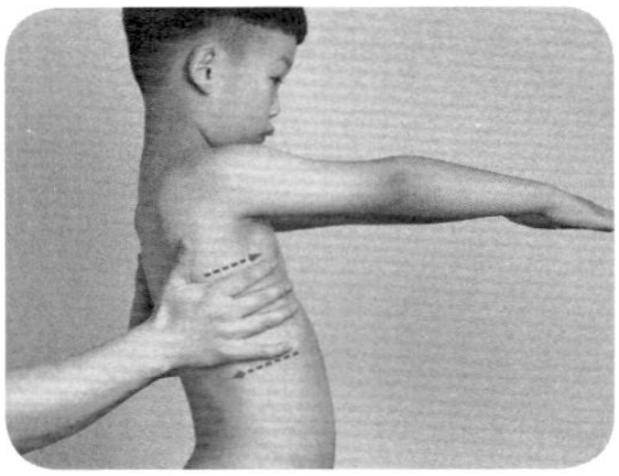

图 13-5-74　搓摩胁肋

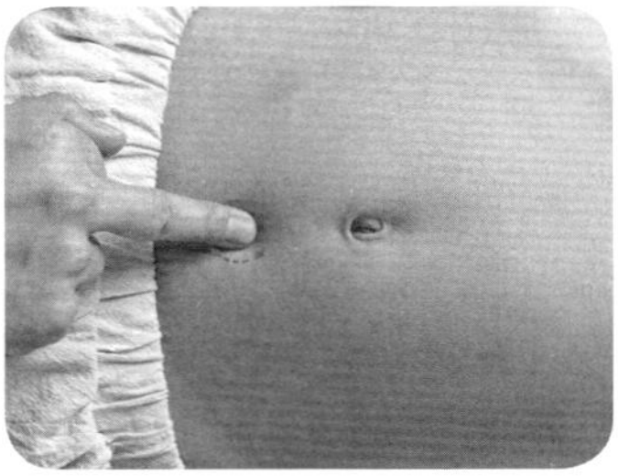

图 13-5-75　揉丹田

10. 气海

【定位】腹部，前正中线上，脐下 1.5 寸。

【操作】以食、中、无名三指揉之 30 ～ 50 次，称揉气海（图 13-5-76）。

【功效】散寒止痛，培补元气，引痰下行。

【应用】临床主要用于腹痛、腹泻、遗尿、脱肛、疝气等病症治疗。

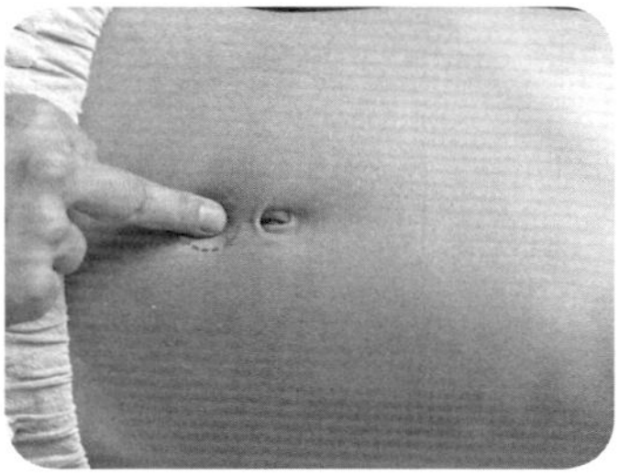

图 13-5-76　揉气海

11. 关元

【定位】腹部，前正中线上，脐下 3 寸。

【操作】以食、中、无名三指揉 30 ～ 50 次，称揉关元（图 13-5-77）。

【功效】培元固本，温肾壮阳。

【应用】临床主要用于腹泻、腹痛、遗尿、疝气、小便不畅等病症治疗。

12. 肚角

【定位】下腹部，脐下 2 寸，旁开 2 寸之大筋处。

【操作】用拇、食、中三指相对用力，提拿穴处下的少许肌肉组织 3 ～ 5 次，称拿肚角（图 13-5-78）。

【功效】止腹痛。

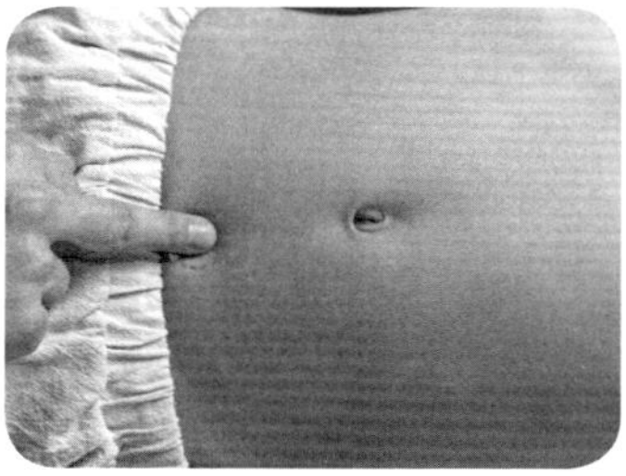

图 13-5-77　揉关元

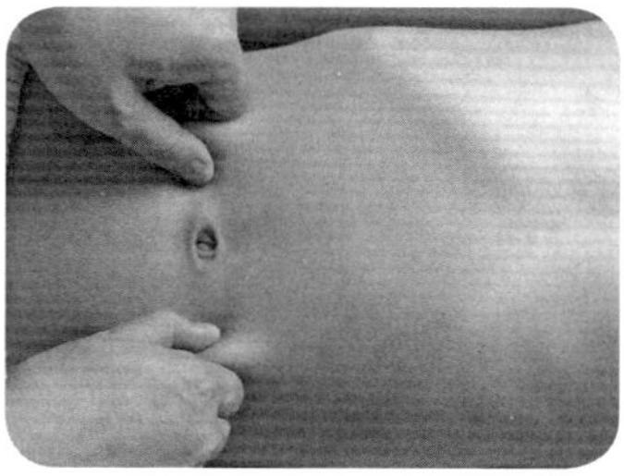

图 13-5-78　拿肚角

【应用】拿肚角是止腹痛之要法，对各种原因引起的腹痛均有止痛效果，特别是对寒性腹痛、伤食腹痛效果更显著。本法刺激较强，为防止患儿哭闹影响手法的进行，一般在诸手法操作完毕后，再拿此穴。

五、肩背腰骶部

1. 大椎

【定位】后正中线上，第 7 颈椎棘突下凹陷中。

【操作】用拇指指甲掐 10 ～ 15 次，掐后加揉 20 ～ 30 次，称掐揉大椎（图 13–5–79）。

【功效】退热解表。

【应用】本穴为小儿退热之常用穴，临床主要用于感冒、高热、项强等病症治疗。此外用提捏法，以屈曲的食、中指两指蘸清水在穴位上提捏，至局部皮下出现轻度瘀血为止，对百日咳有一定的疗效。

2. 肩井

【定位】在肩胛区，第 7 颈椎棘突与肩峰最外侧点连线的中点。

【操作】用拇指与食、中指三指相对用力提拿此处的肌肉皮肤 3 ～ 5 次，称拿肩井（图 13–5–80）。用拇指指腹按 3 ～ 5 次，按后加揉 20 ～ 30 次，称按肩井。

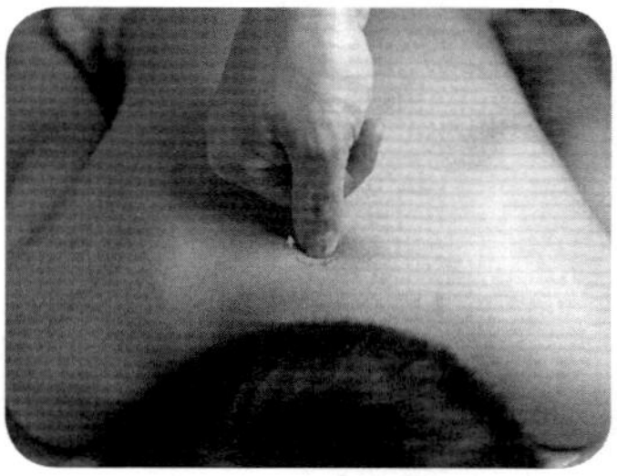

图 13–5–79　掐揉大椎

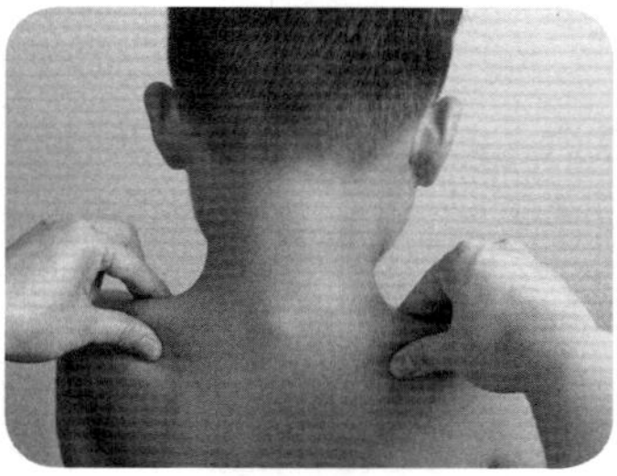

图 13–5–80　拿肩井

【功效】宣通气血，发汗解表。

【应用】临床上多用于感冒、发热、呕吐、惊风及肩背部疼痛等病症治疗。拿按肩井为刘氏小儿推拿治疗结束手法，即关窍手法，寓意关闭疾病治疗之门。

3. 定喘

【定位】在脊柱区，横平第 7 颈椎棘突下，后正中线旁开 0.5 寸。

【操作】用两拇指或中指指腹揉按 20 ～ 30 次，称揉按定喘（图 13–5–81）。

【功效】止咳平喘。

【应用】揉按定喘临床常用于外感内伤之咳喘治疗。

4. 创新

【定位】第 1 胸椎棘突旁开 2 横指处，左右各 1 穴。

【操作】用两拇指或中指指腹揉按 20 ～ 30 次，称揉按创新（图 13–5–82）。

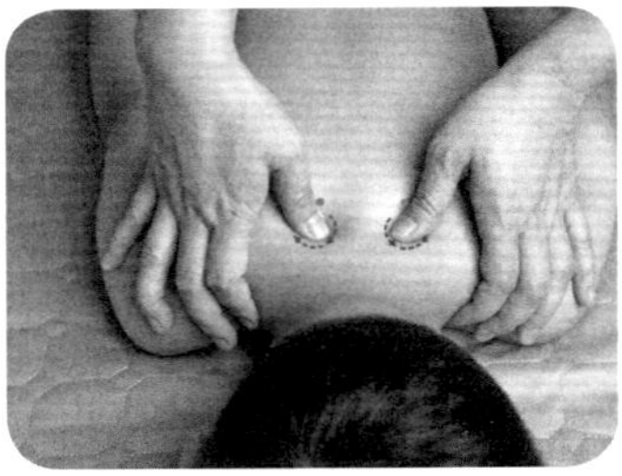

图 13–5–81　揉按定喘

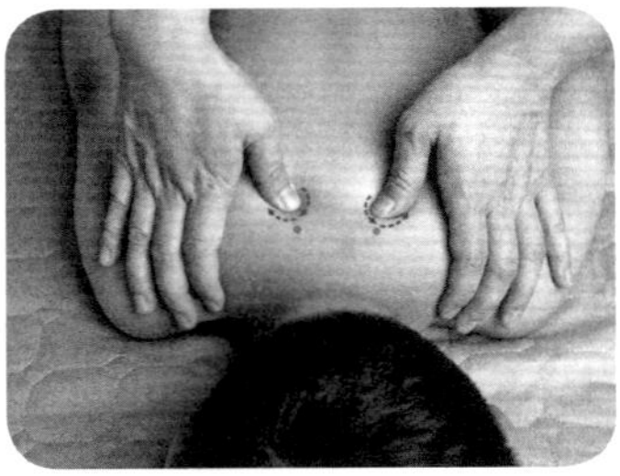

图 13–5–82　揉按创新

【功效】止咳平喘。

【应用】此穴为刘开运教授的经验穴，临床用于小儿咳嗽治疗。

5. 肺俞

【定位】在脊柱区，第 3 胸椎棘突下，后正中线旁开 1.5 寸。

【操作】此穴操作分三部分，分别是揉肺俞、推“介”字、盐擦“八”字。用拇指或中指指腹分别置于两侧肺俞穴上，右顺时针，左逆时针揉按 50 ～ 80 次，称揉肺俞（图 13–5–83）；用两拇指或中指从风门穴沿肩胛骨下缘，经肺俞向外下方斜推至两肩胛骨下角 50 ～ 100 次，推呈“八”字型；继而从肺俞直向下推至膈俞 50 ～ 100 次，推呈“||”型，称推“介”字（图 13–5–84）；用中指指腹蘸盐粉或姜汁，沿肩胛骨内缘从上向下斜擦过肺俞，以皮肤发红为度，称盐擦“八”字（图 13–5–85）。以上诸法一气呵成总称“推背法”。

【功效】宣肺止咳，化痰退热。

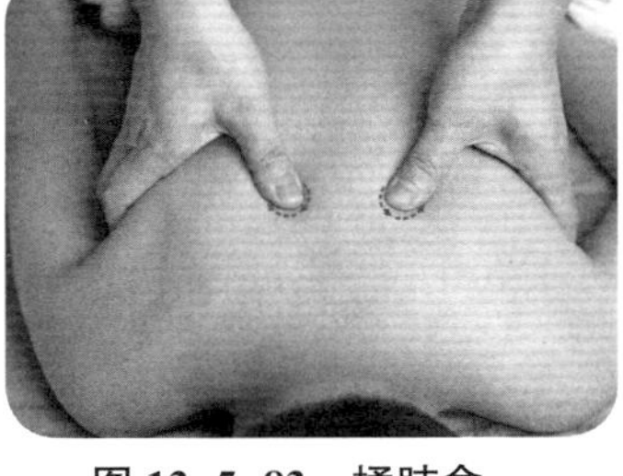

图 13–5–83　揉肺俞

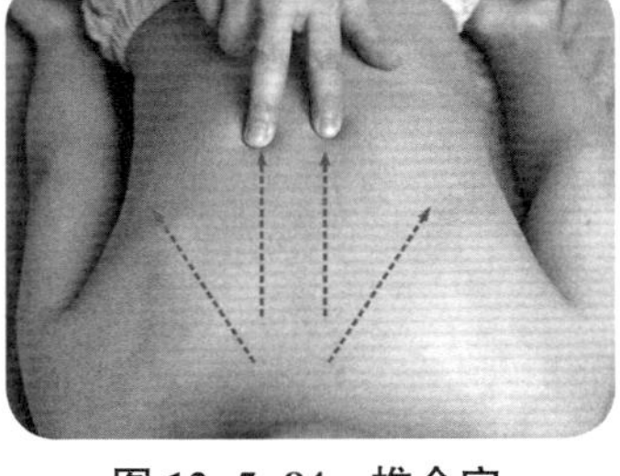

图 13–5–84　推介字

【应用】临床多用于感冒、发热、咳嗽、气喘、多痰等病症治疗。推背法为刘氏小儿推拿独创的特色复式手法之一，专用于肺系疾病的治疗。推胸法重在调节肺脏气机，偏于治疗肺气上逆所致的咳嗽、胸闷等；推背法重在调理肺脏功能，偏于祛痰退热。

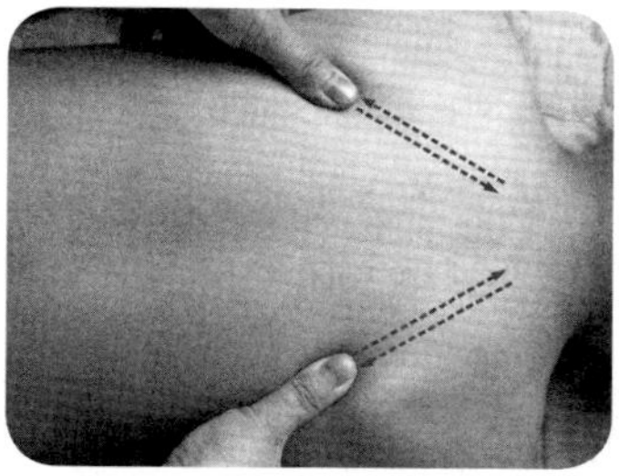

图 13-5-85　盐擦八字

6. 脊柱骨

【定位】大椎至长强成一直线。

【操作】用食、中两指指腹从大椎直推至骶椎（长强）100 ～ 300 次，称推脊（图 13-5-86）。

【功效】清热镇惊。

【应用】推脊临床常用于各种发热病症治疗。

7. 捏脊

【定位】脊柱两旁，肺俞至肾俞之间。

【操作】用捏法，食、中指与拇指对捏该处的皮肤，由肾俞朝上捏至肺俞处 3 ～ 5 遍，称捏脊（图 13-5-87），俗称“翻皮”。捏脊中，每捏三次将背脊皮提起一次，称捏三提一法。

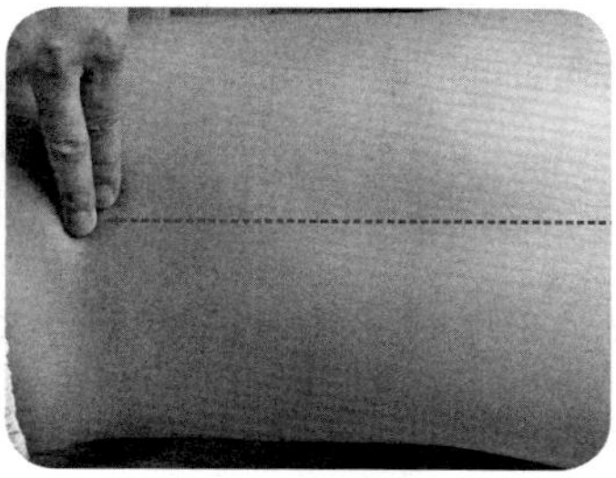

图 13-5-86　推脊

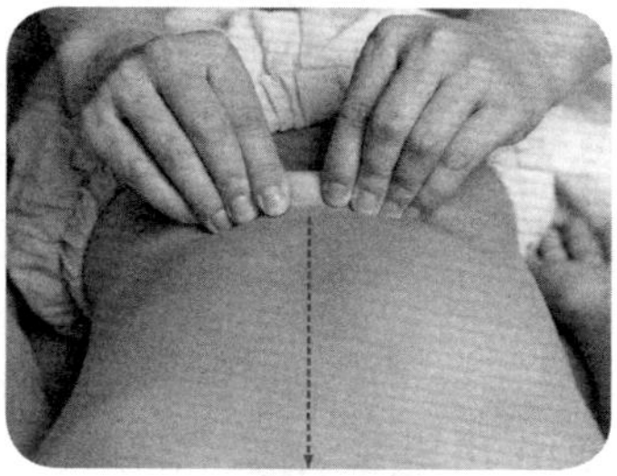

图 13-5-87　捏脊

【功效】培育元气，调理气血。

【应用】捏脊具有强健身体的功能，是小儿保健常用主要手法之一。临床上多与补脾经、补肾经、推三关、摩腹、按揉足三里等配合应用，用于先天和后天不足所致的慢性病症治疗。本法单用，常用于小儿疳积、厌食、腹泻等病症治疗。

8. 七节骨

【定位】第 4 腰椎至尾骨端（长强穴）成一直线。

【操作】用拇指桡侧面或食、中指指腹自下向上直推 60 ～ 200 次，称推上七节（图 13–5–88）；用拇指桡侧面或食、中指指腹从上向下直推 60 ～ 200 次，称推下七节（图 13–5–89）。

【功效】推上七节能温阳止泻；推下七节能泻热通便。

【应用】临床推上七节骨多用于虚寒腹泻、脱肛、久痢、滑泄等病症治疗；推下七节骨多用于肠热便秘、痢疾等病症治疗，刘氏小儿推拿揉脐、揉龟尾和推七节骨常配伍，用于小儿的便秘和泄泻的治疗。

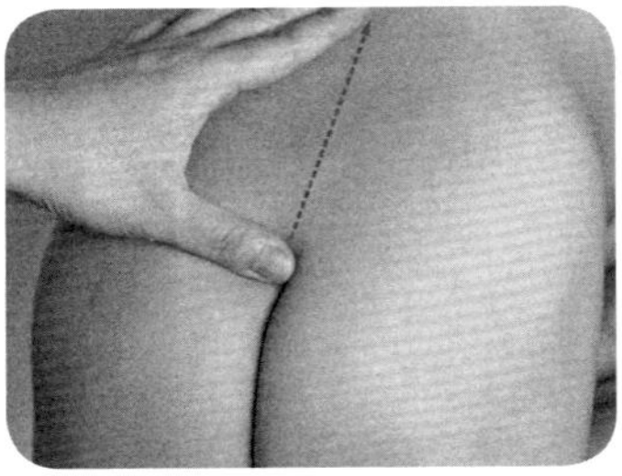

图 13–5–88　推上七节

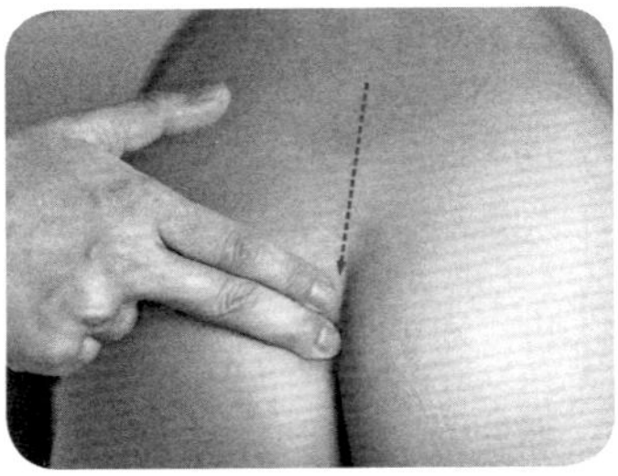

图 13–5–89　推下七节

9. 龟尾（尾闾、长强、尾尻）

【定位】尾椎骨端。

【操作】用拇指或中指指腹揉按 50 ～ 100 次，称揉龟尾（图 13–5–90）。

【功效】止泻，固脱，通便。

【应用】龟尾穴即为督脉经之长强穴，穴性平和，能止泻，也能通便，多与揉脐、推七节骨配合，用于腹泻、脱肛、便秘等病症治疗。

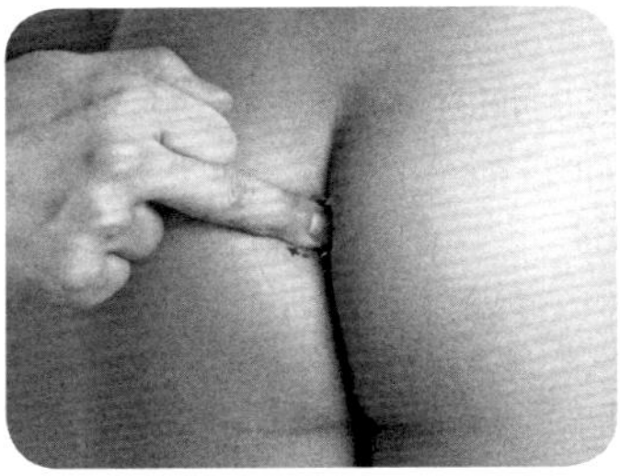

图 13–5–90　揉龟尾

六、刘氏小儿推拿用穴部归类

1. 临床主要穴位

头面——头部手法一，头部手法二，头部手法三。

上肢部——总筋、阴阳五经（脾、肝、心、肺、肾），大肠，三关，六腑。

下肢部——足三里，涌泉。

胸腹部——膻中，中院，肚脐。

肩背腰骶部——肩井，肺俞，龟尾。

2. 退烧退热的穴部与手法

揉太阳、掐内劳、清脾经、清心经、清肺经、揉外劳、推三关（表）、退六腑（里）、退烧手法一、退烧手法二、退烧手法三、推背法、推脊、按涌泉、按肩井。

3. 止咳化痰的穴部与手法

推胸法、揉乳旁、揉乳根、补脾经、清补肺经、补肾经、推背法、揉定喘、揉创新。

4. 止腹痛的穴部与手法

清脾或补脾经、清肝经、揉一窝风、揉外劳、掐四横纹、揉中脘、揉肚脐、揉丹田、揉按足三里。

5. 止呕吐的穴部与手法

清脾或补脾经、清肝经、揉膻中、揉乳旁、揉中脘、按足三里、揉按涌泉、捏脊、推天柱骨。

6. 止泄泻的穴部与手法

清脾或补脾、推大肠、揉中脘、揉肚脐，揉龟尾、推七节、按足三里、揉涌泉。

7. 镇惊风、止抽搐的穴部与手法

掐揉百会、掐揉印堂、掐揉人中、掐揉承浆、掐小天心、掐中冲、掐老龙、拿肩井、掐大敦、掐拿昆仑、掐仆参、拿承山、掐拿委中。

附 1　灯火灸

（1）五炷灯火灸——镇惊风止抽搐——用于抽搐不止

即：百会、内劳宫（双）、涌泉（双）。

（2）十五炷灯火灸——镇惊风——用于昏迷不醒又抽搐不止

即：百会、印堂、人中、承浆、合谷（双）、仆参（双）、脐中 1、脐轮 6。

（3）脐风十三炷灯火灸

即：百会、印堂、人中、承浆、少商（双）、脐中、脐轮 6。

说明：以上各种灸法的灯火，都要隔着姜片，用纸捻按火法。

附 2　五指经络内外秘旨

大指属脾，脾气通于口，络联于大指，通腹部天枢穴、手之列缺穴、足之三里穴。

食指属肝，肝气通于目，络联于食指，通手小天心、足之太溪穴。

中指属心，心气通于舌，络联于中指，通背部心俞穴、手之中冲穴、足之涌泉穴。

无名指属肺，肺气通于鼻，络联于无名指，通胸前膻中穴、背部风门穴。

小指属肾，肾气通于耳，络联于小指，通目之瞳仁、手之合谷穴、足之大敦穴。

食指外侧属大肠，络联于虎口，直达食指侧巅。

小指外侧属小肠，络联于神门，直达小指巅。

附3　幼科“清、补五经”，年龄手次表

幼科“清、补五经”

年龄 / 手次	1月～1岁	1～3	4～6	6～9	10～12
补法	50～150	100～300	200～400	300～600	400～800
清法	20～60	50～150	100～200	150～300	200～400

七、手法操作注意事项

1. 小儿推拿治疗室内应保持一定的温度，不可过凉、过热，空气宜流通；在严寒季节，医生双手不可过凉，以免使小儿产生惊恐，造成操作时的困难。

2. 医者的指甲要修剪，每次操作前要洗手。

3. 在推拿时，患儿姿势要坐卧舒适，力求自然。患儿左右手皆可使用，但在习惯上无论男女，多采用患儿左手。

4. 医者操作时态度应和蔼镇静，特别是在患儿啼哭时，不能有急躁或厌烦情绪。

5. 手法操作要按程序进行，不能操之过急，草草了事。刘氏小儿推拿操作一般按头面部→上肢部→胸腹部→下肢部→腰背部的顺序，也可根据具体情况灵活运用。

6. 手法宜轻而柔和，不能过分用力，尤其是使用掐法时，应以不掐破皮肤为度。

7. 操作时需要一定量的润滑剂，通常用姜汁、乙醇，或用其他药物煎成的汤液。这样，推时不但能润泽皮肤，防止皮肤破损，而且有一定药理作用，可增强疗效。

8. 推拿后注意避风，以免复遭外邪侵袭，加重病情。特别在推拿后欲使之发汗的，更应注意。

9. 推拿以每日1次为度，必要时也可以每日推2～3次。小儿推拿，一般适用于10岁以下儿童，尤以5岁以下的小孩疗效更佳。

八、手法操作常用介质

推拿时，为了减少对皮肤的摩擦损伤，或者为了借助某些药物的辅助作用，可在施术部位的皮肤上涂抹液体、膏剂或粉末，这些液体、膏剂或粉末统称推拿介质，亦称推拿递质。推拿时应用介质，在我国有悠久的历史。如《圣济总录》说：“若疗伤寒以白膏摩体，手当千遍，药力乃行，则摩之用药，又不可不知也。”《景岳全书》说：“治发热便见腰痛者，以热麻油按痛处可止。”

1. 介质的种类与作用

（1）滑石粉　即医用滑石粉，有润滑皮肤的作用，适用于各种病症，是临床上最常用的介质，在小儿推拿中应用最多。

（2）爽身粉　即市售爽身粉，有润滑皮肤吸水的作用，质量较好的爽身粉可代替滑石粉应用。

（3）酒精　30% ～ 45% 酒精，有清热消暑、润滑皮肤的作用，一般在夏季常用，对小儿外感发热能起到退热的辅助疗效。

（4）姜汁　将生姜捣碎取汁，或将生姜片用 75% 的酒精浸泡而成，有散寒止痛，温中止呕，温润皮肤作用，常用于冬春季及小儿虚寒证。

（5）白酒　即食用白酒，有活血祛风、散寒除湿、通经活络的作用，对发热病人尚有降温作用，一般用于急性扭挫伤。

（6）冬青膏　由冬青油、薄荷脑、凡士林和少许麝香配制而成，具有温经散寒和润滑作用，常用于治疗软组织损伤及小儿虚寒性腹泻。

（7）薄荷水　取 5% 薄荷脑 5 克，浸入 75% 乙醇 100 毫升内配制而成。具有温经散寒、清凉解表、清利头目和润滑的作用，常用于治疗小儿虚寒性腹泻及软组织损伤，用按揉法、擦法可加强透热效果。

（8）凉水　即食用洁净凉水，有清凉肌肤和退热作用，一般用于外感热证。

（9）麻油　即食用麻油，运用擦法时涂上少许麻油，可增强手法透热作用，提高疗效，常用于刮痧疗法中。

2. 介质的选择

（1）辨证选择　根据证型的不同选择不同的介质。可分为两大类，即辨寒热和辨虚实。寒证，使用温热散寒作用的介质，如姜汁、冬青膏等；热证，使用清凉退热作用的介质，如凉水、酒精等。虚证，使用滋补作用的介质，如麻油、冬青膏等；实证，使用清泻作用的介质，如蛋清、薄荷水等。其他证型可用一些中性介质，如滑石粉、爽身粉等，取其润滑皮肤的作用。

（2）辨病选择　根据病情的不同选择不同的介质。软组织损伤，如关节扭伤可选用活血化瘀、消肿止痛、透热性强的介质，如白酒、冬青膏等；小儿肌性斜颈选用润滑性较强的滑石粉、爽身粉等；小儿发热选用清热性能较强的凉水、酒精等；小儿风寒感冒可选用具有温中散寒作用的姜汁。

（3）辨季节选择　一般是冬、春取用姜汁等温热之类；夏、秋取用酒精、凉水等清凉之类。

第六节 常见病症治疗

一、感冒

感冒，是小儿常见的外感疾病之一，以恶寒、发热、鼻塞、流涕、喷嚏、咳嗽、头身疼痛为主要临床特征。一年四季皆可发病，以冬、春季为多。俗称“伤风”，相当于西医学的急性上呼吸道感染。

【诊断要点】

（1）有感受外邪病史或与感冒病人接触史。

（2）起病较急，病程较短（一般 3 ～ 7 日）。

（3）临床初起以卫表和鼻咽症状为主，先见鼻咽不适、鼻塞、流涕、喷嚏、微咳、恶寒、发热、头身痛，可伴呕吐、腹泻或高热惊厥。

（4）白细胞总数正常或减少，中性粒细胞减少，淋巴细胞相对增多，单核细胞增多。

【鉴别诊断】

1. 急性传染病早期　多种急性传染病早期都有类似感冒的症状，如麻疹、水痘、手足口病、幼儿急疹、百日咳、流行性脑脊髓膜炎等，应根据流行病学史、临床表现、实验室检查等加以鉴别。

2. 急性感染性喉炎　本病初期仅表现发热、微咳、声音嘶哑，病情较重时可闻犬吠样咳嗽及吸气性喉鸣。

3. 鼻渊　病程漫长，反复发作，以鼻塞流浊涕腥臭，眉额骨处胀痛，且压痛明显为主要临床特征。

【推拿治疗】

1. 风寒感冒

证候　恶寒，发热，无汗，鼻流清涕，咽不红，头痛，脉浮紧或指纹浮红。

治法　辛温解表，宣肺散寒。

处方　常例开窍：开天门 24 次，推坎宫 24 次，推太阳 24 次，按总筋 24 次，分阴阳 24 次；推五经：先清脾经 100 次，再补脾经 50 次，清肝经 250 次，清心经150次，清肺经300次，补肾经100次；配穴：运太阳24次，揉风池、揉按外劳宫、二扇门各60次，推三关150次，退六腑50次，推胸法，推背法；捏脊3～5遍；常例关窍：按肩井2～3次。

2. 风热感冒

证候　发热，微恶风寒，或有汗，鼻塞喷嚏，流稠涕，头痛，咽喉疼痛，咳嗽痰稠，舌苔薄黄，脉浮数，指纹紫。

治法　辛凉解表，宣肺清热。

处方　常例开窍：开天门24次，推坎宫24次，推太阳24次，按总筋24次，分阴阳24次；推五经：先清脾经100次，再补脾经50次，清肝经250次，清心经150次，清肺经300次，补肾经100次；配穴：揉内劳宫60次，清天河水、推大椎各30次，推三关50次，退六腑150次，推胸法，推背法，捏脊3～5遍；常例关窍：按肩井2～3次。

【注意事项】

（1）加强体育锻炼，增强机体适应气候变化的能力。在气候变化时适时增减衣服，注意防寒保暖。

（2）感冒流行期间少去公共场所，避免与感冒病人接触。

（3）患儿应适当休息，多饮水，饮食以易消化、清淡为宜，慎食油腻难消化之物。

（4）居室空气应流通，但不可直接吹风。

（5）患儿感冒时出现高热应及时采取物理或药物降温，做好口腔护理。

【按语】感冒是刘氏小儿推拿的优势病种之一，感冒初期推拿疗效明显，风寒型感冒可配合艾灸肺俞效果更理想。患儿体虚复感者，在对症治疗的同时，要注意调补脾肾，固护先天、后天之本，通过振奋正气，达到扶正祛邪的目的。感冒迁延不愈者，应及时查清病因，明确诊断，必要时结合其他中西医疗法治疗。值得一提的是，该病用汗法时应掌握推拿刺激强度，掌握汗出的程度，临床常发汗与止汗配伍应用，正如《伤寒论》所载："遍身漐漐微似有汗者益佳，不可令如水流漓，病必不除。"

二、发热

发热，是小儿时期极为常见的一种症状，临床上以体温异常升高者而称之。

【诊断要点】

（1）人体温度（腋温）在37.3℃～38℃之间为低热，38.1℃～39℃为中热，39.1℃～41℃为高热，41℃以上为超高热，发热时间超过两周为长期发热。

（2）血白细胞计数及分类检查，胸部X线检查等有助于明确发热病因。

【分类及鉴别诊断】

1. 分类

感染性疾病　急性传染性疾病早期、各系统急性感染性疾病均可出现发热。

非感染性疾病　暑热症、新生儿脱水热、颅内损伤、惊厥和癫痫均可出现发热。

变态反应　过敏、异体血清、疫苗接种反应、输液、输血反应均可出现发热。

2. 鉴别

（1）从年龄鉴别：新生儿期、婴幼儿期以感染性发热为主，常见上呼吸道感染、肺炎、败血症、肠道感染等疾病；儿童期以慢性感染性疾病较多见，其次为结缔组织病及各种传染病。

（2）从季节、地区性鉴别：伤寒、副伤寒和疟疾多见于夏秋季；黑热病、布氏杆菌病有地方特性；居住疫区或去过疫区应考虑当地流行性疾病。

（3）从既往史、现患疾病鉴别：既往诊断结核的患儿要明确是否已治愈，治疗是否得当及是否继发其他器官结核；有金黄色葡萄球菌败血症或迁延性、慢性肺炎史者，可发生肺脓肿或支气管扩张。

（4）从发热类型鉴别：发热类型与疾病有一定的关系，如弛张热常见于败血症、风湿热、化脓性炎症等疾病；稽留热常见于伤寒、副伤寒等急性传染病的极期等。

（5）从发热的伴随症状和特征鉴别：发热伴咳嗽、气急、发绀，提示呼吸系统疾病；发热伴高颅压综合征、脑膜刺激征、头痛、呕吐，甚至惊厥、昏迷者，提示中枢神经系统感染、颅内出血及脑瘤等；发热伴畏寒、寒战，多见于亚急性细菌性心内膜炎和败血症。长期发热伴多系统损害者，应考虑结缔组织病，如系统性红斑狼疮，结节性多动脉炎等。

（6）从特殊治疗反应鉴别：疟疾、结核病、伤寒、结缔组织病、败血症等诊断困难时，可根据试验治疗的效果以协助诊断。

【推拿治疗】

1. 外感发热

证候　风寒：发热，无汗，鼻塞，流涕，咳痰稀薄，苔薄白。风热：发热，微汗，口干，咽痛，痰黄，苔薄黄。

治法　解表宣肺退热。

处方　常例开窍：开天门 24 次，推坎宫 24 次，推太阳 24 次，按总筋 24 次，分阴阳 24 次；推五经：清脾经 200 次，补脾经 100 次，清肝经 200 次，清心经 100 次，清肺经 300 次，补肾经 150 次；配穴：推三关 90 次，退六腑 30 次，推背法；常例关窍：按肩井 2 ～ 3 次。

风寒者加掐二扇门、拿风池 4 ～ 5 次；风热者加清天河水 10 次，推脊 10 次；兼咳嗽、痰鸣气急者加推胸法；兼脘腹胀满、不思饮食、嗳酸呕吐者加揉中脘 150 次、摩腹 3 分钟，推板门 60 次，推天柱 60 次，兼烦躁不安、睡卧不安、惊惕不安者加掐揉小天心 30 次。

2. 肺胃实热

证候　高热，口鼻干燥，口渴引饮，便秘尿黄，舌红苔燥，脉实数，指纹深紫。

治法　清肃肺热，泻火通便。

处方　常例开窍：开天门 24 次，推坎宫 24 次，推太阳 24 次，按总筋 24 次，分阴阳 24 次，推五经：清脾经 400 次，补脾经 200 次，清肝经 300 次，清心经 250 次，清肺经 350 次，补肾经 200 次，配穴：清大肠 120 次，清后溪 150 次，退六腑 150 次，推三关 50 次，水底捞明月、推天河水各 20 次，推胸法，揉中脘（消导法）150 次，推背法；常例关窍：按肩井 2 ～ 3 次。

若高热不退加推脊 20 次，打马过天河、掐大椎 20 次，兼见腹胀大便秘结加推下七节 150 次，摩腹 3 分钟。

3. 阴虚内热

证候　发热不甚，午后潮热，五心烦热，盗汗，舌红苔剥，脉细数，指纹淡紫。

治法　滋阴清热。

处方　常例开窍：开天门 24 次，推坎宫 24 次，推太阳 24 次，按总筋 24 次，分阴阳 24 次；推五经：补脾经 300 次，清肝经 250 次，先补心经 200 次，再清心经 100 次，补肺经 350 次，补肾经 400 次；配穴：揉上马、清天河水、按揉涌泉各 80 次，揉按足三里 60 次，揉中脘 90 次，按揉内劳宫 100 次，捏脊

3～5遍；常例关窍：按肩井2～3次。

若食纳差加掐四横纹5次；若盗汗、自汗加运太阳20次。

【注意事项】

（1）保持居室空气的流通，衣着不宜过多。

（2）发热患儿就诊时，需仔细询问病史，如既往有惊厥和癫痫病史者，推拿治疗的同时需慎重处理，并积极配合其他治疗，以免因体温过高，诱发既往疾病。

（3）高热不退或反复出现低热，应及时查清病因，明确诊断，必要时结合其他中西医疗法进行治疗。

（4）治疗期间，可嘱患儿多饮水，饮食宜清淡、富有营养，不宜进食难以消化的食物；对于食纳欠佳，精神欠佳，患儿可适当服用口服补液盐以防脱水电解质紊乱；对于伴有喉咙红肿化脓或疱疹者，可配合少商、商阳点刺放血。

【按语】小儿外感发热、功能性发热、夏季热是刘氏小儿推拿优势病种之一，推拿治疗可有较好的效果。发热可见于多种疾病中，如麻疹、风疹、猩红热、急性扁桃体炎、肺结核、肺炎、伤寒、乙型脑炎等，对危及小儿生命的急性传染病、较严重的急性感染性疾病所致发热，应及早诊断，积极采取中西结合方法治疗。

三、咳嗽

咳嗽，是小儿常见的一种肺系病症，临床以咳嗽为主症。有声无痰为咳，有痰无声为嗽，有声有痰谓之咳嗽。一年四季皆可发病，以冬、春季为多。本病相当于西医学急、慢性气管炎和支气管炎。

【诊断要点】

（1）外感咳嗽多有感冒病史，内伤咳嗽多有其他兼症。

（2）咳嗽、咯痰为主要临床症状。

（3）肺部听诊两肺呼吸音粗糙，可闻及干啰音或不固定的粗湿啰音。

（4）咳嗽重者或久咳不愈者，肺部X片显示肺纹理增粗模糊，肺门阴影增深。

（5）实验室检查　病毒感染者血白细胞总数正常或偏低，细菌感染者血白细胞总数及中性粒细胞增高。

【鉴别诊断】

1. 肺炎喘嗽　以气喘、咳嗽、痰壅、发热为主症，双肺听诊吸气未闻及固定中细湿罗音，胸部 X 线检查可见纹理增粗、紊乱及斑片状阴影。

2. 原发性肺结核　以低热、咳嗽、盗汗为主要临床症状。多有结核病接触史，结核菌素试验阳性，胸部 X 线检查可显活动性原发性肺结核改变。

3. 支气管异物　有异物吸入史，突然出现呛咳，无其他流涕、打喷嚏或发热症状，同时显呼吸困难，胸部 X 线检查见纵隔移动，纤维支气管镜检可确诊。

4. 百日咳　阵发性痉挛性咳嗽咳毕伴有特殊鸡鸣样吸气性吼声为主要特征。血常规白细胞总数升高、淋巴细胞升高，细菌培养、抗原抗体检测可明确诊断。

5. 过敏性咳嗽　持续或反复发作性剧烈咳嗽，多呈阵发性，晨起较明显，孩子活动或哭闹时咳嗽加重，遇冷空气时常打喷嚏、咳嗽，但痰很少。夜间重于白天，咳嗽时间多长达 2 ～ 3 个月，春季多发作。

【推拿治疗】

1. 外感咳嗽

证候　风寒咳嗽痰稀，鼻流清涕，舌苔薄白，脉浮紧，指纹浮红；风热咳嗽有痰，痰黄黏稠，鼻流黄涕，舌红，苔薄黄，脉浮数，指纹青紫。

治法　疏风解表，宣肺止咳。

处方　常例开窍：开天门 24 次，推坎宫 24 次，推太阳 24 次，按总筋 24 次，分阴阳 24 次；推五经：先清脾经 200 次，再补脾经 100 次，清肝经 250 次，清心经 150 次，清肺经 300 次，补肾经 100 次；配穴：揉外劳宫 60 次，推三关 150 次，推胸法，推背法，捏脊 3 ～ 5 遍。常例关窍：按肩井 2 ～ 3 次。

偏风寒者加掐二扇门、拿风池 4 ～ 5 次；偏风热者加清天河水、推大椎各 80 次；痰多而咳喘，加揉按天突、丰隆 60 次。

2. 内伤咳嗽

证候　久咳不止，干咳少痰，舌淡红，指纹青蓝。

治法　养肺止咳，健脾益气。

处方　常例开窍：开天门 24 次，推坎宫 24 次，推太阳 24 次，按总筋 24 次，分阴阳 24 次；推五经：补脾经 250 次，清肝经 200 次，清心经 100 次，补肺经 300 次，补肾经 150 次；配穴：推胸法 120 次，揉中脘（安中调中法）120 次，按揉足三里 100 次，推背法 120 次；捏脊 3 ～ 5 遍；常例关窍：按肩井 2 ～ 3 次。

兼久咳气虚加捏脊、补肾经手次加倍；兼痰多喘咳，加揉按天突、定喘、创新、丰隆 80 次。

【注意事项】

（1）慎着衣，适寒热，防外感。

（2）少食辛辣香燥炙热食物及肥甘厚味，防内伤乳食。

（3）外邪未解之前，忌食油腻腥味，咳嗽未愈之前，忌食过咸过酸食物。

（4）此外，外感风寒咳嗽可配合艾灸肺俞、风池；或者配合穴位敷贴肺俞、膻中、天突等。

【按语】刘氏小儿推拿治疗外感咳嗽及内伤咳嗽疗效确切，外感咳嗽以祛邪为主，内伤咳嗽重在补肺脾肾之气。对肺炎所致咳嗽，推拿亦是重要辅助疗法；对久咳不愈者可适当配合中西药物治疗。咳嗽是许多疾病的一个症状，临床需鉴别小儿百日咳、肺炎喘嗽、肺结核、小儿气管异物等，积极针对病因治疗，对于过敏原因引起的过敏性咳嗽可配合药物及避开过敏源效果更佳。

四、哮喘

哮喘是小儿时期常见的肺系疾病，临床以反复发作性的哮鸣气促，呼气延长为特征。俗称“齁喘”。哮指声响言，喘指声气息言，哮必兼喘，故通称哮喘，本病包括西医学喘息性支气管炎、支气管哮喘。

【诊断要点】

（1）多有过敏性病史、家族哮喘史，发作多与某些诱发因素有关。

（2）常突然发作，发作之前，多有喷嚏、咳嗽等先兆症状。

（3）发作时喘促，气急，哮鸣，咳嗽，甚者不能平卧、烦躁不安、口唇青紫。

（4）查体可见桶状胸、三凹征，发作时两肺闻及哮鸣音，以呼气时显著，呼气延长。支气管哮喘如有继发感染，可闻及中细湿啰音。

（5）血常规检查可见嗜酸性粒细胞增高，血清 lqE 增高，肺功能检查气道阻力增加，或支气管激发试验阳性，支气管舒张试验阳性。

【鉴别诊断】

1. 毛细支气管炎　多见于 1 岁以内婴儿，冬春季发病较多，也有呼吸困难和喘鸣音，血清病毒抗体检测或咽拭分离有助诊断。

2. 支气管淋巴结结核　该病由肿大淋巴结压迫支气管或结核病变损伤支气管壁导致部分或全部阻塞，临床表现为阵发性痉挛性咳嗽、气喘，伴乏力、低热、盗汗。

3. 肺炎喘嗽　以气喘、咳嗽、痰壅、发热为主症，双肺听诊吸气未闻及固定中细湿罗音，胸部 X 线检查可见纹理增粗、紊乱及斑片状阴影。

【推拿治疗】

1. 发作期

证候　喘咳哮鸣，呼吸困难，胸闷。偏热者兼见痰稠色黄，舌苔薄黄或黄腻，脉象滑数；偏寒者兼见咳痰清稀色白，舌苔薄白或白腻，脉象浮滑。

治法　降气平喘，化痰止咳。

处方　常例开窍：开天门、推坎宫、推太阳、按总筋、分阴阳各 24 次；推五经：先清脾经 400 次，再补脾经 100 次，清肝经 350 次，清肺经 400 次；配穴：揉创新、定喘、天突各 100 次，推胸法，揉乳旁、乳根各 100 次，推背法；常例关窍：按肩井 2 ～ 3 次。

若偏热者加清天河水，清大肠；偏寒者加揉外劳，痰多者加揉丰隆。

2. 缓解期

证候　易汗出，易感冒，食欲欠佳，痰多，动则心悸气促，夜间遗尿，舌淡苔白，脉细无力。

治法　补益脾肺，固肾纳气。

处方　开窍：开天门、推坎宫、推太阳、按总筋、分阴阳各 24 次；推五经：补脾经 300 次，清肝经 250 次，补肺经 350 次，补肾经 400 次；配穴：揉外劳宫 100 次，揉板门 120 次，调中安中法、揉丹田各 150 次，揉按足三里 120 次，推胸法，推背法，捏脊 5 遍；常例关窍：按肩井 3 ～ 5 次。

【注意事项】

（1）居室宜空气流通，起居有常，寒温调适。

（2）避免各种诱发因素，如海鲜发物、冰冷饮料、花粉和油漆等特殊气味。

（3）饮食有节，宜食营养而清淡，发物须忌。

（4）平素注意扶正强身，尤以补肺，健脾为宜。

【按语】刘氏小儿推拿是治疗哮喘的重要辅助疗法，用于缓解期有扶正固本作用，发作期治疗除推拿外，应该选用相应的中西药和针灸等多种方法综合治疗。哮喘多因禀赋不足，肺脾肾虚，外感风寒、风热邪气所致，小儿推拿能够很好地改善幼儿体质，增强免疫力，对预防哮喘的发生有较好的的作用。

五、口疮

口疮是婴儿时期常见的口腔疾患，临床以口颊、舌边、上颚、齿龈等处发生溃疡为特征，如发生于嘴唇两侧者，称为燕口疮，满口糜烂，舌红作痛者，称口糜。二者均属口腔疾病范围，其发病原因和治疗方法，与口疮基本相同。口疮以婴幼儿多见，临床可单独发生，亦可伴发于全身疾病如急性感染、腹泻、久病体弱时，本病属西医学口腔炎、口炎范畴。

【诊断要点】

（1）有护养过温或喂养不当，过食炙煿厚味，或外感发热病史。

（2）2 ～ 4 岁婴幼儿多见，一年四季均可发病。

（3）常见齿龈、舌体、两颊、上颚等黏膜处出现黄白色溃疡、大小不等，甚则满口糜腐，疼痛流涎，进食困难，可伴发热或常有颌下臀核肿大、疼痛。

（4）疱疹性口炎先见散在或成丛的小疱疹，周围有红晕，继而疱疹破溃形成溃疡。

（5）口疮整个病程为 7 ～ 10 天。

（6）血常规可见白细胞总数及中性粒细胞偏高或正常。

【鉴别诊断】

1. 鹅口疮　多发生于新生儿或体弱多病的婴幼儿，口腔及舌上布满白屑，周围有红晕，其疼痛、流涎一般较轻。

2. 手足口病　多见于 4 岁以下小孩，为病毒感染引起的时行疾病，春夏季流行，除口腔黏膜溃疡之外，伴发热及手、足、臀部皮肤疱疹。

【推拿治疗】

1. 实证

证候　唇、颊、上颚黏膜、齿龈、舌面等处溃疡，糜烂程度重，或伴发热，脉浮数。

治法　泻心清脾。

处方　开窍：开天门、推坎宫、推太阳、按总筋、分阴阳各 24 次；推五经：先清脾经 350 次，再补脾经 100 次，清肝经 300 次，清心经 400 次，补肺经 150 次，补肾经 200 次；配穴：清大肠 200 次，退六腑 90 次，推三关 30 次，水底捞明月、推天河水、推后溪各 120 次；常例关窍：按肩井 2 ～ 3 次。

若大便干结不通，加推下七节。兼见食欲减少，腹胀者加消食导滞法，捏脊，掐四横纹。

2. 虚证

证候　病程长，舌质红、苔少，脉细数及口疮疼痛不甚。

治法　滋阴降火。

处方　开窍：开天门、推坎宫、推太阳、按总筋、分阴阳各 24 次；推五经：先清脾经 200 次，再补脾经 100 次，清心经 150 次，补肺经 150 次，补肾经 350 次；配穴：揉二马 120 次，清后溪 100 次，揉按涌泉 120 次；常例关窍：按肩井 2 ～ 3 次。

【注意事项】

（1）哺乳期母亲不宜过食辛辣香燥之品等刺激食物，宜多食新鲜蔬菜和水果。

（2）注意保持小儿口腔清洁，防止口腔黏膜破损。常用淡盐水漱口，可用冰硼散、西瓜霜喷剂涂搽口腔患处，可用玄参、麦冬、金银花、薄荷等泡水做茶饮。

（3）餐具应煮沸消毒，避免感染。

（4）体质虚弱的小儿应注意营养及护理。

（5）对急性热病、久病、久泻患儿应经常检查口腔，防止发生口疮。

【按语】刘氏小儿推拿强调归经施治，口疮归属脾经，宜泻心清脾或滋阴降火，临床治疗有一定效果；针对口疮反复发作者，可配合中药内服或局部用药共同治疗。口疮临床上须与鹅口疮、手足口病等进行鉴别。

六、呕吐

呕吐是因胃失和降，胃气上逆，以致乳食由胃中上逆经口而出的一种常见病证。有声有物谓之呕，有物无声谓之吐，有声无物谓之哕，因呕与吐常同时出现，故多称呕吐。本节所述主要是消化功能紊乱、消化不良所致呕吐，其他原因所致者，应详查病因，明确诊断，积极治疗原发病，以免延误病情。

【诊断要点】

（1）有明显伤食史或食生冷辛辣之物史。

（2）呕吐，呕吐物为乳块或不消化食物或吐物酸臭或吐物清稀痰水。

（3）不思饮食、腹部胀满。

（4）重证呕吐者可见饮食难进，形体消瘦，神萎烦渴，皮肤干瘪，囟门及目眶下陷，啼哭无泪等。

【鉴别诊断】

1. 溢乳　婴儿哺乳后，乳汁自口角溢出，但别无痛苦，纳食如常。这是哺乳过量、过急，吞咽过多空气所致，并非病态。

2. 其他疾病　小儿呕吐，可见于多种疾病，要注意排除幽门梗阻和肠梗阻及其他各种急腹症、颅脑疾病、感染性疾病、药物和食物中毒等，需结合病史、临床症状、腹部体征、实验室检查等明确诊断。

【推拿治疗】

1. 乳食积滞

证候　呕吐物多为酸臭乳块或不消化食物，不思乳食，口气臭秽，脘腹胀满，吐后觉舒，大便秘结或泻下酸臭，舌质红，苔厚腻，脉滑数有力，指纹紫滞。

治法　消食导滞，和中降逆。

处方　常例开窍：开天门 24 次，推坎宫 24 次，推太阳 24 次，按总筋 24 次，分阴阳 24 次。推五经：清脾经 200 次，后补脾经 100 次，清肝经 250 次，清心经 150 次，清肺经 100 次，补肾经 200 次（以“清四补二法”重点清脾经，清后加补）；止呕主穴：推天柱 100 次，揉板门 90 次；消食导滞穴：推大肠 100 次，揉中脘（消导法）、足三里各 90 次；常例关窍：按肩井 2 ～ 3 次。

若便秘腹胀甚者，加推下七节，摩腹；若兼食纳不佳加掐四横纹，捏脊。

2. 胃中积热

证候　食入即吐，呕吐频繁，呕哕声洪，吐物酸臭，口渴多饮，面赤唇红，烦躁少寐，舌红苔黄，脉滑数，指纹紫滞。

治法　清热和胃，降逆止呕。

处方　常例开窍：开天门 24 次，推坎宫 24 次，推太阳 24 次，按总筋 24 次，分阴阳 24 次；推五经：清脾经 350 次，清肝经 300 次，清心经 250 次，清肺经 300 次，补肾经 200 次（以“清四补一法”重点清脾经）；和胃降逆止呕主穴：推天柱、板门、中脘、足三里各 90 次；通利二便以清热泻火主穴：清大肠经、后溪各 60 次，退六腑 60 次；捏脊 3 ～ 5 遍；常例关窍：按肩井 2 ～ 3 次。

3. 脾胃虚寒

证候　食后良久方吐，或朝食暮吐，暮食朝吐，吐物多为清稀痰水或不消化乳食残渣，伴面色苍白，精神疲倦，四肢欠温，食少不化，腹痛便溏，舌淡苔白，脉迟缓无力，指纹淡。

治法　温中散寒，和胃降逆。

处方　常例开窍：开天门 24 次，推坎宫 24 次，推太阳 24 次，按总筋 24 次，分阴阳 24 次；推五经：补脾经 300 次，清肝经 250 次，清心经 100 次，补肺经 200 次，补肾经 150 次（以"清二补三法"，补脾经为主）；配穴：揉外劳 200 次，揉中脘 300 次，揉足三里 80 次，推天柱 100 次，推板门 100 次，推三关 90 次，退六腑 30 次，捏脊 3 ～ 5 遍；常例关窍：按肩井 2 ～ 3 次。

【注意事项】

（1）哺乳时不宜过急，以防空气吞入；哺乳后，将小儿竖抱，轻拍背部，使吸入的空气排出，然后再让其平卧。

（2）喂养小儿时，食物宜清淡而富有营养，不进辛辣、炙煿和有腥臊膻臭异味的食物、饮料等。

（3）饮食清洁卫生，不吃腐败变质食品，不恣食生冷饮食，防止食物及药物中毒。

（4）呕吐者应专人护理，安静休息，消除恐惧心理，抱患儿取坐位，头向前倾，用手托扶前额，使呕吐物吐出畅通，不呛入气管。

（5）呕吐较轻者，可进少量易消化流质或半流质食物，较重者应暂禁食 4 ～ 6 小时，然后用生姜汁少许滴入口中，再用米汁内服。必要时补液。

【按语】呕吐是机能的一种本能反应，也是脾胃疾患的一个常见证候，可见于许多疾病中，如幽门梗阻和肠梗阻及其他各种急腹症、颅脑疾病、感染性疾病、药物和食物中毒等。在排除其他器质性病变情况下，针对消化功能紊乱、消化不良等，小儿推拿可作为呕吐治疗的首选方法，且疗效较好。呕吐较重者，可配合中西药物治疗，若有脱水现象适当补充液体。

七、厌食

厌食，是小儿常见的病症之一，以较长时期厌恶进食、食量减少为主要临床特征。一年四季均可发病，但夏季暑湿当令之时，可使症状加重。西医小儿消化不良、慢性胃炎、慢性肠炎等以食欲不振为主诉者可参考本病治疗。

【诊断要点】

（1）有喂养不当、病后失调、先天不足或情志失调史。
（2）长期食欲不振，厌恶进食，食量明显少于正常同龄儿童。
（3）可伴面色少华，形体偏瘦，但精神尚好，活动如常。
（4）排除其他疾病、药物引起的食欲低下。

【鉴别诊断】

1. 假性厌食症　必须先排除患儿是否有感冒或内科慢性疾病，真性厌食是指患儿长期食欲不振，看到食物也不想吃，甚至拒吃，这种情形一般连续 1 个月以上才符合“厌食症”。

2. 缺铁性贫血　缺铁性贫血为小儿的多发病，缺铁除了对造血功能和细胞免疫功能造成影响外，还可引起胃酸减少，胃、十二指肠炎，肠黏膜萎缩和吸收功能障碍等胃肠消化功能异常，影响小儿食欲，甚至生长发育。与小儿厌食症所表现的症状有一定的相似，所以必须多方排查，以免误诊。

3. 积滞　积滞以不思乳食、食而不化、脘腹胀满、大便酸臭为特征，厌食长期食欲不振，厌恶进食，一般无脘腹胀满、大便酸臭等症。

4. 疳证　可由厌食或积滞发展而成，以面黄肌瘦、毛发稀疏、肚腹膨胀、青筋暴露，或腹凹如舟等为特征，病程较长，影响生长发育，且易并发其他疾患。

【推拿治疗】

1. 脾失健运

证候　面色少华，不思饮食，形体偏瘦，而精神状态一般无特殊异常，大小便均基本正常，舌苔白或微腻，脉尚有力或指纹淡红。

治法　和脾助运。

处方　常例开窍：开天门、推坎宫、推太阳、按总筋、分阴阳各 24 次；推五经：补脾经 300 次，清肝经 250 次，补肺经 150 次，补肾经 200 次；配穴：运水入土 20 次，掐揉四横纹 5 遍，揉中脘（调中法）、揉足三里各 100 次，捏脊 5 ～ 8 遍；关窍：按肩井 2 ～ 3 次。

2. 脾胃积热

证候　厌食或拒食，形体偏瘦，精神尚好，口干多饮，大便多干结，口唇干红，舌质红，薄黄或无苔少津，脉细数或指纹深红。

治法　清热养阴，健脾益气。

处方　常例开窍：开天门、推坎宫、推太阳、按总筋、分阴阳各24次；推五经：先清脾经400次，再补脾经200次，清肝经300次，清心经200次，补肺经150次，补肾经350次；配穴：清大肠150次，退六腑120次，揉按足三里100次，掐揉四横纹4～5遍，运土入水20次，揉中脘、肚脐各100次，捏脊5～8遍；常例关窍：按肩井2～3次。

若兼便干结加推下七节100次，揉龟尾60次，兼见久热不退加揉按涌泉60次。

3. 脾胃虚寒

证候　精神较差，面色萎黄不华，稍进食大便中夹有不消化残渣，或大便不成形。舌质淡，苔薄白，脉细弱或指纹淡红。

治法　温中散寒，健脾益气。

处方　常例开窍：开天门、推坎宫、推太阳、按总筋、分阴阳各24次；推五经：补脾经400次，补心经150次，清心经80次，清肝经100次，补肺经200次，补肾经100次；配穴：揉外劳200次，掐四横纹4～5遍，按揉足三里60次，揉中脘200次，摩腹100次，揉脐100次，揉丹田200次，揉龟尾80次，捏脊5～8遍；常例关窍：按肩井2～3次。

【注意事项】

（1）掌握正确的喂养方法，饮食起居按时、有度，饭前勿食糖果饮料，夏季勿贪凉饮冷。

（2）根据不同年龄给予富含营养、易于消化、品种多样的食品。出现食欲不振等症状时，要及时查明原因，采取针对性治疗措施。

（3）对病后胃气刚刚恢复者，要逐渐增加饮食，切勿暴饮暴食而致脾胃复伤。

（4）纠正不良饮食习惯，做到“乳贵有时，食贵有节”，定时进食，注意心理疏导，引导小儿建立规律性的生活制度。

【按语】厌食是刘氏小儿推拿优势病种之一，治疗重在调脏腑，如辨证准确、尽早干预，临床疗效会较好。对于顽固性厌食可适当应用微量元素对症治疗。小儿生长发育迅速，若长期食欲不振，可使气血生化乏源，抗病能力下降，易影响生长发育从而转化为疳证。故本病应引起足够重视，并及早治疗。

八、疳证

疳证是由于先天禀赋不足，喂养不当和多种脾胃疾病影响，导致脾胃虚损，运化失权，气液耗损，不能濡养脏腑、经脉、筋骨而形成的一种慢性营养障碍性病症。以神萎、面黄肌瘦、毛发焦枯、肚大筋露、纳呆便溏薇为主要临床特征。“疳”有两种含义，一为“疳者甘也”，说明其病因是由恣食肥甘厚腻所致；二为“疳者干也”，说明其病机和症状是指病见气液干涸，形体干瘪消瘦的临床特征。本病包括西医学蛋白质—能量营养不良、维生素营养障碍、微量元素缺乏等病。

【诊断要点】

（1）有喂养不当或病后饮食失调及长期消瘦史。

（2）饮食异常，大便干稀不调，或脘腹胀满等明显脾胃功能失常症状。

（3）形体消瘦，体重低于正常平均值的 15% 以上，面色不华，毛发稀疏枯黄，严重者干枯羸瘦。

（4）兼有精神不振，或好发脾气，烦躁易怒，或喜揉眉擦眼，或吮吸手指。

（5）贫血者，血红蛋白及红细胞减少。

（6）出现肢体浮肿，属于营养性水肿者，血清蛋白量大多在 45 g/L 以下，血清白蛋白约在 20 g/L 以下。

【鉴别诊断】

1. 厌食　厌食由喂养不当，脾胃运化功能失调所致，以长期食欲不振，厌恶进食为主症，无明显消瘦，精神尚好，病在脾胃，很少涉及他脏，一般预后良好。

2. 积滞　积滞以不思乳食，食而不化，脘腹胀满，大便酸臭为特征，与疳证形体消瘦、毛发干枯、精神萎靡或烦躁易怒、饮食异常的特征有明显区别。但两者也有密切关系，若积久不消，损伤脾胃，水谷精微化生不足，致形体日渐消瘦，可转化为疳证。

【推拿治疗】

1. 疳气

证候　形体消瘦，食欲不振，脘腹胀满，舌质略淡，苔薄微腻，脉细有力，指纹淡。

治法　调和脾胃，益气助运。

处方　常例开窍：开天门、推坎宫、推太阳、按总筋、分阴阳各 24 次；推五经：清脾经 300 次，后补脾经 100 次，清肝经 100 次，补肺经 100 次，补肾经 200 次；配穴：推大肠 150 次，掐四横纹 4 ～ 5 遍，分推腹阴阳 20 次，揉中脘（调中法）300 次，摩腹 200 次，揉按足三里 100 次，揉脐 150 次，捏脊 5 ～ 8 遍；常例关窍：按肩井 2 ～ 3 次。

若腹胀甚，加摩腹 100 次；兼便秘或便溏者加推龟尾 100 次、七节 60 次。

2. 疳积

证候　形体消瘦明显，四肢枯细，肚腹膨胀，烦躁不宁，舌质淡，苔白腻，脉沉细而滑，指纹紫滞。

治法　消积理脾，调和脾胃。

处方　常例开窍：开天门、推坎宫、推太阳、按总筋、分阴阳各 24 次；推五经：清脾经 400 次，后补脾经 200 次，清肝经 250 次，补肺经 150 次，补肾经 300 次；配穴：推大肠 150 次，退六腑 60 次，揉板门 60 次，掐捻四横纹 6 ～ 8 遍，分推腹阴阳 20 次，揉中脘（消导法）300 次，摩腹 200 次，揉天枢 100 次，揉脐 150 次，揉按足三里 100 次，揉脾俞、胃俞各 100 次，捏脊 5 ～ 8 遍。关窍：按肩井 2 ～ 3 次。

3. 干疳

证候　形体极度消瘦，精神萎靡，杳不思食，舌质淡嫩，苔花剥或无，指纹舌淡隐伏。

治法　温补脾肾，益气补血。

处方　常例开窍：开天门、推坎宫、推太阳、按总筋、分阴阳各 24 次。推五经：补脾经 400 次，清肝经 250 次，先补心经 300 次，后清心经 150 次，补肺经 200 次，补肾经 350 次。配穴：推三关 60 次，揉外劳 150 次，运水入土 60 次，揉按足三里、三阴交各 100 次，揉中脘 300 次（补中法），揉脐 100 次，摩腹 150 次，揉脾俞、肾俞 100 次，捏脊 5 ～ 8 遍。常例关窍：按肩井 2 ～ 3 次。

【注意事项】

（1）提倡母乳喂养，乳食定时定量，按时按序添加辅食，供给多种营养物质，以满足小儿生长发育的需要。

（2）饮食起居要有规律，不吃零食，纠正偏食，少进肥甘厚腻之品，更勿乱服滋补之品，防偏食、嗜食、异食，合理喂养。

（3）保持大便通畅，养成良好的排便习惯。保持充足睡眠，经常户外活动。

（4）定期测量患儿体重、身高，及时了解和分析病情，必要时结合中药等其他治疗。

【按语】疳证为古代中医儿科四大证之一，随着医疗条件改善，目前本病发病率明显下降，重症病例甚少。疳证初期，临床推拿疗效较好；晚期一般结合药膳等综合治疗，注重营养疗法，也可选用三菱针点刺四缝穴。小儿稚阴稚阳，脏腑娇嫩，形气未充，体质和功能较弱，脾胃功能发育不完善，故除治标之外，重在治本。刘氏小儿推拿推五经以调五脏，注重脏腑功能，通过增强五脏功能的“直接”效应，来改善患儿的体质状态，治病求本。

九、泄泻

泄泻是以大便次数增多，粪质稀薄或如水样为特征的一种小儿常见病。本病一年四季均可发生，以夏秋季节发病率为高，2 岁以下小儿发病率高，年龄越小，发病率越高。本病西医称为腹泻，病因分为感染性和非感染性两类。感染性腹泻主要由病毒（如轮状病毒、埃可病毒等）、细菌（如大肠埃希菌、空肠弯曲菌等）引起；非感染性腹泻常由饮食（如喂养不当、乳糖酶缺乏）及消化功能紊乱等引起。

【诊断要点】

（1）有乳食不洁、饮食不节，或感受风寒、时邪病史。

（2）大便次数明显增多，严重者每日 10 次以上。大便呈淡黄色或清水样；或夹奶块、不消化物，如蛋花汤状；或黄绿稀溏；或色褐而臭，夹少量黏液，同时可伴有恶心、呕吐、纳减、腹痛、发热、口渴等症。

（3）重症泄泻，可见小便短少，精神烦躁或萎靡，皮肤干瘪，眼窝、囟门凹陷，啼哭无泪等脱水症状，以及口唇樱红，呼吸深长，腹部胀满，四肢逆冷等症。

（4）大便镜检，可有脂肪球或少量白细胞、红细胞。

（5）大便病原学检查，可有轮状病毒等病毒检测阳性，或致病性大肠杆菌等细菌培养阳性。

【鉴别诊断】

痢疾　细菌性痢疾起病急，便次频多，大便有黏液脓血，腹痛明显，里急后重。大便常规检查可见多量脓细胞、红细胞，可找到吞噬细胞；大便培养痢疾杆菌阳性。

【推拿治疗】

1. 湿热泻

证候　大便水样，或如蛋花汤样，泻下急迫，量多次频，气味秽臭，或见少许黏液，腹痛时作，食欲不振，或伴呕恶，神疲乏力，或发热烦燥，口渴，肛门灼热发红，小便短黄，舌质红，苔黄腻，脉滑数，指纹紫。

治法　清热利湿，调中止泻。

处方　常例开窍：开天门、推坎宫、推太阳、按总筋、分阴阳各 24 次；推五经：清脾经 300 次，后补脾经 100 次，清肝经 250 次，清心经 200 次，清肺经 100 次，补肾经 150 次（五经用“清四补一”法）；配穴：清大肠 200 次，清后溪 150 次，退六腑 120 次，推三关 40 次，按揉足三里 60 次，揉中脘 150 次，揉脐 200 次，拿肚角 3 至 5 次，揉龟尾 100 次。按肩井 2 至 3 次。

若大便泻下不畅，有里急后重感，加推下七节；若患儿泻势急迫且病情较重者，推擦肺俞至发红，再结合针刺肺俞放血治之。

2. 寒湿泻

证候　大便清稀，夹有泡沫，臭气不甚，肠鸣腹胀、腹痛，或伴恶寒发热，口不甚渴，鼻流清涕，咳嗽，舌质淡，苔白腻，脉浮缓或浮紧，指纹红。

治法　温中散寒，化湿止泻。

处方　常例开窍：开天门、推坎宫、推太阳、按总筋、分阴阳各 24 次；推五经：补脾经 300 次，清肝经 250 次，清心经 100 次，补肺经 150 次，补肾经 200 次；配穴：清大肠 150 次，揉外劳 100 次，推三关 70 次，退六腑 50 次，按揉足三里 60 次，揉中脘 150 次，揉脐 200 次，按揉龟尾 100 次，推上七节 50 次，推肺俞至发红；按肩井 2 ～ 3 次。

3. 脾虚泻

证候　久泻不愈，或经常反复发作，大便稀溏，色淡不臭，多于食后作泻，时轻时重，食欲不振，便稀夹有奶块及食物残渣，面色萎黄，形体消瘦，神疲倦怠，舌淡苔白，脉缓弱，指纹淡。

治法　健脾益气，温阳止泻。

处方　常例开窍：开天门、推坎宫、推太阳、按总筋、分阴阳各 24 次；推五经：补脾经 400 次，清肝经 250 次，先补心经 300 次，后清心经 150 次，补肺经 200 次，补肾经 350 次；配穴：清大肠 150 次，揉外劳 100 次，揉中脘（补中法）300 次，摩腹 100 次，捏脊 5 次，揉脐 200 次，揉龟尾 120 次，推上七节 60 次，推肺俞至发红；按肩井 2 ～ 3 次。

兼有肾阳虚者加重补肾经法，揉外劳；兼久泻不止有中气下陷者，加按揉百会或用灸百会法。

4. 吐泻兼发

证候　吐泻并重，每日数次或10余次，口渴引饮，饮后即吐，中等度发热，烦躁不安，面色苍白无华，口干唇赤，舌尖边红，苔黄腻，指纹紫，脉洪数。

治法　清泄肠胃湿热。

处方　常例开窍：开天门、推坎宫、推太阳、按总筋、分阴阳各24次；推五经：清脾经400次，后补脾经150次，清肝经300次，清心经250次，清肺经350次，补肾经200次；配穴：清大肠200次，清后溪150次，揉外劳100次，退六腑150次，推三关50次，揉中脘150次，揉脐200次，按揉足三里80次，揉龟尾100次，推上七节60次，推揉板门100次，推天柱100次，推擦肺俞至发红；常例关窍：按肩井2～3次。

【注意事项】

（1）注意饮食卫生，保持饮食、食品清洁，饭前、便后要洗手。

（2）提倡母乳喂养，避免在夏季时断奶，遵守添加辅食的原则，注意科学喂养。

（3）对感染性腹泻患儿隔离治疗，避免与患儿接触。

（4）注意气候变化，防止感受外邪，避免腹部受凉。

（5）适当控制饮食，减轻脾胃负担，对吐泻严重及伤食泄泻患儿可暂时禁食，随看病情好转，逐渐增加饮食量。忌食油腻、生冷及不易消化的食物。

（6）保持皮肤清洁干燥，勤换尿布。每次大便后，用温水清洗臀部。

（7）密切观察病情变化，及早发现泄泻变证。

【按语】泄泻是刘氏小儿推拿优势病种之一，治疗重在调脏腑，五经配伍调理，加之揉脐、推七节、揉龟尾、捏脊等，如辨证准确、尽早干预，则临床疗效较好，且患儿易接受，是临床治疗小儿泄泻的有效手段。泄泻的患儿要注意脱水的预防，轻、中度脱水，可采用口服补液；中度以上或重度泄泻患儿应当静脉补液。同时泄泻需注意与细菌性痢疾等鉴别。

十、便秘

便秘是儿科临床常见病症之一，以大便秘结不通，排便时间延长，或便意欲频而大便坚涩排出困难为主要临床特征。可单独存在，也可继发于其他疾病。

本病可见于任何年龄段，一年四季均可发病。西医将便秘分为器质性和功能性便秘两类，本节主要讨论功能性便秘。

【诊断要点】

（1）常有喂养不当、挑食、偏食，外感时邪、情志不畅等病史。

（2）排便次数每周少于3次，或周期不长，但粪质干结，排出艰难，或粪质不硬，虽有便意，但排出不畅。

（3）常伴腹痛、腹胀、口臭、食欲不振、排便哭闹等症，可因便秘后发生肛裂、便血、痔疮，部分患儿左下腹部可触粪块。

【鉴别诊断】

1. 先天性巨结肠　临床表现为顽固性便秘，新生儿有胎便排出延迟，小儿便秘症状进行性加重，伴有严重腹胀、消瘦、生长发育落后等，钡剂灌肠检查显示近直肠乙状结肠交界处狭窄，上段结肠异常扩大。

2. 机械性肠梗阻　临床表现为急性便秘，伴阵发性剧烈腹痛腹胀、恶心呕吐、肠鸣音亢进，腹部X线检查显示多个扩张肠袢及较宽液平面，结肠远端及直肠无气。

【推拿治疗】

1. 实秘

证候　大便干结，排便困难，腹胀不适，小便短黄，舌苔黄燥或脉象滑实，指纹紫滞。

治法　行气导滞，清热通便。

处方　常例开窍：开天门、推坎宫、推太阳、按总筋、分阴阳各24次；推五经：清脾经400次，后补脾经200次，清肝经300次，清肺经200次，清心经150次，补肾经300次；配穴：清大肠150次，退六腑90次，推三关30次，揉中脘（消导法）、揉脐、摩腹各100次，按揉足三里100次，揉龟尾80次，推下七节60次，推揉肺俞至发红；常例关窍：按肩井2～3次。

兼身热、烦躁加清天河水30次，水底捞明月30次，兼小便短黄加清后溪60次。

2. 虚秘

证候　面色㿠白无华，形瘦无力，神疲气怯，大便干燥，努挣难下，舌淡苔薄白。

治法　益气养血，滋阴润燥。

处方　常例开窍：开天门、推坎宫、推太阳、按总筋、分阴阳各24次；推五经：补脾经400次，清肝经200次，先补心经300次，再清心经150次，补肺经300次，补肾经400次；配穴：摩腹60次，揉中脘（补中法），揉脐、丹田各100次，揉龟尾150次，按揉足三里80次，捏脊5～8遍；常例关窍：按肩井2～3次。

【注意事项】

（1）培养按时排便的习惯。

（2）宜食富含纤维素的蔬菜及水果，多饮水，少食辛辣香燥之品。

（3）积极锻炼身体，多运动，每天保持足够运动量。

（4）脾胃虚少食而便少者，应该注意扶养胃气。

（5）及时治疗原发疾病，如先天性巨结肠。

【按语】便秘亦是小儿推拿临床治疗的常见病症之一，刘氏小儿推拿针对功能性便秘疗效较好，便秘主要根结在于脾胃功能不完善，在治疗时急则治其标，缓则治其本。前期以通便为主，后期以健脾益气为主。虚秘治疗疗程相对较长，可配合艾灸中脘、神阙、天枢、足三里等穴位。大便干结临时对症处理，如开塞露通便，若由先天性巨结肠、机械性肠梗阻等所致便秘，需及时治疗原发病。

十一、腹痛

腹痛，是小儿常见的一种临床病症，以胃脘以下、耻骨毛际以上部位疼痛为主要临床特征。导致腹痛的疾病很多，本节主要讨论的是功能性腹痛。

【诊断要点】

（1）患儿可有外感寒邪、伤于乳食、脾胃虚寒、情志不畅等病史或诱因。

（2）胃脘部、脐周、小腹两侧或一侧部位、下腹部疼痛。腹痛时作时止、时轻时重，常有反复发作、发作后自行缓解的特点，疼痛性质可有隐痛、钝痛、胀痛、刺痛等，伴随腹痛出现的症状不多，可有啼哭不宁、腹胀等。

（3）除外腹部器官器质性病变、全身性疾病及腹部以外器官疾病引起的腹痛。

【鉴别诊断】

1. 急性胃肠炎　多有不洁饮食史或受凉史，典型表现为弥漫的痉挛性腹痛、发热、恶心、肠鸣音活跃、轻度弥漫性腹部压痛。

2. 急性胆囊炎　起病常在进食油腻食物后，右上腹疼痛并放射至肩背部，并伴有恶心、呕吐、发热。体查：右上腹压痛和肌紧张，墨非征阳性。B 超显示胆囊增大，壁厚，甚至呈“双边”征，多可见结石。

3. 急性阑尾炎　典型症状为转移性右下腹疼痛，麦氏点局限性压痛，伴或不伴有反跳痛，伴发热，可有腹膜炎体征，当阑尾穿孔时则出现全腹腹膜炎，此时仍以右下腹体征为重。

4. 肠梗阻　首发症状为突然剧烈的腹部绞痛，腹痛时伴肠鸣，疼痛部位常位于脐周，间歇性无疼痛，腹痛时常立即发生恶心、呕吐，呕吐后腹痛可减轻。

【推拿治疗】

1. 寒痛

证候　腹痛急暴，阵阵发作，痛处喜暖，得温则舒，遇寒痛甚，肢冷，小便清长，舌淡红，苔白滑，脉沉弦紧或指纹红。

治疗：温中散寒，理气止痛。

处方　常例开窍：开天门、推坎宫、推太阳、按总筋、分阴阳各 24 次；推五经：补脾经 300 次，清肝经 250 次，补心经 100 次，清心经 50 次，补肺经 150 次，补肾经 200 次；配穴：揉外劳 80 次，掐揉一窝风 50 次，揉中脘、肚脐、摩腹各 200 次，拿肚角 4 ～ 5 次，按揉足三里 40 次，捏脊 3 ～ 5 遍；常例关窍：按肩井 2 ～ 3 次。

兼呕吐加推天柱 30 次，揉板门 60 次；兼腹泻加揉龟尾 100 次，推上七节 60 次。

2. 伤食痛

证候　脘腹胀满，疼痛拒按，不思乳食，嗳腐吞酸，粪便秽臭，舌淡红，苔厚腻，脉象沉滑或指纹紫滞。

治法　消食导滞，和中止痛。

处方　常例开窍：开天门、推坎宫、推太阳、按总筋、分阴阳各 24 次；推五经：清脾经 300 次，后加补脾 150 次，清肝经 250 次，清心经 100 次，补肺经 150 次，补肾经 200 次；配穴：清大肠 90 次，揉天枢 100 次，掐揉四横纹 3 ～ 4 次，揉板门 60 次，揉中脘（消导法）200 次，摩腹各 120 次，拿肚角 4 ～ 5 次，揉按足三里 100 次，捏脊 5 ～ 8 遍；常例关窍：按肩井 2 ～ 3 次。

兼呕吐加推天柱 30 次，横纹推向板门 60 次；兼腹胀满，便秘加推下七节 60 次，揉龟尾 100 次；兼积滞日久发热者，加退六腑 90 次，清天河水 60 次。

3. 虚寒腹痛

证候　腹痛绵绵，时作时止，痛处喜温喜按，面白少华，手足清冷，脉沉缓或指纹淡红。

治法　温补脾肾，益气止痛。

处方　常例开窍：开天门、推坎宫、推太阳、按总筋、分阴阳各 24 次；推五经：补脾经 350 次，清肝经 250 次，补心经 150 次，后清心经 50 次，补肺经 200 次，补肾经 300 次；配穴：揉外劳 100 次，推三关 90 次，掐四横纹 4 ～ 5 次，揉中脘、摩腹各 200 次，按揉足三里 80 次，揉丹田、肚脐各 100 次，捏脊 5 ～ 8 遍；常例关窍：按肩井 2 ～ 3 次。

兼腹泻，加揉龟尾 100 次，推上七节 60 次。

【注意事项】

（1）注意饮食卫生，勿多食生冷食物；注意气候变化，防止感受外邪，避免腹部受凉；餐后稍事休息，勿作剧烈运动。

（2）剧烈或持续腹痛者应卧床休息，随时查腹部体征，并做必要的其他辅助检查，以免贻误病情。

（3）根据病因，给予相应饮食调护。消除患儿恐惧心理。

【按语】导致腹痛的原因很多，由于婴幼儿不能语言表达或语言表达不正确而多表现为哭闹，诊断时需要细心、有耐心。推拿对于一般功能性腹痛疗效较好。治疗寒痛及虚寒痛时，可配合使用艾灸灸神阙，效果更理想；对于伤食痛可配合应用健脾助运敷贴或者口服健脾消食的中药能够更好的缓急止痛。虫积所致的腹痛，必须配合使用驱虫药；有些器质性病变也可引起腹痛如肠梗阻、急性阑尾炎、急性胆囊炎等，注意鉴别，并及时采用中西医结合方法治疗。

十二、遗尿

遗尿是指 5 周岁以上的小孩睡中小便自遗，醒后方觉的一种病症。长期遗尿可影响小儿身心健康和生长发育。本病症类似西医学儿童单症状性夜遗尿。

【诊断要点】

（1）可有不良排尿习惯及过度疲劳、精神紧张等病史。

（2）发病年龄在 5 周岁以上，寐中小便自出，醒后方觉。每周至少 2 次出现症状，持续 3 个月以上。或自幼遗尿，没有连续 6 个月以上的不尿床期。

（3）尿常规、尿细菌培养均无异常，泌尿系统 B 超或可见膀胱容量小。

（4）部分患儿腰骶部X线或MRI可见隐性脊柱裂。

【鉴别诊断】

1. 热淋（尿路感染） 伴有尿频、尿急和排尿痛，尿常规检查有白细胞和脓细胞。

2. 尿失禁 尿液自遗而无论昼夜，不分寐寤，多为先天发育不全或脑病后遗症的患儿。

3. 尿频（神经性尿频） 白天尿意频繁，但入睡后消失，尿常规、尿细菌培养均无异常。

【推拿治疗】

肾气不足证

证候 睡中遗尿，一夜可发生1～2次或更多，醒后方觉。小便清长，神疲乏力，面色少白，舌质淡，脉沉细或指纹淡红或不显。

治法 培元（补脾、肺、肾）固涩为主。

处方 常例开窍：开天门、推坎宫、推太阳、按总筋、分阴阳各24次；推五经：补脾经350次，清肝经250次，清心经200次，补肺经300次，补肾经400次；配穴：推大肠120次，推后溪100次，揉外劳宫150次，揉中脘200次（补中法），推揉丹田（先揉丹田穴400次，再从丹田穴起向上直推至脐200次），推揉肺俞；常例关窍：按肩井2～3次。

注：每日推1次，连推3～5次，如病情好转，亦须连推2～3次，以巩固疗效。

【注意事项】

（1）对于遗尿患儿要耐心教育引导，切忌打骂、责罚，鼓励患儿消除怕羞和紧张情绪，建立起战胜疾病的信心。

（2）每日晚饭后注意控制饮水量。

（3）临睡前提醒患儿起床排尿，睡后按时唤醒排尿1～2次，从而逐渐养成能自行排尿的习惯。白天不宜过度游玩，以免疲劳贪睡。

（4）小儿推拿对于治疗伴有隐性脊柱裂的顽固性遗尿患儿效果欠佳，可配合心理暗示疗法进行治疗。

【按语】小儿遗尿是刘氏小儿推拿优势病种之一，治疗时以肾为主，但不拘于肾，五脏整体调理；培元气，而根在固本。年龄偏大且病程较长者，临床常配合针灸和中药共同治疗；对于顽固性遗尿须明确诊断，积极寻找病因，必要时予以心理治疗。

十三、夜啼

夜啼，是小儿常见的病症之一，以白天能安静入睡，入夜则啼哭不安，时哭时止，或每夜定时啼哭，甚则通宵达旦为主要临床特征，本病症相当于西医学婴幼儿睡眠障碍症。

【诊断要点】

（1）有腹部受寒、护养过温、暴受惊恐等病史。

（2）多见新生儿或6个月内婴儿，入夜则啼哭不安，时哭时止，或每夜定时啼哭，甚则通宵达旦。

（3）全身一般情况良好，排除其他疾病，如外感发热、伤食、肠套叠、寒疝等引起的啼哭，也排除各种外界生理因素，如夜间饥饿或尿布潮湿等引起的啼哭。

（4）各项检查无异常发现。

【鉴别诊断】

1. 生理性啼哭　小儿哭时声调一致，无其他临床症状，经过详细检查后未发现病理状态，此时应考虑生理性哭闹。

2. 病理性啼哭　因疾病引起患儿不适，日夜均可啼哭。如新生儿中枢神经系统感染或颅内出血，常有音调高、哭声急的“脑性尖叫”声；急腹症时（如肠套叠）可引起阵发性哭闹不安，伴面色苍白、汗出等症状。佝偻病及手足搐搦症患儿烦恼不安，甚哭。

【推拿治疗】

1. 脾寒

证候　神怯困倦，四肢不温，喜手按摩其腹，遇温则止，舌淡红，苔薄白，脉浮紧或指纹浮红。

治法　温中散寒，安神宁志。

处方　常例开窍：开天门、推坎宫、推太阳、按总筋、分阴阳各24次；推五经：补脾经300次，清肝经200次，补心经200次，清心经100次，补肺经100次，补肾经150次；配穴：揉外劳100次，按揉小天心100次，摩腹、揉中脘、肚脐各 100 次，揉足三里 100 次，捏脊 5 ～ 8 遍；常例关窍：按肩井 2 ～ 3 次。

2. 心热

证候　面红目赤，烦躁不宁，手腹较热，舌尖红，苔薄黄，脉数或指纹紫。

治法　清心导赤，安神宁志。

处方　常例开窍：开天门、推坎宫、推太阳、按总筋、分阴阳各 24 次；推五经：清脾经 300 次，后补脾经 150 次，清肝经 250 次，清心经 350 次，清肺经 200 次，补肾经 150 次；配穴：清后溪 200 次，水底捞明月、按揉小天心各 100 次；常例关窍：按肩井 2 ～ 3 次。

3. 惊吓

证候　面色乍白乍青，梦中啼哭，呈恐惧状，脉弦或指纹滞。

治法　疏肝宁心，镇惊安神。

处方　常例开窍：开天门、推坎宫、推太阳、按总筋、分阴阳各 24 次；推五经：补脾经 150 次，清肝经 250 次，清心经 300 次，补肺经 80 次，补肾经 150 次；配穴：推大肠 80 次，揉外劳宫 50 次，推三关 120 次，退六腑 60 次，揉中脘 100 次，推揉肺俞、按揉小天心 100 次；常例关窍：按肩井 2 ～ 3 次。

4. 食积

证候　厌食吐乳，嗳腐泛酸，腹痛胀满，脉滑或数或指纹滞或紫。

治法　消食导积，镇惊安神。

处方　常例开窍：开天门、推坎宫、推太阳、按总筋、分阴阳各 24 次；推五经：清脾经 300 次，再补脾 100 次，清肝经 250 次，清心经 200 次，补肺经 150 次，补肾经 100 次；配穴：揉按小天心 100 次，清大肠 200 次，揉板门 60 次，捏脊 6 ～ 8 遍，揉中脘（消导法）、揉脐、摩腹各 100 次，推下七节 30 次。常例关窍：按肩井 2 ～ 3 次。

若腹胀积滞除，脾经只补不清，中脘消导法改为调中法，减七节。

【注意事项】

（1）婴儿无故啼哭不止，要注意寻找原因，如饥饿、过饱、闷热、寒冷、虫咬、尿布浸渍、衣被刺激等，除去引起啼哭的原因。

（2）要注意防寒保暖，但也勿衣被过暖，孕妇及乳母不可过食寒凉及辛辣热性食物，勿受惊吓。

（3）不可将婴儿抱在怀中睡眠，不通宵开启灯具，养成良好的睡眠习惯。

（4）小儿推拿治疗脾寒型夜啼可配合艾灸神阙；心热型夜啼可配合敷贴，

将黄连、吴茱萸（2∶1），以醋调和敷贴于婴幼儿涌泉穴；惊吓型夜啼可将茯神、远志比例为1∶1，研极细粉混合睡前醋调敷涌泉；食积型夜啼可配合陈皮5 g与适量小米煮粥喝，效果更明显。

【按语】排除生理性和新生儿中枢神经系统感染、颅内出血或急腹症等所致的病理性啼哭，刘氏小儿推拿对夜啼的治疗具有较好的临床疗效，民间以手法善治“夜哭郎”而闻名。西医学认为，夜啼是婴儿时期常见的一种睡眠障碍，它可能与小儿中枢神经系统发育不完善或肠道功能不成熟有关。中医学认为，脾寒则痛而啼，心热则烦而啼，惊恐则神不安而啼，食积则胃不和而啼。婴幼儿夜啼不仅影响其睡眠质量和认知发育，还会导致某些神经内分泌疾病。

十四、惊风

惊风是小儿时期常见的一种急重病症，以临床出现抽搐、昏迷为主要特征。又称“惊厥”，俗名“抽风”。任何季节均可发生，一般以1～5岁的小儿为多见，年龄越小，发病率越高。其证情往往比较凶险，变化迅速，威胁小儿生命。所以，古代医家认为惊风是一种恶候。西医学称惊风为小儿惊厥。它往往发生于许多疾病的过程中。一般说来，急惊风指高热惊厥、急性中毒性脑病、各种颅内感染等引起的抽风；慢惊风则为代谢疾病与水电解质紊乱，颅脑发育不全与损伤、出血、缺氧，以及各种脑炎、脑膜炎、中毒性脑病恢复期出现的惊厥等。

【诊断要点】

（1）常有接触传染病人或暴受惊恐史，婴幼儿可有高热惊厥史。

（2）3岁以下婴幼儿多见。

（3）突然发病，出现高热、神昏、惊厥、喉间痰鸣、两眼上翻、凝视，或斜视，可持续几秒至数分钟，严重者可反复发作甚至呈持续状态而危及生命；或起病缓慢，病程较长，面色苍白，嗜睡无神，抽搐无力，时作时止，两手颤动，筋惕肉瞤。

（4）中枢神经系统感染患儿，脑脊液检查有异常改变，神经系统检查出现病理性反射。

（5）细菌感染性疾病，血常规检查白细胞及中性粒细胞常增高。

（6）必要时可做大便常规及大便细菌培养、血培养、胸片、脑脊液等有关检查。

【鉴别诊断】

癫痫　突然昏倒，口吐涎沫，肢体抽搐，移时自醒为特点，一般不发热，年长儿较多见，多有家族史，脑电图检查可见癫痫波型。

【推拿治疗】

1. 急惊风

证候　突然发病，出现高热、神昏、惊厥、喉间痰鸣、两眼上翻、凝视，或斜视，可持续几秒至数分钟，或伴意识不清甚至昏迷。

治法　开窍止搐治其标，平肝清心治其本。

处方

治标　掐小天心、人中、老龙，拿肩井、昆仑、大敦、委中、承山、仆参等穴部。如严重抽搐昏迷不醒者，可采用“五炷灯火”（穴取百会、双侧内劳宫、双侧涌泉）或“十五炷灯火”（百会、印堂、人中、承浆、双侧合谷、双侧仆参、脐中、脐轮）。

治本　常例开窍：开天门、推坎宫、推太阳、按总筋、分阴阳各24次；推五经：清脾经300次，后补脾经150次，清肝经450次，清心经400次，清肺经350次，补肾经300次；配穴：推大肠120次，清后溪150次，退六腑150次，推三关50次，揉外劳120次，揉按涌泉120次，水底捞月、推天河水各150次，推肺俞至发红；常例关窍：按肩井2～3次。

2. 慢惊风

证候　起病缓慢，病程较长，面色苍白，嗜睡无神，抽搐无力，时作时止，两手颤动，筋惕肉瞤。

治法　培本固元，柔肝息风，疏通经络。

处方　常例开窍：开天门、推坎宫、推太阳、按总筋、分阴阳各24次；推五经：补脾经300次，补肝经200次，再清肝100次，补心经120次，再清心经60次，清肺经160次，再补肺经80次，补肾经200次；配穴：揉外劳80次，推三关150次，退六腑50次，揉中脘100次（补中法），推脊50次，捏脊5～8遍；常例关窍：按肩井2～3次。

【注意事项】

（1）抽搐发作时，切勿强行牵拉，以防伤及筋骨，并保持呼吸道通畅。痰涎壅盛者，随时吸痰，同时注意给氧。

（2）抽搐时要禁食；搐止后以流质素食为主，不会吞咽者，给予鼻饲；病情好转后，给予高营养、易消化食物。

（3）采用中西医结合方法积极治疗原发病，尤其要防止急惊风反复发作。

（4）急惊风中以高热惊厥预后较良好，其他原因所致抽搐非单独推拿疗法所能治疗，预后较差。

（5）加强体育锻炼，增强体质，提高抗病能力。

【按语】惊风是小儿常见的一种急重症，其来势急骤，变化迅速，病情凶险，列为中医儿科四大证之一。西医以退热、镇静等对症治疗为主。急惊风作为小儿常见危重症之一，我们不仅要治疗疾病，预防复发同样重要。刘氏小儿推拿采取急则治其标，缓则治其本的治疗原则，急性期开窍止搐，病情缓解后培本固元，平肝清心，柔肝息风，以防复发。急惊风中以高热惊厥预后较良好，其他原因所致抽搐非单独推拿疗法所能治疗，预后较差。小儿推拿对于体质调理等具有很好的疗效，在预防惊风复发的同时可以减少或减轻其导致的后遗症。

十五、汗证

汗证是指小儿由于阴阳失调、腠理不固，而致汗液外泄异常的一种病症，多发生于5岁以内的小儿，本节讨论的汗证主要是指自汗、盗汗，小儿汗证多属西医学甲状腺功能亢进、自主神经功能紊乱、反复呼吸道感染等。维生素D缺乏性佝偻病、结核病、风湿病等患儿有多汗症状者，应以治疗原发病为主。

【诊断要点】

（1）患儿素体虚弱；或有久病病史，或长期使用易致汗的药物。

（2）小儿在正常环境和安静状态下，以全身或局部汗出异常为主要表现。寐则汗出，醒时汗止者为盗汗；不分寐寤而时时汗出者为自汗，多汗常湿衣或湿枕。

（3）排除护理不当、气候变化等客观因素及佝偻病、结核病、风湿病等疾病因素所引起的出汗。

（4）应进行血常规、血沉、抗链“O”、血清钙磷测定、结核菌素试验、X线胸片及腕骨片等，以除外其他疾病。

【鉴别诊断】

1. 脱汗　发生于疾病危笃之时，出现大汗淋漓，或汗出如油；伴有肢冷、脉微、呼吸微弱，甚至神志不清等。

2. 战汗　在恶寒发热时全身战栗，随之汗出淋漓，或但热不寒，或汗出身凉，常出现在热病病程中。

3. 黄汗　汗色发黄，染衣着色如黄柏色，多见于黄疸及湿热内盛者。

【推拿治疗】

1. 表虚不固

证候　以自汗为主，或伴盗汗，头部、肩背汗出明显，动则益甚，神疲乏力，面色少华，平素易患伤风感冒，舌质淡，苔薄白，脉虚无力，指纹淡。

治法　益气固表敛汗。

处方　常例开窍：开天门、推坎宫、推太阳、按总筋、分阴阳各 24 次；推五经：补脾经 250 次，补心经 200 次，再清心经 150 次，补肺经 300 次，补肾经 200 次；配穴：揉太阳、膻中各 100 次，揉中脘 150 次，推三关 30 次，揉丹田 200 次，揉风池 50 次，推肺俞 100 次，揉合谷 10 次，按揉足三里 100 次；常例关窍：按肩井 2 ～ 3 次。

兼气短乏力、便溏，加按揉百会、脾俞；兼食欲不振，加捏脊，掐捻四横纹。

2. 气阴亏虚

证候　以盗汗为主，也常伴自汗，汗出遍身，汗出较多，神疲乏力，手足心热，舌质淡红，苔少或见剥苔，脉细弱或细数。

治法　益气养阴。

处方　常例开窍：开天门、推坎宫、推太阳、按总筋、分阴阳各 24 次；推五经：补脾经 250 次，补心经 300 次，再清心经 150 次，补肺经 250 次，补肾经 350 次；配穴：揉太阳、膻中各 100 次，揉中脘 150 次，揉风池 50 次，水底捞明月，掐小天心 100 次，按揉涌泉 50 次，推肺俞 100 次；常例关窍：按肩井 2 ～ 3 次。

【注意事项】

（1）进行适当的户外活动，加强体格锻炼，增强小儿体质。

（2）积极治疗各种急、慢性疾病，注意病后调护。

（3）注意个人卫生，勤换衣被，保持皮肤清洁和干燥，拭汗用柔软干毛巾或纱布擦干，勿用湿冷毛巾，以免受凉。

（4）汗出过多致津伤气耗者，应补充水分及容易消化而营养丰富的食物，勿食辛辣、煎炒、炙烤、肥甘厚味。

【按语】小儿形气未充、腠理疏薄，加之生机旺盛、清阳发越，在日常生活中，比成人容易出汗。每因天气炎热，衣被过厚，喂奶过急，剧烈运动后出汗，并无疾苦，不属病态。全身或局部汗出过多则为汗证，平素体质虚弱者，更易发生汗证，刘氏小儿推拿治疗汗证有一定的疗效。

十六、抽动症

抽动症全称抽动秽语综合征。疾病初始为频繁的眨眼、挤眉、吸鼻、撅嘴、张口、伸舌、点头等，随着病情进展抽动逐渐多样化，轮替出现如耸肩、扭颈、摇头、踢腿、甩手、口中怪叫或四肢抽动等。此病可伴有行为障碍、情绪异常，如注意力不集中、静坐不能、多动等。

【诊断要点】

（1）出现不自主的眼、面、口、颈、肩、腹部及四肢肌肉的快速收缩，以固定方式重复出现，抽动时咽部可发出异常怪声或粗言秽语。

（2）抽动呈慢性反复过程，有明显波动性。

（3）可伴有性格障碍，性情急躁，冲动任性，胆小，注意力不集中，学习成绩不稳定。

（4）病程持续至少 1 年。

（5）实验室检查无特殊异常。

【小儿推拿治疗】

（一）治疗原则

《小儿药证直诀·脉证治法·肝有风甚》记载："身反折强直不搐，心不受热也，当补肾治肝。补肾，地黄圆，治肝，泻青圆主之。"俞教授认为，本病当以平肝息风、补益肝肾为基本治法。

（二）辨证施治

1. 痰火内扰证

证候　起病急骤，头面、躯干、四肢、不同部位的肌肉抽动，呼叫、秽语不止，喉间痰声辘辘，烦躁口渴，睡卧不安，舌红，苔黄或腻，脉弦滑数。

治法　清火涤痰，息风镇惊。

处方　常例开窍：开天门 24 次，推坎宫 24 次，推太阳 24 次，按总筋 24 次，分阴阳 24 次；推五经：清脾经 300 次，后补脾经 150 次，清肝经 400 次，清心经 350 次，清肺经 200 次，补肾经 150 次；配穴：清后溪 200 次，揉按内劳宫、小天心各 100 次，退六腑 90 次，揉板门 80 次，揉按丰隆穴 100 次，揉按肝俞、脾俞各60次，捏脊2～3遍；常例关窍：按肩井2～3次。

2. 肝风内动证

证候　不自主动作主要有耸肩、踢腿、摇头、眨眼、皱眉、撅嘴、喊叫等，有力频繁，并伴有烦躁易怒，咽喉不利，头痛头晕，红赤作痒，或面目红赤，舌红苔黄，胁下胀痛，大便干结，小便短赤，脉弦数有力。

治法　平肝息风，泻火止抽。

处方　常例开窍：开天门24次，推坎宫24次，推太阳24次，按总筋24次，分阴阳24次；推五经：清脾经250次，补脾经100次，肝经350次，清心经300次，清肺经80次，补肾经150次；配穴：推后溪100次，揉内劳宫、二人上马各60次，揉按小天心100次，揉涌泉60次，揉中脘100次，揉按肝俞、肾俞各60次，揉按三阴交100次；常例关窍：按肩井2～3次。

3. 脾虚肝亢证

证候　面黄体瘦，精神不振，胸闷胁胀，喉中吭吭作响，皱眉眨眼，嘴角抽动，肢体摇动，夜卧不安，纳少厌食，舌质淡，苔白或腻，脉沉滑或沉缓。

治法　健脾化痰，平肝息风。

处方　常例开窍：开天门24次，推坎宫24次，推太阳24次，按总筋24次，分阴阳24次；推五经：补脾经400次，清肝经350次，清心经250次，清肺经200次，补肾经150次；配穴：运水入土100次，揉按板门，揉按小天心100次，摩腹120次，揉中脘（补中法）80次，按弦走搓摩60次，揉按足三里，揉按肝俞、脾俞100次，捏脊2～3遍；常例关窍：按肩井2～3次。

【注意事项】

（1）坚持合理治疗治疗方可见效。

（2）家长要调整好情绪，切记不要在孩子出现抽动症状时，用语言甚至体罚的方式进行纠正或表示过分担心的样子。

（3）要注意调整生活方式，保持居住环境安静、合理安排作息时间，避免长时间看电视、电脑、手机等电子类产品。

（4）有规律饮食，宜清淡、富有营养的新鲜食物。

【按语】小儿抽动症与心肝和脾肾关系较密切，与风火和痰浊有关。刘氏小儿推拿重点以调理脏腑平衡为主，主要调理心、肝两经，治疗小儿抽动症有一定疗效，积累了一定的治疗经验。但除推拿外还需根据情况配合中西药治疗及针灸疗法，如头针疗法和体针疗法等，并辅以营造良好的生活空间，同时也需在家长的配合下进行适当的心理疏导，缓解小儿精神压力。如治疗无效，则需寻找引起抽动的真正原因，对因治疗。

十七、小儿脑瘫

小儿脑性瘫痪，简称脑瘫，是指出生前至出生后1个月内由于各种因素引起的非进行性中枢性运动功能障碍，可伴有智力低下、惊厥、听觉和视觉障碍及学习等多种脑部症状的脑损伤后遗症。

随着新生儿急救医学的发展，早产儿、低出生体重儿存活率越来越高，加之社会、环境等因素的变化，世界范围内脑瘫的发病率上升的趋势，有研究资料显示国外脑瘫患病率为2%～3%，我国脑瘫发病率约为0.2%～0.28%，国内外报道小儿脑性瘫痪并发智力障碍的发病率为60%～75%。

【诊断要点】

（1）多有产伤史，或脑炎病史。

（2）智力障碍、发育迟缓、脑功能障碍为主证。

（3）运动发育落后或异常、肌张力异常、反射异常、姿势异常。

【鉴别诊断】

1. 精神发育迟滞　即所谓的“智力低下”“弱智”，是指个体在发育时期内（18岁以前），一般智力功能明显低于同龄水平，同时伴有适应行为的缺陷。早期症状往往表现为运动、认知、语言等能力普遍性发育落后，可能伴有肌张力偏低，但没有异常姿势以及病理反射。

2. 脊髓性肌萎缩症　脊髓前角运动神经元变性病。根据发病年龄及严重程度分为不同类型：婴儿型在新生儿期或稍后发病，哭声弱，咳嗽无力，肢体活动减少，进行性四肢无力，近端重、远端轻，对称性分布，可见肌束细颤，病情进展较快，往往因呼吸肌受累导致感染引起死亡。中间型起病稍晚、进展慢，早期腱反射消失为重要特点，肌电图检查可以确诊。

3. 肌营养不良　往往在一两岁开始发病，患儿1岁前发育正常，1岁会走后但长期走不稳，进行性肌无力，不能跑、跳，上、下楼梯困难，蹲、起困难等，后期不能行走，关节挛缩变形。

4. 遗传代谢病　涉及体内各种物质代谢，临床症状变化多样，早期诊断十分困难。该病通常有反复加重的特点，常因饮食因素或感染诱发，常因运动滞后而误认为脑瘫。

【推拿治疗】

1. 肝肾亏虚

证候 关节活动不利，伴筋脉拘急，手足心热，潮热盗汗，舌淡红，苔白，脉微细，指纹淡。

治法 补益肝肾。

处方 常例开窍：开天门 24 次，推坎宫 24 次，推太阳 24 次，按总筋 24 次，分阴阳 24 次；推五经：补脾经 200 次，清肝经 50 次，清心经 100 次，补肺经 100 次，补肾经 400 次；配穴：揉按肝俞，肾俞，关元 100 次，搓擦涌泉 100 次，捏脊 10 次；常例关窍：按肩井 2 ～ 3 次。

2. 心脾两虚

证候 发稀萎黄，四肢痿软，肌肉松弛，面色苍白无华，喜流涎，舌淡胖，苔少，脉细弱，指纹淡。

治法 补益心脾。

处方 常例开窍：开天门 24 次，推坎宫 24 次，推太阳 24 次，按总筋 24 次，分阴阳 24 次；推五经：补脾经 400 次，清肝经 150 次，补心经 100 次，后清心经 50 次，补肺经 150 次，补肾经 200 次；配穴：推三关 90 次，退六腑 30 次，推揉脾俞 100 次；常例关窍：按肩井 2 ～ 3 次。

3. 痰瘀阻滞

证候 关节强硬，屈伸不利，喉间痰鸣，舌质紫暗或舌体胖，苔腻，脉沉涩或滑，指纹暗滞。

治法 化痰通络。

处方 常例开窍：开天门 24 次，推坎宫 24 次，推太阳 24 次，按总筋 24 次，分阴阳 24 次；推五经：补脾经 300 次，清肝经 150 次，补肺经 250 次，补肾经 300 次；配穴：揉板门 100 次，揉按足三里 60 次，揉中脘 90 次，捏脊 10 遍；常例关窍：按肩井 2 ～ 3 次。

附：

1. 舒筋活络推拿 上肢：用拿揉法和滚法施术于上臂及前臂，然后点揉肩髃、肩髎、肩贞、曲池、手三里、内关及合谷等穴位，最后搓捻、拔伸手指。有肌肉痉挛或关节强直者，可牵拉肩关节及屈伸肘关节。背腰部：捏脊 3 ～ 4 遍。下肢：用拿揉法或滚法施术于大腿前后侧及小腿后侧，点按环跳、秩边、承扶、殷门、委中、昆仑、太溪等穴位。对于“剪刀步态”“马蹄足”等关节畸形者，配合做“分髋”“屈髋屈膝”“压足弓”等被动运动以松解关节强直及肌肉痉挛。

2. 智力障碍推拿 掐揉百会 100 次、四神聪 100 次、印堂 100 次，掐精灵 5 次，掐老龙 5 次。

【注意事项】

（1）脑瘫患儿均要配合舒筋活络推拿，有智力障碍者要进行智力障碍推拿。

（2）脑瘫患儿体质偏虚，要注意避风寒，防止外感。

（3）饮食宜清淡，富有营养，不宜进食难以消化食物。

【按语】推拿对脑瘫治疗有一定的疗效，尤其适用于6岁以下的患儿。脑瘫患儿病位在脑，且普遍较正常儿童体质差。湘西刘氏小儿推拿通过五经配伍，调理五脏，重点从心肾入手，心脑相关，肾精填髓，脑为髓海，故推五经重点调心、肾二经。通过整体调节，在增强脑瘫患儿体质、增进食欲、降低肌张力等方面疗效突出。小儿脑瘫治疗年龄越小，效果越好，同时需配合功能训练、针灸及心理疗法等。

十八、近视

近视是眼在调节松弛状态下，平行光线经眼的屈光系统的折射后焦点落在视网膜之前，即看近物清晰，望远处目标模糊的眼科疾病，古称之为“能近怯远”。近视可划分为真性近视、混合性近视和假性近视近视 3 种，假性近视日久则会变成真性近视。

【诊断要点】

（1）自我感觉远视力减退，近视力正常。

（2）高度远视力者眼前常有黑影飘动，眼球突出。

（3）眼科视光：小于 –3.00D 为低度近视：–3.00 ～ 6.00D 为中度近视：–6.00D 以上为高度近视。

（4）眼底检查：视乳头颞侧弧形斑、豹纹状眼底。

【鉴别诊断】

1. 假性近视　中小学生多见，刚发生，时间短，休息或散瞳后，远视力明显提高，用检影法验光近视度数消失。真性近视时间长，恒定，即使散瞳也不会增加远视力。不会改变近视度数。

2. 散光　散光是眼睛的一种屈光不正常状况，与角膜的弧度有关。人类的眼睛并不是完美的，有些人眼睛的角膜在某一角度区域的弧度较弯，而另一些角度区域则较扁平。造成散光的原因，就是由于角膜上的这些厚薄不匀或角膜的弯曲度不匀而使角膜各子午线的屈折率不一致，导致经过这些子午线的光线不能聚集于同一焦点。这样，光线便不能准确地聚焦在视网膜上形成清晰的物像，这种情况称为散光。

【推拿治疗】

1. 脾虚气弱

证候　视近清楚，视远模糊，眼底可见视网膜呈豹纹状改变；或见面色㿠白，神疲乏力；舌质淡，苔薄白，脉细弱。

治法　健脾益气。

处方　常例开窍：开天门、推坎宫、推太阳、按总筋、分阴阳各 24 次；推五经：补脾经 300 次，清肝经 100 次，补心经 200 次，再清心经 100 次，补肺经 150 次，补肾经 250 次；配穴：两手拇指从印堂开始沿眉向两侧分推至太阳处，反复操作 1 ～ 3 分钟；两手拇指从内眼角经下眼眶轻抹至太阳，反复操作 10 ～ 20 次；按揉太阳、睛明、鱼腰、四白各 100 次；推揉攒竹 100 次；点按风池 20 次；按揉脾俞、胃俞 80 次；常例关窍：按肩井 2 ～ 3 次。

2. 肝肾亏虚

证候　能近怯远，可有眼前黑花飘动，眼底可见玻璃体液化混浊，视网膜呈豹纹状改变；或有头晕耳鸣，腰膝酸软，寐差多梦；舌质淡，脉细弱或弦细。

治法　滋补肝肾。

处方　常例开窍：开天门、推坎宫、推太阳、按总筋、分阴阳各 24 次；推五经：补脾经 200 次，清肝经 100 次，补心经 200 次，再清心经 100 次，补肺经 250 次，补肾经 300 次；配穴：两手拇指从印堂开始沿眉向两侧分推至太阳处，反复操作 1 ～ 3 分钟；两手拇指从内眼角经下眼眶轻抹至太阳，反复操作 10 ～ 20 次；按揉太阳、睛明、鱼腰、四白各 100 次；推揉攒竹 100 次；点按风池 20 次；按揉肝俞、肾俞 80 次；常例关窍：按肩井 2 ～ 3 次。

【注意事项】

（1）养成良好的用眼习惯，阅读和书写时保持端正的姿势，眼与书本应保持 30 cm 左右的距离，不在走路、乘车或卧床情况下看书。

（2）学习环境照明要适度，照明应无眩光或闪烁，黑板不反光，不在阳光照射或暗光下阅读或写字。

（3）新生儿视力筛查有异常应定期体检，定期检查视力。

（4）对验光确诊的近视应佩戴合适的眼镜以保持良好的视力及正常调节。

（5）加强体育锻炼，注意营养，增强体质。

【按语】大多数儿童、青少年无需散瞳验光，可用光学雾视法排除假性近视，并佩戴合适的凹球面镜矫正。高度近视除验光配镜外，也可用接触镜矫正，高度近视有眼底病变者辅以药物治疗。假性近视在中小学生多见，刚发生，时间短，休息或散瞳后，远视力明显提高，用检影法验光近视度数消失。推拿治疗假性近视效果较好，假性近视儿童除可通过推拿手法日常保健调节视力，亦可结合针灸、耳穴、药物敷贴综合治疗。

第七节　小儿五脏辨体保健推拿

小儿保健推拿是在小儿健康或亚健康的情况下，根据小儿的生理特点，以提高小儿体质、增强机体免疫力为目的的一种小儿推拿调理方法，它有助于小儿的生长发育、体质调节和身心的全面协调发展。

由于经济的发展和人们生活质量大幅提升，不合理的饮食喂养、药物滥用的现象随之出现。根据流行病学调查研究表明，近年来儿童亚健康人群逐年递增，儿童亚健康相对于成年人来说危害更甚，对儿童的成长及其家庭甚至整个社会都会产生负面影响。

小儿“脏腑娇嫩，形气未充”，正如钱乙曾言“骨气未成，形声未正”。正因为小儿脾常不足，若饮食不节，则导致脾胃运化吸收功能减弱，脾胃一旦受损，不仅影响到本脏生理机能，往往波及其他脏腑受累，主要表现为胃肠道、免疫、精神情志及肌肉等方面的症状。儿童亚健康表现在躯体上的主要症状为：面色萎黄，神疲乏力，反应迟钝，语音低微，情绪抑郁或急躁易怒，睡卧不安，多汗，注意力不集中，肠胃不和，厌食，偏食，肥胖，消瘦，四肢发凉，易感六淫邪气等。

中医学对儿童亚健康的诊断，主要采取望闻问切、司外揣内和取类比象的方法，通过对小儿临床前期症状以及呈现出来的虚弱状态，根据中医整体观念和辨证论治为原则，四诊合参，来了解小儿机体阴阳、表里、寒热、虚实的变化。如儿童亚健康在四诊资料方面主要表现为：望诊一般呈现面色少华或萎黄，双眼少神，舌淡苔白，形体消瘦，头发稀少，肢体乏力，少动懒言，指纹细而淡白等；闻诊主要呈现出小儿语声低微；问诊一般的得到的反馈是出虚汗、食欲不振、厌食、反复感冒、大便溏泄或便秘等症状；切诊最主要表现为脉象细弱。

刘氏小儿推拿流派的“五脏辨体保健推拿”是刘氏小儿推拿疗法的重要组成部分，它源于刘氏“推五经”为核心的理论基础，从推经治脏理论，延伸至推经调脏，即推五经调理五脏功能；同时立足于小儿五脏“三不足，两有余”，即肺、脾、肾不足，心、肝有余的生理病理特点；借助手法刺激相关穴位，调节偏颇之脏腑，以趋达到动态平衡，协调各脏腑机能，从而促进小儿生长发育及健康成长。

一、补肾益智法

肾气的生发是推动小儿生长发育、脏腑功能成熟完善的根本动力。小儿“肾常虚”，是针对小儿“气血未充，肾气未固”而言。肾藏精，主水主骨，为先天之本。小儿肾常虚，它直接关系到小儿骨、脑、发、耳、齿的功能及形态，关系到生长发育和性功能成熟，尤其是大脑的发育；肾精不足，髓海不充则脑失精明而不聪。小儿智商的高低，与先天肾精是否充盛具有密切的关系，需补肾填精，健脑益智。补肾益智法的目的是提高小儿智力，促进脑的生长发育，主要适用于先天禀赋不足，素体虚弱，肾气不足的小儿，并对小儿的五迟、五软、五硬等脑瘫疾病、小儿多动症、抽动症有一定的辅助治疗作用。

【推拿调理】

常例开窍：开天门 24 次，推坎宫 24 次，推太阳 24 次，按总筋 24 次，分阴阳 24 次；推五经：主补肾经 300 次，次补肺经 200 次，略补脾经 150 次；配穴：揉二马、揉百会各 100 次，揉丹田 2 分钟，摩关元 3 分钟，搓擦涌泉穴至发热为度，揉肾俞 100 次，捏脊 3 ～ 5 遍、摩腹 3 分钟、揉足三里 100 次；常例关窍：按肩井 2 ～ 3 次。

【调理解析】

常例开窍，打开治疗之门。推五经调理脏腑，小儿五脏特点之一为肾常虚，用五经配伍推治法调理脏腑，其中以补肾经为主意在重补先天；根据五行相生理论，肺为肾之母，故次补肺经，以达到补母实子的效果；小儿脾常不足，且脾乃后天之本，气血生化之源，小儿以脾为之根本，故略补脾经意在后天促先天。配穴揉百会开窍益智；揉二马补肾滋阴；揉丹田温阳固本；摩关元、搓擦涌泉穴、揉肾俞联用补肾培元；捏脊、摩腹、揉足三里健脾胃而培育元气。按肩井关窍，关上治疗之门。多穴配用补肾填精，健脑益智，共达提高小儿智力，促进脑的生长发育之目的。

【注意事项】

（1）对五迟、五软、五硬等脑瘫疾病，长期坚持操作，同时要注意早诊断，需要采用中西医方法治疗。

（2）可配合适当的补肾养肝的方药治疗。

二、健脾益胃法

小儿之体处于快速的生长发育阶段，脾为后天之本，气血生化之源，需为小儿迅速生长提供物质基础。小儿“脾常不足”，其脾胃之体成而未全、脾胃之气全而未壮，表现为运化力弱；小儿脾胃的功能状态与小儿快速生长发育的需求常常不相适应，小儿脾胃运化水谷精微的负荷相对较大，易出现脾胃功能失调。因此，脾的运化不足，就难以濡养全身，进而影响肺、肾等其他脏腑功能，影响小儿正常生长与发育，脾胃的正常运转是小儿健康成长的基本保证，需健脾益胃，调理气血。健脾益胃法的目的是增强食欲，促进小儿消化吸收功能及生长发育，增强抵御疾病的能力。主要适用于脾气亏虚，脾虚健运失调的小儿，并对早产、难产、低体重儿，脾胃素体不足及久病迁延不愈，造成脾胃虚弱等患儿体质有一定的改善作用。

【推拿调理】

常例开窍：开天门 24 次，推坎宫 24 次，推太阳 24 次，按总筋 24 次，分阴阳 24 次；推五经：主补脾经 300 次，兼补心经 200 次，补后要加清心经 100 次，更补肺经 150 次，稍清肝经 50 次；配穴：揉板门 100 次，揉中脘 2 分钟，顺时针摩腹、揉脐各 2 ～ 3 分钟，揉足三里、揉脾俞、揉胃俞各 100 次，捏脊 3 ～ 5 遍；常例关窍：按肩井 2 ～ 3 次。

【调理解析】

常例开窍，打开治疗之门。推五经调理脏腑，小儿五脏特点之一为脾常不足，用五经配伍推治法调理脏腑，其中以补脾经为主；因心（火）脾（土）为母子关系，根据“虚则补其母”的治则，心经必补，但心为火脏，为防补之失度而致心火亢盛，故用补法后再用清法轻抑之；肝经不用补法稍用清法，以防木（肝）乘（脾）土；再补肺，是为避免子盗母气而致脾气、脾阳更虚。配穴揉板门健脾胃；揉中脘、摩腹、揉脐消食理气导滞；揉足三里调理脾胃、通络导滞、强壮身体；揉脾俞、胃俞健脾和胃；捏脊可提高机体免疫力。按肩井关窍，关上治疗之门。

【注意事项】

（1）一般在空腹时推拿操作。

（2）每次操作时间相对较长，应长期坚持，效果较佳。

三、宣肺固表法

小儿稚阴稚阳脏腑娇嫩，“皮薄肉弱”，腠理不密，卫外不固，抵御外邪能力差。肺为清虚之体，不耐寒热，易于受邪，形成了“肺脏尤娇”的生理特点。肺“主气、司呼吸”，调节着气的升降出入运动，从而保证了人体新陈代谢的正常运动。肺居于胸中，开窍于鼻，外合皮毛，无论外邪从口鼻吸入，还是由皮毛侵袭人体，均会影响肺的功能。故需宣肺益气，固护卫表。宣肺固表法的目是增强肺脏功能，提高对外邪的抵抗能力，预防外感疾病。主要适用于肺气不足，卫表不固的小儿，并对预防小儿感冒有一定的作用。

【推拿调理】

常例开窍：开天门 24 次，推坎宫 24 次，推太阳 24 次，按总筋 24 次，分阴阳 24 次；推五经：主补肺经 200 次，次补脾经 150 次，再补肾经 100 次，稍清心经 50 次；配穴：揉耳后高骨 50 次，擦迎香至温热感为度，推胸法，揉创新 100 次，推背法；常例关窍：按肩井 2 ～ 3 次。

【调理解析】

常例开窍，打开治疗之门。推五经调理脏腑，用五经配伍推治法调理脏腑，补肺经，即补肺气滋肺阴；次补脾经，此为补母（脾）实子（肺）；再补肾经，以助正气；稍清心经，防火乘金。配穴揉耳后高骨祛风散寒、安神除烦；擦迎香宣肺气、通鼻窍；揉创新止咳平喘；推胸法和推背法配伍宽胸理气。按肩井关窍，关上治疗之门。

【注意事项】

（1）一般多在清晨操作，注意防寒保暖。

（2）引导小儿适当进行体育锻炼、户外运动或游戏等。

四、宁心安神法

心主血脉、主神明，主管精神意识思维活动的功能，而精神调摄在中医保健中极为重要。小儿心气未充、心神怯弱未定，神经系统发育未全，对外界刺激反应性强，适应能力差，表现为易受惊吓，思维及行为的约束能力较差。即便是健康小儿，在睡眠中或游戏时，惊触异物，突闻异声，则易受惊恐，甚至惊厥，因此小儿的精神调摄极为重要，需要养心安神，宁心定志。宁心安神法的目的是改善小儿睡眠，促进小儿心神发育，使之少受外界环境变化的影响。主要适用于心气有余，易受惊吓的小儿，并对小儿夜啼及烦躁有一定的改善作用。

【推拿调理】

常例开窍：开天门 24 次，推坎宫 24 次，推太阳 24 次，按总筋 24 次，分阴阳 24 次；推五经：主清心经 200 次，次清肝经 150 次，再清肺经 100 次，稍清脾经 50 次，略补肾经 50 次；配穴：揉按小天心各 50 次，揉内劳宫 150 次，揉心俞 100 次，推脊 20 ～ 30 次，捏脊 3 ～ 5 遍；常例关窍：按肩井 2 ～ 3 次。

【调理解析】

常例开窍，打开治疗之门。推五经调理脏腑，小儿五脏特点之一为心常有余，故当重清心经；次清肝经，以防肝火及心；稍清脾经，防脾气壅塞化火，致心火亢盛；略清肺经，以防肺气郁闭生火而致金侮火；补肾经，滋肾水而降心火。揉按小天心清心除烦；揉内劳宫清热除烦；揉心俞清心；推脊清热镇惊；捏脊调理气血，提高机体免疫力。按肩井关窍，关上治疗之门。

【注意事项】

（1）一般睡前或下午操作为宜。
（2）睡眠时间可作为主要有效观察指标。

五、强身健体法

以保健推拿作为小儿日常护理手段，根据小儿五脏“脾常不足、肾常虚、肺脏尤娇、心肝有余”的生理特点，以“强健”为目的的常规保健方法，为强身健体法。强身健体法的目的是增强小儿脏腑功能，促进小儿生长发育，提高小儿抗病能力，主要适用于3岁以内先天禀赋良好，正常体质的小儿。

【推拿调理】

常例开窍：开天门24次，推坎宫24次，推太阳24次，按总筋24次，分阴阳24次；推五经：主补脾经200次，次补肾经150次，略补肺经100次，稍清心经50次，再清肝经50次；配穴：顺时针摩腹、揉脐各2～3分钟，揉足三里100次，揉按背俞穴（肺俞、心俞、肝俞、脾俞、肾俞）各50次，捏脊3～5遍；常例关窍：按肩井2～3次。

【调理解析】

常例开窍，打开治疗之门。推五经调理脏腑，小儿五脏特点为脾常不足、肾常虚、肺脏尤娇、心肝有余，用五经配伍推治法调理脏腑，则以补脾经为主，次补肾经，略补肺经，稍清心经、肝经。配穴摩腹、揉脐消食理气导滞；揉足三里调理脾胃、强壮身体；揉按背俞穴可补肺、清心、清肝、健脾、补肾；捏脊可调节五脏之经气，调和气血，为临床小儿保健的重要手法，可提高机体免疫力。按肩井关窍，关上治疗之门。

【注意事项】

（1）操作时小儿务必放松，手法轻柔。

（2）需要长期坚持推拿操作。

第十四章 整脊疗法

第一节 整脊疗法基础

概 述

脊柱是支撑人体的中轴，是一根多功能的支柱，也是许多骨骼肌的附着部位，具有支持全身体重和运动，并参与构成胸腔、腹腔和盆腔，保护各腔内器官的作用。同时，还为人体的信息中枢（脊髓和脊神经）提供安全通道，也为支配内脏活动的自主神经提供适宜的环境。脊柱在生命中具有决定性的作用，一旦出现了问题，将会严重影响人体生命信息、能量的即时中转，进而影响其身体健康状况。

脊柱是人体的“中轴”“中枢”和“大梁”，内连五脏六腑，外接四肢百骸。脊髓及其相应的神经更是连接大脑的信息枢纽和指挥全身的“第二生命中枢”。大脑为控制全身的主要中枢，其控制必须通过脊神经来完成（不包括十二对脑神经）。当脊椎压迫了神经之后，大脑的功能就不能有效地行使，会相应地造成功能性紊乱，从而影响人体的健康。因此，脊柱及其周围软组织的健康与否对人体生命与健康的影响至关重要。

从中医的经络学角度讲，脊柱是督脉所循行的路线。督脉为“阳脉之海”，统领全身阳气，脊柱的正常状态将保障一身阳气的输布，是整体气血运行机能的推动中心。《素问·生气通天论》篇说：“阳气者，若天与日，失其所，则折寿而不彰，故天运当以日光明。是故阳因而上，卫外者也。”把人体的阳气比作自然界的太阳，认为天体的运行不息，要靠太阳的光能，人体生命活动也要依赖阳气的温煦濡养与护表御邪，如此才能健康长寿、生命力旺盛。脊柱两侧分别循行有膀胱经，同时脊柱旁还有华佗夹脊穴，膀胱经穴与夹脊穴凝聚着五脏六腑的精气反应点，是脏腑功能的外在反应点。脊柱的正常，能够影响人体机能的变化从而影响人体的健康状态。

近年来由于生活方式和工作方式的改变，脊柱及脊柱相关疾病发生率日益上升，成为临床常见病与多发病，对广大人民群众的健康构成了较大威胁，而在治疗脊柱病的各种保守疗法中，整脊疗法极具疗效与特色，是当今中医临床主要采用的方法之一。

整脊疗法是以中医基础理论和现代医学知识为指导，以生物力学为基础，研究脊柱、脊旁组织、脊柱相关脏腑的力学、解剖、生理、病理变化，主要运用手法对脊柱位置、结构异常进行调整，治疗和预防脊柱及脊柱相关疾病的外治方法。笔者认为：脊柱是中医学与现代医学最容易沟通与交流的学科，也是最容易出成果的领域，更是中西医结合的典范，对很多难治性疾病、慢性病的诊治必将会被更多的医学专业学者认可与接收。

脊柱与脊柱相关疾病是指颈、胸、腰椎的骨、关节、椎间盘及软组织和骨盆遭受外伤或退行性改变，在一定诱因条件下，发生脊柱小关节错位、椎间盘突出、韧带钙化或骨质增生、椎旁软组织粘连，直接或间接对脊神经根、椎管内外血管、脊髓或交感神经等产生刺激与压迫，导致脊椎损伤疾患及其以外的多系统症状和体征的疾病。鉴于此类疾病是由脊柱问题引起的，必须通过对脊柱的治疗才能取得良好的效果。

本章节系统介绍了脊柱生理解剖和运动生理，脊柱疾病的病因病机和治疗原则，整脊疗法的禁忌证、注意事项与异常情况的处理，整脊疗法的检查与诊断方法，临床常用的整脊手法，脊柱疾病及脊柱相关疾病的整脊疗法，并在最后重点介绍了脊柱病的预防和保健方法。

同时，笔者十多年的一线临床经验告诉大家，脊椎病比治疗更为重要的是“治未病”的思想，未病先防，既病防变，瘥后防复，重视脊柱病的保健与宣传推广工作，养成良好的“用脊”习惯，争取不生病、少生病、晚生病，拥有一个健康的“脊梁”，为“健康中国”做出自己的贡献。

一、脊柱疾病的病因病机和治疗原理

1. 脊柱疾病的病因病机

病因就是疾病的致病原因，也是导致疾病发生发展的因素，脊柱疾病的常见致病原因可以分为两类，即内因与外因。

（1）内部因素

人体大部分活动都要在脊柱运动的基础上进行，这样容易造成脊柱结构的退行性病变和劳损，导致脊柱内外平衡失调，这是脊柱发生损伤病变的主要因素。

1）椎间盘退行性病变导致脊柱失稳

椎间盘发生退行性病变后，椎间隙逐渐变狭窄，椎周组织相对松弛，在一定诱因下，椎体易发生椎体滑移或椎间关节错缝，使神经根、血管、交感神经、脊髓等受到刺激、压迫而致病。

2）脊柱椎体骨质增生

由于椎间隙变窄，使前、后纵韧带松弛，椎体失稳，后关节囊松弛，关节腔变小，关节面易发生磨损而导致增生。由于以上因素使人体的脊柱稳定性下降，椎体失稳，故椎体前后形成代偿性骨质增生。

3）颈肩腰背部软组织慢性劳损

超越生理能力的活动或在生理范围之内的反复活动会使应力集中在脊柱的某一节段，导致该节段韧带、关节囊、筋膜、椎间盘及肌肉出现慢性劳损而发病，引起椎周软组织慢性劳损的常见原因有：

①长期伏案工作及姿势不良。

②剧烈运动前没有适度的热身动作。

③自幼缺乏体力劳动锻炼或因疾病导致身体体质虚弱的人。

④脊柱先天性畸形

先天性椎体融合、颈肋等，局部活动度减少，增加了相邻椎体节段的负荷，易发生劳损而发生脊柱病。先天性椎管狭窄，其代偿能力较差，同等情况下患病会比一般患者重。

⑤颈部及咽喉部炎症感染

咽喉部炎症可沿着淋巴管扩散到颈椎的枕寰椎、肌肉、韧带、关节囊等部位，出现颈部肌张力下降，韧带松弛，易导致颈椎失稳而发生错位，尤以儿童多见。

⑥精神、情绪状态

越来越多的证据证明精神状态可直接导致疾病的发生。情绪长期紧张时，颈部肌肉发生不自主的收缩，甚至痉挛，这时颈椎的力学平衡发生改变，造成骨性结构和关节位置发生变化，从而导致颈椎病的发生。同时长期紧张，腰背部肌肉张力开高，导致椎间盘内压持续增高而出现缺血缺氧，纤维环退变加快，可引发腰椎间盘突出症。

中医所讲的“七情内伤”，情绪过分的应激反应会影响相应脏腑功能，思伤脾、怒伤肝、恐伤肾，而脾主肌肉、肝主筋、肾主骨，而这些不良情绪会使人体全身气血运行不畅，肌肉筋骨则失去正常的温煦及濡养导致影响其正常功能引发脊柱病。在当今信息化高度发达的社会，情绪、情感、压力等精神方面能量对脊柱病发病的影响以及情志疗法治疗脊柱病等都应该引起医者的关注。

（2）外部因素

外部因素是脊柱病发生的直接原因。内部因素一般不直接导致脊柱病的发生，只是在一定外部因素的共同作用下才会发病。外部因素常见有外力作用、外邪侵袭等。

1）外力作用

脊柱病产生的外部因素，主要是由于外部力量损伤脊柱，使脊柱的组织结构受到破坏、生理功能失常而致病。瞬间作用于人体的机械力一般较大，常称为暴力。长期持续作用于人体的机械力一般不大，常称为慢性累积性暴力，外部力量常见有直接外部暴力、间接外部暴力、肌肉收缩暴力和慢性累积性暴力等形式。

2）外邪侵袭

外感六淫之邪，或邪毒感染均可侵及脊柱，使脊柱的骨、关节、韧带、椎间盘、筋膜、周围肌肉的内在平衡失调；也可在劳伤的基础上，外邪侵袭而致病。外感六淫是气候条件反常导致的致病因素，风、寒、暑、湿、燥、火六类，包括了自然界六种不同的气候变化。如果人体不能适应气候变化，或六种气候变化太过伤及人体，可导致发病。正如《灵枢·百病始生》所说："风雨寒热，不得虚，邪不能独伤人。卒然逢疾风暴雨而不病者，盖无虚，故邪不能独伤人。此必因虚邪之风，与其身形，两虚相得，乃客其形。"

总而言之，脊柱的结构状态由内外两个平衡系统组成，内平衡系统（即骨骼的生理结构和正常位置）由椎体、椎间盘、小关节、前后纵韧带、骨盆组成。外平衡系统（肌肉对骨骼的稳定作用）由脊柱周围的肌群及其他软组织构成。内外两个平衡系统刚柔相济、相辅相成、协调作用，共同承担人体自身的重量及运动产生的各种应力，维持结构平衡，并保证相应的神经血管畅通，功能正常，使脊柱成为一个既稳定又灵活的整体。

中医认为正常情况下，脊柱内源性稳定功能主要依靠"筋主束骨"来维持，而外源性稳定功能主要依靠"筋利机关"来维持。脊柱病重要发病原因是脊柱失稳，即属于中医"筋出槽"范畴。"筋出槽"的病理状态则不能起到"束骨"的生理状态，久而久之则出现骨不正，即中医"骨错缝"范畴。生理情况下筋、骨紧密相连，各归其位，通过筋的"束骨"作用，维系着骨关节及其与周围组织的正常结构关系，并完成生理范围内的各种功能活动，即"筋骨平衡"状态。病理状态下，筋骨关系的平衡遭到破坏，即"筋骨失衡"状态，就会出现颈肩腰腿痛等脊柱病或多种脊柱相关疾病。

2. 脊柱疾病的病理变化

（1）脊椎力学平衡改变

脊柱是人体的支柱，脊柱及其周围软组织是一个人体内的平衡系统，其中脊柱间的关节、椎间盘、韧带之间的稳定性产生内平衡，脊柱周围肌肉的稳定性产生外平衡。脊柱的正常生理活动是在肌肉舒缩的推动和椎间盘、韧带、关节突关节的稳定作用下完成的，以上相关结构一旦受到损伤，都可使脊柱的力平衡失调，不协调的脊柱活动就会扰乱脊柱正常的解剖生理关系，因而影响相应的组织器官功能紊乱产生症状。脊柱力平衡失调即可发生在脊柱关节，也可表现在肌肉、韧带、关节囊及筋膜上，而最常见的为关节突关节的微小位移。由于关节突关节解剖上的位移，不仅在脊柱的相应部位出现症状，也可直接刺激相应的神经、血管或间接通过神经反射影响四肢和内脏器官，出现类似内科、心血管科、胸科、神经科、骨科、腹外科、泌尿外科、妇科、五官科、口腔等科疾病中的一些相似征象。

（2）自主神经功能失调

自主神经系统在结构上分为头部、胸腰部和骶部，胸腰部的传出纤维由脊髓的胸腰节发生，称为交感神经系统，头骶部的传出纤维称为副交感神经系统。交感神经几乎分布于全身各部；副交感神经分布则比较局限，如皮肤、汗腺、竖毛肌、肌肉血管和肾上腺髓质等部位无副交感神经分布。自主神经纤维支配内脏、心血管、平滑肌和腺体，在正常情况下交感神经的功能与副交感神经相拮抗，处于相对平衡且有节律性的内脏活动，以调节机体的新陈代谢；在环境发生急剧变化时，则促使机体发生一系列的内脏应激活动。当脊柱错位，椎间盘突出，韧带钙化，骨刺压迫及椎旁组织充血肿胀、粘连造成压迫或牵扯，损害交感神经时，则可引起自主神经功能紊乱，出现相应器官和组织病变的症状。

（3）脊神经根刺激或压迫

椎间盘突出，椎间孔变窄、骨刺形成或椎体失稳等可刺激或压迫椎管及神经根管内的神经根。如单根压迫后根则可出现麻木感而无运动障碍，若压迫前根则可有运动障碍而无麻木感。若在前后根会合处受压，则患者既有运动障碍又有感觉障碍。

（4）椎动脉挤压或扭曲改变

颈椎小关节错位或钩椎关节骨质增生等可使穿行于横突孔椎动脉受压，椎动脉受压后可产生血循环障碍。一侧椎动脉受压不至于出现脑动脉缺血症状；若一侧椎动脉已有病变，在做向健侧转头使健侧椎动脉也受压迫后可出现眩晕症状。枕寰关节及寰枢关节错位，经常加大椎动脉第三段的扭曲，极易引起双侧椎动脉供血不全而发生眩晕或晕厥；颈椎失稳错位刺激椎动脉引起痉挛时，亦可发生眩晕等症状。

总的来说，脊柱椎体可以沿横轴、纵轴和矢状轴旋转和平移。脊柱病和脊柱相关疾病的病理变化通常是多个节段多个方向病因的联合动作的结果。所以脊柱失稳后发生的骨错缝也是可以在水平轴上平移，冠状轴上的前倾、后仰和在矢状轴上左右旋转。脊柱的位移发生后，会使脊椎管内容积减少，同时还可使神经根管以及椎动脉受到压迫或 / 和刺激；脊柱小关节排列异常产生对肌肉、肌腱、韧带、筋膜、硬膜等软组织的异常张力，以上各种因素综合作用的结果使被损伤组织接受伤害性刺激，传入冲动增多，即可引起受累的神经根、脊髓、交感神经、椎动脉本身的病变，也可通过血管、神经的反射作用使相应的脊髓节段支配的内脏产生功能上的异常。

3. 整脊疗法的治疗原理

整脊治疗的基本作用原理主要有两点，一是根据生物力学原理，通过调整手法作用于人体脊柱一定的解剖部位，纠正人体脊柱解剖位置的异常，恢复人体正常的解剖关系，达到治疗的目的，称之为“骨合缝、筋入槽”。二是通过松解、通络手法作用于患者的经络、筋经及穴位，调整人体的气血、阴阳及脏腑功能，称之为“疏通经络，气血自流”。以上这两种作用密切相关，从整体上起到治疗疾病的作用。

（1）松筋正骨，纠正解剖位置异常

脊柱病的发生与脊椎及骨盆失稳、错缝、移位密切相关。其无菌性炎症导致椎旁肌微循环障碍，脊柱解剖结构的微位移刺激相应的血管、神经或间接通过神经反射影响四肢和内脏器官。

由急性损伤所导致的骨错缝、筋出槽是许多软组织损伤的病理状态，运用各种整复手法，使关节、肌腱各入其位，解除了对组织的牵拉、扭转、压迫刺激，使疼痛消失，故整脊疗法对此有显著作用。例如，脊柱后关节急性错位，其棘突偏歪引起关节囊和邻近韧带损伤，功能障碍，整脊治疗可迅速纠正错位；有人用 X 线摄片证实，对环枢关节错位的患者，施用颈椎旋转复位法或旋转拔伸复位法，可以恢复环枢关节的正常解剖结构。同时脊椎关节间的滑膜嵌入是造成脊柱活动受限和疼痛的主要原因，而整脊疗法可以使嵌入的滑膜或滑膜皱襞快速得到解除从而消除疼痛与功能障碍，有立竿见影的效果。

（2）舒筋活络，消除软组织痉挛与粘连

脊柱周围软组织受到的各种损伤，使人体产生疼痛并造成软组织的痉挛。局部产生无菌性炎性反应，使损伤组织形成不同程度的粘连、纤维化或瘢痕，加重疼痛感和局部痉挛，如此形成恶性循环。整脊手法既可以消除疼痛，直接放松局部软组织，又能够解除引起软组织紧张及粘连的原因，达到标本兼治的目的。

肌肉痉挛是一种自然的保护机制，但持久的肌肉痉挛可挤压穿行于其间的神经血管，形成新的疼痛源。松解手法直接放松肌肉，解除肌肉痉挛，使疼痛得以减轻，使软组织损伤得以痊愈。同时软组织损伤后，瘢痕组织增生，互相粘连，对神经血管束产生卡压，是导致疼痛与运动障碍的重要原因。整脊手法可间接松解粘连，而按、揉、弹、拨等松解手法则可直接分离筋膜、滑囊之粘连，促使肌肉、韧带放松，起到松动关节的作用。有人用肩关节造影观察到手法对肩关节粘连的作用时，发现手法治疗后，肩关节囊粘连松解。由此证明，松解手法对分离、松解粘连具有一定的作用。

（3）活血化瘀，促进损伤组织修复

适当的松解和调整手法可以调节局部肌肉的收缩和舒张，使组织间压力得到调节，促进损伤组织周围的血液循环，增加组织灌流量，从而起到活血化瘀、祛瘀生新的作用，加速局部组织的修复。临床上对肌肉、肌腱、韧带部分断裂者采用适当的推拿手法理筋，将断裂的组织抚顺理直，有利于减轻疼痛并与断面生长吻合，因此，松解手法对损伤组织的修复具有良好的作用。

（4）调整阴阳，平衡脏腑相关功能

《景岳全书》曰："医道虽繁，可一言以蔽之，曰阴阳而已。"疾病的发生发展，从根本上说是阴阳的相对平衡遭到破坏，即阴阳的偏盛偏衰代替了正常的阴阳消长。"脊之二十一椎，每椎有节之交，神气之所游行出入者也。相应者，内应于五脏也。发于阳者，发于三椎。而内应于肺脏；发于四椎，而内应于心主包络；发于五椎，而内应于心脏也；发于阴者，发于七椎，而内应于肝脏；发于十一椎，而内应于脾脏；发于十四椎，而内应于肾脏也"，其"脊"与脏腑之间关系与现代解剖学研究证实的传入、传出神经纤维的观点十分接近。整脊手法可以通过调整错位椎体的微位移来改善相应脏腑功能，使失衡的人体阴阳和脏腑得到平衡。

人体对整脊和推拿手法的应答过程，大致可分为三步：推拿施术者力的发动、受术者受力后的应力接受、应变接受及位移接受以及受力后局部及全身的生物反应，其关键因素是恢复身体的自愈能力，而气血和合、经络通畅、脏腑协同、骨正筋柔就是整脊手法治疗脊柱病的最终目的。

4. 整脊疗法的治疗原则

整脊疗法已有两千多年历史和临床积累，在中医辨证思维指导下，结合现代医学科学知识，形成了独具特色的现代整脊疗法。现代整脊以松筋、正骨、通络、锻炼为四大核心手段，在医患合作、动静结合、筋骨并重、内外兼治、身心同治五大基本原则指导下，取得了较好的临床近期与远期疗效。

（1）医患合作

大部分脊柱病是患者不良姿势和生活习惯造成的，另外患者自我预防意识不足也是重要因素，在传统推拿学中就包括治病的推拿手法和锻炼强身的推拿功法。练功是整脊治疗中的重要部分，主要是患者自我锻炼。因此，在整脊临床中医患合作最为需要。脊柱是患者长期积劳成疾，找出病人自己患病的原因，了解治疗方案和愈后显得尤为重要。只有患者配合诸如卧床休息，合理治疗，坚持功能锻炼，配合医生的治疗方案，才能有利于脊柱病的修复并迅速控制病情。

（2）动静结合

在整脊临床上，维系脊柱的肌肉韧带就是脊柱骨关节的小夹板，对脊柱骨关节起固定作用，即“骨为干，筋为刚，肉为墙”。脊柱病的病理基础是肌肉韧带劳损、痉挛、肿胀，导致脊柱骨关节错位、运动力学、生物力学失衡所致。因此，在治疗上，首先要恢复、改善动力系统之肌肉韧带。所以松筋在为首，即“筋骨失衡，以筋为先”理念的临床应用。理筋、正骨、通络、锻炼目的都是恢复运动力学和生物力学的平衡。而骨关节错缝调整后脊柱的稳定，也是靠肌力平衡来稳定的。所以，动中有静，动为了静，不动则不能静。例如，治疗颈曲反弓的颈椎病，松筋正骨后需坚持颈肌的悬吊锻炼，时时做扩胸运动。锻炼颈背肌，此时的运动就是为了颈椎骨关节调整后的稳定。

（3）筋骨并重

脊柱病不是突发的外伤，而是长期的单侧某肌群损伤导致脊柱骨关节错缝。临床骨折复位要求对位对线，所谓对线指恢复原来的解剖生理的力线。整脊对脊柱骨关节的调整后同样要求恢复力线。这力线主要是脊椎的生理曲度，特别是腰曲和颈曲。而筋和骨在生理和病理上有密切联系，肝主筋，肾主骨，而“肝肾同源”。“筋出槽”日久，按照皮、肉、筋、脉、骨五体传变，则出现表病及里，病变入骨，则发生“骨错缝”，从而出现骨与关节的退变，椎间盘缩水退变，脊柱失稳，进一步出现脊髓、血管与神经的压迫与刺激症状。骨歪日久则加重筋伤，如此反复，恶性循环，病情逐渐加重。临床治疗脊柱病既要治疗筋的损伤，又要关注骨关节的损伤，即“筋柔才骨正，骨正才筋柔”。

（4）内外兼治

《灵枢经》曰：“内合于五脏六腑，外合于筋骨皮肤。是故内有阴阳，外亦有阴阳。”人体是一统一的有机整体。人体的脊柱是人体的中轴，是人的中枢神经、脊髓通过的地方，从每个椎间孔发出的神经，控制着全身的感觉和运动，协调着脏器的功能。所以脊柱骨病，既发生于“筋骨皮肉”，也影响到“五脏六腑”。因此，在治疗上需内外兼治。临床上可根据损伤的病理变化，或以外治为主，或以内治为主，或内、外兼治，灵活运用，可以显著缩短病程，提高临床疗效。

（5）身心同治

医师面对的是有思想活动和心理波动的患者，不能只关注或满足于找到病灶、治疗躯体疾病。脊柱病长期久治不愈，会造成一些情绪或精神问题。在积极治疗躯体疾病时，应关注患者的心理状况并给予适当干预。已经有无数的科学研究证实，心理因素在躯体疾病的发生发展中起到非常重要的作用，心理因素会加重患者的躯体症状甚至成为疾病发生发展的诱因。只有重视患者心理健康、身心同治，才能给予患者有效的治疗，增加患者的获益感。

二、脊柱的生理解剖和运动生理

1. 脊柱的生理解剖

脊柱是由椎骨组成的节段性的中轴骨架，同时又是中枢神经和周围神经联系的通道。脊柱是人体躯干的中轴，起着支持头颅和构成支持胸、腹、盆腔脏器的骨干，同时也是上、下肢的支持者，并有负重、运动、缓震和平衡身体的作用。人体的正常脊柱是由 26 个椎骨、23 个椎间盘，31 对脊神经和很多方向不一、活动范围各异的小关节及许多坚强的韧带所组成。除第 1、2 颈椎和骶、尾椎外，其余椎骨的形态结构基本相似，由 1 个椎体、2 个椎弓根、2 个椎板、2 个横突、2 对关节突和 1 个棘突组成。此外，椎体的前、后部和棘突上分别有纵贯脊柱全长的韧带把每个脊柱骨牢固的连结在一起。

从前面观，椎体由上而下逐渐增大，以适应生理机能的需要；但在骶骨底部，由于体重沿骨盆传至下肢，故骶部自上而下逐渐变小。侧面观，成人脊柱有四个生理性自然弯曲，即颈、胸、腰、骶曲。生理弯曲的出现，增强了脊柱的弹性和支持能力。脊柱各部椎骨关节面的方向和椎间盘的大小、厚度与该段脊柱运动方向及活动范围有关。正常脊柱可前屈 90°、侧屈 30°和旋转 30°。脊柱运动的基础是椎间盘和后关节。这些结构的任何部分受损，均可导致临床症状与体征的发生。

（1）椎骨的形态

1) 椎骨的一般形态

椎骨是构成脊柱的基本骨骼，每个椎骨的功能运动构成了脊柱的最基本活动。在椎骨的运动中，需要众多的小关节参与其中活动。颈椎、胸椎、腰椎等大部分椎骨都具有相似的形态学特点。

椎骨由椎体和椎弓两个部分组成。椎体呈圆柱形状，与椎体后方相连的呈弓状的部分叫椎弓，椎弓和椎体之间共同围成椎孔，在每个椎体之间的椎孔相连处形成椎管，容纳脊髓及其被膜；椎弓根是椎弓与椎体相连的部分，存在2个切迹即椎上切迹和椎下切迹。相邻椎弓根上下切迹围成一个骨纤维通道即椎间孔，脊神经及血管通过其中。椎弓上的突起共有7个，即4个关节突、2个横突及1个棘突。关节突位于椎弓根和椎板连接处，相邻上、下关节突构成椎间关节。横突是肌肉附着处，可以维持脊柱的力学平衡。每个棘突之间由棘间韧带和棘上韧带相连，棘突是项背肌肉的附着处。

2）颈椎、胸椎、腰椎的形态特点

颈椎：颈椎是椎体较小的椎体骨，其承重较小，相对来说也是比较薄弱的一个部位，椎孔较大，里面有脊髓通过。在第1至6颈椎的横突孔内有椎动脉通过，上下相邻的椎体之间有一个小关节叫钩椎关节。

第1个颈椎称为寰椎，无椎体，代之以前弓。寰椎正中后面有1齿突凹，与齿突相关节。第2个颈椎称为枢椎，枢椎下部与一般颈椎相似，上面有独特的形态——齿突。枢椎横突短小朝下，棘突粗大有众多肌肉附着。第7个颈椎称为隆椎，棘突长，末端不分叉，是人体检查的骨性标志，容易摸到。椎动脉只通过第1至6颈椎体的横突孔，不穿过第7颈椎的横突孔。

胸椎：胸椎12个，是胸廓的重要组成部位。胸椎椎孔呈圆形，棘突长，其截面呈三角形。胸椎上有关节面与肋骨组成肋椎关节。第1至4胸椎的棘突向后，与水平面呈40°左右。第5至6胸椎的棘突长而向下，与水平面呈60°。相叠状覆盖下面的椎体，第7至12个胸椎棘突的朝向和形状与上4个胸椎棘突的相似。

腰椎：腰椎尺寸较大，与其他椎体容易区别，腰椎的椎弓根朝向后外方，椎弓板比较厚，椎孔呈三角形较小。第3腰椎的横突最长，腰椎的棘突水平呈板状伸向后方。

骶骨：由5个骶椎融合组成，形状呈倒三角形，组成骨盆后壁。骶骨向后倾斜弯曲，与第5腰椎之间明显成角，形成腰骶角。骶骨腹面有横行的4条骶椎融合线，为骶椎间盘的遗迹。

尾骨：由4个退化的尾椎融合而成，第1尾椎相对较大，下3个尾椎仅有椎体和横突的融合。

（2）椎骨间的连接

1）椎体间的连接：椎间盘是一个无血管的组织，由纤维环、髓核和软骨板组成，与椎体和前、后纵韧带紧密相连，在脊柱起着弹性垫的作用。椎间盘富有弹性，因此，相邻椎体之间可以有一定限度的活动，椎间盘能使相邻上下的椎体各部分所承受的压力均等，从而起到缓冲来自下部的冲击力量，使头颅免受震荡。在椎间盘的髓核和纤维环内含有大量的水分，所以它富有弹性。除 1、2 颈椎之间无椎间盘以外，其余每 2 个椎体之间夹有一层和椎体紧密结合，与椎体一致的纤维软骨垫即椎间盘，直接构成椎体之间的连接。

2）关节突间的连接：椎间关节，又称后关节、关节突间关节。由相邻两椎体的上、下关节突关节面相对应构成的关节，周围包以薄而紧的关节囊，属于微动关节。主要功能是稳定脊柱，阻止脊柱的滑脱和防止脊柱过伸。

3）椎弓间的连接：弓间韧带即黄韧带，两个椎弓之间除椎间孔和正中线上的狭窄裂隙外，全部被弓间韧带封闭。横突间的连接是横突间韧带，棘突间的连接是棘间韧带。

4）脊柱的长韧带：棘上韧带、前纵韧带、后纵韧带。

①棘上韧带连接在各椎骨棘突上，保持躯干直立和限制脊柱过度前屈。

②前纵韧带附着于各脊椎椎体、椎间盘的前面和侧面，是坚固宽阔的膜状韧带。

③后纵韧带附着于各椎体及椎间盘的后部，构成椎管的前壁。

（3）脊柱运动肌群

脊柱周围的肌肉可发动和控制脊柱运动，增强脊柱的稳定性和承受作用于躯干的外力。脊柱周围的肌肉分为两大组，一组直接起止于脊柱骨骼并作用于其上，包括椎旁肌、腰大肌及腰方肌等。另一组起止于脊柱以外的骨骼，间接地作用于脊柱，包括胸、腹肌。

1）椎旁肌

①浅层肌：这层肌肉可分为 3 层，第 1 层有斜方肌和背阔肌，第 2 层有肩胛提肌和菱形肌，第 3 层有上、下后锯肌。

②深层肌：可分为 3 层，第 1 层为夹肌和竖脊肌，第 2 层为横突棘肌，包括半棘肌，多裂肌和回旋肌；第 3 层为节段性小肌，有横突间肌和棘间肌。

2）椎骨侧方肌肉

①腰大肌：位于腰椎椎体和横突之间，起自第 12 胸椎和第 1–4 腰椎椎体的侧面、椎间盘、横突根，肌纤维向下外与髂肌共同组成坚强的髂腰肌腱，经腹股沟韧带的肌腔隙止于股骨小转子。

②腰方肌：位于腰大肌的外侧，方形，起于髂腰韧带及毗连的髂嵴与下 2 ～ 3 个腰椎横突尖，向上止于第 12 肋下缘。吸气时腰方肌能固定末节肋骨，使膈肌收缩下移，加大胸腔纵径。

3）腹肌：包括腹内斜肌、腹外斜肌、腹横肌和腹直肌，两侧共同收缩时前屈腰椎。

（4）脊髓与脊神经

脊髓位于椎管的中央，呈扁圆柱状，从横断面看接近椭圆形。脊髓有两处膨大，分别是颈膨大和腰膨大。颈部的脊髓，由于支配上肢复杂而灵巧的功能活动，因此，颈脊髓内神经细胞较多，导致颈脊髓增粗，称为颈膨大，是整个脊髓中最粗大的部分，颈膨大是指颈 3– 胸 2 髓节，而在颈 6 髓节处最粗。

脊椎骨分成一节一节的，神经为了与脊髓连接方便，也按脊椎骨的节段分组，每组在出脊髓后又组织在一起，形成神经根，左右各一。颈椎有 7 节椎骨，但它有 8 对神经根，因为第 1 颈椎是与枕骨相邻的，它们之间也有对神经根出来，叫第 1 对颈神经根。其余每个椎骨上边的椎间孔，都各有一对神经根，就是第 2–8 对颈神经根。这些神经根除颈 1 神经根分布到后枕部、颈肩部外，其余各节均分布到上肢。

在胸椎及腰椎，神经根都是从其相应节段的椎骨下方的椎间孔发出的，如腰 4 神经根是从腰 4 及腰 5 椎骨之间的椎间孔发出，而颈 7 与胸 1 椎骨之间发出的神经根，则被称为颈 8 神经根；胸 1 神经根是从胸 1 椎骨下方的椎间孔发出的。

（5）脊柱的功能

脊柱的功能大致上可分为四方面，即承重功能、运动功能、神经保护功能和平衡功能。承重功能是指脊柱承担着支持上半身重力及由于加速度运动引起的动力并将之传递给两下肢的作用。运动功能是指在神经系统的协调下，为躯干肌肉收缩所产生的动力提供三维六自由度活动的关节运动。神经保护功能是指为居于椎管内的脊髓、出入神经根管的神经根及附看于脊椎附近的交感、副交感纤维提供适宜的内环境，并为躯干、肢体运动过程中出现的各种过载负荷提供机械缓冲。

平衡功能包括两个方面，即力学平衡和感觉平衡：力学平衡是指通过躯干姿势反射和体位变换来实现身体纵轴的静力和动力的前后及左右对称平衡的能力，而感觉平衡一是指通过头颈姿势反射为头颅提供一个三维运动平台，以保证两侧视线尽可能保持在水平状态，保障视觉的真实性：二为两侧半规管—耳蜗系统和颈部本体感觉信号尽可能提供空间对称位置，保持平衡感觉不受干扰，保障人体对头部运动和三维空间位置感觉的真实性。

2. 脊柱生物力学改变与临床实践

脊柱有 6 个自由度的运动，即沿 X、Y、Z 轴的平移及旋转。在颈、胸、腰椎、骨盆的骨、关节、椎周软组织慢性劳损或椎间盘退行性改变、骨质增生时，在一定的诱因条件下使脊柱的生物力学发生改变，骨关节不能复位到正常的解剖位置上，间接或直接对神经根、椎动静脉、脊髓或交感神经产生刺激或压迫，就出现脊柱和脊柱相关疾病。

脊柱的生理曲度不同，运动角度大小不同，在遭受外伤、劳损产生之移位也不同。例如，在长期伏案工作所引起的颈椎错位，是以颈椎变直甚至反张的为多，也就是 Z 轴（即矢状面）上的损伤，这是长期头前屈的缘故。弯腰向前取重物，是以腰骶关节损伤多见，这是因为腰骶椎是腰段屈伸活动最大的，常见的有腰椎前或后滑脱式错位。因此，对脊柱各节段的正常运动要熟练掌握，就能对脊柱及脊柱相关疾病的错位形式的诊断以及治疗手法的选择有益处。

（1）静态的脊柱

脊柱侧面呈“S”形，分 4 个弯曲，其中颈椎呈前凸曲线，胸椎呈后凸曲线，腰椎呈前凸曲线，骶椎呈后凸曲线。腰椎前凸是主要曲线，它影响着颈、胸椎的 2 条曲线，但它又决定腰骶骨基底的倾斜角度。从人体后面观察脊柱时，存在着一条相似的重力铅垂线，穿过各椎体的中央部直达骶骨尖，并位于双侧髋关节和踝关节的中间。胸椎曲线在矢状面上变化很小，因此，主要的变化发生在下腰椎（前凸）和颈椎（前凸）曲线上。例如，当一个人腹部脂肪明显增加后，腹部向前膨隆，腰椎曲度明显加大，腰骶角也随之加大。从腰段侧面可见腰曲加大向前凸，随之而来的是背曲亦向后凸呈圆形背，再向上引起颈曲也增大向前凸。根据“任何一条曲线其曲度的增加必须由另外 2 条曲线成比例对称地增加或减少其曲度来代偿”的脊柱生物力学规律，在治疗腰骶角加大的腰骶不稳时，除了用手法纠正过大之腰骶角外，还要注意纠止向后凸的胸椎，病程长者还得检查其颈曲是否改变，若颈曲加大时应一起治疗才能收到理想疗效。

（2）动态的脊柱

脊柱的运动形式有屈伸、侧屈和旋转。在颈椎屈伸时环枢椎的幅度很小，主要是颈 2–7 椎骨间上一椎骨在下一椎骨之上“滑动”。脊柱在屈伸时，椎间盘在水平位上发生扭转变形。

前屈时椎间盘前部被压缩变窄，后部增宽，后伸时则与之相反。对于椎管而言，前屈时颈椎管增长，伸展时缩短；屈曲时椎管部长度的增长多于前部，在背伸时则相反。颈屈伸时椎间孔亦随之变化，屈时椎间孔增大，伸时椎间孔变小。故在颈椎病引起手麻的，进行颈椎牵引应取头前伸 15°较合适，为的是使颈椎间孔尽量大，减少对神经根的压迫或刺激。在头旋转、侧屈时，椎间孔的大小也会发生变化：头侧屈和转向的一侧椎间孔缩小，而对侧的椎间孔增大，故颈椎错位与颈椎间盘突出症患者，头习惯偏向健侧，为的是使病侧椎间隙和椎间孔增大，减少疼痛。

（3）负性稳定关节与脊柱力学改变分析

“上梁不正下梁歪”，当颈椎错位后，由于脊柱力平衡的破坏，可使胸椎、腰椎甚至骨盆失稳产生延续性错位。在颈椎错位后，脊柱内源性平衡失调，就通过外源性的肌肉紧张来加强该关节的相对稳定。这种因与原发性脊椎错位形成力学稳定关系并对其复位造成阻力的，称为负性稳定关节。

脊柱的肌肉运动时以等张收缩为主，而肌肉痉挛则以等长收缩为主。等长收缩时肌肉两头同时向中间靠近，肌肉系张易引致起止点劳损。例如寰枢关节错位后为保持该关节负性稳定，提肩胛肌痉挛，导致该肌的附着点（肩胛内上角处）劳损，触诊检查时可发现有摩擦音。有些肌肉，如骶棘肌是跨 6–7 个椎节的，当上位椎体错位未能及时纠正，日久可导致下位相应的椎体错位。例如，颈 4 错位后未经治疗，会引起颈背肌肉痉挛。其中颈半棘肌最粗大，跨 5 个椎节，颈 4 错位的同时可引起胸 2 错位。这时，胸椎错位就变成继发于颈椎错位的错位，并与错位的颈椎形成力学上的负性稳定关节。

当颈 4 和胸 2 错位后，如果不及时医治，就引起这 2 个错位关节附近的肌肉紧张，如果这些痉挛的肌肉仍不能维持该关节的平衡时，则要用上段的颈枕肌肉或下段的胸腰肌肉作等长收缩来补偿。于是，又会继发上颈段错位或腰椎错位。同样道理，腰椎错位又可引起脊柱整体力平衡的失调，随后又可以导致骨盆移位来保持脊柱的相对平衡。

从上述变化可见颈 4 错位导致胸 2 错位，再引起腰椎错位，最后造成骨盆移位。这种由于颈 4 错位最后导致的骨盆错位，假如仅作颈椎复位，仅仅解决了颈胸椎错位的负性稳定，但上颈段错位以及腰椎、骨盆的错位未纠正，脊柱的内外平衡尚未完全恢复，腰椎与骨盆仍属于负性稳定关节，其结果就是迫使椎 4 回复到原来的错位状态。在临床上治疗一些棘手的脊柱失稳者，例如反复颈椎错位产生眩晕、头痛者，不妨检查其胸腰椎棘突有否偏歪压痛；而腰椎间盘突出症治疗效果不明显时，则应检查其骨盆以及双下肢是否对称。若有异常时，则可以通过 X 线照片给予证实，并及早给予纠正。实践证明，只有经整脊手法整复负性稳定关节后，才能彻底治愈原发性关节错位。

（4）衣架理论与脏病调脊

临床工作中，在应用脊柱相关疾病理论治愈了不少内脏病者的同时，还观察到不少内脏疾病患者（包括肿瘤、感染、内脏下垂等）相应的脊柱节段有轻度侧弯和旋转移位，按病因病理推测，由于组织器官血流量受交感神经系统控制，应该是脊椎错位使交感神经受刺激或压迫而导致了相应内脏的病症，但这些疾病的发病机制与脊柱相关疾病的理论很难合理联系与解释。

“衣架理论”认为：当悬挂的某件衣服过重了，例如挂的不是件衬衫，而是棉大衣，就会把衣架拉歪。而肝、脾、肾等内脏通过结缔组织（主要是筋膜）悬挂在脊柱上，就像各种衣服挂在衣架上。内脏病变时，如肝炎时肝的重量和体积不断增加，若得不到及当的治疗，久而久之，由于脊柱内外力的平衡失调，再加上病变椎周软组织的刺激，就会发生像衬衫换棉大衣使衣架偏歪的情况，导致胸椎错位。

“衣架理论”是脊柱相关疾病理论的补充，说明内脏器官的病症同样可以反过来引起脊柱失稳，它们之间可以互为因果。在临床治疗类似病症时，把脊柱失稳与内脏病变 2 个病因同时考虑，按照“标本兼治”“内外兼治”的原则，进行相关节段脊柱调整和对应脏腑筋膜调理的治疗，大多能收到较理想的效果。

（5）整体观念与整脊临床新思路

1）上病下调

上病下调，是整脊疗法的一大特色。《灵枢经·经脉》篇论及：“厥头痛，项先痛，腰脊为应”。我们临床大量研究发现颈曲改变的颈椎病，基本都合并腰曲改变。而 X 线动态实验，也证实腰曲变直，颈曲也同时变直。因此，在临床上寰枢关节错位要同时调整腰骶角；颈曲变直、反弓的颈椎病，要调整胸椎和腰椎；胸椎侧凸，也要同时调腰椎。因此，采取上病下调法治疗严重、久治不愈、容易复发的颈椎病、胸椎侧凸症临床疗效较好，安全可靠。

2）下病上调

下病上调，也是整脊疗法的创新。根据脊柱生物力学特性和运动规律，颈段、胸段、腰段三个节段中，活动度最大者：颈段是颈 1– 颈 4；胸段是胸 1– 胸 5；腰段是腰 1– 腰 3。据此，下腰段的病变，必须纠正上腰段的侧弯；下颈段的病变，必须纠正上颈段的侧弯，如此才能达到良好临床疗效的目的。例如：临床急性腰扭伤，往往是腰 4–5 小关节错缝，但只要在胸腰枢纽（T12/L1）作一调整手法，往往其错缝可复位。

3）腹病调脊

腹病调脊，指脊源性胃肠功能紊乱、脊源性妇科病、脊源性男性性功能衰退等。这些病变源自下段胸椎及上段腰椎骨关节力学失衡，造成脊柱内外源性稳定平衡失调，导致支配该脏器的脊神经刺激或压迫而产生功能性病变。所以，通过整脊疗法恢复其脊神经正常功能，从而解决脊源性的腹病，这是整脊治疗脊源性疾病的具体措施。

4）腰病调腹

腰椎的稳定，后缘靠腰背的竖脊肌，前缘靠紧贴后腹膜的腰大肌和腹内压。

因此，腹内压是稳定腰椎的主要内动力。腹肌松弛，腰椎不稳，多患慢性腰痛。腹部推拿能对深层次的内脏产生影响，缓解内脏源性腰痛，但同时也能作用于浅表层的肌肉组织，松解局部筋结点，使受损腹部肌肉高张力状态得以释放，从而进一步缓解因腹部肌肉损伤导致前后肌肉张力失衡所引发的腰痛。同时在功能锻练中，“腹式呼吸”“平板支撑”等均为练腹肌的功法，目的也是“腰病调腹”。

整体观念是传统中医的特点，也是中医整脊的一大学术特色，中医认为人体是一个统一的整体，人体各结构之间互相联系、密不可分。在调整脊柱时，不仅要调整病变的脊柱，还要调整人体脊柱的力线，这样才能取得满意的疗效。脊柱疾病病变阶段的结构改变，不仅产生局部的近节段影响，还会影响到上下节段，从而出现相应的远节段表现。整脊手法不仅能够通过矫正病变节段而产生近节段的治疗作用，也可产生远节段的治疗作用。

三、整脊疗法的禁忌证与注意事项

整脊疗法适应证有以下几方面：骨科筋伤、内伤的急、慢性期或后遗症；内、外、妇、儿、五官科等与脊柱相关疾病，属于功能性疾病疗效更佳；各种亚健康状态不适以及需功能康复的疾病等。虽然适应证广泛，具有自身的优点，但任何一种治疗方法只能治愈一部分疾病，整脊也不是万能的。而虽然它适用于很多病症的不同阶段，而且无毒副作用，但毕竟是一种外力，对于一些疾病也有其禁忌证。在某种病理情况下使用时，有使病情加重和恶化的可能。在临床上应严格掌握其禁忌证，注意操作手法的动作要领，以免给患者带来不必要的痛苦和伤害，避免不应有的医疗事故的发生。

1. 整脊疗法的禁忌证

（1）对于严重的脊髓型颈椎病、腰椎间盘突出症中央型，严禁使用手法整脊，以免损伤脊髓或马尾神经，造成瘫痪、大小便失禁等。

（2）对于强直性脊柱炎所致的颈椎关节半脱位，不可使用手法整脊，以免造成进一步损伤。

（3）对于脊椎恶性肿瘤、脊椎结核、脊椎化脓性骨髓炎、脊椎骨折、严重的骨质疏松等疾病，禁用手法整脊，因手法整脊可使骨质破坏、感染扩散，加重原有疾病的损害。

（4）对于手法治疗部位有严重皮肤破损或皮肤病患者禁用手法整脊，手法刺激可使皮肤损伤加重。

（5）对于严重心、脑、肺等疾病、病重、极度衰弱者，久病体弱者，考虑承受不了手法整脊治疗的患者，禁用或慎用手法。

（6）过度疲劳、饥饿、酒后或酒醉及饭后半小时以内、剧烈运动之后、神志不清、过饱等情况下禁用或慎用手法整脊，体质嫩弱而经不起整脊手法作用的患儿禁用。

（7）精神病发作期、不能与医生合作的精神病患者障碍者、对中医手法整脊恐惧不能配合医生操作的患者，不宜用手法整脊治疗。

（8）对于各种急性传染病，为避免交叉传染，禁用手法整脊，如急性肝炎、结核等。

（9）对于椎体滑脱等所致的椎管狭窄以及椎体间有骨桥形成者，避免使用手法整脊，以免加剧病情。

（10）对于寰枕、寰枢椎发育异常，禁用中医手法整脊，以免造成脱位或半脱位。

（11）对于孕妇，特别是腰骶部不宜使用手法整脊。

（12）对于诊断不明的急性脊柱损伤伴有脊髓损伤症状者禁用手法整脊，手法可能加剧脊髓损伤。

2. 整脊疗法注意事项

（1）明确诊断，避免误诊漏诊

决定一个治疗方法是否有效的最主要因素就是要首先诊断清楚，对症治疗才会有疗效，整脊治疗脊柱病也符合这个原则。

（2）根据病情选择最合适的手法

整脊手法形式众多，每种手法都有其最佳适应证，临床应用应该根据病情选择最安全、最合适、最有效的整脊手法来治疗疾病。

（3）手法熟练操作，发力轻巧适度

每种整脊手法操作的成果需要医者掌握其原理，熟知其步骤，在勤加练习的基础上才能面对不同患者得心用手的治疗。

（4）手法设计符合力学原理

整脊手法的基本内涵就是一种外力，外力作用到机体一定要在熟悉局部解剖结构和关节正常活动范围基础上符合其基本的力学原理，才能保障其安全性、成功率与舒适性。

（5）合理制定详细治疗计划

整脊疗法治疗脊柱病不是一劳永逸的，需要根据患者病情详细制订一个可以操作的治疗计划，这样才能真正达到较好的临床疗效。

（6）医者患者体位适当，医患配合

整脊疗法非常讲究医者和患者的体位与相互配合，只有双方都处在舒适的体位，才能用最小的力来达到最好的治疗效果。

（7）严格掌握整脊疗法的适应证与禁忌证

整脊疗法毕竟是一种外力，有其适应证就一定有其禁忌证，临床操作时一定要根据触诊、病史、体格检查与影像学结果来共同分析。

3. 整脊疗法异常情况的预防与处理

整脊疗法是一种外治法，与药物内治是有区别的。临床上，如果手法操作不当，不但达不到应有的疗效，而且能加重患者的痛苦，甚至会导致不良后果，危及生命，故应当积极预防手法意外的发生，一旦发生，应及时正确处理。

手法意外涉及有肢体的软组织、骨与关节、神经系统、内脏系统等。

（1）软组织损伤

软组织包括皮肤、皮下组织、肌肉、肌腱、韧带、关节附件等。

预防及处理：要求医者加强手法基本功的训练，正确掌握各种手法的动作要领，提高手法的熟练程度，并使用适当的推拿介质。

（2）骨与关节损伤

主要包括骨折和脱位两大类。

预防及处理：要求施术者对骨与关节的解剖结构和正常的活动幅度有深刻的了解；在手法治疗时不乱使用强刺激手法及大幅度地超越骨与关节的活动范围，一旦发生意外应及早处理，同时要分辨是局部损伤还是合并有邻近脏器的损伤。

（3）环枢关节脱位

当上段颈椎有炎症或遭受肿瘤组织破坏后，在没有明确诊断的情况下，手法操作者盲目地作较大幅度的颈部旋转运动或急剧的前屈运动，可导致环椎横韧带撕裂、环枢关节脱位；或者有齿突发育不良等先天异常，也可因盲目的颈部手法操作，引起环枢关节脱位。

预防及处理：预部整脊操作特别是颈部旋转复位类手法之前，应常规摄 X 线片，检查血常规、红细胞沉降率等，以排除颈部、咽部及其它感染病灶，了解其疾病的变化和转归，方能行颈部旋转手法，但不宜超过 45°，颈部整脊不要强求弹响声。

（4）胸腰椎压缩性骨折

推拿操作时，当病员取仰卧位，过度地屈曲双侧髋关节，使腰椎生理弧度消失，并逐渐发生腰椎前屈，胸腰段椎体前缘明显挤压，在此基础上，再骤然增加屈髋、屈膝的冲击力量，则容易造成胸腰段椎体压缩性骨折。

预防及处理：运用此种方法的时候，只要在正常的髋、骶关节活动范围内，且双下肢屈髋关节的同时，不再附加腰部前屈的冲击力，腰椎压缩性骨折是完全可以避免的，特别是对于老年人，久病体弱或伴有骨质疏松的患者，行此法时更需谨慎。

单纯性椎体压缩性骨折，无脊髓损伤者，可采用非手术疗法，指对于脊柱不稳定的损伤，即椎体压缩变形大于二分之一，同时伴有棘上、棘间韧带损伤或附件骨折，或伴有脊髓损伤者，应以手术治疗为主。

（5）肋骨骨折

在推拿治疗时，由于过度挤压胸廓的前部或后部，使胸腔的前后径缩短，左右径增长，导致肋骨的侧部发生断裂。如患者俯卧位，医者在其背部使用双手重叠掌根按法或肘压法等重刺激手法，在忽视病人的年龄、病情、肋骨有无病理变化等情况下使用此类手法，易造成肋骨骨折。

预防及处理：对年老体弱的患者，由于肋骨逐渐失去弹性，肋软骨也常有骨化，在受到外力猛烈挤压时易造成肋骨骨折；对某些转移性恶性肿瘤肋骨有病理变化的病人，此背部及胸部的按压手法极易造成医源性或病理性骨折。

单纯的肋骨骨折，因有肋间肌固定，很少发生移位，可用胶布外固定胸廓，限制胸壁呼吸运动，让骨折端减少移位，以达到止痛的目的。肋骨骨折后出现反常呼吸、胸闷、气急、呼吸短浅、咯血、皮下气肿时，应考虑肋骨骨折所产生的胸部并发症，应及时转科会诊治疗。

（6）神经系统损伤

推拿治疗颈部疾患时，如强行做颈椎侧屈的被动运动，易导致患者的臂丛神经和关节囊损伤。

颈椎斜扳法前，忽略了局部骨质检查，如存在骨质的破坏或畸形；患者畏惧不配合；加之，术者对解剖的不熟悉，操作时对手法掌握不好，采用暴力强行超范围的旋扳，导致对脊髓的损害而出现高位截瘫，甚至死亡。

预防及处理：在颈部行侧屈被动运动时，尤其要注意，颈椎侧屈运动的生理范围只有45°，运动时绝对不能超过此界限，同时切忌使用猛烈而急剧的侧屈运动。在行颈椎扳法时，一定要通过影像学检查去了解患者局部骨质情况，注意手法的力度、角度、幅度和方向，避免暴力旋扳，推拿意外是可以避免的。

（7）脑血管意外

颈部推拿操作失当，如手法粗暴可致使颈部的动脉血管（如椎动脉或基底动脉）断裂或导致血凝块的形成或致使原有的附壁栓子脱落，造成脑血管栓塞，引起脑干缺血，导致患者发生脑血管意外。

预防及处理：对动脉硬化、椎动脉型颈椎病、头晕较重者，慎用颈部旋转扳法，避免暴力推扳操作。如出现眩晕、恶心等症状，立即停止手法操作，平卧休息，请神经科医生会诊。

（8）休克

推拿治疗的过程中，如果使用特殊的手法，持续刺激或在患者空腹、过度疲劳、剧烈运动后行手法治疗，可出现休克反应。

预防及处理：为了防止推拿治疗诱发休克意外，临床上必须做到，空腹患者不予推拿治疗，剧烈运动后或过度劳累后的病员不予重手法治疗。使用重手法刺激时，必须在患者能够忍受的范围内，且排除其他器质性疾病。

推拿治疗中，出现休克病症时应立即终止重手法的不良刺激，如仅表现为心慌气短、皮肤苍白、冷汗等症状，应立即取平卧位，或头低足高位，予口服糖水或静脉注射50%葡萄糖。如症情较重应立即予以抗休克治疗，补充血容量，维持水、电解质和酸碱平衡，运用血管扩张剂，以维护心、脑、肾脏的正常功能，必要时立即请内科会诊治疗。

四、整脊疗法的检查与诊断方法

1. 脊柱触诊

唐代蔺道人《仙授理伤续断秘方》就把“揣摸”作为治疗闭合性骨折的四大手法之一，清代《医宗金鉴》中，摸法就成为正骨八法之一。目前在整脊临床诊察中，触诊仍具有不可替代的重要作用，即我们所说的“手摸心会”，特别是在软伤疾病的诊断上，触诊甚至是主要的诊断依据。从事整脊的临床医生应该特别在触诊技术方面下功夫，毕竟精确的触诊才可能有较好的临床疗效。

（1）痛点触诊

骨伤疾病和损伤的病理特点之一就是一个很小的“痛点”可以引起一大片肢体组织的剧烈疼痛。故推拿触诊的主要目的之一就是触摸痛点的位置，如人体某一点在触诊过程中产生明显的痛感，则多为病理现象，提示临床医生应注意其与疾病之间的关系。

痛点可分为两类，一类痛点只引起局部痛，并不引发向远处传导的放射痛，为局部压痛点。另一类痛点按压其上不仅可引起局部疼痛，而且可以引疾病相类似的放射痛（也称为复制痛），其诊断意义可能更大。如腰椎棘突旁引出的向下肢坐骨神经通路放射的痛点是腰椎间盘突出症的诊断依据之一。

（2）触诊力度控制

医生的手指按压应根据病情发生相应改变，由轻而重或由重而轻，以探查病变组织的深浅及轻重，所谓“轻摸皮，重摸骨，不轻不重摸筋肌”。一般而言，轻压痛反映病变位置表浅，如皮肤、皮下脂肪及浅筋膜病变、损伤，病情较轻；中等力压痛反映肌肉、骨关节病变、损伤，病情一般；重力压痛反映椎间盘、后关节、椎管内病变、损伤，病情较重。

（3）组织质地改变

正常的肌肤、骨骼、韧带均具有相似的质地和温度，而病变组织的质地和温度也会发生相应的变化。《医宗金鉴》认为“（伤）虽在肉里，以手扪之，自悉其情”。整脊医师可以通过训练来提高触诊灵敏度。

正常皮肤具有良好的弹性且与皮下组织间有良好的游离活动度。而患有腰背肌筋膜炎的病人，因长期的非特异性炎症的结果，腰背部的皮肤可出现增厚而毛孔增粗，游离活动度减少。

正常的皮下脂肪层的质地较松软而有弹性。一旦局部组织出现肿胀，皮下脂肪因结构疏松而最易触摸出来，表现为厚度增加，质地稍增硬而重按后留有凹痕。

正常的肌肉具有良好的弹性并保持一定的张力，光顺而柔软。一旦局部损伤而引起疼痛时，肌肉即处于反射性紧张状态中，触诊中可感到肌肉质地僵硬而失去弹性感。在疾病和损伤状态中，肌肉组织中常常可触及筋结、条索，而这些往往是松解手法刺激的重点区域。

（4）骨性标志解读

《医宗金鉴》曰：“故必素知其体相，识其部位，一旦临证，机触于外，巧生于内，手随心转，法从手出。”触摸骨性解剖结构的目的既是为了诊断、定位，也是为了指导整脊治疗，所以脊柱触诊具有重要的临床意义。

脊柱触诊的手法常见的有以下三种：

①用拇指沿棘突的左侧及右侧自上而下逐节滑移触摸。

②用中指和食指夹于棘突两侧，自上而下逐节滑移触摸。

③用无名指和食指夹于棘突两侧，中指按于棘突顶端，自上而下逐节滑移触摸。

脊柱触诊时，宜先轻后重。轻触诊时，拇指皮肤感觉保持敏锐的精细触觉，对骨质和软组织的异常容易分辨。而用力按压下触诊，使得皮肤的精细触觉受到抑制，有时反而不宜发现局部的细微变化。

脊柱棘突在正常情况下呈垂直的水滴状排列，上下棘突排列成一条直线，棘突结构两侧对称。一旦脊柱某一节段出现错位，由于脊柱运动轨迹的缘故，必然呈现旋转、侧屈、后伸的三维空间改变，而棘突则出现斜向排列的改变。此时在脊柱触诊中可感觉到病变节段上一椎棘突向某一侧凸起。故在脊柱触诊过程中应仔细体会每一节棘突左右两侧是否对称，脊柱生理弧度是否改变，脊柱整体有无侧凸、后凸畸形。

脊柱的错位，必然存在棘突或左或右的偏凸。但反过来，棘突的偏凸并不一定意味着脊柱错位的标志。棘突骨质可有发育上的变异，若棘突左右侧发育不对称，也会在触摸时感到棘突某一侧偏凸。由于颈椎棘突有分叉，这一现象在颈部更为普遍。因而当触诊时发现某一椎棘突偏凸后，还需辨别是发育性不对称还是错位的体征。这时除了触摸棘突外，须进一步触摸同椎的左右横突。若同椎的横突也存在相应的后凸或前凹现象，才表明该椎骨存在错位，才能诊断为脊椎错位。如虽有棘突偏凸而无相应椎横突的后凸，则只能证实骨性结构发育上的异常。

（5）颈椎触诊要点

1）颈椎棘突的触诊

枕骨粗隆自上而下，摸到枕骨下缘第一个最大的棘突为颈 2 棘突，依次向下可以摸到突出的棘突为颈 7 棘突。颈 3、4 棘突短小不易触摸，如果可以明显摸到一般为颈椎生理曲度变直或反弓，颈椎项韧带钙化常可以在棘突表面触及硬性条状物，可以推动。

2）颈椎后关节突的触诊

颈椎棘突两侧竖脊肌外缘可触及质地较肌肉坚硬的骨性突起为颈椎的后关节突。正常颈椎的上下后关节突应排列成平滑的弧线，当某活动节段的后关节出现退行性骨关节炎时，该关节突有明显压痛。当颈椎旋转错位时，与棘突偏歪侧相对侧的后关节突相应向后、向下方翘起，并有压痛。

3）颈椎横突的触诊

沿气管两侧胸锁乳突肌覆盖处可触及硬质的骨性凸起，其外缘为各颈椎横突前结节。颈椎出现旋转错位后，相应的颈椎横突前结节（棘突偏歪侧的同侧）发生向前凸起的位移，并有压痛。颈椎相邻两横突前结节之间为颈神经出口处，颈神经根受压，处于激惹状态，稍按压出口处即引起剧烈的神经根性痛。

4）颈椎椎体前方的触诊

用食指和中指在胸锁乳突肌和颈动脉鞘内侧将甲状腺、气管及食管推过中线，即可触及颈椎椎体和椎间盘前部，如有压痛在则提示可能存在该部位损伤或病变。

（6）胸腰椎触诊要点

1）压痛：嘱患者指出疼痛部位，以后顺序由上而下按压棘突、棘间韧带、腰骶关节、脊肋角、关节突关节、椎旁肌、横突等。一般压痛部位即说明该处组织有病变。疼痛表浅者为棘上、棘间韧带撕裂伤；深在压痛则意味着椎体有病变，如椎体结核；压痛且有放射痛者，则表示病变已刺激压迫神经根。

2）棘突和棘间隙：某一腰椎棘突凹陷，与相邻椎棘突成台阶状改变，提示存在腰椎滑脱的可能。而某一胸椎棘突高隆，棘突的上下间隙出现一侧变宽、一侧变窄的变化，则提示存在椎体的前倾失稳。而棘突的一侧偏凸且伴有棘突旁压痛，是胸腰椎旋转性错位的典型体征。

3）肌肉痉挛：肌肉痉挛可能因本身外伤所致，也可能是继发于他处病变的保护性表现。检查时除用手可以触到检查时痛点肌肉紧张外，与对侧比较时，并可看到局部肌肉突起。

（7）骨盆触诊要点

1）骨性标志位置变化：重要的骨性标志为：髂嵴最高点、骶骨底部、髂后上棘、髂后下棘、髂前上棘、骶中棘、骶髂关节间隙。正常骨盆的骨性标志左右基本对称，一旦骨盆紊乱，则出现左右对称性的失衡。

2）压痛：正常骨盆无压痛点，骨盆旋移或受腰椎疾病的影响，骨盆区域出现压痛。主要压痛点为：髂后上棘（骶髂关节上部错位）、髂后下棘（骶髂关节下部错位）、骶髂关节间隙等。

2. 脊柱 X 线检查

整脊疗法是对脊柱进行调整的外治法，归根结底是一种外力，而老年性骨质疏松症、骨折、脱位，畸形等整脊的禁忌证需要 X 线检查来排除医疗风险，同时也对脊柱疾病有直接的诊断效果。另外，X 线检查也是对治疗效果进行客观评价的重要的手段与方法之一。

但同时也必须指出，X 线检查是临床检查的一部分，在诊断中也有一定的局限性，在临床整脊治疗时，需要结合触诊、病史与临床体征等相结合，综合考虑才能做出比较正确的判断。

（1）脊柱 X 线检查选择

脊柱常规正侧位平片是临床医师最常用和首选。它可发挥很好的诊断效果，而且还可作为选择其他影像检查方法的基础。脊柱斜位片可显示位于脊椎侧后方的结构如椎弓根峡部、椎间孔、关节突的情况，怀疑存在颈腰椎椎间孔变窄、关节突增生或椎弓峡部断裂者应拍摄斜位片。如果脊柱的常规正侧位和斜位片不能显示某些特殊的骨结构改变，则可根据临床需要加摄特殊的投照片，如寰枢关节病变应拍摄张口正位片；怀疑有脊柱失稳时，应加摄动力位片，如侧位片的前屈、中立、后伸位片，以定量分析病变节段的角位移和线位移量等。

（2）脊柱 X 线平片正常表现

1）寰枕、寰枢关节：寰椎前结节与齿状突之间的关节隙正常在 3 mm 以下，且应平行。齿状突与两侧寰椎侧块间隙宽度应对称，间隙差距不大于 2 mm。寰枕关节间隙呈斜向上外，即所谓倒“八”字形；寰枢关节间隙呈斜向外下，即所谓正八字形。

2）颈椎：颈椎正位片能显示钩椎关节。侧位片脊椎呈生理前凸弧度，各段弧线光顺。颈椎斜位片可以观察到各椎间孔，呈葫芦形，边缘光滑。

3）腰椎：第5腰椎椎体下平面与第1骶椎骨上面形成腰骶角，正常为34°。第5腰椎横突较厚，第4腰椎横突外端上翘，第3腰椎横突最长。

4）骶椎：骶椎由5个椎骨融合而成，后面由棘突连成骶中嵴，关节突形成骶中间嵴，横突融合形成髂外侧嵴，正位片可见两侧对称的四对骶骨孔，其形态、大小不同。

5）脊柱软组织：项韧带连结于各棘突顶端，上附着于枕外粗隆，由弹力纤维组成。在颈椎病患者，可见项韧带钙化。椎间盘退变后，椎间隙出现狭窄。当髓核压力增高或软骨板损伤后，髓核可突入椎体骨质中，而形成Schmorl结节。腰大肌位于腰椎两侧，呈斜向外下方走行的密度稍增高软组织阴影。若出现腰大肌密度增高和增粗，应考虑是否脊柱结核所引起的椎旁脓肿。

6）脊柱顺列：脊柱正位片上应垂直，各椎骨间排列整齐，棘突与椎体外缘相互平行，横突长度与角度对称。

（3）脊柱X线片评估

1）颈椎X线片需要评估的指标

前后位：确认棘突彼此排成直线；评估相邻棘突与椎体终板间的距离；评估小关节边缘和钩突。

侧位：评估椎前和咽后软组织影像；评估椎体前后缘连线、棘突—椎板结合部连线、棘突连线的排列；测量C1前弓后缘与齿状突前缘间的距离；评估椎间隙高度；确认可见C1的上缘。

斜位：评估小关节的排列；评估神经孔及其骨性边界。

张口位：检查齿状突与侧方组织的对称关系；评估寰枢椎关节。

2）胸椎X线片需要评估的指标

前后位片：软组织影；棘突排列；椎弓根（两边对比检查）；椎体、肋骨、横突、肋横关节、椎板；

侧位片：软组织影；椎体轮廓和排列；椎间隙高度；椎弓根、棘突、上下关节突、椎间孔。

3）腰椎X线片需要评估的指标

前后位片：腰大肌软组织影、棘突排列、椎弓根、椎体和椎间盘、小关节、骶骨、骶骨翼、骶髂关节；

侧位片：椎体轮廓和排列、椎间隙高度、椎弓根、棘突、上下关节突、椎间孔、骶骨、骶骨岬部；

斜位片：椎弓峡部、小关节、神经孔。

3. 诊断要点与四步综合诊断法

（1）诊断要点

1）自觉症状如疼痛（尤其是放射性疼痛）、麻木、活动障碍、相关器官功能异常。

2）脊柱区有色素改变，棘突凹陷、凸起或偏歪，棘突增粗或伴有压痛及与脊柱有关的肌肉、韧带附着点有明显的痉挛、增粗、剥离、摩擦音、条索状或砂粒状硬结等阳性反应。

3）X 线片及其他检查发现有脊椎病变。

4）实验室检查排除类其他系统疾病。

5）早期错位或较轻微的错位，X 线及其他辅助检查手段难以发现，不能明确诊断，且排除了其他器质性疾病者，可根据望诊、触诊及自觉症状作初步诊断，临床上可行诊断性整脊治疗，有效者即支持诊断。

（2）四步定位诊断法

1）第一步：神经定位诊断法：此步骤主要是明确神经症状表现的位。询问病情时，根据其疼痛、麻木的部位（无麻痛症状者，根据主要症状的器官部位），按神经定位诊断分析脊神经根损害部位，初步定出发病的脊椎或关节。

①有疼痛、麻木的肢体，按周围神经分布作出发病脊椎范围的初步诊断。

②有内脏、器官病症的，按交感神经节段进行判断，例如室上性心动过速，检查颈上交感节段所在的颈椎 1–3 是否错位或压痛。

③有脊柱局部症状的，除检查脊椎外，还应检查所支配肌肉及韧带附着点是否劳损。

2）第二步：望诊定位诊断法：通过望脊柱的形态，观察有无偏歪、凹陷、凸起；望形体，观察有无头颈歪斜、颜面部五官不对称、两肩不等高、骨盆歪斜或四肢长短不一、周径差异等；望脊柱区，重点观察有无肤色改变、色素斑及异生毛发等。结合第一步神经定位诊断的结果，来进行第二步定位诊断，从而进一步明确发病的脊椎、关节等组织疾病的类型。

3）第三步：触诊、检诊诊断定位法：根据术者进行脊椎检诊结果，包括发现其横突、棘突及关节突偏歪，椎旁压痛，病理阳性反应物（摩擦音、条索状、砂粒状硬结、肌萎缩或代偿性肥大等）的部位，或各项试验、神经系统检查结果结合第一二步定位诊断，进行第三次定位诊断，进一步确定发病的脊椎、关节及分型。

4）第四步：脊椎影像定位诊断法：X线及CT、MRI等影像检本具诊断脊柱病的手段。影像学诊断是重要手段，但不是唯一的手段。

脊柱病的四步诊断法重视临床体格检查，强调第一步定位作出脊柱发病范围初步诊断，第二三步与第一步相符者，证明判断准确，第四步与前三步吻合者，可做出最后定位诊断。

五、整脊治疗

1. 常见松解手法

松解手法是指在使用整脊手法前后，根据脊柱疾病的具体病理改变采用的手法。其目的是增加局部组织的痛阈和耐痛阈，改善脊柱周围肌肉的血液循环，缓解脊柱周围肌肉的高张力状态，为整脊手法的顺利实施创造条件。整脊手法关节复位阻力主要来自三个方面，即关节囊、韧带等胶元结构的弹性张力、关节面的摩擦阻力和肌肉的张力。因而要降低整脊手法复位阻力，可采用以下途径：降低肌肉紧张度；适当分离关节面；适当紧张韧带、关节囊等胶元组织，其中松解手法就是降低肌肉紧张度的有效手段，可以说整脊之前松解手法的使用是整复成功的基础。

松解手法应具备持久、有力、均匀、柔和，达到深透的要求。所谓持久，是指手法能够按照其操作特点持续操作一定的时间而不间断、不变形；有力，即指手法需要有一定的力量，且这种力量不是蛮力和暴力，而是一种含有技巧的力量，并随着受术者体质、病情和治疗部位的不同灵活变换；均匀，是指手法操作的节律、速率和压力等能够保持均匀一致，而非忽慢忽快，忽轻忽重；柔和，是指手法操作时动作要协调，做到“轻而不浮，重而不滞”。手法具备了持久、有力、均匀、柔和这四项要求，从而具备渗透力，这种渗透力，可透皮入内，直接或通过经络间接达及组织深层，产生治疗作用，起到深透的效果。整脊医生应该熟悉局部的解剖结构，充分利用其解剖结构特点，灵活选用手法。要注意力量的变化、注意力量与技巧的有机结合，真正达到“法之所施，使患者不知其苦”。

临床具体应用可以参照上册的基本手法操作，包括推法、拿捏法、按法、揉法、㨰法、点法、拨法、抖法等。

2. 常用整脊手法

对于整脊手法，主要包括脊柱的扳法、拔伸法、背法、屈伸法、摇法、按压法等类手法。整脊手法总的技术要求是操作时要平稳自然，因势利导，避免生硬粗暴；选择手法要有针对性，定位要准；手法施术时要用巧力，以柔克刚，以巧制胜，不可使用蛮力；各种扳法在操作时，用力要疾发疾收，用所谓的“短劲”“寸劲”，发力不可过长，发力时间不可过久。即可概括为“稳、准、巧、快”四字。临床操作时真正达到“形神统一”。正所谓“一旦临症，机触于外，巧生于内，手随心转，法从手出”。

其中扳法类的要领和注意事项是：①要顺应关节的生理功能，不能超过或违背关节的生理功能，更忌强拉硬板。②动作要分阶段进行。即先把要扳的关节极度伸展或旋转，在保持这一位置的基础上，再做一个突发的、稍增大幅度的扳动。③突发的扳动动作要干脆利落，发力要快、时机要准、力度要适当、收力要及时。用力过度则引起不良反应，用力不及则未尽其效。④不能强求关节弹响声。在颈椎和腰椎应用扳法时，常可以听到“咯”声，这是关节弹跳的响声，是关节复位、手法成功的标识之一。若不能听到这种响声，也不要勉强从事，以免造成不良后果。

拔伸类手法的要领和注意事项是：①动作要稳而缓和，在开始拔伸时用力要由小到大逐新增加，整个拔伸过程中，用力要均匀持续，不可突发性用力。②根据不同的部位和病情控制拔伸的力量和方向。

屈伸类手法的要领和注意事项是：①屈伸幅度要由小到大。②在从极度屈曲位转为极度伸直位时，或从极度伸直位转为极度屈曲位时，动作要迅速。

摇法类手法的要领和注意事项是：①摇转的幅度要由小到大，逐渐增加。②用力要稳，动作要缓和。③摇转的方向和幅度要在生理许可的范围内进行，或在患者能够忍受的范围内进行，背法、按压法等的要领和注意事项在后面的具体手法中叙述。

总之，要严格掌握整脊手法的操作方法、动作要领和注意事项、作用，因为整脊手法若操作不当，可以导致“轻者致伤、重者致残”的严重后果，不可不慎。

（1）颈部整脊法

1）颈部斜扳法

【操作】患者坐位，颈项部放松，头稍微前倾。术者站在患者后侧方，一手扶住患者头顶部，另一手托住患者下颏部，两手协同动作使头向患侧慢慢旋转，当旋转到有阻力时稍微停顿一下，随即用劲做一个突发性的有控制的快速扳动，此时常可以听到轻微的“咔”声（图 14-1-5-1）。

【要领及注意事项】

①颈椎手术后或有先天性畸形者禁用。

②旋转到极限时，停留的时间不宜过长，以免由于颈部过度扭转使脑部

缺血。

③颈椎移位时，整脊手法应用后 2–3 天内，不宜做颈部过度旋转和后伸活动，以免颈椎再移位。

【作用】主要用于颈椎病、颈椎后关节错位。

2）颈部旋转定位扳法

【操作】患者坐位，颈项部放松。术者站在患者后侧方，用一手拇指按住病变颈椎棘突旁，让患者颈部慢慢前屈，至拇指下感到棘突活动、关节间隙张开时，即保持这一前屈幅度，再让患者向患侧侧屈到最大限度。然后术者一手托住患者下颏部向患侧方向慢慢旋转，旋转时患者头部不能仰起来，当旋转到有阻力时，术者随即用力做一个有控制的增大幅度的快速扳动。与此同时，按在棘突的拇指协同用力将患侧向对侧推动。此时常可以听到“咔”声，拇指下也有棘突弹跳感。此手法的特点是定位准确，可用于上、中、下颈段（图 14–1–5–2）。

【要领及注意事项】和颈部斜扳法相同。

【作用】主要用于颈椎病、颈椎后关节错位。

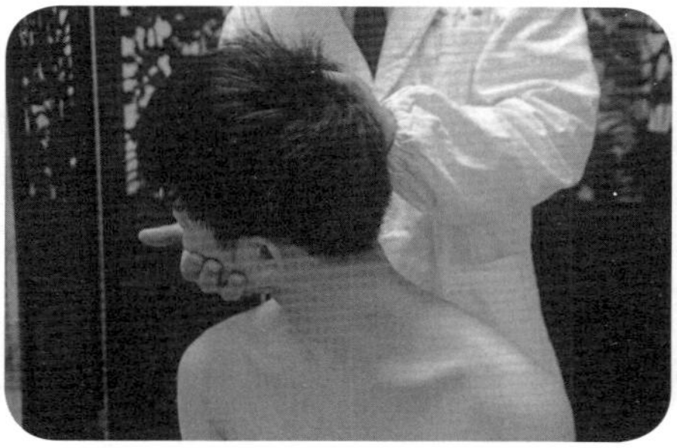

图 14–1–5–1

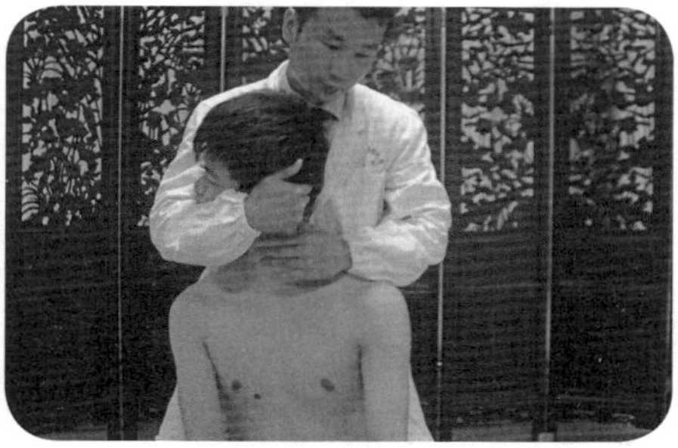

图 14–1–5–2

3）寰枢关节扳法

【操作】患者坐低凳上，颈部微前倾。术者站在其侧后方，用一手拇指顶住患者第二颈椎棘突，另一手以肘部托住患者下颏部，手掌绕过对侧耳后扶住其枕骨部。逐渐用力将颈椎向上拔伸，在拔伸基础上同时使颈椎向患侧旋转，当有阻力时做一个突然的稍微增大幅度的扳动，顶住棘突的拇指也同时用力，此时常可以听到弹响声，拇指下也有棘突跳动的感觉（图 14–1–5–3）。

【要领及注意事项】和颈部斜扳法相同。

【作用】主要用于寰枢关节半脱位。

4）颈椎旋提手法

【操作】病人端坐，颈部自然放松，让患者的头部水平旋转至极限角度，最大屈曲，接着医生一手托患者后枕部，另一上肢的肘部托患者下颌，嘱其放松肌肉，肘部和手用力快速向上提拉，此时可听到一声或多声弹响（图 14-1-5-4）。

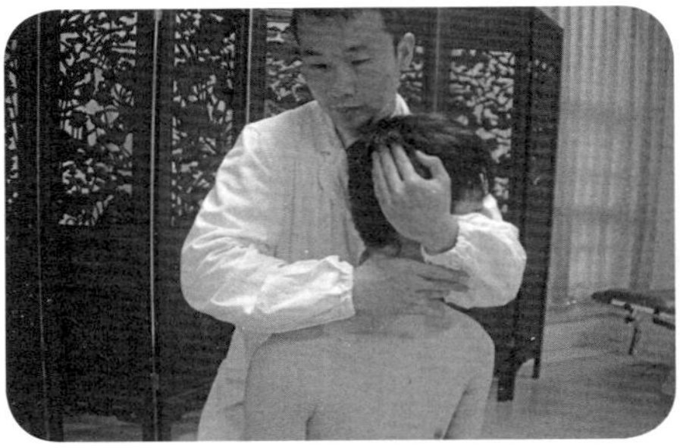

图 14-1-5-3

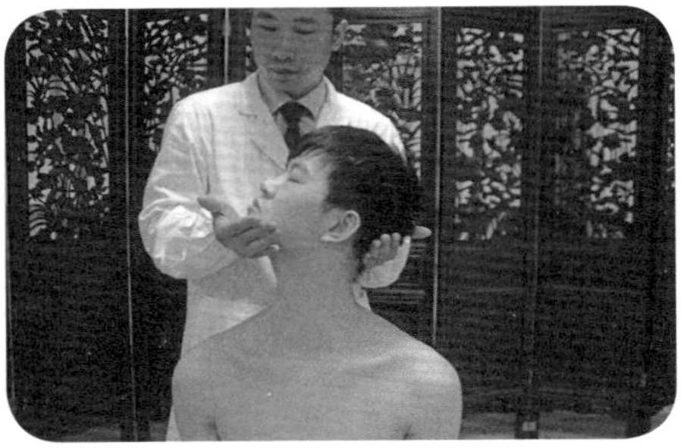

图 14-1-5-4

【要领及注意事项】和颈部斜扳相同。

【作用】和颈部斜扳相同。

5）坐位颈椎拔伸法一（颈椎掌托拔伸法）

【操作】患者坐位。术者站在其身后，用双手拇指顶按枕骨下方风池穴处，双手掌根合力夹住下颌部两侧以帮助用力。然后两手同时用力向上拔伸（图 14-1-5-5）。

【要领及注意事项】

①拔伸牵引时术者双手掌不能夹按两侧颈部，以免压迫颈动脉窦，引起患者头晕等不良反应。

②拔伸牵引时应使患者头部保持中立位或稍前屈位，还可以配合颈部缓慢地摇法。

③颈椎手术后慎用。

【作用】主要用于落枕、颈椎病、颈椎小关节错缝、颈项部扭伤、项背肌筋膜炎。

6）坐位颈椎拔伸法二（颈椎肘托拔伸法）

【操作】患者坐位。术者站在其身后，一手扶住患者枕后部，另一侧上肢用肘弯部托住其下颌部，手掌扶住对侧颜面部，两手同时用力向上拔伸，牵引其颈椎。本手法操作方便且较省力，故临床上在颈椎拔伸法中应用较多（图 14-1-5-6）。

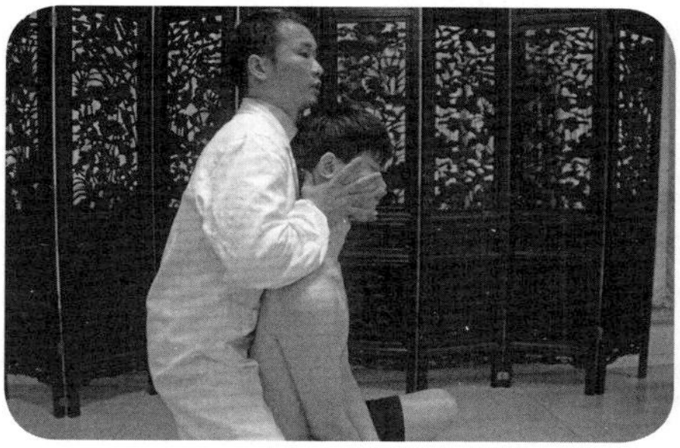

图 14-1-5-5

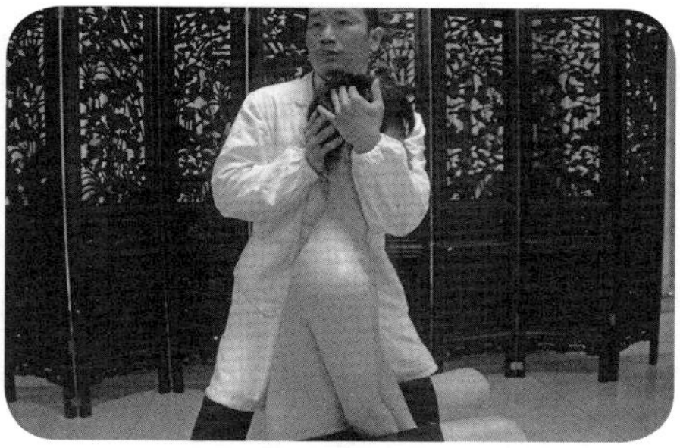

图 14-1-5-6

【要领及注意事项】

①术者肘部不能挤按患者颈前部，以免压迫气管引起呼吸不畅。

②余同坐位颈椎拔伸法一。

【作用】和坐位颈椎拔伸法一基本相同。

7）颈部端提法

【操作】患者坐在低凳上，两腿向前伸直，两手置于大腿上。术者站在患者的侧后方，一手托后枕部，用另一肘夹住患者的下颌，先缓慢向上拔伸，并维持一定的牵引力，待患者颈部相对放松时，瞬间向上用力，拔伸患者颈部（图 14-1-5-7）。

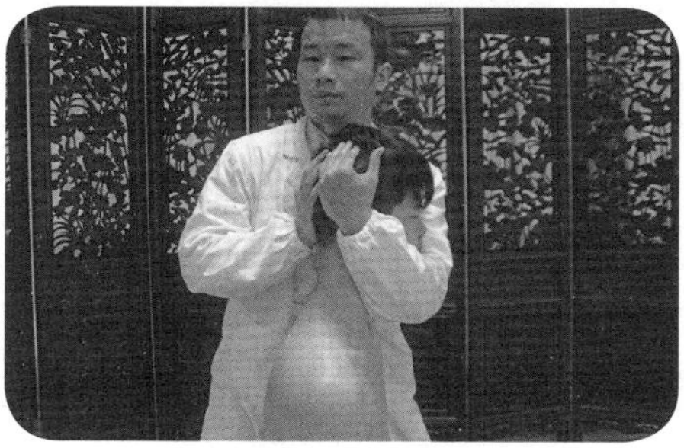

图 14-1-5-7

【要领及注意事项】

①拔伸时应使患者头后仰 30°左右。

②术者两手应同时用力。

③术者肘部夹住的是患者的下颌，而不是颈部。

④本手法是在颈椎拔伸的基础上，瞬间向上增大拔伸力，因此可增大颈椎的椎间隙，减小颈椎间盘内的压力，调整颈椎椎间关节，不会加重对颈椎炎性神经根的刺激。

【作用】主要用于颈椎小关节紊乱、颈椎间盘突出症、颈椎病。

8）卧位颈椎拔伸法一

【操作】患者仰卧位。术者坐在其头前方，一手托扶其枕后部，另一手托住下颏部，两手协同用力，缓缓拔伸颈椎（图 14-1-5-8）。

【要领及注意事项】

①对体质虚弱、精神较紧张的患者，用颈椎拔伸法时应选择卧位拔伸法。

②余同坐位颈椎拔伸法一。

【作用】和坐位颈椎拔伸法一基本相同。

9）卧位颈椎拔伸法二

【操作】患者取仰卧位，术者立其头端，双手重叠自第 3、4 颈椎，向下将颈部稍微托起，与水平方向呈 15° –20°角拔伸，着力点位于棘突之间，持续时间不少于 1 min，反复 3 遍；再以同样方法在椎骨错缝节段持续拔伸 1 min，反复 2 遍（图 14–1–5–9）。

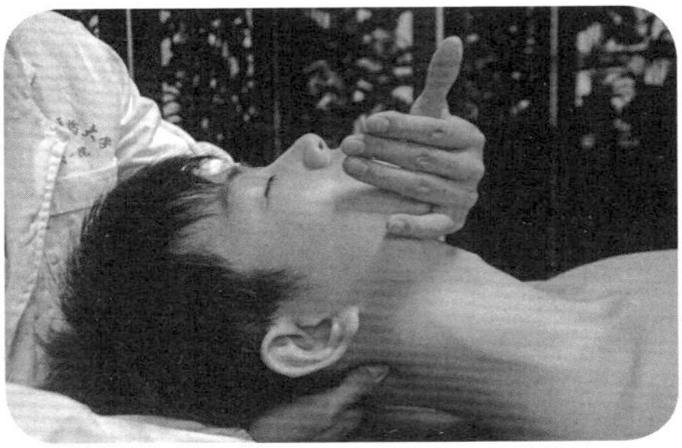

图 14–1–5–8

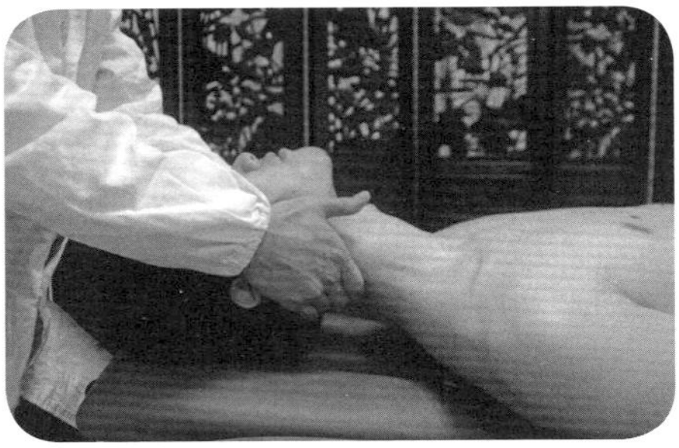

图 14–1–5–9

【要领及注意事项】和坐位颈椎拔伸法一基本相同。

【作用】和坐位颈椎拔伸法一基本相同。

10）颈部提推法

【操作】患者坐位，头部微屈。术者站在其侧后方，右手拇指指腹置于后移的棘突上，左手以手掌托住患者下颌部，左手往上提的同时，右手拇指轻轻往前推动（图 14–1–5–10）。

【要领及注意事项】

①术者向前推动的力量不要过大，以免纠正过度。

②术后患者不要过度做颈部前屈后伸的活动。

③患者躺卧的枕头不宜过高。

【作用】主要用于颈椎轻度后移位。尤其是颈 3、4、5 轻度后移位。

11）颈椎拇指矫正法

【操作】假设右侧颈椎不适，向右旋转有疼痛感，则应向左侧非痛侧）旋转矫正（图 14–1–5–11）。

①病人仰卧，将头转向左侧（非痛侧）。

②医师站在病人头的后方。左手托着病人的脸腮；右手（矫正手）的拇指顶住被矫正椎体的横突上，食指在颧骨下缘，小指在下巴之下缘。左右两手肘尽量弯曲，使两臂几乎在一直线上。

③将病人的头向外旋转到极限，试试看有没有硬端（是否卡住之意）。

④若没有硬端，即用轻快之力突破极限，即可听到“咔”的一声，完成矫正。

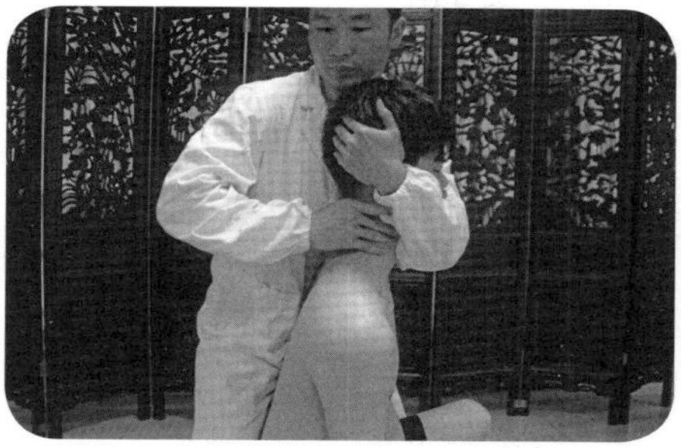

图 14-1-5-10

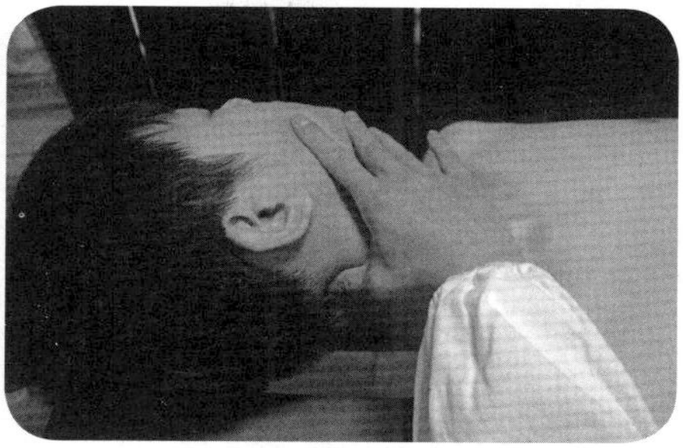

图 14-1-5-11

【要领及注意事项】

①拇指在极限上向病人眼睛的方向发力。力要轻（约 5 磅之力）、要快。不到极限决不发力，切记！

②突破极限 2°～ 5°即可，超过 5°即造成伤害。

③右手拇指在发力时，左手微微将病人的头抬起少许，有些侧弯的趋势。

【作用】主要用于颈椎病、颈椎后关节（C1–C3）错位。

12）颈椎仰卧矫正手法

【操作】右侧颈椎异常为例（图 14-1-5-12-1 及图 14-1-5-12-2）。

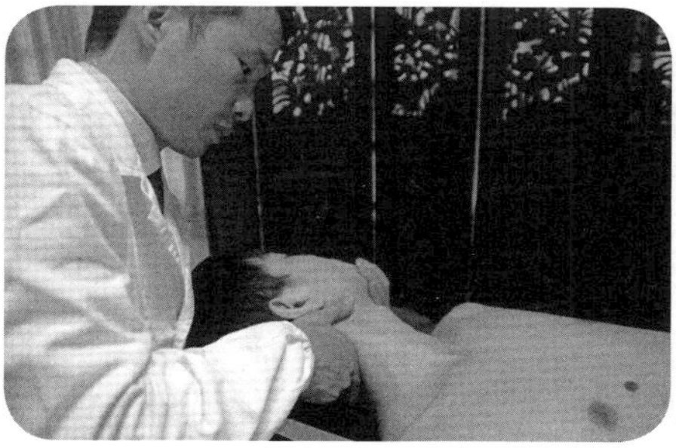

图 14-1-5-12-1

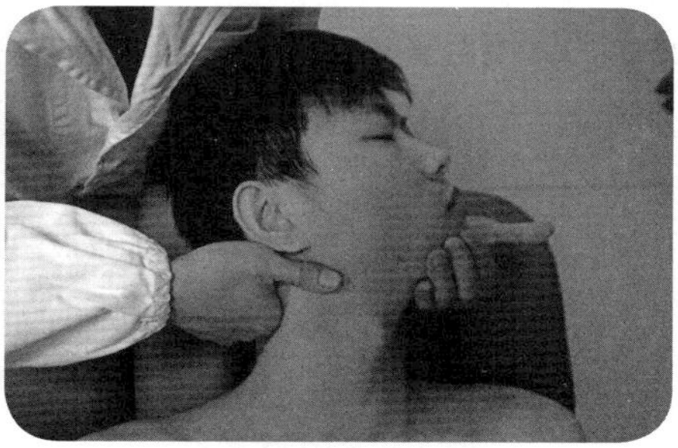

图 14-1-5-12-2

①病人仰卧，医师站在病人头的侧方（患侧）。

②医师左手抓住病人的下颚，用手臂托住病人的头。

③医师右手食指指节处抵住患者的颈椎棘突，并轻轻的左推，于是形成向右侧弯。

④双手将患者的头向左转到极限，试试看有没有硬端，若没有卡住，在左

手牵引情况下，右手则顺着右手臂的方向（小关节的平面）瞬间轻快的用力，闻声即完成矫正。旋转度以不超过 2°～ 5°为限，以免造成伤害。

【要领及注意事项】

① C3 以下到 C7 的颈椎矫正，需要锁住。

②锁住的技巧与原理：

a. 利用侧弯和反方向的旋转即可将要矫正的颈椎锁住。

b. 用颈椎的小关节的平面作为施力的方向。换言之，矫正手的前臂与病人的小关节在同一个平行线上。

c. 锁定之处是在受限的神经根的下（前）一个椎体的棘突上。

【作用】主要用于颈椎病、颈椎后关节（C4–C7）错位。

13）"三小"定点整脊手法

【操作】通过脊诊诊法确定要整复的阳性点后，医者的两手一手为动手，一手为定手，以定手固定住阳性点所在椎体的稍下方，以动手扶住患者前额部，通过让患者低头（或者仰头）使矢状轴力线达到阳性点所在椎体，通过颈部侧屈使冠状面力线达到阳性点所在椎体，医者用动手旋转患者头部使头部纵轴力线刚好传导至阳性点处，这样通过颈椎运动的三条力线准确定位阳性点所在椎体，之后医者的动手以头部纵轴为枢纽旋转患者颈椎，充分利用颈椎椎体侧屈与旋转运动的最大共轭角度，动手与定手协调控制旋转角度，直至阳性点所在椎体将要转动而未动的角度（体现三小手法的"小角度"），通过试探性旋转该椎体，确定患者颈椎的活动度，充分运用肌肉韧带的弹性和伸展特性，对该椎体加一个有控制的、发力即止的、瞬间的力（体现三小手法的"小力度"），使得该椎体在可控范围内旋转（体现三小手法的"小幅度"），从而达到整复的目的（图 14–1–5–13）。

【要领及注意事项】和颈部斜扳法相同。

【作用】和颈部斜扳法相同。

（2）胸部整脊法

1）扩胸扳法本法（又称扩胸牵引扳法）

【操作】患者坐位，两手十指交叉扣住抱于枕后部。术者站在其身后，用一侧膝关节抵住患者背部病变处，两手分别握扶住患者两肘部。让患者做主动前俯后仰运动，并深呼吸，也就是前俯时呼气，后仰时吸气。如此活动数遍，当患者后仰到最大限度时，术者随即两手用力将患者两肘部做突然的向后拉动，同时膝部也向前做顶抵，此时常常可以听到"咔"声，表示手法成功（图 14–1–5–14）。

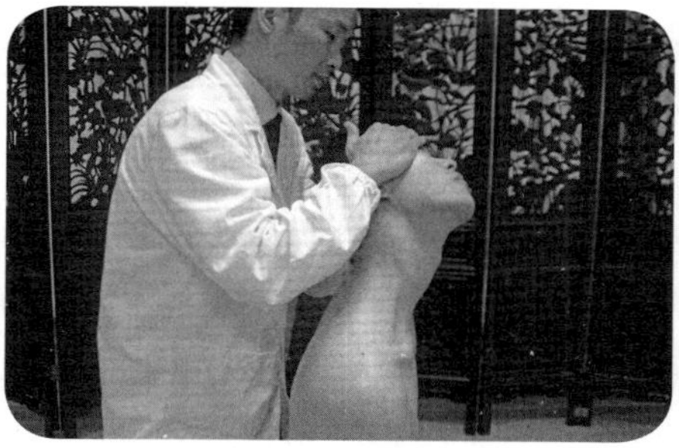

图 14–1–5–13

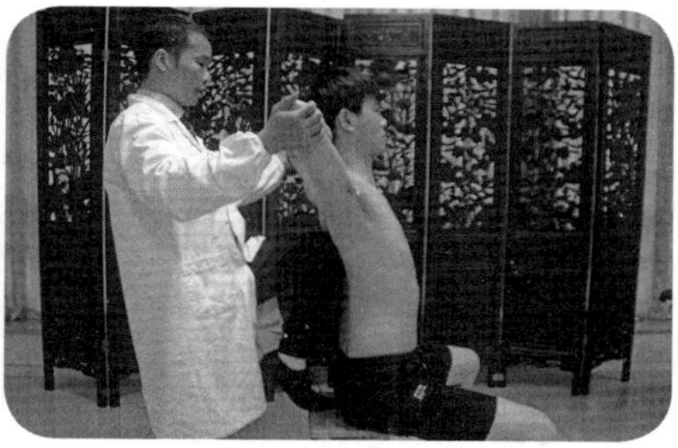

图 14–1–5–14

【要领及注意事项】在患者做前俯运动时，术者应将其两肘部尽量朝前推，使其内收。在患者做后仰运动时，术者应将其两肘部尽量向后拉，使其外展。

【作用】主要用于胸闷，背部板滞酸痛，胸椎小关节紊乱，强直性脊柱炎尚未骨性强化者，胸部压榨感。

2）扳肩式胸椎扳法

【操作】患者俯卧位。术者站在其健侧，一手托住患者对侧肩前上部，另一手用掌根或拇指着力，按压住病变胸椎棘突旁，两手协同做相反方向用力，即托肩一手将其肩部拉向后上方，同时按压胸椎棘突旁的一手将其病变处胸椎缓缓推向健侧，当遇到阻力时，略停片刻随即做一快速的、有控制的扳动，常可听到“咔嗒”的弹响声，表示手法成功（图 14–1–5–15–1 及图 14–1–5–15–2）。

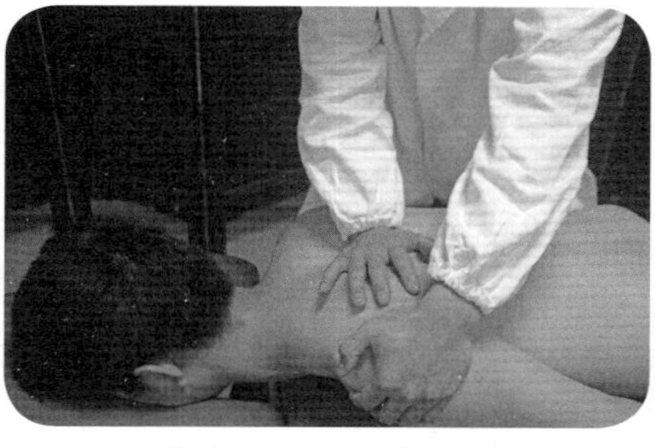

图 14–1–5–15–1

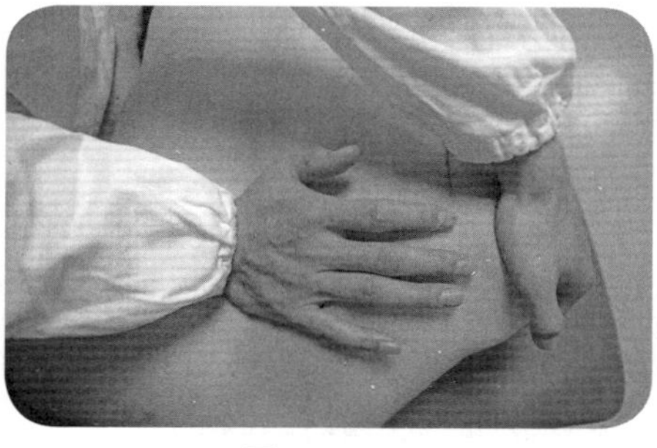

图 14–1–5–15–2

【作用】主要用于胸椎小关节紊乱。

3）仰卧压肘胸椎整复法

【操作】患者仰卧位，双手交叉分别抱住对侧肩部，全身自然放松。术者站在其侧面，一手握拳，拳心向上，将拳垫在患者背后患椎处，使胸椎小关节因胸椎过伸而处于松弛状态；另一手按住患者两肘，或用胸部抵住患者两肘部，并缓缓用力下压。然后，让患者深呼气，当呼气将尽未尽时，术者突然做一个向前下方的按压。此时，常常可以听到“咔嗒”声（图 14–1–5–16）。

【作用】主要用于胸椎小关节紊乱。

4）胸椎对抗复位扳法一

【操作】患者坐位，两手交叉扣住抱于枕后部。术者站在其身后，上身略前俯，用一侧膝部顶住其病变胸椎处，两手分别从患者腋下深入，并握住其前臂下段。然后术者握住患者前臂的两手用力下压，术者前臂则用力上抬，将患者脊柱向上向后牵伸；同时，顶住患椎的膝部向前向下持续用力顶按，并稳住患者身体，如此形成对抗牵引。持续片刻，最后再上下协同做一突发性的用力，此时常可听到“咔”声，表示手法整复成功（图 14–1–5–17）。

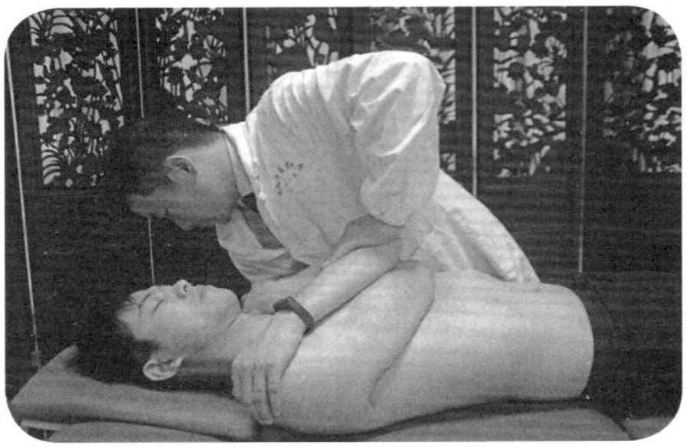

图 14–1–5–16

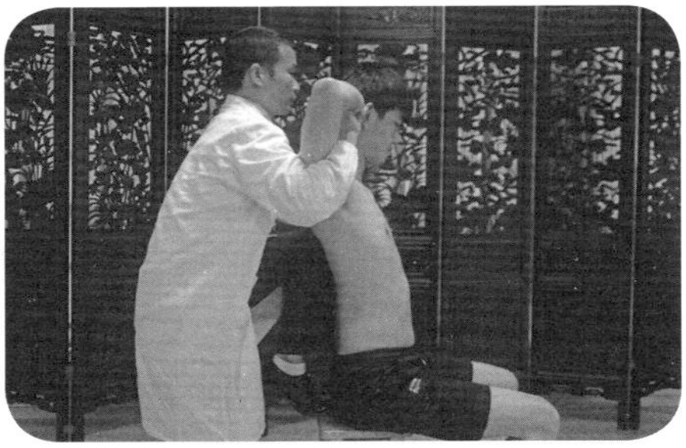

图 14–1–5–17

【要领及注意事项】术者两手下压、前臂上抬和膝部顶按动作要协调一致，要同步用力。

【作用】主要用于胸椎小关节紊乱。

5）胸椎对抗复位扳法二

【操作】患者站立位，两手交叉扣住置于颈后，两肘置于胸前。术者站在患者身后，胸部顶住患者背部，两手置于患者两肘前下方并将患者抱紧，待患者放松后术者两手向后上方做一突发性的用力，此时常可听到“咔”声，表示手法整复成功（图 14–1–5–18）。

【要领及注意事项】术者要待患者充分放松后才可做一突发性的用力。

【作用】主要用于胸椎小关节紊乱。

6）胸椎按压复位法

【操作】患者俯卧位，胸前垫高枕使其成驼背状，全身放松。术者站在其左侧，双手掌交叉重叠，以掌根部置于其错位的棘突处，在患者呼气末的一瞬间，术者用有限度的冲击力向患者的前上方按压，可重复按压 2–3 次，一般可听到关节复位的弹响声（图 14–1–5–19）。

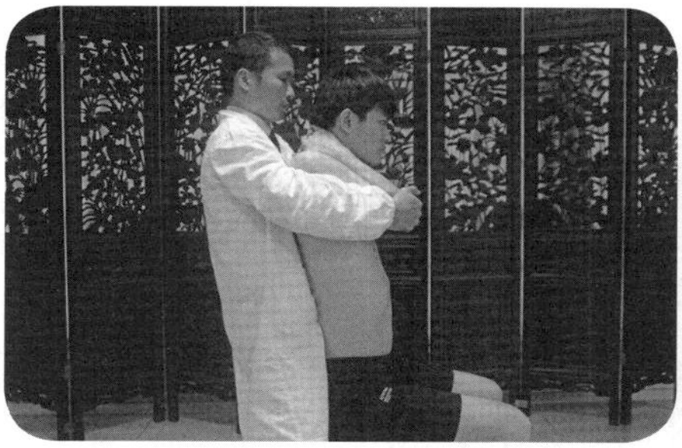

图 14-1-5-18

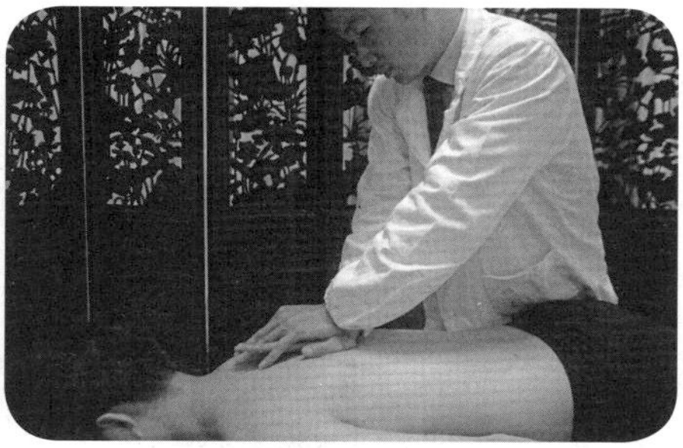

图 14-1-5-19

【要领及注意事项】在施术过程中，术者切忌用大力。

【作用】主要用于胸椎小关节紊乱。

7）抬肩拍打背部法

【操作】以胸 9 左侧肋横突关节错位为例。患者端坐在矮凳上。术者站在其患侧，面向患者，用左手从患者的左侧腋下由前到后穿过，以左前臂在其左腋窝下将其左肩抬起。嘱患者深呼吸，在吸气末时憋气，在患者憋气的一瞬间，术者迅速用右手掌根部拍打患者胸 9 左侧肋横突关节处。手法完毕后，让患者自行活动，并问患者活动后有无不适感，如无不适感，则说明胸 9 左侧肋横突关节已复位。如仍活动受限，可用上述方法再重复治疗一次（图 14-1-5-20）。

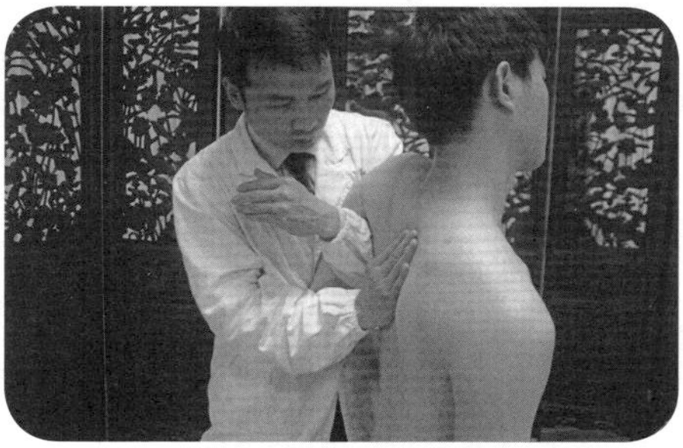

图 14-1-5-20

【要领及注意事项】在患者憋气状态的瞬间，术者应抓住时机及时在患处进行拍打。拍打时，用力要适中，不可过猛过大。

【主治】用于中、下胸段的胸肋关节错位。患者突然岔气后最宜应用。

8）胸椎 T1、T2、T3 的俯卧式矫正手法

【操作】

①病人俯卧，医师站在健侧，把一手拇指顶在错位胸椎的棘突侧旁，医师的另一手手掌放在病人的头部的左 / 右后方。

②医师的左右两手互相交叉用力，将病人的头向右 / 左推到极限。

③在极限上，医师的拇指突然轻快发力。此时医师的的另一手手掌要用相反的固定力量，才能使手指达到矫正目的（图 14-1-5-21）。

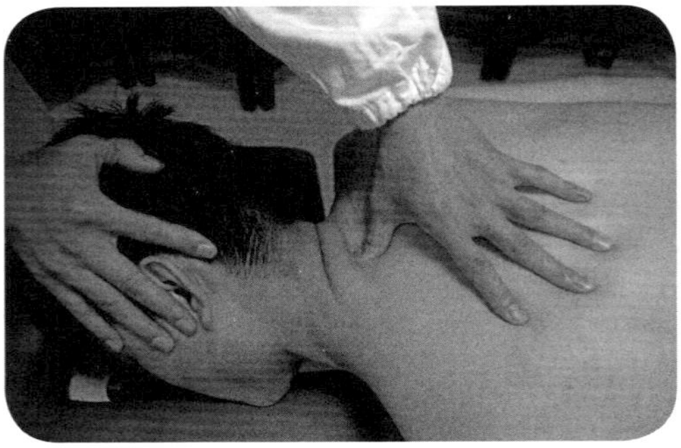

图 14-1-5-21

【要领及注意事项】

①做背部胸椎的矫正手法时，要配合病人的呼吸，在病人吐气完毕时实施。

②切记用力适量、不可过猛，尽量避免伤及肋骨。

③要在关节“完全伸展”开的情况下，才能用矫正的手法。

④使用矫正的手法的目的是在消除关节的僵硬和肌肉的紧张。

【主治】主要用于胸椎 T1–T3 小关节紊乱。

9）胸椎 T4–T12 双豆状骨直压式矫正手法（双手相叉法）

【操作】

①病人俯卧，全身保持放松，医师站在痛的一侧，尽量靠近患者的臀部。

②医师用交叉手将左右两手的豆状骨，放在痛椎（假设为 T6 左侧痛）的左横突上，和上一椎（T5）的右横突上。

③病人深呼吸后，在病人吐气将完毕时，双臂垂直，用上身体重突然下压，即可听到“咔”的一声，完成矫正（图 14-1-5-22）。

【要领及注意事项】基本与胸椎 T1、T2、T3 的俯卧式矫正手法相同。

【主治】主要用于胸椎 T4–T12 小关节紊乱。

10）胸椎 T2–T4 直压式矫正手法（俗称“上胸铁板烧”）

【操作】

①病人仰卧，双肘垂直，双手指交织，置于颈后靠紧下巴，肘端部份尽量互相靠紧。

②医师的右手握成“赞美手”，放在错位的椎骨位置上。

③医师的左手和腕控制着病人的双肘头端，稍微向病人脚部方向施压。

④医师的前胸压牢在医师的左手和腕上，亦即牢压在患者双肘的顶端。

⑤当病人吐完气时，突然下压，即可听“咔”的一声，完成矫正（图 14-1-5-23）。

【要领及注意事项】基本与胸椎 T1、T2、T3 的俯卧式矫正手法相同。

【主治】主要用于胸椎 T2–T4 小关节紊乱。

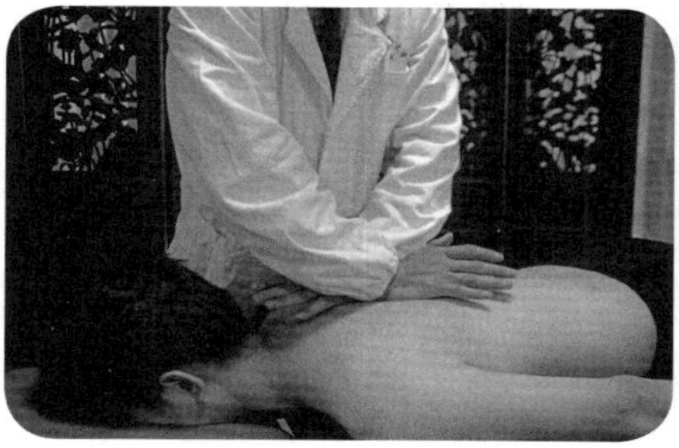

图 14–1–5–22

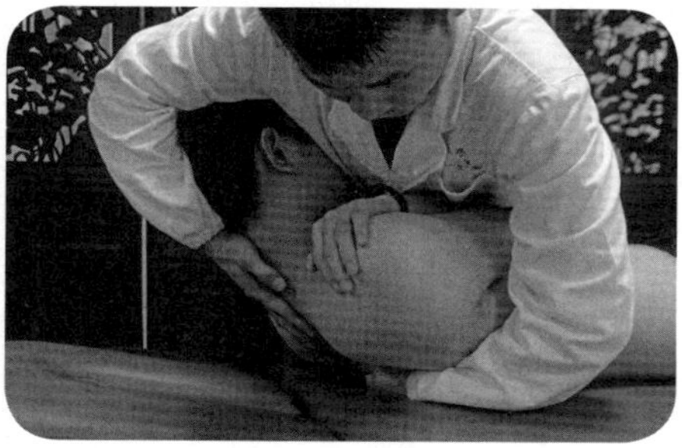

图 14–1–5–23

（3）腰部整脊法

1）摇腰法一（坐位摇腰法）

【操作】患者坐位，腰部放松。术者坐在或站在其身后，一手按住患者一侧腰部，另一手扶住患者对侧肩部，两手协调做相反方向的用力，使患者腰部缓缓摇动（图 14–1–5–24）。

【主治】主要用于腰脊酸痛、板滞、活动不利。

2）摇腰法二（仰卧位摇腰法）

【操作】患者仰卧位，两下肢并拢，屈膝屈髋。术者站在其身旁，两手分别扶按住其两膝部，做顺时针或逆时针方向环转摇动，同时也带动腰部做环转摇动（图 14–1–5–25）。

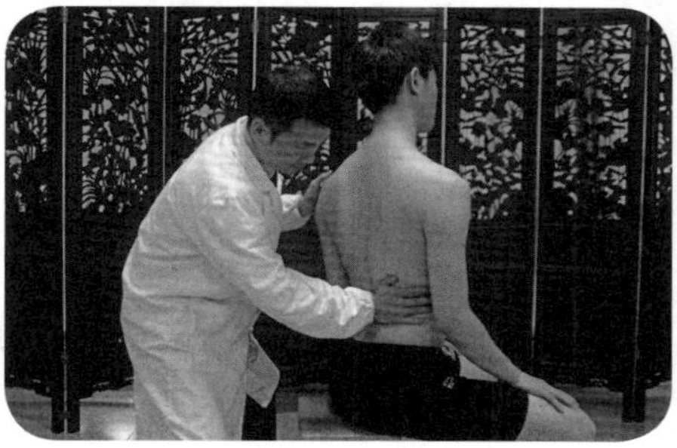

图 14–1–5–24

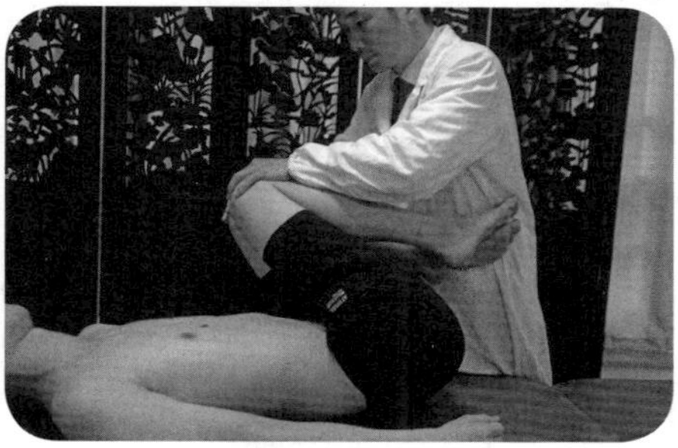

图 14–1–5–25

【主治】和坐位摇腰法相同。

3）腰部斜扳法

【操作】患者侧卧位，患肢在上，屈膝屈髋；健肢在下，自然伸直，腰部要放松。术者面对患者站立，一手按住其肩前部，另一手用肘部抵住患者臀部，双手协同做相反方向的用力，即手掌将肩部向前推，肘部将髋臀部向后按，使患者腰部做被动扭转。当有明显阻力时，做一个增大幅度的突然扳动（图 14-1-5-26）。

【要领及注意事项】

①施术时患者腰部肌肉要充分放松。

②患者腰椎手术后禁用。

③腰椎弓裂、腰椎椎体滑脱者禁用。

④术者两手推扳力的交叉点应落在患椎上。

⑤避免暴力推扳。

【作用】主要用于腰椎间盘突出症、腰椎小关节紊乱、急性腰肌损伤、慢性腰肌劳损。

4）腰部后伸扳法一

【操作】患者俯卧位，两手放在下颏下方或头前，两下肢并拢，自然伸直。术者站在其侧面，以一手掌按住患者腰部，另一手托住其双侧或单侧膝关节近端，缓缓上抬其下肢，使腰部后伸，当后伸到最大限度时，两手同时用力做相反方向的扳动，可听到弹响声（图 14-1-5-27）。

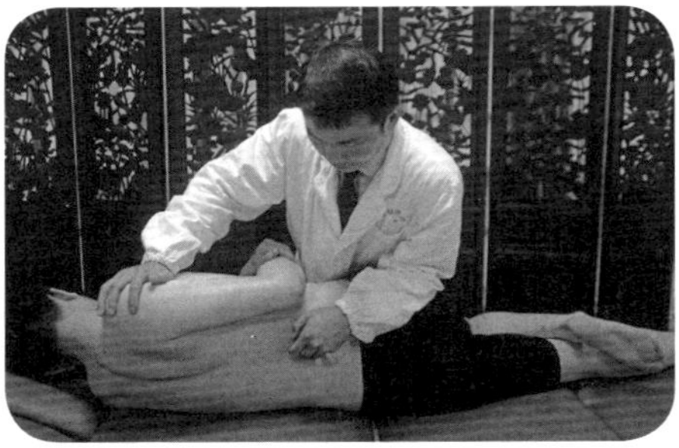

图 14-1-5-26

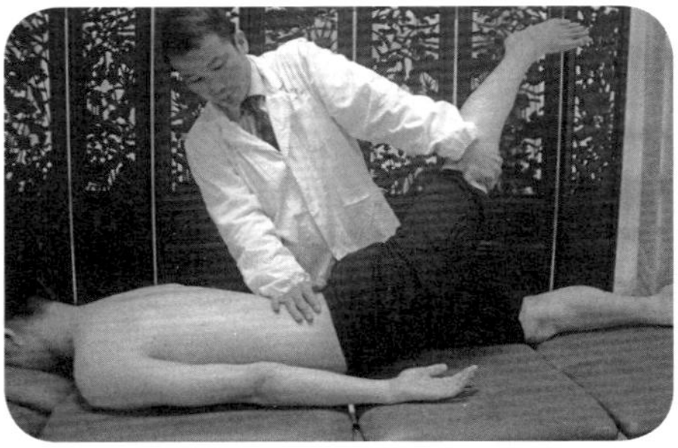

图 14-1-5-27

【要领及注意事项】腰椎间盘突出症伴有腰曲后凸或腰椎前滑脱者，禁用本法。

【作用】可调整腰椎小关节紊乱、滑利关节。主要用于腰椎间盘突出症，腰椎小关节紊乱，急性腰肌损伤，慢性腰肌劳损，腰部板滞、活动不利。

5）腰部后伸扳法二

【操作】患者侧卧位，患侧下肢屈膝在上。术者一手抵住其腰骶部，另一手握住患肢足踝部。两手同时施力，向前抵按腰骶部和缓慢向后牵拉足踝部，至最大限度时，施以“巧力寸劲”，做一增大幅度的快速扳动（图 14–1–5–28）。

【要领及注意事项】和腰部后伸扳法一相同。

【作用】和腰部后伸扳法一相同。

6）腰部旋转复位扳法一

【操作】患者坐位，腰部放松，两手自然下垂，或两手交叉相扣抱住枕后部。以右侧病变向右侧旋转扳动为例。助手站在患者左前方，两腿夹住患者左腿，双手压住左侧大腿根部，以固定患者坐势。术者位于患者右后方，用左手拇指顶按偏歪的棘突，右手从患者右腋下穿过并用手掌按住其颈项部。准备就绪后，分为三步完成整个动作：①让患者慢慢弯腰，前屈到术者拇指下感到棘突活动、棘突间隙张开时即保持这一姿势。②将患者向右侧侧屈到定幅度，使病变节段被限制在这个脊柱曲线的顶点上，而这个曲线的顶点将是最小的阻力点，因此手法的定位和作用就被局限住。③再做旋转运动，使患者腰部向右侧旋转至最大限度，此时术者按住颈项部的手下压，肘部上抬，做一增大幅度的扳动，左手拇指同时用力顶按棘突。此时常可听到“咔嗒”声响，术者拇指下也有棘突跳动感，表示手法成功。若患者体质壮实难以复位，助手则可协同用力推按患者左肩部，以帮助术者做旋转和扳动（图 14–1–5–29）。

【要领及注意事项】

①腰椎手术后禁用。

②腰椎弓裂、腰椎滑脱者禁用。

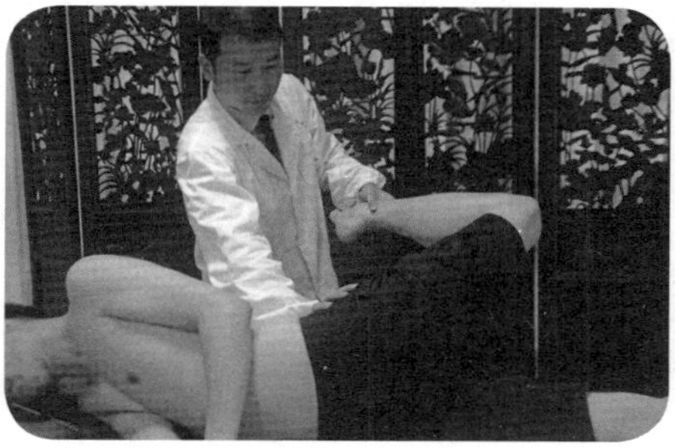

图 14–1–5–28

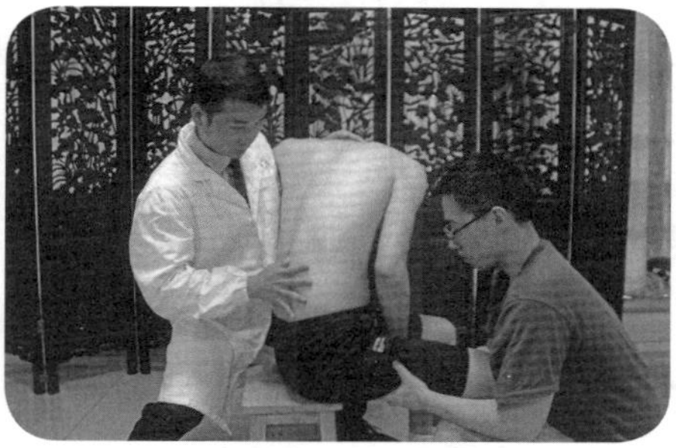

图 14–1–5–29

③整复低位腰椎时，患者上身前屈角度宜大；整复高位腰椎时，患者上身前屈角度宜小。

④操作要在患者生理范围内进行，切忌用力过猛。

【作用】主要用于腰椎小关节紊乱、腰椎间盘突出症、慢性腰肌劳损、急性腰肌损伤等。

7）腰部旋转复位扳法二

【操作】若无助手协助，本法也可由术者单独操作。操作方法如下：患者骑坐在治疗床或窄桌上，双手十指交叉抱于后脑枕部，腰部自然放松。以向右侧旋转扳动为例。术者站在患者身后，用左手拇指顶按患椎棘突，右手从患者腋下伸过胸前并用手掌按住患者左肩。准备就绪后，同样按前屈、侧屈、旋转三步完成整个手法动作。若为左侧病变则向左侧旋转扳动，其动作相同，只是方向相反（图 14–1–5–30）。

【要领及注意事项】和腰部旋转复位扳法一相同。

【作用】和腰部旋转复位扳法一相同。

8）腰部拔伸法

【操作】患者俯卧位，双手抓住床头。术者双手分别握住患者两踝关节上端，逐渐用力做拔伸牵引（图 14–1–5–31）。

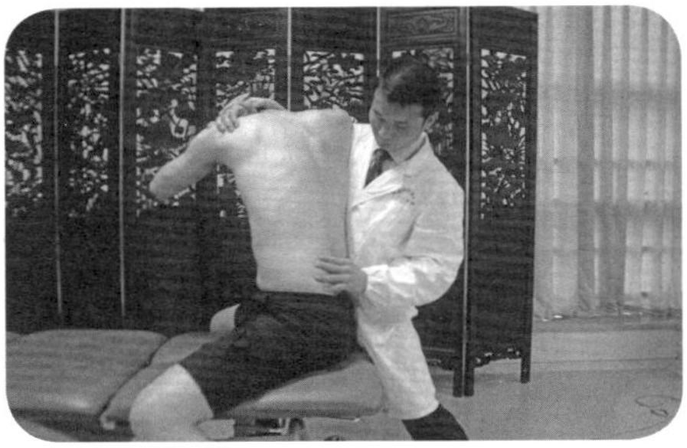

图 14–1–5–30

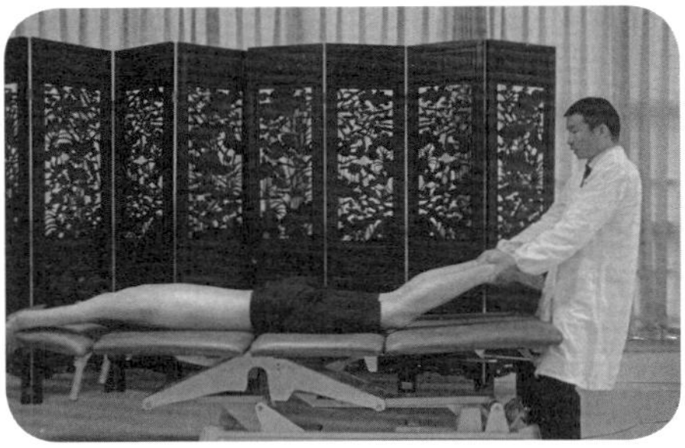

图 14–1–5–31

【要领及注意事项】

①操作时，患者应用力抓住床头，术者上身应顺势向后倾仰，以加强拔伸牵引的力量。

②腰椎手术后禁用。

【作用】主要用于腰椎间盘突出症、腰椎小关节紊乱症。

9）背法

【操作】患者站立位。术者与患者背靠背站立，双足分开与肩等宽，用两肘勾套住患者肘弯部，然后屈膝、弯腰、挺臀，将患者反背起，使其双脚离地悬空。此时患者头应后仰，紧靠住术者背部。先利用患者自身重力，牵伸腰段脊柱；然后术者臀部可做上下或左右晃动、抖动，使患者腰部和下肢部随之左右摆动，错位的小关节和痉挛的肌肉得以松动。当术者感到患者处于放松状态时，即做一突发性的、快速的伸膝屈髋挺臀动作，并辅以抖法，使患椎脊柱突然超后伸（图 14–1–5–32）。

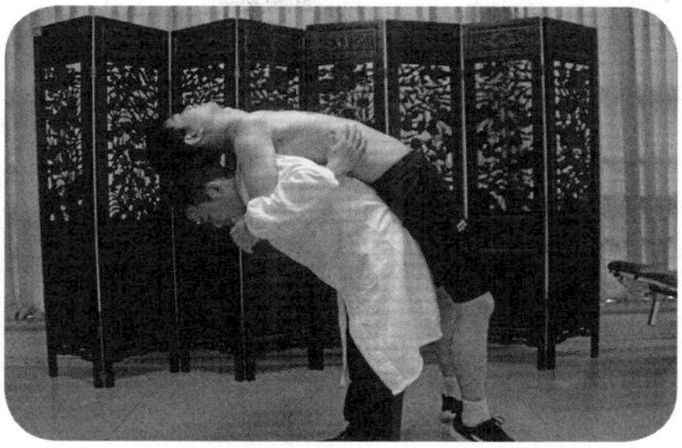

图 14–1–5–32

【要领及注意事项】

①若患者身材高大，术者可站在踏板上操作，以保证患者双脚离地、悬空，以术者的臀部能着力于患者的腰骶部为宜。

②嘱患者自然呼吸，不能屏气，全身肌肉尽量放松，头宜后仰并紧靠在术者背部。

③做伸膝屈髋挺臀动作时，动作要协调，掌握好臂部施力的轻重。

④患者的腰部持续紧张、痉挛，疼痛较甚者禁用此手法。

⑤若患者年老体弱或患有较严重的骨质增生、骨质疏松等疾病者禁用。

⑥操作时间不宜过长，以免患者因脊柱长时间过伸，导致颅内压力增高而引起头晕、恶心、呕吐等症。

⑦操作完毕时，宜将患者缓缓放下，当其双足站稳后先放开一侧肘弯部勾套在一起的上肢，然后转身扶住患者，再放开另一侧上肢，以免忠者因体位性改变或颅内压力改变而跌倒。

【作用】主要用于腰椎间盘突出症、腰椎小关节紊乱症、急性腰肌损伤。

10）腰部牵抖法

【操作】患者俯卧位，两手拉住床头或由助手固定其两腋部。术者以两手握住其两足踝部，两臂伸直，身体后仰，向足端方向缓缓牵引其腰部，牵引的同时可小幅度摇摆其腰部。待其腰部放松后，手臂部瞬间用力，做 2–3 次较大幅度的抖动，抖腰时要使躯干呈波浪式活动，不可用力过猛，以免发生意外（图 14–1–5–33–1 至图 14–1–5–33–4）。

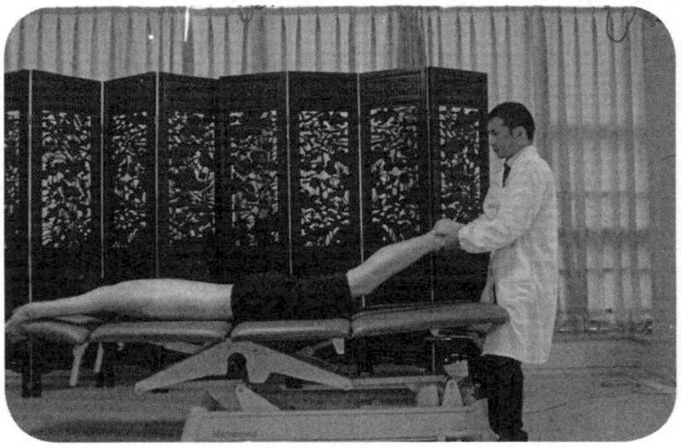

图 14–1–5–33–1

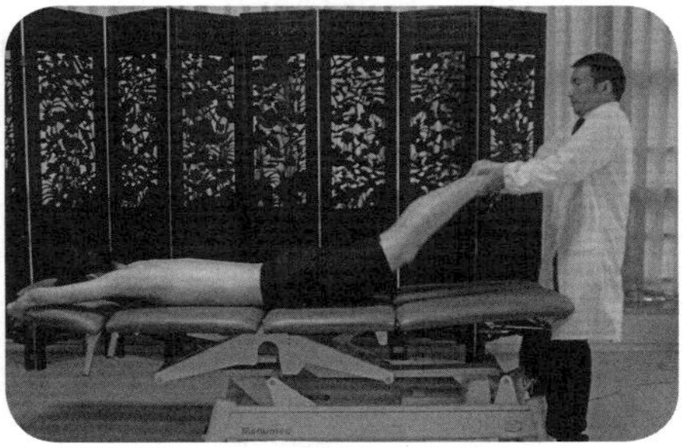

图 14–1–5–33–2

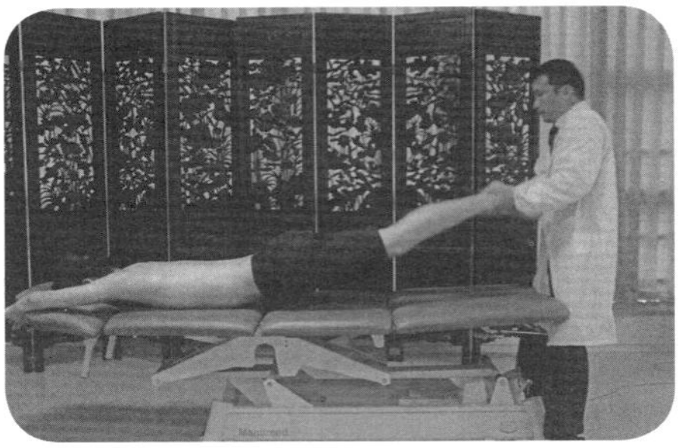

图 14-1-5-33-3

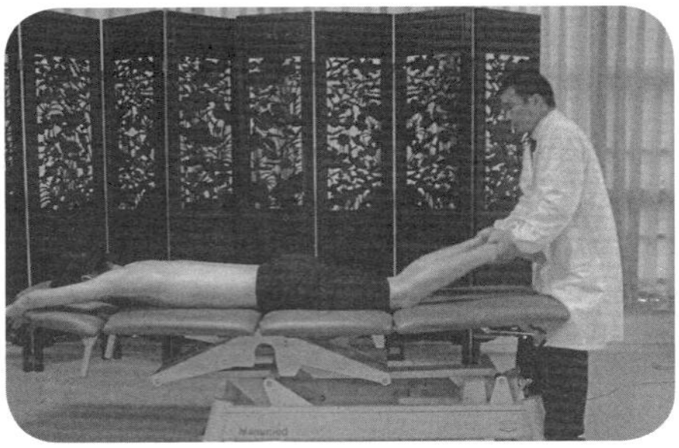

图 14-1-5-33-4

【要领及注意事项】

①牵抖法要将牵引力和抖动力有机地结合起来。先牵引是第一步，然后是减缓牵引力，再行瞬间的突然较大幅度的抖动，要把握好抖动的时机。

②体质虚弱或年老患者，宜只牵不抖。

③腰椎间盘突出症腰曲后凸者或腰椎前滑脱（包括椎弓峡部裂和假性前滑脱）者禁用本法。

【作用】主要用于腰椎小关节紊乱症、腰椎滑膜嵌顿、腰椎间盘突出症、腰臀部软组织损伤等病症。

11）颤腰法

【操作】患者俯卧位，胸部和骨盆各垫软垫，使腹部腾空。术者两手掌重叠按在患者腰骶部做快速按压，使患者腰部产生动（图 14-1-5-34）。

【作用】主要用于急性腰肌损伤、腰椎间盘突出症、各种腰腿痛。

12）内侧推拉式矫正手法

【操作】

①病人左侧在下侧，躺在床上，面向医师，右腿弯曲，肘右脚放在左膝腘上。

②医师站在床旁，面向病人。右手触摸 L3—L4 的棘间韧带，左手抬起病人的上腿向前（头部的方向）弯曲。当紧张的肌肉到达右手的手指时，即将病人的腿放到床外，作为“由下向上的锁定”。

③换左手触摸 L2—L3 的棘间韧带，医师的右手握病人的左臂上拉，使产生旋转，直感到有紧张的肌肉到达左手的手指时即停止旋转，作为“由上向下的锁定”。

④医师的右前臂经过病人的右腋下；右肘压在病人的右肩上；并把右手拇指顶在 L3 棘突的上（右）侧。

⑤医师左手的拇指和中、食指捏 L4 的棘突。

⑥叫病人做三次深呼吸后，医师的右肘推；左肘拉到极限，右手拇指向下顶，左手中食指向上拉。四个动作同时作出来，即可听到“咔”的一声，完成矫正。

如果左手中指力量不足，可用食中指重叠，以加强拉力（图 14–1–5–35）。

【要领及注意事项】同腰部斜扳法。

【作用】同腰部斜扳法。

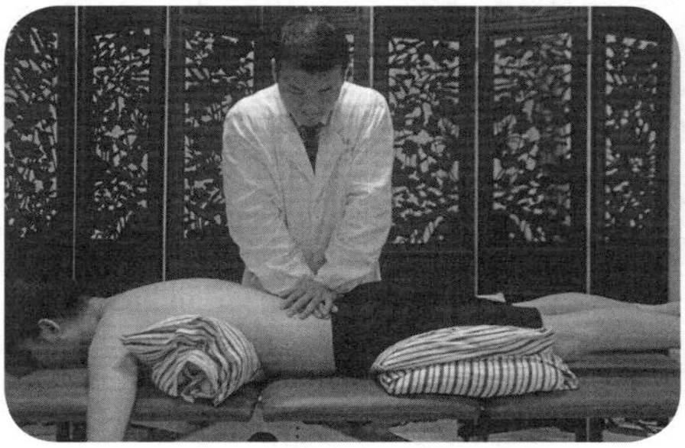

图 14–1–5–34

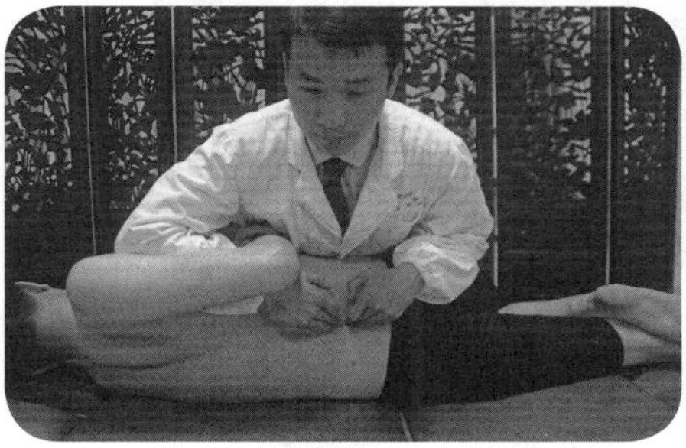

图 14–1–5–35

13）内侧推式矫正手法

【操作】

①病人左侧在下侧，躺在床上，面向医师，右腿弯曲，肘右脚放在左膝腘上。

②医师站在床旁，面向病人。右手触摸 L3—L4 的棘间韧带，左手抬起病人的上腿向前（头部的方向）弯曲。当紧张的肌肉到达右手的手指时，即将病人的腿放到床外，作为“由下向上的锁定”。

③换左手触摸 L2—L3 的棘间韧带，医师的右手握病人的左臂上拉，使产生旋转，直感到有紧张的肌肉到达左手的手指时即停止旋转，作为“由上向下的锁定”。

④医师的左手豆状骨压在 L4 椎体的横突上；右手稍微向后再推一推病人的右（上）肩，到极限即固定其位置不动。

⑤请病人做三次深呼吸后，医师以左手（前臂与床平行，与椎体成垂直）突然发力，即可听到“咔”的一声，完成矫正（图 14–1–5–36）。

【要领及注意事项】同腰部斜扳法。

【作用】同腰部斜扳法。

（4）骨盆整复法

1）扳按复位法（骶髂关节后伸扳法）

【操作】患者俯卧位。术者站在其健侧，一手托住患膝前部，另一手手掌根部按压患侧髂后上棘。一手向上托膝过伸髋关节至最大限度时，另一手同时用力向下按压（图 14–1–5–37）。

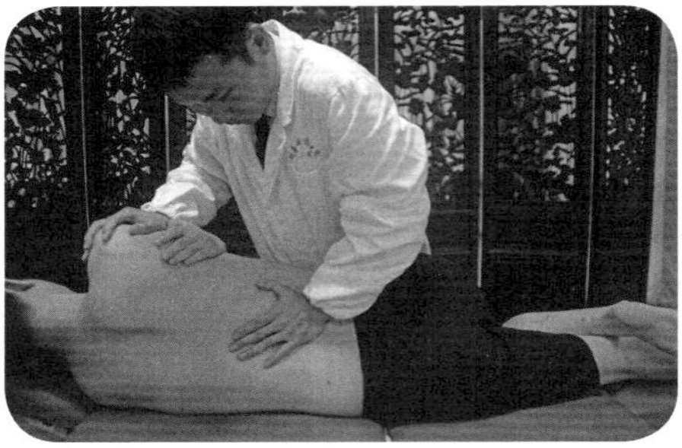

图 14–1–5–36

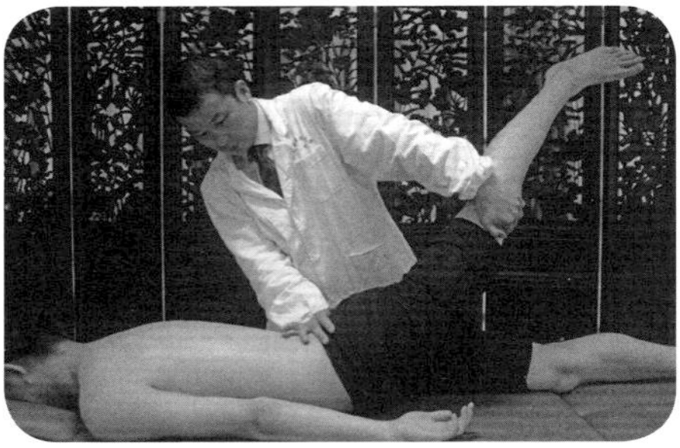

图 14–1–5–37

【要领及注意事项】

①在做骶髂关节复位法之前，术者要先用法、按揉法等手法将骶髂关节周围的肌肉放松，以利于关节的复位。

②骶髂关节复位后，术者应嘱咐患者在屈髋屈膝位卧床休息 2 ～ 3 周，以利于损伤组织的修复

③腰椎弓裂、腰椎滑脱者禁用。

【作用】用于体质瘦弱的骶髂关节后错位患者。

2）骶椎向后旋转矫正手法

【操作】以骶椎右侧向后旋转为例：

①病人面向医师侧卧。右（患）侧在上；右腿弯曲，把右脚放在左腿的膝腘部。

②医师站在床旁、面向病人。左手为矫正手，右手稳定病人的左肩。

③医师左手的豆状骨放在患者骶椎的上（患）侧骶髂关节的中间位置，但必须在骶椎上。尽量靠近在右髂骨而不碰到右髂骨，手指垂直，向下放置。

④右手按在病人左肩上，逐渐向上和向后施力，产生一种相当的牵引力。

⑤左手的前肘、臂，与床几乎平行，透过豆状骨向前、向侧，突然发力，使患者骶椎右侧，向前产生移动。听到“咔”的一声，完成矫正，把向后突出的部分归位（图 14–1–5–38）。

【要领及注意事项】左手先向下、向前按压，活动骶髂关节。然后再向前推

压到极限。记住，在极限上快速发力！

【作用】用于骶椎向后旋转错位。

3）骶椎向后向下旋转的矫正手法

【操作】以骶椎左侧向后向下旋转为例：

①病人面向医师侧卧，左（患）侧在上；左腿弯曲，把左腿放在右腿的膝腘部。

②医师站在床旁面向病人，右手为矫正手，左手稳定病人的左肩。

③医师右手的豆状骨放在患者骶椎的上（患）侧骶髂关节的中间位置，但必须在骶椎上。尽量靠近左髂骨而不碰到左髂骨，手指垂直、向下放置。

④医师左手按在病人的左肩上，逐渐向上和向后施力，产生一种相当的牵引力。

⑤医师右手的前肘、臂，与床几乎平行，透过豆状骨及掌、先作顺时针方向的扭转到极限，使下移错位向上归位。然后再向前突然发力，即可听到“咔”的一声，完成矫正（图 14–1–5–39）。

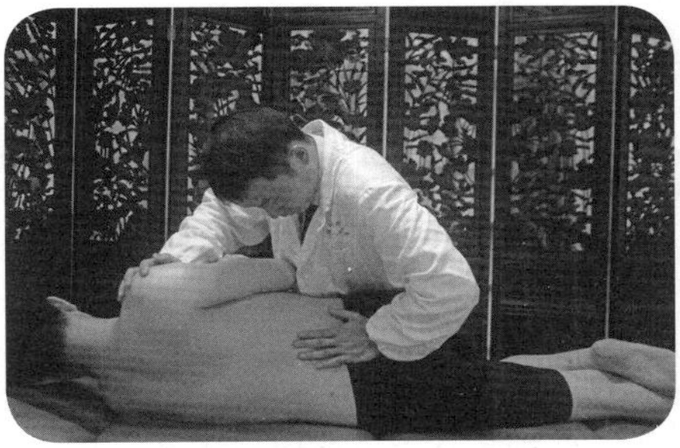

图 14–1–5–38

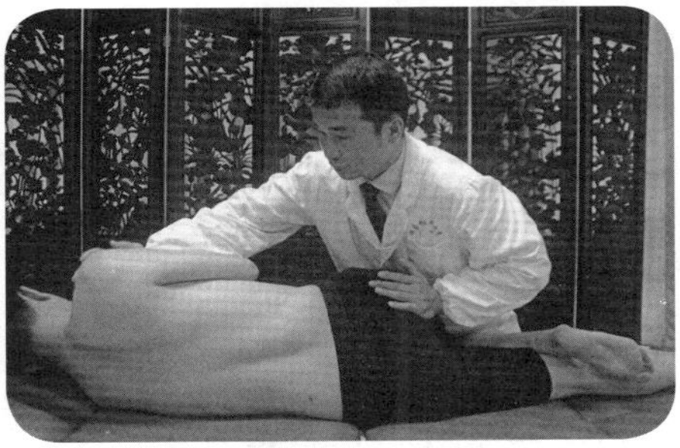

图 14–1–5–39

【要领及注意事项】顺时针方向的发力，可使骶椎左侧向下的错位归位。

【作用】用于骶椎向后向下旋转错位。

4）髂骨向后移位的矫正手法：

【操作】以右侧髂骨向后移位为例：

①病人的患腿在上、侧卧，屈膝将患腿的脚置于健腿的膝腘处，并将患腿置于床缘外。

②医师的左大腿顶住患腿的大腿前外侧。

③医师的右手置于病人的右肩前方，并向后推，使病人的上身向后、向外旋转，直到腰骶关节处锁住。

④医师的左手豆状骨顶住病人的右髂骨的后下部位，而其前臂与身体的纵

轴形成 30°～35°的角度方向，朝着病人耻骨联合方向，突然用力（顺时针方向旋转），即会产生“咔”的一声，完成矫正（图 14–1–5–40）。

【要领及注意事项】用相反的方向，相同的步骤，矫正左侧髂骨向后移位的病变。

【作用】用于髂骨向后移位。

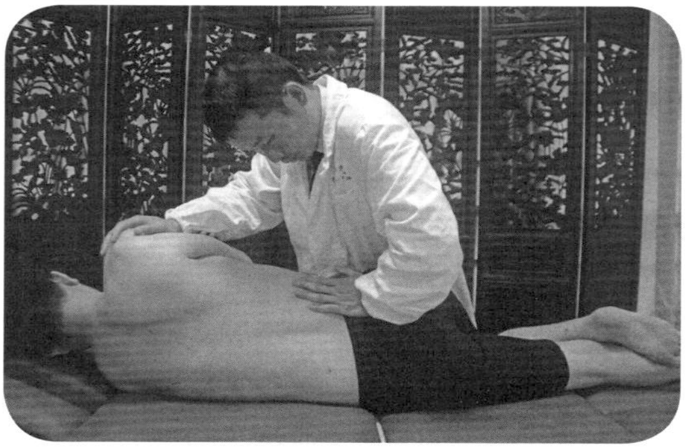

图 14–1–5–40

第二节　基础疾病治疗

一、寰枢关节半脱位

寰枢关节半脱位是指构成寰枢关节的两个外侧关节及齿突前后关节在感染、外伤、劳损等因素的作用下任何部分发生移位而不能自行复位，并产生局部或相关的一组血管神经等刺激症状，严重时可以危及生命，本病又称为寰枢椎关节失稳。

【诊断要点】

（1）前脱位时患者头部前倾，项强，头向各个方位活动均受限；向一侧脱位时，头转向健侧，向患侧偏斜；儿童患者头面都可发生不对称性畸形。

（2）颈项各方向活动受跟，尤以棘突偏斜侧为明显。

（3）压痛的部位多位于偏斜的第 2 颈椎棘突旁，部分患者在偏斜棘突的对侧或双侧。

（4）X 线检查：寰枢关节半脱位 X 线表现常见有以下四种类型。

1）水平旋转型半脱位：寰椎两侧的侧块与枢椎齿状突之间隙左右基本对称，上下距离基本相等，仅枢椎棘突偏向一侧。

2）侧偏型半脱位：左右两侧齿侧间隙一宽一窄，枢椎棘突偏向窄侧。

3）侧偏旋转型半脱位：左右两侧齿侧间隙一宽一窄，枢椎棘突偏向宽侧。

4）向前型半脱位：寰齿前间距增大，即成人＞2 mm，儿童＞3 mm（多见于寰椎横韧带断裂，或过度松弛所致）。

【鉴别诊断】

1. 落枕　虽有颈项强痛，肌肉僵硬，活动受限或斜颈姿势，但落枕患者颈部仍可以稍微活动，无神经根、椎动脉或脊髓受压的症状和体征，颈椎X线张口位片有助于明确诊断。

2. 肌性斜颈　肌性斜颈是由于生产时或是产前原因，使患儿胸锁乳突肌痉挛而导致。颈部无疼痛，患侧胸锁乳突肌可以触及挛缩、纤维化的肿块。

【整脊治疗】

1. 治疗原则　行气活血，解痉止痛。

2. 部位及穴位　颈项背部肌肉群、重点枕后部肌群；颈1、颈2横突和关节突，压痛点等。

3. 操作

（1）行气活血：先放松颈背部和枕后颈前肌肉群，解除肌肉痉挛，促进气血流通。

（2）整复错位：调整颈椎上节段错位，选用合适的整脊手法：寰枢关节扳法、颈椎旋提手法、各颈椎拔伸法等，纠正关节错位，恢复自身平衡，具体操作见常见整脊手法。

（3）舒筋通络：最后配合理筋手法，疏通经络。

【注意事项】

（1）手法整复关节后，患者应用颈托固定，并适当进行牵引辅助康复。

（2）严格掌握推拿治疗手法操作的适应证，有严重的锥体束体征的患者禁用整复关节手法。

（3）改变不良生活习惯及工作姿势，注意颈肩部保暖，加强锻炼。

【按语】临证应注意严格掌握整脊疗法治疗的适应证：一般上颈椎不稳，不伴有脊髓受压或神经刺激症状者可选用非手术疗法治疗；儿童病例，即使有神经刺激或压迫症状者，也应该先行非手术治疗。手法整复应轻巧协调，切忌强行暴力整复，以免造成骨折导致脊髓压迫的严重后果。脊髓压迫症状明显者，应考虑手术治疗。

二、颈椎病

颈椎病是指由于颈椎间盘退行性改变、颈椎骨质增生和颈部损伤等因素引起脊柱内、外平衡失调，刺激或压迫颈神经根、椎动脉、脊髓或交感神经等组织而引起的一组症状复杂、影响广泛的临床综合征，又称颈椎综合征等。

【诊断要点】

1. 颈型颈椎病

（1）颈部肌肉痉挛，肌张力增高，颈项强直，活动受限。

（2）颈项部有广泛压痛，压痛点多在斜方肌、冈上肌、菱形肌、大小圆肌等部位，可触及棘上韧带肿胀、压痛及棘突移位。

（3）颈椎间孔挤压试验和臂丛神经牵拉试验多为阳性。

（4）颈椎 X 线检查：见颈椎生理曲度变直、反弓或成角，有轻度的骨质增生。

2. 神经根型颈椎病

（1）颈项部肌肉痉挛，肌张力增高，颈项活动受限。

（2）病变棘突偏歪，椎间隙不等宽。在病变相应的棘突旁、棘上韧带或患侧肩胛骨内缘相应区域有压痛点，并具有典型的上肢放射痛和麻木感，其范围与颈脊神经所支配的区域一致。部分患者可触及条索状结节。

（3）手和前臂部位的感觉减退，少数有感觉过敏。病久者病变神经根支配的肌肉发生肌力减退，肌张力降低，手和上肢发冷，以及肌肉萎缩。肱二头肌、肱三头肌反射和桡骨膜反射减弱或消失。

（4）椎间孔挤压试验和臂丛神经牵拉试验阳性。

（5）颈椎 X 线检查：正位片可见颈椎侧弯、钩椎关节增生、棘突偏歪等；侧位片可见颈椎生理曲度变直、成角、反弓，椎间隙狭窄，椎体移位，椎体后缘增生，椎体前缘增生过大可形成骨桥，项韧带钙化等；斜位片可见椎间孔变小，钩椎关节增生。

3. 椎动脉型颈椎病

（1）后枕部触诊检查，患者棘突多有病理性移位，相应的关节囊部位肿胀、压痛。

（2）患者做颈部较大幅度的旋转、后伸活动时，可引起突然眩晕、四肢麻木、软弱无力而猝倒。

（3）旋颈试验阳性。

（4）颈椎X线检查：正位片可见颈椎侧弯、棘突偏歪、钩椎关节增生；侧位片可见颈椎生理曲度变直、反弓，以及椎体增生、椎间隙变窄等；颈椎斜位片可见椎间孔变小，钩椎关节增生。

4. 交感神经型颈椎病

（1）颈部肌肉痉挛，活动障碍，棘突旁有压痛，棘突或横突偏移，棘突间隙变窄，项韧带钝厚等。

（2）颈椎X线检查：正位片可见钩椎关节增生；侧位片可见颈椎生理曲度变直，椎体前缘或后缘骨质增生，椎间隙变窄，项韧带钙化；斜位片可见椎间孔变小。

5. 脊髓型颈椎病

（1）肌张力增高，肌力减退，腱反射（肱二头肌、肱三头肌、跟腱、膝腱反射）亢进，浅反射（腹壁、提睾反射）减弱或消失。

（2）病理反射（霍夫曼征、巴宾斯基征等）阳性。

（3）颈椎X线片检查：颈椎生理曲度变直、成角，甚至反弓，颈椎椎体后缘骨质增生，椎间隙狭窄，椎间孔变小。

（4）颈椎CT检查：能准确测量椎管狭窄程度，可见椎管变窄、椎体后缘骨质增生或椎间盘突出压迫脊髓。

（5）颈椎MRI检查：可清楚看到椎间盘髓核及增生的骨赘、黄韧带凸入椎管内，压迫硬膜囊及脊髓。如病程较长，压迫过久，脊髓发生变性，图像上也能反映出来。此外，还可以看到硬膜外脂肪受压或中断，后纵韧带移位，椎间隙变窄、等宽或前窄后宽，并可见神经根受压。

【鉴别诊断】

1. 梅尼埃病　梅尼埃病多突然发作，有眩晕、头痛、恶心、呕吐、耳鸣、面色苍白、出汗、水平性眼球震颤、听力减退等症状。轻者感到四周景物和自身频频旋转或摇晃欲倒，严重者可以猝倒。发作时多喜闭目卧床且怕光。本病的发作一般与体位、颈部活动无关。

2. 脊髓肿瘤　脊髓肿瘤常为脊髓外硬膜下肿瘤，其次为硬膜外肿瘤，可有颈、肩、枕、臂、手部疼痛和麻木，疼痛较剧，呈针刺样或刀割样，并呈进行性加剧，夜间加重。X线片可见压迫平面以下椎间孔加大，椎体或椎弓破坏，

MRI 检查可明确肿瘤的位置及大小。

【整脊治疗】

1. 治则　舒筋活血，解痉止痛，理筋整复。

2. 部位　颈前、枕后部、颈肩背部、肩胛骨内缘和患侧上肢；异常节段的横突、关节突和压痛点。

3. 操作

（1）舒筋活血：放松颈背、颈前、枕后等肌肉，以松解粘连、行气活血而达到舒筋之目的。

（2）整复错位：根据手下触诊，结合影像资料，判断错位节段，选用合适的颈椎拔伸法及整脊手法，纠正错位，恢复体内平衡，具体操作见常见整脊手法。

（3）理筋通络：利用理筋手法疏筋活络。

【注意事项】

（1）推拿手法操作宜轻巧适度，切忌暴力以免发生意外，遇见性格偏执的患者慎用扳法。

（2）疼痛较甚、颈项不敢转动者或脊髓型颈椎病，应选用颈围制动或卧床休息。

（3）纠正日常生活中的不良姿势，避免长期低头伏案工作。

【按语】颈椎病是整脊手法的优势病，在临床中常常以混合式出现。“骨错缝，筋出槽”是本病发病的常见病因，整脊手法可以有效的纠正“骨错缝，筋出槽”，骨正筋自柔，筋柔骨自正，同时还能促进颈部的血液循环，改善脑部供血，降低椎间盘的内压力，改善颈部的肌张力，增加静脉淋巴回流，减少对神经、血管的刺激压迫，逐渐恢复颈椎动静力平衡。值得注意的是，颈椎整脊手法应柔中带刚，刚中带柔，稳准巧快，切勿粗暴发力，以免导致不必要的损伤；严重的脊髓型颈椎病，禁止用大力的旋转式整脊手法，以免导致脊髓损伤。

三、颈椎小关节紊乱症

颈椎小关节紊乱症又名“颈椎小关节滑膜嵌顿”，是指颈椎的小关节超出正常的活动范围，小关节面之间发生微小的错位，所引起的一系列临床表现。

【诊断要点】

（1）颈部疼痛，颈项强直，颈部酸痛无力，可伴有双上肢麻木无力，感觉与肌力减退。

（2）椎旁常有明确压痛点，颈部肌肉稍痉挛、僵硬，肩胛内缘也可有压痛，棘突旁触摸时，可发现病变颈椎棘突向一侧隆起或呈现明显偏歪。

（3）X 线检查：一般无颈椎退行性改变，正位片可显示颈椎侧弯畸形，病变棘突偏歪。侧位片可发现患椎有旋转表现，即可出现病变颈椎椎间小关节双影改变（双凸现象）、椎根切迹呈现双影改变（双凹现象）及椎体后缘双影（双边现象），而其上下颈椎却显影正常，斜位片则可显示椎间关节间隙有相对增宽或狭窄。

【整脊治疗】

1. 治疗原则　松解止痛，整复错位，舒筋通络。

2. 部位　损伤侧颈部和上肢，背部及颈前部，损伤节段的横突和关节突，局部压痛点。

3. 操作

（1）松解止痛；放松颈背部、颈前等肌肉群，松解肌肉痉挛而止痛。

（2）理筋整复：根据手下触诊，结合影像资料，判断错位节段，选用合适的颈椎拔伸法及整脊手法，纠正错位，恢复脊柱生物力学平衡，具体操作见常见整脊手法。

（3）舒筋通络：利用理筋手法舒筋活络，调畅气血。

【注意事项】

（1）本病用手法整脊复位见效快，但技术要求高，切不可盲目从事，以避免发生严重后果，复位前应排除外伤所引起的颈椎脱位、骨折。

（2）正确用枕，切忌高枕，也不要无枕。因为无枕会使头颈部过伸，加重病情。睡眠时颈下或肩下垫枕头，使颈部处于轻度伸直位，从而有利于颈段脊柱的稳定性，增强颈肩顺应颈部突然变化的能力。

（3）注意保暖，防止受凉。

【按语】中医整脊治疗小关节错缝一般均有较好的疗效，症状可迅速缓解或消失，其以手法整脊方法最为简便有效。整脊治疗可以纠正颈椎损伤节段错位，改善局部的血液循环，增加头部血液供应，放松局部肌肉和韧带，快速缓解患者病痛，时有立竿见影之效。

四、胸椎小关节紊乱症

胸椎小关节紊乱是指由于突然的外力牵拉、体位变换不当、扭转等情况，使胸椎小关节发生解剖位置改变，且不能自行复位而导致局部疼痛、活动受限等症状的一种病症。

【诊断要点】

（1）有外伤史或长期不良姿势史。

（2）错位节段的棘突有明显压痛、叩击痛或偏歪。棘旁软组织可有不同范围和程度的紧张甚至痉挛，触之常有条索样物感，压之常有疼痛感。

（3）X 线检查首先应排除脊柱结核、肿瘤、骨折等疾病。由于胸椎小关节错位为解剖位置上的细微变化，故 X 线摄片常不易显示，部分患者有患椎棘突偏歪的改变。

【鉴别诊断】

1. 脊柱肿瘤　症状呈进行性加重，夜间尤甚。X 线检查可见椎体破坏。CT 或 MRI 检查对本病有确诊意义。

2. 强直性脊柱炎　早期反复发作性下腰部疼痛、僵硬。累及胸椎时胸椎明显后凸，胸廓扁平。实验室检查 HLA–B 27 阳性，血沉增快。晚期 X 线检查脊柱可呈“竹节样”改变。

【整脊治疗】

1. 治则　行气活血，理筋整复，舒筋通络。

2. 部位　腰背部及其周围软组织，错位棘突旁、关节突和横突周围软组织。

3. 操作

（1）行气活血：放松背部肌肉，重点是棘突偏歪周围，促进气血流通。

（2）理筋整复：根据手下触诊，结合影像资料，判断错位节段和类型，选用合适的胸椎整脊手法，纠正错位，改善胸椎生物力学的失衡状态，具体操作见常见整脊手法。

（3）舒筋通络：配合理筋手法，疏通经络，调和气血。

【注意事项】

（1）症状缓解或消失后，需适当休息，避免劳累，以稳定治疗效果。

（2）局部注意保暖，防止风寒湿邪侵犯经络，阻滞气血运行而加重病情。

（3）适当进行功能锻炼，逐渐加强胸背肌肉的力量，增强保护机制。

【按语】胸椎不同于颈椎和腰椎，胸椎关节相对稳定，活动较小。常因不良姿势或突然的外伤导致，胸椎整脊手法可以整复错位的关节，促进局部的气血循环，加快局部的新陈代谢，恢复错位胸椎的肌肉力量平衡。在运用胸椎整脊手法时，要配合患者呼吸，刚柔并济，切不可暴力，特意追求响声，以免造成岔气等医源性损伤。

五、腰椎间盘突出症

腰椎间盘突出症是指由于腰椎间盘的变性、纤维环破裂，以及髓核突出刺激或压迫神经根、马尾神经所引起的以腰痛并伴有一侧或双侧下肢放射性疼痛等症状为特征的一种综合征，简称“腰突症”。

【诊断要点】

（1）腰痛伴下肢放射性疼痛、麻木，腹压增高时，则腰腿痛加剧。

（2）第4–5腰椎或第5腰椎、第1骶椎棘旁及棘间两旁可触及明显的压痛点，按压痛点时，可引起小腿或足部的放射性疼痛；多数患者有不同程度的腰脊柱侧弯，生理前凸减小或消失，甚至反弓；腰活动受限。

（3）屈颈试验阳性，严重者坐位屈颈试验不能完成；挺腹试验阳性，直腿抬高试验及加强试验阳性。

（4）小腿前外或后外侧皮肤感觉减退，患侧跟腱反射减退或消失，甚至肌肉萎缩。根据突出椎间盘位置的不同，可以出现足背伸、跖屈肌力的减弱。

（5）X线检查可见脊柱侧弯，椎间隙变窄，椎体边缘唇状增生。

（6）CT、MRI检查可见椎间盘后缘或后侧缘有局限性软组织密度影凸向椎管，有时突出物伴有钙化，同时可见黄韧带增厚、侧隐窝狭窄等；椎管与硬膜囊之间的脂肪层消失；或可见硬膜囊受压移位和神经根受压移位，有时可见突出物突破后纵韧带而游离于硬膜外间隙中。

【鉴别诊断】

1. 急性腰扭伤　有明显的外伤史，病程短，局部压痛明显，痛点进行局部封闭后可使疼痛明显减轻或消失。一般无放射性坐骨神经痛症状，无肢体感觉异样，无腱反射异常。直腿抬高试验可为阳性，但加强试验阴性。

2. 慢性腰肌劳损　病程长，症状轻，压痛点广泛，无下肢坐骨神经放射痛及定位体征，可有骶棘肌僵硬和下肢反射性疼痛。

【整脊治疗】

1. 治则　疏经通络，解痉止痛，行气活血，理筋整复。

2. 部位　腰背部、下肢部和腹部；突出及邻近节段的横突、关节突棘突旁，局部压痛点。

3. 操作

（1）疏经通络：放松腰背、患侧下肢等肌群，松解阳性反应物，缓解局部肌肉僵硬状态。

（2）整复错位：根据手下触诊，结合影像资料，判断错位节段和类型，选用合适的腰椎拔伸法及整脊手法，纠正错位，改善腰椎生物力学失衡，具体操作见常见整脊手法。

（3）理筋通络：配合理筋手法，疏通经络，调畅气血。

【注意事项】

（1）推拿治疗前应排除骨、关节疾病及推拿禁忌证。

（2）手法操作应柔和，避免使用暴力和蛮力。

（3）推拿治疗时，对突出物巨大或有钙化者、马尾神经受压者、继发椎管狭窄者，应慎用后伸扳法。

（4）治疗期间，患者宜卧硬板床休息，腰围固定，并注意腰部保暖，尽量避免弯腰动作。

（5）病情好转后，适当进行腰背肌肉功能锻炼，促进康复。

【按语】腰椎间盘突出症是临床常见病和多发病，中医整脊治疗是治疗此病的特色疗法之一。相关研究表明，手法可促进血液循环，改善肌张力，降低椎间盘内压力，改善突出物与受压神经根的相对空间，改善神经根受压状态，恢复动静态生理平衡。虽然手法对此病有效，但切勿整脊手法粗暴，如使用不当，还可适得其反，中央型突出或压迫脊髓较严重的慎用整脊手法。本病容易复发，依靠导引练功等主动锻炼和纠正不良姿势是预防本病和防止复发的关键因素。

六、腰椎小关节紊乱症

腰椎小关节紊乱症是指腰椎关节突关节位置关系异常改变而引起的一系列临床表现。

【诊断要点】

（1）多有腰部前屈旋转或扭闪受伤史。

（2）腰部剧痛、刺痛或顽固性酸痛，疼痛局限于受累关节突以下，可向一侧臀部、骶尾部放射疼痛。少数病例可向下肢膝平面以上扩散，疼痛部位较深，且区域模糊。

（3）久病患者，长时期固定一个姿势工作，腰部出现僵硬，疼痛加重。症状之轻重与气候变化有关。晨起时腰部剧痛、僵硬，轻微活动后疼痛减轻，过劳后又使疼痛增剧。休息加重，活动减轻是本症之特征。

（4）单侧腰肌呈条索状紧张，患椎棘突偏歪，偏歪棘突旁压痛，多不向下肢放射，棘上韧带钝厚、压痛，棘间隙无明显改变。

（5）X线片有时可见到脊柱侧弯，两侧小关节间隙不对称。

【鉴别诊断】

1. 腰椎间盘突出症　可有外伤史，发作时腰椎棘突旁明显压痛伴患肢放射痛，直腿抬高及加强试验阳性，挺腹试验阳性，影像学检查可显示椎间盘突出。

2. 急性腰肌损伤　有突然扭闪的外伤史，腰部疼痛仅局限于损伤部，病变部位压痛明显。

【整脊治疗】

1. 治则　舒筋活血，理筋整复。

2. 部位　腰背部、下肢及腹部，紊乱节段及邻近节段的横突、关节突棘突旁，局部压痛点。

3. 操作

（1）舒筋活血：放松腰背、下肢等肌群，对压痛点进行重点处理，促进局部血液循环，降低肌张力。

（2）整复错位：根据手下触诊，结合影像资料，判断错位节段和类型，选用合适的腰椎拔伸法及整脊手法，纠正错位，改善腰椎生物力学失衡，具体操作见常见整脊手法。

（3）疏通经络：配合理筋手法舒筋通络，调和气血。

【注意事项】

（1）整复后3天内宜卧床体息，1周内勿做腰部前屈及旋转活动。

（2）腰部保暖，工作及日常生活中变换体位不宜太快，搬抬重物前适当进行准备活动。

（3）加强背伸肌功能锻炼，这样有助于巩固疗效和预防再发。

【按语】在进行手法整复时，要用巧劲，不可用蛮力。本病如诊断明确，手法得当，能起到立竿见影的效果，但患者在2–3天内不宜做重体力劳动或脊柱旋转活动。对于腰椎椎体后缘及后关节增生明显者应慎用或禁用腰椎旋转复位扳法。由于脊柱是人体承重的主要支撑，脊柱小关节的微小错位都会影响到力的平衡结构，影响到脊柱周围的软组织，所以在做脊柱小关节的整脊手法之前，都要先松解脊柱周围的肌肉、肌腱、韧带等组织，然后再行整脊手法。

七、骶髂关节损伤

骶髂关节扭伤是指骶骨与髂骨的耳状关节面，因外力而造成该关节及其韧带损伤，以致局部出现充血、水肿、粘连等无菌性炎症，且引起局部疼痛和功能障碍。

【诊断要点】

（1）有急性下腰部扭伤史。

（2）伤后一侧下腰部疼痛无力，活动受限。

（3）立、坐、卧患侧均不能负重。骶髂关节的投影区有明显压痛，并有深在性叩击痛。

（4）"4"字试验阳性；骨盆分离和挤压试验阳性；床边试验阳性；髋后伸试验阳性。

（5）X线检查可见骶髂关节面排列紊乱，关节间隙比健侧宽或退行性改变。

【鉴别诊断】

1. 急性腰扭伤　有腰部外伤史，腰骶部疼痛及活动功能障碍，但压痛点多在骶棘肌，骨盆分离、挤压试验及床边试验等检查均为阴性。

2. 强直性脊柱炎　早期腰骶部疼痛，活动不利，以男性青年为多。抗原HLA–B27多为阳性，可有轻度贫血、血沉增快。晚期患者X线片示脊椎呈"竹节样"改变或骨质破坏等。

【整脊治疗】

1. 治则　松筋通脉，理筋整复，舒筋通络。

2. 部位　骶髂关节；八髎、秩边、环跳、委中等穴。

3. 操作

（1）松筋通脉：放松患部周围、腰背、大腿内侧等，让紧绷的肌肉和韧带放松，加快局部血液循环。

（2）理筋整复：根据患者不同的错位形式，选择不同的骨盆整复法，纠正关节错位，调节骨盆力学平衡，具体操作见常见整脊手法。

（3）舒筋通络：配合理筋手法，疏通经络，调畅气血。

【注意事项】

（1）推拿治疗后，症状可立即缓解，但因骶髂关节韧带损伤的修复需要一定时间，故在2周内不宜作下肢大幅度的活动。

（2）治方期间宜卧床休息，并注意保暖。

【按语】骶髂关活动度较小，属于微动关节，而且相对稳定，所以在整脊时，发力的方向和力度尤为重要。治疗向前错位时，发力方向是向内向上，大致在肚脐方向；治疗向后错位时，发力方向是向外向下，大致向耻骨联合方向。骶髂关节导致的腰痛常常被误诊，需要医生有“火眼金睛”，准确判断。手法整复应轻巧协调，切忌强行暴力整复，容易造成医源性损伤。

八、青少年功能性脊柱侧弯症

青少年功能性脊柱侧弯症是指年龄在7岁以后，出现脊柱的一个或数个节段在冠状面上向一方旋转侧弯，并随年龄增长弯曲增大至发育成熟，而无任何先天性脊柱骨结构异常者。

【诊断要点】

（1）症状轻度的脊柱侧弯患者可以毫无症状，特别好发于青春期少女，胸背不易裸露，畸形常被忽略。多数是体检或换衣服时被发现，重度的脊柱侧弯患者有腰背疼痛、易疲劳、运动后气短、呼吸困难、胸闷、心悸、下肢麻木等症状。

（2）患者脊柱呈侧弯畸形（棘突连线偏离中轴线）；脊柱两侧肌肉不对称；凹侧皮温异常；两肩、两肩胛、两侧髂嵴不等高，严重者可现驼背畸形；Adam前屈试验阳性。

（3）X线检查：脊柱正立位可见部分棘突偏离正中线，脊柱向一侧或两侧弯，部分椎间隙左右不等，椎体倾斜，椎体两侧不等高，可用Cobb法测量其具体侧弯角度。侧位摄片可见颈、胸、腰生理曲度异常。Cobb法测量：在正位X线摄片上，先确定侧凸的上终椎及下终椎（在主弯上、下两端其上、下终板线向凹侧倾斜度最大者，主弯上端者为上终椎，主弯下端者为下终椎）。在上终椎椎体上缘及下终椎椎体下缘各划一平线，对此两横线各作一垂直线，这两条垂线的交角即为Cobb角，用量角器可测出其具体度数。如果终椎上、下缘不清者，可取其椎弓根上下缘的连线，然后取其垂线的交角即为Cobb角。Cobb法常用，几乎为国际所统一。

（4）辅助检查：包括测身高、体重、双臂外展位双中指尖间距等有关项目。被检查者裸露整个腰背部，自然站立，双足与双肩等宽、双目平视，手臂自然下垂，掌心向内。检查者站在其正后方，观察被检查者双肩是否对称，两侧髂嵴是否等高，棘突连线是否偏离中轴。五项中如有一项以上不正常列为躯干不对称。

（5）诊断分型：按照侧弯主曲线顶点的解剖位置，结合临床，将青少年特发性脊柱侧弯症分为以下三种类型。

Ⅰ型：胸椎单弧形，主弧由胸椎组成，腰椎侧弯不明显。侧弯程度及预后有很大不同，弧度可发展到很严重，由于椎体旋转使胸椎后凸变平，肋骨后隆，而使肺功能下降，出现胸闷、气短等相应症状。肋骨后隆起的程度不一定与侧弯角度相称。

Ⅱ型：腰椎单弧形，主弧由腰椎组成，胸椎侧弯不明显。在青少年特发性脊柱侧弯中很少超过60°，但会引起上半身向侧方倾斜。

Ⅲ型：胸腰椎双弧形，胸椎弧顶点在胸7节段，并突向右侧，腰椎弧顶点在腰1–2节段，胸腰椎侧弯同时发生，弯度也大体相同。胸腰椎弧度交界处的移行椎体无旋转畸形。在青少年时期侧弯有发展趋势。

【鉴别诊断】

1. 继发性脊柱侧弯症　因骨盆倾斜或椎间盘突出、椎间盘炎、骨肿瘤、骨结核、癔症、代谢性骨病、感染性骨病、外伤等其他疾病刺激引起脊柱继发性侧弯，这种脊柱侧弯均能找到原发疾病，按原发疾病治疗，侧弯可改善或消失。

2. 先天性脊柱侧弯　因先天性骨或脊髓畸形导致的脊柱侧弯，此类侧弯自出生就出现，而且无有效治疗方法。

【整脊治疗】

1. 治疗原则　舒筋通络，理筋整复、正骨调曲。

2. 部位　错位棘突、关节突和横突部位及其周围软组织。

3. 操作

（1）舒筋通络：放松腰背部肌肉，舒筋活血，行气通络。

（2）正骨调曲：找准侧弯节段，针对性进行整脊纠正，调整脊柱生物力学结构，重构脊柱再平衡。具体操作见常见整脊手法。

（3）理筋通络：配合理筋手法，疏通经络，调和气血。

【注意事项】

（1）一般 2 疗程显效，临床疗效观察为 4 ～ 6 疗程。

（2）手法适用年龄在 5 ～ 15 岁，18 岁以上治疗效果欠佳。

（3）侧弯角度＜ 30°，骨盆源性侧弯、腰椎侧弯的疗效较好，胸椎侧弯疗效较差。

（4）整脊推拿均以肌肉萎缩侧为主。

（5）整脊手法以旋转法为主，切忌暴力。

【按语】整脊推拿对治疗功能性脊柱侧弯有较好的疗效。该法在治疗的同时不影响青少年的成长发育，并可根据患者的具体情况灵活改变整脊力度，因人而异施治。该法必须坚持治疗方能见效，而且年龄越小效果越好。同时，还要强调患者的配合支具，注意坐、站的姿势，书包重量及加强锻炼来预防脊柱侧弯的进展。

九、头痛

颈椎源性头痛主要是颈椎关节错位及其周围组织的炎症、痉挛，刺激、压迫相关神经血管等引起头痛，常伴颈部不适等症状，常见于西医血管性头痛、神经性头痛。

【诊断要点】

（1）主要为枕部或枕下部疼痛，常为两侧性，并向头顶部放射，严重时还可向眼部、颞部放射，咳嗽、喷嚏等头部动作可以影响疼痛的程度。

（2）颈部活动受限，颈部肌肉及斜角肌紧张，触诊第 1 颈椎横突不对称，颈椎旁有压痛，第 2 至 4 颈椎棘突不同程度偏移，在偏移侧有饱满感。病程久者可触及条索状或硬结节状的反映物。

（3）X线检查：颈椎生理曲度有不同程度的改变，如颈曲消失、变直或反张，颈曲中断；钩突一般有2～4个不等的变尖且密度增高，齿状突不居中，寰齿间距及寰枢间沟左右不对称。

【鉴别诊断】

根据头痛病史及症状特点，进行血压、血常规等检查，必要时可做经颅多普勒、脑电图、脑脊液、颅脑CT或MRI和相应的五官科检查，从而与颅内占位性病变、颅脑外伤、各类脑病、脑血管意外、五官科疾病等所致的头痛相鉴别。

【整脊治疗】

1. 治疗原则　通络止痛，理筋整复。

2. 部位　颈肩背部肌群，重点松解枕后肌群、颈椎关节突、横突与压痛点。

3. 操作

（1）松解舒筋：先放松颈枕部软组织，缓解肌肉痉挛，调整外平衡。

（2）纠偏复正：根据错位类型与节段，选用相关颈椎拔伸法及整脊手法，整复关节错缝，松解受压神经，调整内平衡。具体操作见常见整脊手法。

（3）理顺通络：理顺头颈部筋经、软组织。

【注意事项】

（1）引起头痛的原因较为复杂，整脊治疗前必须明确该头痛的病因。

（2）整脊手法操作时轻巧，旋转角度不宜过大，以避免造成医源性损伤。

（3）注意用颈习惯，坚持颈部锻炼，预防颈肌劳损。

【按语】颈部软组织劳损或痉挛等因素的综合作用导致了颈椎的力学改变，引起肌肉僵硬局部软组织炎症水肿，机械性化学性地压迫及刺激穿行其中的高位神经引起头痛。整脊手法对颈部阳性反应点及错位关节进行干预，从而改善局部肌肉、软组织紧张、挛缩，缓解周围肌腱、筋膜、韧带的炎症、水肿、粘连，增加椎－基底动脉的供血量从而改善头痛的症状。

十、眩晕

颈椎病刺激或压迫椎动脉或交感神经，直接或间接导致椎动脉痉挛、扭曲，使脑供血不足而出现的眩晕称颈性眩晕，相当于西医椎动脉压迫综合征。

【诊断要点】

（1）眩晕为主症，可伴有耳鸣、耳聋，恶心呕吐、头痛、颈痛等症状。

（2）触诊第1颈椎横突左右不对称；第2颈椎棘突偏歪，棘突旁压痛；第1、2颈椎横突后缘有硬结；第2～6颈椎关节突左右不对称；第3～7颈椎棘突偏歪，棘突旁压痛。

（3）X线检查：正位片可见两侧钩椎关节间隙不对称，关节增生变尖，张口位片显示寰齿侧间隙及寰枢关节间隙左右不对称，寰枢椎外侧缘左右不对称。颈椎生理曲线变直或颈椎连线中断、反张、颈椎前后缘有骨质增生，椎间隙变窄等。

【鉴别诊断】

主要与梅尼埃病鉴别，后者发病多为突发，3～5天才缓解，与颈椎体位改变关系不大，缓解时多无症状，无颈部症状及相关阳性体征。

【整脊治疗】

1. 治疗原则　通络止眩，理筋整复。

2. 部位　颈肩背部肌群，重点松解枕后肌群、颈椎钩椎关节、横突与压痛点。

3. 操作

（1）松解舒筋：先放松颈枕部软组织，缓解肌肉痉挛，调整外平衡。

（2）纠偏复正：根据错位类型与节段，选用相关颈椎拔伸法及整脊手法，整复关节错缝，松解受压血管神经，调整内平衡。具体操作见常见整脊手法。

（3）理顺通络：理顺椎周软组织，改善血液循环，促进局部炎症吸收。

【注意事项】

（1）引起眩晕的原因较为复杂，整脊治疗前必须明确该眩晕的病因。

（2）整脊手法操作时轻巧，旋转角度不宜过大，以避免造成医源性损伤。

（3）注意用颈习惯，坚持颈部锻炼，预防颈肌劳损与错位。

【按语】颈椎错位，特别是寰枢关节错位，是颈性眩晕发病的主要因素。手法复位可通过纠正颈椎小关节紊乱、颈椎轻微错位等颈椎失稳状态，恢复颈椎的内在平衡及颈椎正常的解剖位置，解除或缓解椎动脉的受压或通过神经的反射机制缓解血管痉挛，促进软组织局部无菌性性水肿的消退及代谢产物的吸收，达到改善椎动脉血液循环及脑部供血的目的，从而有效地解除或缓解患者的临床症状。

十一、类冠心病

类冠心病，并非指由于冠状动脉粥样硬化导致心肌缺血、缺氧而引起的心脏病变，而是指因颈椎或胸椎紊乱引起的类似冠心病的胸闷、心前区刺痛但心电图未有改变的一类病症。

【诊断要点】

（1）心前区疼痛，灼痛或刺痛，常呈阵发性发作，并与转头与翻身有直接关系，当变换体位时，疼痛加剧。

（2）颈部或背部疼痛，颈椎活动功能受限，可伴有心慌，头晕，失眠，健忘等自主神经系统功能紊乱的表现。

（3）颈椎（C1 ～ 4）、胸椎（T3 ～ 4）小关节错位，棘突偏歪，棘上韧带剥离，棘突上、棘间及椎旁压痛及剥离感。

（4）颈椎 X 线片可见颈椎生理弯曲有改变、钩突增生、椎间隙变窄、寰齿间隙左右不对称等。

【鉴别诊断】

冠心病心绞痛　冠心病心绞痛多为胸骨后压榨性闷痛，持续时间一般为几分钟，有着典型的诱发因素，比如劳累、生气等等；发作时，心电图有缺血性改变，舌下含服硝酸甘油有效。无神经根症状，X 线片检查颈椎可无异常变化。类冠心病多表现为心前或左上胸针刺样锐痛，持续时间往往为十几分钟到几个小时；神经根症状明显，并有明显的颈椎病改变，当压迫颈部压痛点，可诱发心绞痛；心电图检查正常，舌下含服硝酸甘油无效。

【整脊治疗】

1. 治疗原则　通络止痛，理筋整复。

2. 部位　颈肩背部肌群，重点松解枕后肌群、颈椎及上胸段关节突、横突与压痛点。

3. 操作

（1）松解舒筋：先放松颈胸段软组织，缓解肌肉痉挛，调整外平衡。

（2）纠偏复正：根据错位类型与节段，选用相关颈椎及上胸段整脊手法，整复关节错缝，松解受压血管神经，调整内平衡。具体操作见常见整脊手法。

（3）理顺通络：理顺椎周软组织，可在颈1、2椎旁和星状神经节体表投影区做适中点按法，改善血液循环，促进局部炎症消退。

【注意事项】

（1）诊断该病必须慎重，整脊治疗前必须排除冠心病心绞痛等其他造成相关症状的病因。

（2）整脊手法操作时轻巧，旋转角度不宜过大，特别是老年患者，以避免造成医源性损伤。

（3）注意用颈习惯，坚持颈背部锻炼，预防颈肌劳损与错位。

【按语】整脊手法对类冠心病有积极的干预作用，通过松解颈胸段椎旁软组织，调整颈椎及上胸段椎体错位，可调控受到刺激或挤压的交感神经，从而有效增加冠状动脉的血液供应，提高心肌细胞的无氧代谢能力，使心肌细胞抵抗缺氧的能力加强。此类患者临床容易误诊、漏诊，内科治疗效果不佳，这使得我们在临床工作中对于此类棘手问题，也能大胆仔细的去研究整脊手法治疗方案。

十二、痛经

脊源性痛经，是指因腰椎或骨盆紊乱引起的女性行经前后或正值行经期间，出现小腹及腰部疼痛、活动功能受限的一类病症。

【诊断要点】

（1）有经行腹痛，平素腰部酸痛胀痛、活动不利等。

（2）腰骶部坠胀疼痛，一般平常痛势不剧，经期或行经前后疼痛明显加重，腰骶部受寒可引起疼痛加剧。

（3）腰部肌肉紧张度增高，第1至5腰椎棘突两旁压痛阳性（以第1、4腰椎平面最多见），棘突偏歪不居中，或有凹陷突起，部分患者可有腰骶关节和骶髂关节错位。

（4）X线检查可见不同程度的腰椎退变，椎体边缘骨质唇样增生，椎间隙变窄，腰椎生理曲度变直或消失，侧弯畸形，部分患者可见椎体滑脱。左右腰骶关节间隙不等宽，髂后上棘不等高等。

【鉴别诊断】

根据痛经病史及症状特点，进行相关妇科检查、超声检查、宫腔镜检查等，以除外生殖器器质性病变，如子宫内膜异位症、盆腔炎等疾病等所致的继发性痛经。

【整脊治疗】

1. 治疗原则　温经止痛，理筋整复。

2. 部位　腰骶部肌群，重点松解腰椎关节突、横突、骶骨八髎区与压痛点。

3. 操作

（1）松解舒筋：先放松腰骶部软组织，缓解肌肉痉挛，调整外平衡。

（2）纠偏复正：根据错位类型与节段，选用相关腰椎和骶髂关节整脊手法，整复关节错缝，松解受压血管神经，调整内平衡，具体操作见常见整脊手法。

（3）理顺通络：理顺椎周软组织，可用掌擦法竖擦腰骶部、横擦肾俞、大肠俞、斜擦八髎穴，使之有温热感，改善血液循环，促进局部炎症消退。

【注意事项】

（1）整脊治疗前需排除妇科其他造成相关症状的病因，治疗时间一般在下次月经来时前一周，治疗两次。

（2）整脊手法操作时轻巧，旋转角度不宜过大，以避免造成医源性损伤。

（3）注意用腰习惯，坚持腰骶部锻炼，预防腰肌劳损与错位。

【按语】脊源性痛经多由腰椎或骨盆微位移导致盆交感神经丛受刺激，使支配子宫的交感神经长期处于兴奋状态。松解手法可以改善局部微循环，整脊疗法可以纠正腰椎和骨盆的微位移，骨正筋柔，气血以流，从而缓解子宫内膜螺旋动脉痉挛收缩而消除相关症状。

第三节　预防与保健

脊柱作为支撑人体姿态和活动的中轴，在日常活动中要承受来自躯干多个角度的负荷，并且在静态与动态之间不断地保持平衡。由于周围有着强而有力的韧带及关节囊等软组织的协助保护，脊柱在正常情况下得以维持其生理功能。但在不正确的姿势和动作下会导致脊柱的负担会额外加重，从而更加容易劳损，进而引发相应的一系列症状，故对于脊柱病的预防保健就显得格外重要。

一、颈椎的预防与保健

颈椎为脊柱的第一段，上承头部，下接胸椎，为头与躯干的连接部位。颈部为脊柱中最灵活的部分，可在三个轴上任意活动，而其稳定性较差。颈椎的活动频率是脊柱各段中最高的，相对于其他节段来说颈椎更易劳损，所以保护颈椎的关键在于日常防护。

1. 日常姿态

由于现代生活方式的改变与电子设备的普及，人们维持伏案、低头等姿势的时间越来越长。这种长时间前倾的姿态不利于保持颈椎的生理曲度及负重，给颈项部的肌肉、韧带带来较大的负担，日积月累从而导致颈椎相关疾病的发生。日常生活中应注意避免长时间伏案低头，定时活动颈部，尽量将头后伸，或行颈部保健操；亦可按摩颈项部肌肉以舒缓肌肉疲劳，促进局部血液循环，帮助改善肌肉的状态。

2. 选择适当的枕头

睡眠对于颈椎来说十分重要，一次良好的睡眠可以充分的放松颈项背部的软组织，释放颈部椎间盘的压力。而达到这些效果的关键在于一个合适的枕头。每个人的体型具有差异，应按照自身的实际需求来选择枕头。合适的枕头应该能在仰卧时贴合颈部曲线，提供足够的支撑以维持其生理曲度，并且在侧卧时也能充填肩部与颈部的空隙，使得头颈与躯干保持在同一水平上。一个较为简易的测试方法是：仰卧时枕头高度大约与自己握拳平放时的高度相当，侧卧时枕头高度大约与自己握拳立放时的高度相当。同时也应注意枕头的材质与透气性，结合自身的喜好和需求来选择。

3. 注意颈部的防寒保暖

由于颈部的活动较多，该部的肌肉多较短小灵活且分布交错，数十条肌肉共同构成该部复杂的力学平衡，保证诸多重要血管神经的正常走行。当长期经受风寒湿冷等不良刺激时，颈椎更加容易发生退变，引发相关症状。故日常生活中应注意避风雨、远寒湿，注意适当的颈部保暖，如不要将湿毛巾搭在肩颈部；避免直接后项部直接受风，尤其是在出汗后或从高温的室外进入室内时。

4. 颈部的锻炼与保健

（1）“米”字操

顾名思义，该锻炼即用头部的活动轨迹在空中写一个“米”字，以训练颈项部的群肉群。该锻炼可以协调颈项部的肌肉力量，训练锻炼者的颈部本体感觉，从而帮助颈部维持力学平衡。米字操动作较为简单，即头部分别向前、后、左、右、左前、左后、右前、右后方向低头仰头。在锻炼时应注意动作应缓慢有力，肌肉有绷紧感，并尽量做到最大幅度，但不要强求；每完成一个动作时，头部应回到正中位再进行下一个动作，本锻炼可多次练习。

（2）回头望月

动作如下：正立位目视前方，躯干保持不动，头部向左转至极限，双眼随之目视左后方，然后回至正中位，以相同方法向右进行锻炼。本锻炼可重复练习，每次锻炼时间不宜超过 1 分钟（图 14–3–1–1–1 及图 14–3–1–1–2）。

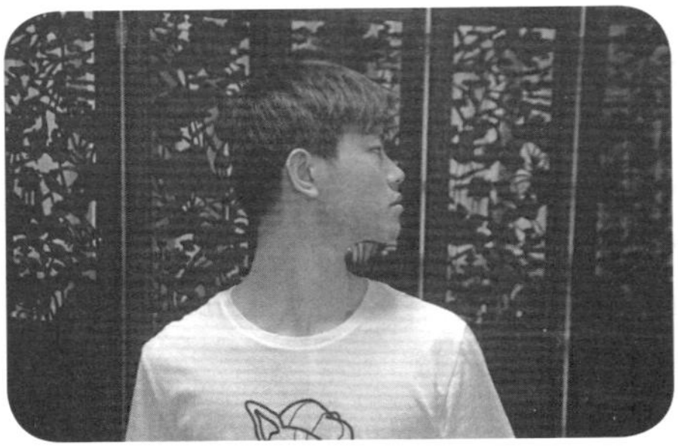

图 14–3–1–1–1

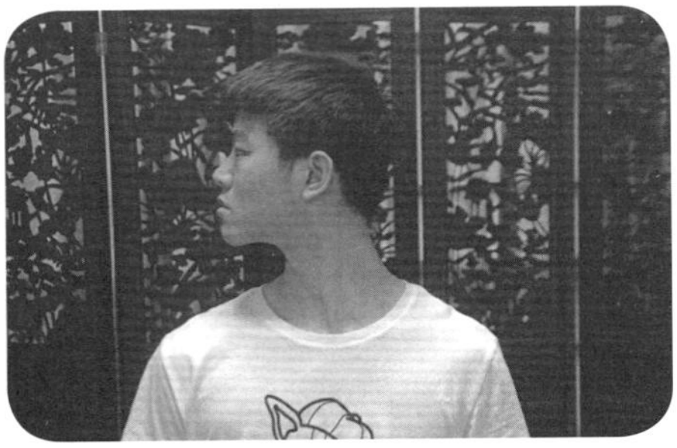

图 14–3–1–1–2

（3）对抗练习

本锻炼可以增强颈部肌肉力量，增加颈椎稳定性，练习方法即每个方向上进行抗阻力练习，具体如下：

1）双手十指交叉放至前额，头部向前对抗用力，保持双手位置阻挡头部向前移动，整个动作维持 5 秒，然后缓慢放松。重复 10 次（见图 14–3–1–2–1）。

2）双手十指交叉放至后枕部，头部向后对抗用力，保持双手位置阻挡头部向后移动，整个动作维持 5 秒，然后缓慢放松。重复 10 次（见图 14–3–1–2–2）。

3）将右手至于右侧面部，头部缓慢向右侧与之对抗，保持右手位置以阻挡头部向右移动，整个动作维持 5 秒，然后缓慢放松。重复 10 次。以同样方法进行左侧的训练（见图 14–3–1–2–3 及图 14–3–1–2–4）。

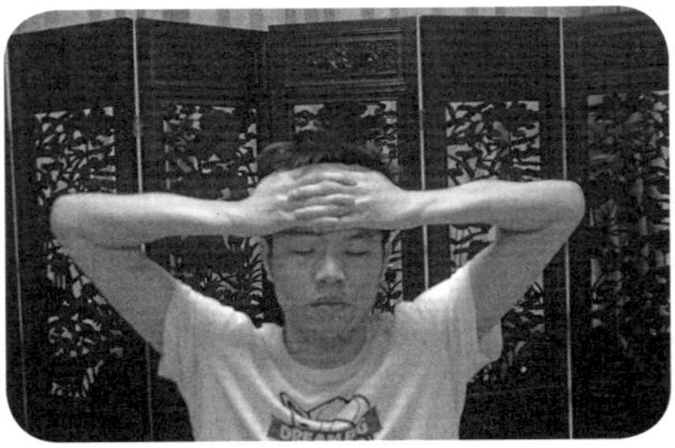

图 14–3–1–2–1

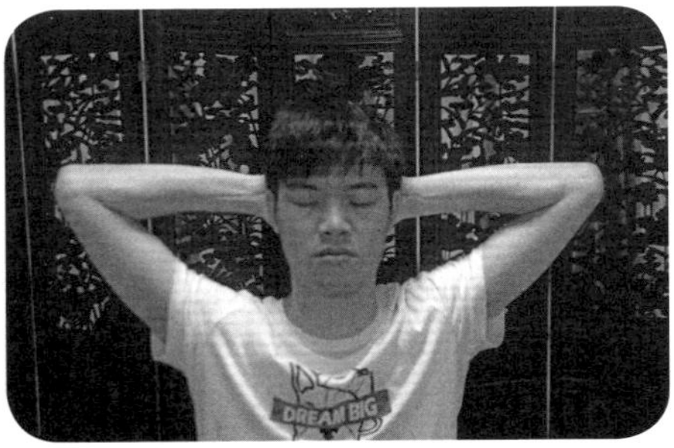

图 14–3–1–2–2

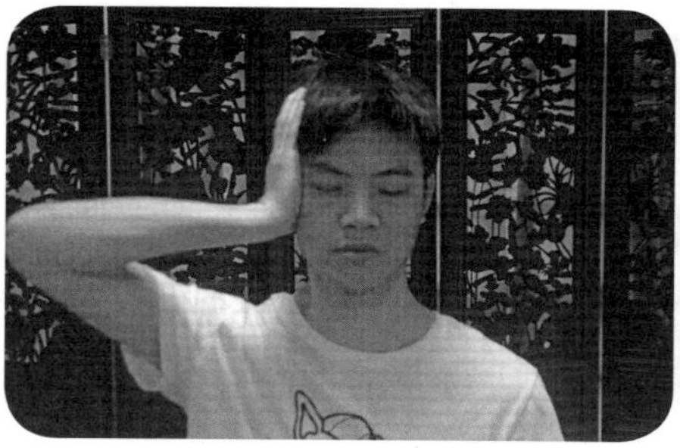

图 14-3-1-2-3

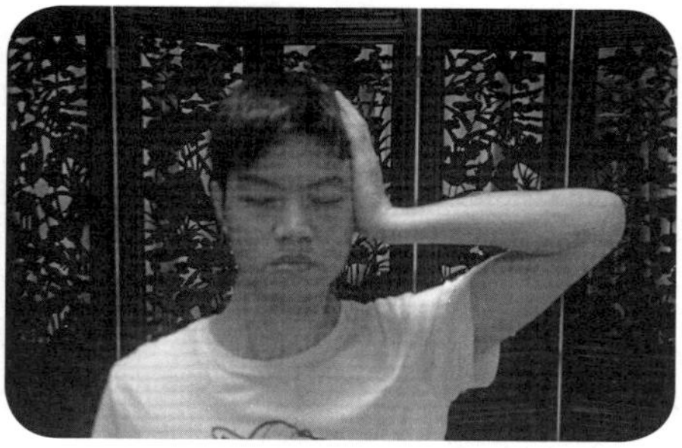

图 14-3-1-2-4

二、胸腰椎的预防与保健

胸腰椎都位于人体的躯干，二者的联系较为紧密，在各种动作中常相互影响，故本节一同叙述。胸椎共有 12 节，由于其有肋骨、胸骨等与之关节，其整体的稳定性较其他节段更强，活动范围更小。腰椎有 5 节，由于人体的重心位于此处，其运动、承重等功能尤为重要；此处附着的肌肉、韧带、筋膜等组织力量较大，腰椎在日常活动中承受的拉力也较强。此处分布着交感神经低位中枢，同时交感神经联系至心、气管、胃肠、肝胆等多个胸腹脏器，当胸腰椎处发生关节紊乱刺激到此处的神经，往往会伴随相应脏器的症状，故对于胸腰椎的日常保健也需要引起注意。

1. 日常姿态

常言道“坐如钟，站如松”，良好的体态可以帮助减轻脊柱的压力，维持脊柱的正常曲度，不良的姿势和习惯会使脊柱承受额外的负担，加速脊柱的退变，故日常的生活习惯十分重要。

健康的站姿应该挺胸抬头，下颌内含，双目平视前方，腰背平直，小腹微收，双腿直立，间距约与骨盆同宽。健康的坐姿应保持上身挺直，收腹收下颌，双下肢自然平放，如有条件可加靠枕垫与腰曲，踏脚垫于双脚下，可使腰背部肌肉更加放松而不易疲劳。有腰部疾患者尽量少坐矮凳，以免腰部弯曲增加软组织的负担。

在工作时应注意发力方式和姿势，尤其避免突然爆发式的力量，以免造成脊柱韧带及椎间盘的损伤。在生活中许多腰椎间盘突出症的病人多是由于弯腰抬重物而诱发疼痛，故需要注意抬物的正确姿势：应在蹲位先抬起重物，然后双腿发力使身体直立恢复至站立位，这样可以预防腰椎在下弯时承受过重的力量而引发损伤疼痛。

2. 选择合适的床具

软硬适中的床具可以在保持生理曲度的同时放松脊柱，而过硬的床具会使得腰曲得不到支撑，软组织得不到放松，反而加重其负担，过软的床具会使得脊柱过度弯曲，也不利于压力的释放，故床具对于胸腰椎的放松和恢复十分重要。床具的硬度以仰卧时手掌能勉强伸入腰下为宜，有利于脊柱的充分放松。另外仰卧位时可将枕头放置于双膝下，是膝盖略微弯曲，能更好的放松腰部肌肉。

3. 胸腰椎的锻炼与保健

躯干部的脊柱相连的结构较多，其稳定性要求较高。脊柱外源性的稳定力主要源自肌肉。加强腰背部的肌肉锻炼，有助于增强脊柱的稳定性，从而延缓脊柱的退变，预防腰背部各种急慢性损伤疼痛。

锻炼应循序渐进，不要强求训练的量，以免引发肌肉损伤；同时在锻炼时应注意动作的节奏和力度，避免过急、过猛加重肌肉负担，使其进一步劳损，当锻炼次日感到酸痛不适、发僵，则表明运动过量，应适当减量。

（1）腹肌练习

腹肌可以帮助腰部的承重，缓解腰椎的压力，针对腹肌的训练可以增强核心力量。方法如下：

1）仰卧，双膝弯曲，双脚至于床面，双手置于上腹部，身体自然（图 14–3–2–1–1）；

2）上半身向上抬起，双手前伸，指尖尽量触及膝盖，而后缓慢还原（图 14–3–2–2）。

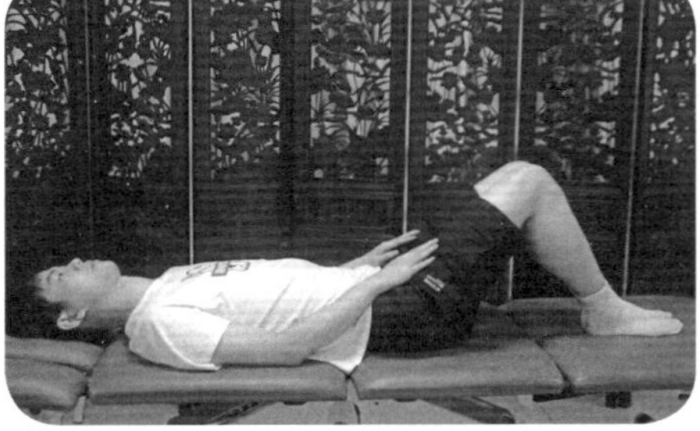

图 14–3–2–1–1

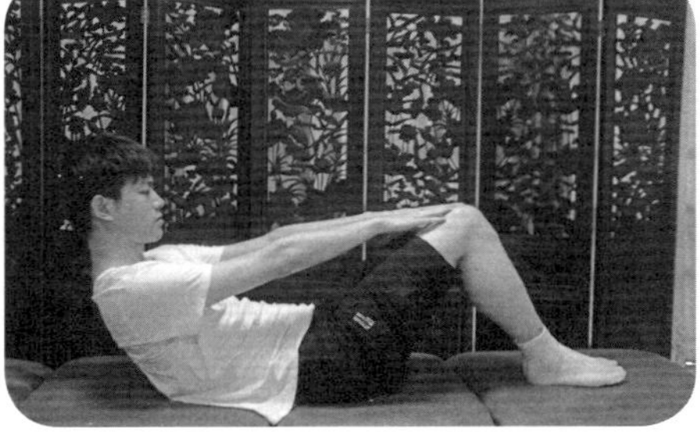

图 14–3–2–1–2

（2）臀桥

1）仰卧，双膝弯曲，双脚至于床面，双手置于上腹部，身体自然（图 14–3–2–2–1）；

2）腹肌与臀部肌肉收缩，使臀部缓慢抬离床面，使躯干与大腿呈一直线，保持数秒（图 14-3-2-2-2）。重复 10 次左右。

（3）五点支撑

1）仰卧，双膝弯曲，双脚至于床面，双手置于身体两侧，身体自然（同图 14-3-2-2-1）。

2）腰背腹部肌肉与臀部肌肉发力，用头枕部、两手肘尖和双脚五点支撑身体，使臀部和颈背腰部抬离床面，躯干呈一条直线，维持 10 秒左右。重复 10-20 次，每天 2-3 组（图 14-3-2-3）。

（4）三点支撑

1）仰卧，双膝弯曲，双脚至于床面，双手置于上腹部，身体自然（同图 14-3-2-2-1）；

2）腰背腹部肌肉与臀部肌肉发力，用头枕部和双脚三点支撑身体，使双手、颈背腰部和臀部抬离床面，躯干呈一条直线，维持 10 秒左右。重复 10-20 次，每天 2-3 组（图 14-3-2-4）。

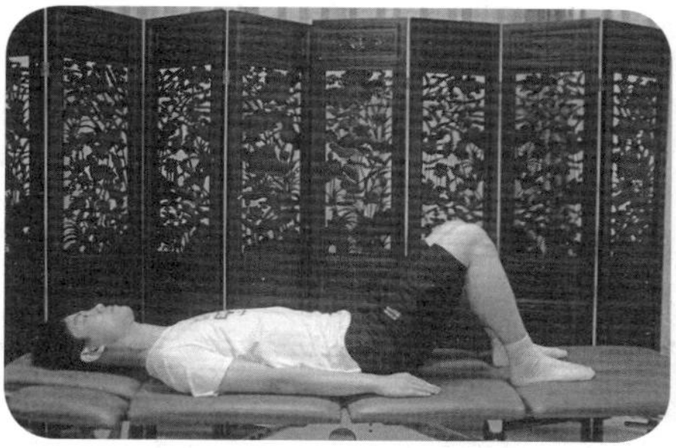

图 14-3-2-2-1

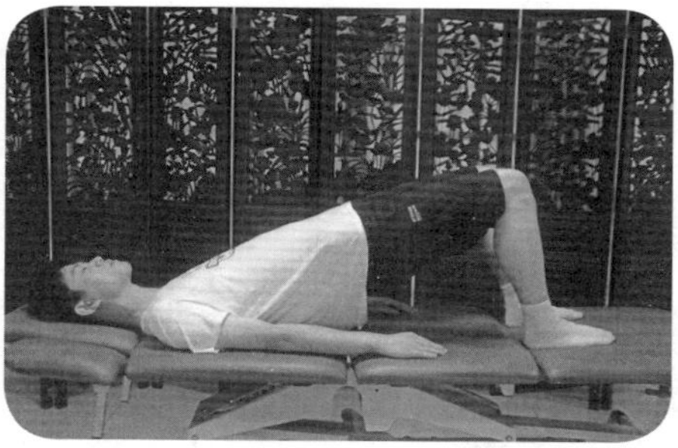

图 14-3-2-2-2

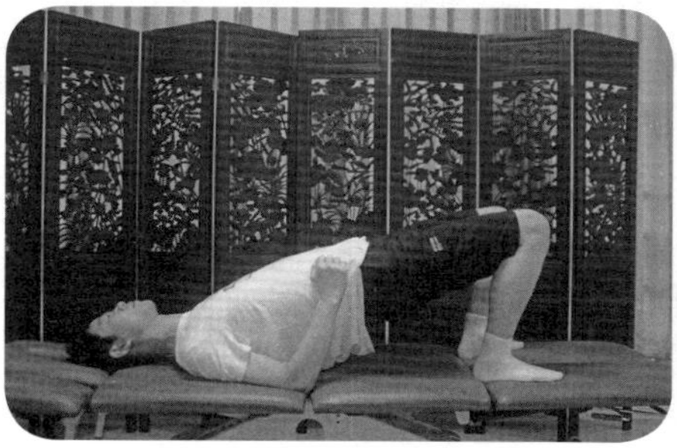

图 14-3-2-3

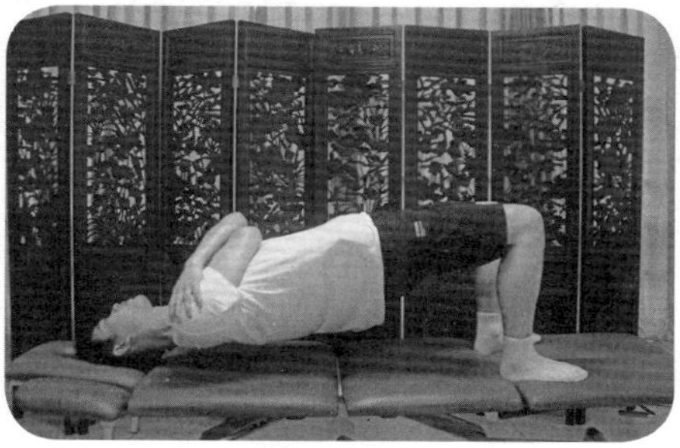

图 14-3-2-4

（5）飞燕

1）俯卧位，双手向前伸展，双脚微开（图 14–3–2–5–1）；

2）双手向前上方抬起，同时双脚向后上方抬起，状如飞燕，保持 5 秒，缓慢还原（图图 14–3–2–5–2），重复 10 次。

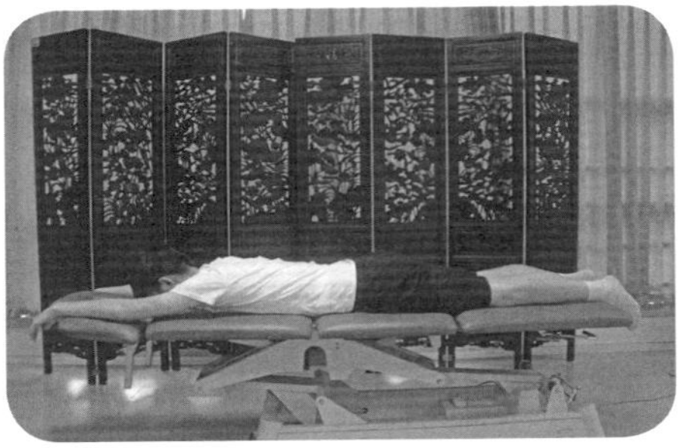

图 14–3–2–5–1

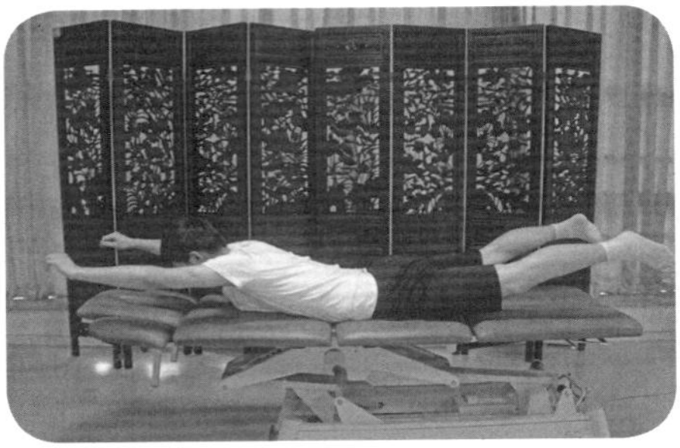

图 14–3–2–5–2

（6）TW 伸展

1）俯卧位，双手向外伸展，双脚微开，双臂与身体呈 T 字，双手握拳，大拇指朝上（图 14–3–2–6–1）；

2）双手发力向后缩回，与躯干呈 W 字，双手肘部尽量贴近躯干。重复 10 次（图 14–3–2–6–2）。

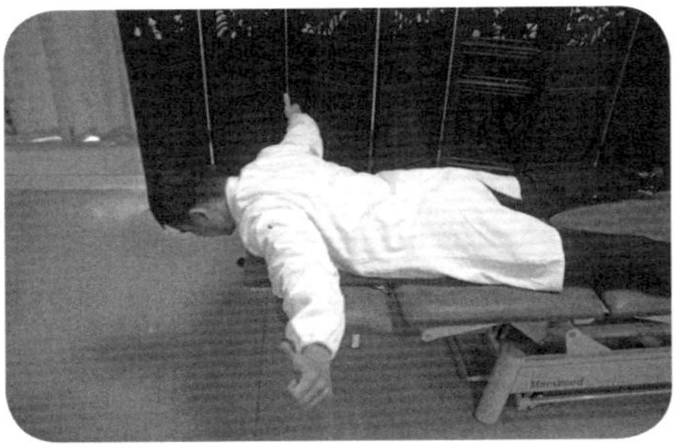

图 14–3–2–6–1

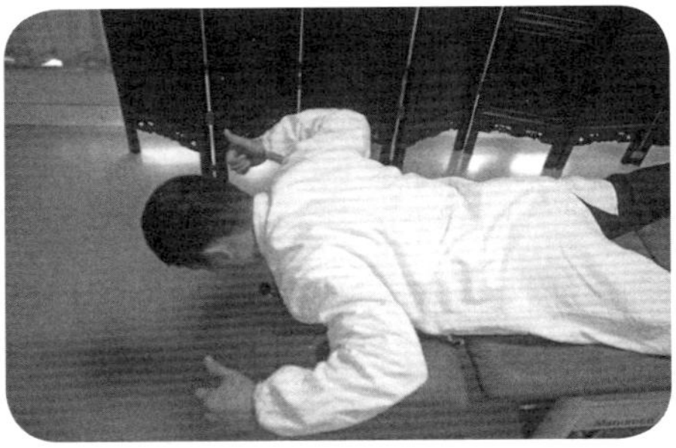

图 14–3–2–6–2

（7）YW 伸展

1）俯卧位，双手向前伸展，双脚微开，双臂与身体呈 Y 字，双手握拳，大拇指朝上（图 14–3–2–7）；

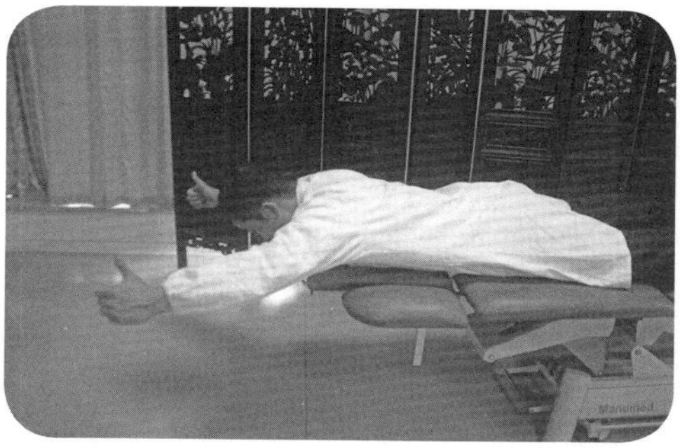

图 14-3-2-7

2）双手发力向后缩回，与躯干呈 W 字，双手肘部尽量贴近躯干，重复 10 次（同图 14-3-2-6-2）。